Carl-Auer

Susy Signer-Fischer

Schlafhund, Schutzanzug & Co.

Hypnosystemische Methoden zur Unterstützung der jugendlichen Entwicklung

2022

Themenreihe »Hypnose und Hypnotherapie«
hrsg. von Bernhard Trenkle
Reihengestaltung: Uwe Göbel
Umschlaggestaltung: B. Charlotte Ulrich
Umschlagfoto: © eva – stock.adobe.com
Redaktion: Eva Dempewolf
Satz: Drißner-Design u. DTP, Meßstetten
Printed in Germany
Druck und Bindung: CPI books GmbH, Leck

MIX
Papier | Fördert gute Waldnutzung
FSC® C083411
FSC www.fsc.org

CPI klimaneutral
Mehr Bäume.Weniger CO_2

Erste Auflage, 2022
ISBN 978-3-8497-0440-7 (Printausgabe)
ISBN 978-3-8497-8392-1 (ePUB)

Bibliografische Information der Deutschen Nationalbibliothek:
Die Deutsche Nationalbibliothek verzeichnet diese Publikation in der Deutschen Nationalbibliografie; detaillierte bibliografische Daten sind im Internet über http://dnb.d-nb.de abrufbar.

Informationen zu unserem gesamten Programm, unseren Autoren und zum Verlag finden Sie unter: **https://www.carl-auer.de/**
Dort können Sie auch unseren Newsletter abonnieren.

Carl-Auer Verlag GmbH
Vangerowstraße 14 • 69115 Heidelberg
Tel. +49 6221 6438-0 • Fax +49 6221 6438-22
info@carl-auer.de

Inhalt

Vorwort

Dieses Buch ist aus dem Wunsch heraus entstanden, die verschiedenen Lebensthemen von Kindern und Jugendlichen darzustellen und für die Entwicklung geeignete psychotherapeutische und hypnotherapeutische Interventionen abzuleiten.

2008 schlug der Schweizer Kinderarzt Thomas Gysin vor, gemeinsam ein Buch herauszubringen. Später nahm er dann noch die Zahnärztin Ute Stein dazu. Daraus entstand *Der kleine Lederbeutel mit allem drin.* Dieses Buch kam 2009 zum ersten Mal heraus. Thomas Gysin ist leider unterdessen verstorben. Schon damals war mir klar, dass der *Lederbeutel* bereits vieles enthielt, aber meiner Meinung nach gehört noch viel mehr hinein. Darum habe ich mit diesem Buch eine Erweiterung entwickelt. Vom *Lederbeutel mit allem drin* wurden die Textpassagen und Bilder übernommen, die noch aktuell sind. Einige Interventionen, die schon gleich oder ähnlich in meinem Buch *Hypnose effizient und kreativ* von 2019 aufgeführt sind, sind jetzt auch in dieses Buch aufgenommen. Manche Fotos von Interventionen und Zeichnungen stammen von jungen Klienten und Klientinnen, natürlich mit deren und deren Eltern Einverständnis. Darum wirken die Fotos nicht sehr professionell, sie wurden schließlich auf die Schnelle während der Therapiesitzung gemacht. Alle Fallbeispiele sind real, selbstverständlich verfremdet. In den meisten der präsentierten Fälle entwickelten sich die Kinder oder Jugendlichen gut. Wie wohl bei den meisten Therapeuten machen viele Klienten gute Fortschritte, aber es kommt natürlich auch vor, dass keine Fortschritte gemacht werden, die Behandlung abgebrochen wird, aus verschiedenen Gründen.

Die hier vorgestellten Methoden und Vorgehensweisen dienen nicht nur der Förderung der Entwicklung von Kindern und Jugendlichen, es können auf diese Weise auch Lebensthemen von Erwachsenen nachgeholt werden. Das Buch soll praktische Anregung für Fachkollegen und -kolleginnen geben, insbesondere der Pädiatrie, sei es in der pädiatrischen Privatpraxis oder in der Klinik, Schulpsychologie, Entwicklungspsychologie, Entwicklungspädiatrie, in der Kinder- und Jugendpsychiatrie, Kinder- und Jugendpsychotherapie, Erwachsenenpsychotherapie. Auch Nichtfachpersonen kann es Einblick in die vielfältigen Lebensthemen von Kindern und Jugendlichen bieten.

Gegliedert ist das Buch nach relevanten Themen, die bei ganz unterschiedlicher Symptomatik in die Behandlung einfließen können. So können zum Beispiel die Ausführungen über Sicherheit sowohl für Interventionen bei Zwängen und Ängsten als auch für Interventionen bei Aggressionen genutzt werden.

Die knapp hundert verschiedenen Interventionen sind über das gesamte Buch verteilt und natürlich auch in anderen Zusammenhängen als denen anwendbar, in denen sie hier auftauchen. Verweise darauf im Text sind jeweils *kursiv* gesetzt, und über das »Verzeichnis der Interventionen« im Anhang können die entsprechenden Übungen leicht aufgefunden werden.

Abklärungen und Diagnostik stellen einen wichtigen Aspekt dar. Die Diagnosen entsprechend ICD oder DSM dienen vor allem der Antragstellung bei der Krankenkasse. Diese Diagnosen wirken eher statisch. Für die Hypnotherapie, die ressourcen- und prozessorientiert ist, sind Diagnosestellung und Abklärung mit Prozessdiagnosen, Ressourcenerhebung und realistische Zielerhebung für die Einzelperson und ihre Familie hilfreicher.

Die Interventionen können wie Kochrezepte verwendet werden, welche im Laufe der Jahre perfektioniert wurden. Wie Rezepte können auch sie abgewandelt und angepasst werden, und somit sollte das »Rezept« in der Praxis natürlich auf den Klienten, die Klientin und deren jeweiliges Umfeld abgestimmt werden. Trotzdem ist zu beachten, dass die wichtigsten Elemente vorhanden sind. Sonst kann es geschehen, dass »der Kuchen nicht aufgeht«.

Im weiteren Verlauf des Buches wird aufgrund der besseren Lesbarkeit das generische Maskulinum verwendet, das per definitionem alle Geschlechter umfasst.

Basel/Bern, im Mai 2022
Susy Signer-Fischer

1 Wirksamkeit von Hypnose

Seit dem 27. März 2006 liegt das Gutachten des Wissenschaftlichen Beirats Psychotherapie (WBP) zu Hypnotherapie vor (der WBP erstellt Gutachten zur wissenschaftlichen Anerkennung von Psychotherapieverfahren). Von den 41 im Antrag zitierten Studien wurden 22 als Wirksamkeitsbelege akzeptiert; die übrigen wurden aus methodischen Gründen nicht in die Bewertung einbezogen. Der WBP stellte zusammenfassend fest, »dass die Hypnotherapie bei Erwachsenen für die Behandlung in folgenden Anwendungsbereichen als wissenschaftlich anerkannt gelten kann« (wbpsychotherapie.de):

- psychische und soziale Faktoren bei somatischen Krankheiten (F54) sowie
- Substanzmissbrauch (F1, F55).

Nach dem Gutachten des WBP zählen zum Indikationsbereich der Hypnotherapie somatische Störungen mit psychischer Beteiligung, d. h. eine Vielzahl von *Schmerzproblemen* (von Geburtsvorbereitung über postoperative Schmerzen bis hin zu *Fibromyalgie, Migräne* und vielen Formen *chronischer Schmerzen*) und bei Suchtverhalten besonders *Tabakabusus*, aber auch einzelne *Verhaltensprobleme* wie *Insomnie* (F51). Dies kann und sollte bei der Formulierung für Anträge bei den Kassen und der Beihilfe auf Kostenübernahme bzw. Kostenerstattung genutzt werden, aber auch für Programme wie etwa zur Geburtsvorbereitung, bei Migräne, oder Raucherentwöhnung, die man von Kassen in Deutschland finanzieren lassen möchte. Das Gutachten ist u. a. auf den Homepages der Milton Erickson Gesellschaft (M. E. G.) und der Deutschen Gesellschaft für Hypnose (DGH) einsehbar.

In einer Metaanalyse von Flammer (2011) wurden die Daten von rund 9700 behandelten Patienten untersucht. Die in der Metaanalyse verwendeten Studien waren zur Unterstützung von *medizinischen* Behandlungen, zur Behandlung *psychosomatischer* Beschwerden und zur Behandlung *psychischer* Störungen. Mit Hypnotherapie wurden in einer sehr kurzer Zeit von durchschnittlich fünf Sitzungen (zwischen 1 und 60 Std.) hohe Effektstärken erreicht (im Durchschnitt bei Prä-post-Vergleich $d = 0.95$ und bei Kontrollgruppenvergleich d = 0.76). Die Therapieeffekte nahmen mit der Länge der Katamnese (durchschnittlich acht Wochen) nicht unbedingt ab, in manchen Fällen sogar zu, als ob die Therapie nachträglich weiterwirke. Dabei sank der Effekt im Kontrollgruppenvergleich zunächst ab, stieg über das Ausgangsniveau wieder an und erreichte die Effektstärke der Prä-post-Vergleiche. Eine Zunahme der Effektgröße mit längerer Katamnese fand sich u. a. bei Angststörungen und bei der Raucherentwöhnung (Revenstorf 2012a).

Ab 2002 sind insgesamt 16 RCTs (randomisiert kontrollierte Studien) zu Hypnose bei nach DSM-IV klassifizierten psychischen Störungen in deutschen oder englischsprachigen Zeitschriften auffindbar. Hinzu kamen dabei Studien zu bisher noch gar nicht evaluierten psychischen Störungen, z. B. zu der *Konversionsstörung* (Moene et al. 2003). Flammer legte im Jahr 2006 eine spezifische Auswertung zur Behandlung von *Angststörungen* vor und kam zu dem Schluss, dass Hypnose dort hochwirksam sei. Ähnliches gilt für die Behandlung von *Depression* (Shih, Yang u. Koo 2009).

Im Kinder- und Jugendbereich finden sich auch einige Studien zur Wirksamkeit von hypnotischen Methoden. Ein wichtiger Bereich ist die Aufmerksamkeit. Hypnose / meditative Techniken scheinen die Hirnaktivität zu verändern, was Behandlungen von ADHS implizieren (Gevensleben et al. 2010). ADHS ist in den zentralen und frontalen Regionen durch viele *Slow waves* (Theta-Wellen) und wenige *Fast waves* (Beta-Wellen) geprägt (Rubia 2009). Durch Meditationstechniken, Neurofeedback und Mindfulness (Achtsamkeit) konnten mittels mentalem Training Theta-Wellen verringert und Beta-Wellen erhöht werden (Gevensleben et al. 2010).

Ergebnisse einer 6-Monats-Follow-up-Studie weisen auf eine höhere Langzeitwirkung für Hypnotherapie als für Kurzzeit-KVT bei Erwachsenen mit ADHS hin (Hiltunen et al. 2014). Beim Vergleich der Selbstberichte zu der ADHS-Symptomskala zeigte sich, dass beide Gruppen von dem Training profitierten, aber sich deutlich in generellem psychologischen Wohlbefinden, Ängsten und Depression und beinahe in allen ADHS- Symptomen unterschieden, was auf eine bessere Langzeitwirkung von Hypnotherapie schließen lässt (Hiltunen et al. 2014).

Die Studie von Gordon, Staples, Blyta, Bytyqi und Wilson (2008), bei welcher traumatisierte Jugendliche nach dem Kosovokrieg untersucht wurden, zeigte signifikant tiefere PTSD-Werte in der Interventionsgruppe. Die Symptomreduktion nach der Behandlung mit hypnotherapeutischen Interventionen war auch in der Follow-up-Messung nach drei Monaten erkennbar. Diese beinhaltete Imagination, Atemtechniken, Meditation, Selbstexpression durch Zeichnungen, Autogenes Training und Biofeedback.

Die Wirksamkeit von Hypnose im Jugendalter konnte unterdessen in einigen weiteren Studien nachgewiesen werden. Beispielsweise beschrieben Grégoire, Chantrain, Faymonville, Marini und Bragard (2019), dass jugendliche Krebspatienten und deren Eltern nach hypnotischen Interventionen besser mit Schmerzen umgehen konnten und sich allgemein wohler fühlten. In einer weiteren Studie zeigten Delivet, Dugue, Ferrari, Postone und Dahmani (2018), dass Selbsthypnose bei chronischen Schmerzen einen guten Einfluss auf die Schlafqualität und die Schmerzen hatte.

Unterschiede in der okzipitalen Alpha- und Theta-Aktivität bestehen nach Halsband und Herfort (2006) auch bei hoher und niedriger Imaginationsfähigkeit. Probanden mit hoher Imaginationsfähigkeit weisen während einer hypnotischen Trance eine höhere Alpha- und eine geringere Theta-Aktivität auf als Probanden mit einer niedrigen Imaginationsfähigkeit. Nach Halsband und Herfort (2006) zeigt dieser Befund, dass imaginäre Prozesse entscheidend für die Wirksamkeit von Hypnose sind. Rainville et al. (1999) konnten mittels bildgebender Verfahren (PET) zeigen, dass der zerebrale Blutfluss im Okzipitallappen unter Hypnose signifikant anstieg.

> »... Diese Ergebnisse unterstützen somit die Annahme, dass die erhöhte Aktivierung im Sehzentrum unter Hypnose als Korrelat der vermehrten Einbeziehung visueller Vorstellungen zu interpretieren ist. In der Trance setzen sich verbale Instruktionen leichter in innere Bilder um und rufen somit eine veränderte Realitätswahrnehmung hervor« (Halsband u. Herfort 2006, S. 10).

2 Anwendung von Hypnose

Die Hypnose ist ein altes Heilverfahren, das bereits den Sumerern und alten Ägyptern bekannt war. In unserem Kulturkreis berichtete schon Augustinus (354–430 n. Chr.) von einer Schmerzbehandlung mit Hypnose. Paracelsus (1494–1541 n. Chr.) empfahl später Hypnosebehandlungen vor allem für Nervenerkrankungen.

Hypnose ist ein Phänomen, das seine Bekanntheit zum einen den Medien (Kriminalgeschichten, Spielfilmen wie z. B. Woody Allens *Zelig)* bzw. Begegnungen mit der Show- oder Bühnenhypnose und zum anderen Berichten aus dem klinischen Bereich (Entspannungshypnose, Schmerzkontrolle oder Hypnose bei zahnärztlicher Behandlung) verdankt. Definitionen der Hypnose gibt es viele. Nach Revenstorf (2003a, S. 5) ist

> »(…) Hypnotherapie ein psychotherapeutisches Verfahren, das hypnotische Trance als einen veränderten Bewusstseinszustand dazu nutzt, Verhaltensänderungen zu ermöglichen, gedankliche Strukturen neu zu knüpfen, unproduktive Einstellungen und Haltungen zu korrigieren, affektive Muster zu verändern (minimieren, verstärken, neu konditionieren), emotional belastende Ereignisse und Empfindungen zu rekonstruieren und physiologische/biochemische Veränderungen für Heilungsprozesse zu fördern«.

Der Begriff Hypnose kann leicht missverstanden werden. Er stammt ab vom griechischen Wort *hypnos*, was Schlaf bedeutet. Da Schlaf aber einem passiven Zustand entspricht, sollte man eher von der *Arbeit mit der Vorstellung* sprechen. Die hier beschrieben hypnotischen Methoden können dem Klienten gegenüber daher besser als mentale oder imaginative Methoden erklärt werden. Heutzutage werden Hypnose, hypnotische, mentale oder imaginative Methoden, Interventionen in verschiedenen Bereichen angewendet.

Hypnotherapie beinhaltet eine ressourcenorientierte Haltung, Flexibilität und Anpassungsfähigkeit sowie Kommunikation auf verschiedenen Ebenen. Sie fokussiert auf die Lernfähigkeit anstatt auf pathologisch bedingte Defizite. In der Hypnotherapie arbeitet man mit einem veränderten Bewusstseinszustand, benutzt Suggestionen, aber auch Erklärungen, Reframing sowie Humor und unterstützt das Lernen durch konkretes Handeln. Deshalb ist Hypnotherapie besonders geeignet für Kinder und Jugendliche.

Die Hypnotherapie ist eine (Psycho-)Therapieform, die kreative Elemente mit kognitiven, verhaltenstherapeutischen (lerntheoretischen) Elementen verbindet. So können gleichzeitig mehrere Wahrnehmungsebenen und Themen angesprochen und behandelt werden. Anhand von konkreten Situationen können Verhaltensweisen und dazugehörende gesunde, passende Gefühle eingeübt werden. Auf diese Weise werden sowohl konkrete Situationen trainiert als auch auf metaphorischer Ebene Themen bearbeitet, die so auf andere Situationen und Lebensgebiete generalisiert werden können.

Da Hypnotherapie manchmal als eine Therapieform verstanden wird, in der »gezaubert« wird, in der der Klient keinen Einfluss auf den Prozess hat und nichts aktiv beitragen muss, ist es sinnvoll, den Klienten und deren Familien klarzumachen, dass Klienten aktiv mitgestalten und mitarbeiten dürfen und sollen. Bildhaftes Vorstellungsvermögen scheint hypnotische Tranceprozesse zu verstärken und kann in der Hypnotherapie als Indikationsmerkmal bei Klienten gebraucht werden.

Weil Hypnose eine differenzierte und wirksame Methode ist, sollte sie sorgfältig gelehrt und gelernt werden, was eine längere Ausbildungszeit zur Folge hat. Dies beinhaltet das Lernen der Theorie zur Hypnose, das Auseinandersetzen mit Forschungsresultaten, das praktische Üben, die Fallsupervision und die Selbsterfahrung. Da Hypnose bei richtiger Anwendung sehr wirksam und effizient sein kann, ist es auch leicht möglich, diese Methode zu missbrauchen oder ungewollt damit Schaden anzurichten. Darum ist ein kontrolliertes, kompetentes, fachliches Handeln nötig, dies insbesondere auch in der Arbeit mit Kindern und Jugendlichen.

Hypnotherapeuten arbeiten mit formeller Trance und mit anderen hypnotischen Verfahren, wie Geschichten erzählen oder bestimmte Hausaufgaben aufgeben. Meist wird mit dem Klienten eine auf ihn abgestimmte, passende Form von Selbsthypnose erarbeitet und eingeübt, die zum Beispiel zur Entspannung, zur Problemlösungssuche oder zur Anregung der Kreativität gebraucht werden kann. Die meisten Fachpersonen, welche Hypnotherapie anwenden, sind auch in anderen psychotherapeutischen Verfahren ausgebildet.

Das hypnosystemische Konzept

In Zusammenhang mit der hypnotherapeutischen Arbeit wird oft von *hypnosystemischen Konzepten* gesprochen (Schmidt 2005).

- Systemische Konzepte beziehen intrapsychische und interpsychische Teile des Systems in die Überlegungen, in die Behandlung ein.
- Symptome, Probleme, Themen haben innerhalb des Systems einen Stellenwert, eine Bedeutung.

Intrapsychische Konzepte beinhalten die Arbeit mit Teilen, z. B. mit

- Anteilen der Persönlichkeit
- Symptomen, Ressourcen
- Körperteilen (z. B. Schmerzbehandlung)
- Teilen aus der Vergangenheit, Gegenwart, Zukunft
- Teilen aus verschiedenen Lebensbereichen.

Teilearbeit wiederum kann ganz unterschiedlich durchgeführt werden, z. B.

- innerhalb und außerhalb des Körpers
- mit Gegenständen, Stühlen
- oder ganz in der Vorstellung.

Teilearbeit beinhaltet ein Aufteilen und ein Zusammenfügen, eine Form von Integration.

Interpsychische Arbeit beinhaltet z. B. die Arbeit mit einer Familie, Schulklasse, mit Freunden ..., seien sie anwesend oder nur in der Vorstellung da.

Auf die intrasystemische Arbeit wird später im Buch in Zusammenhang mit Teilearbeit, Assoziation und Dissoziation näher eingegangen.

Die vorgestellten Methoden sind in vielen Fällen erfolgreich – aber natürlich nicht in jedem Fall und nicht in jeder Situation. Wie bei jeder Methode gibt es auch Misserfolge. Das liegt oft daran, dass zu wenig Eigenmotivation bei den Klienten selbst oder deren Eltern vorhanden ist oder erreicht werden kann. Mangelnde Motivation kann ihrerseits verschiedene Gründe haben: Es kann sein, dass die Behandlung für die Klienten selbst oder für deren Eltern zu anstrengend und aufwendig ist, dass das Problem oder das Symptom für die Klienten und deren Umfeld zu viele Vorteile bringt oder dass die Probleme noch »gebraucht« werden (z. B. Hilferuf, Ablenken von anderen Themen,

Angst vor nächsten Schritten). Es kann auch daran liegen, dass etwas in der Beziehung zwischen Therapeut und Klient unklar ist, oder auch daran, dass die falsche Methode gewählt wurde. Die Fallbeispiele zeigen meist, wie die beschriebene Methode erfolgreich angewendet wird – in einigen Fällen aber auch, wie sie keinen Erfolg bringt.

2.1 Anwendung im Praxisalltag

In der Hypnotherapie wird der hypnotische Zustand, der als Trance bezeichnet wird, für therapeutische Zwecke gezielt eingesetzt. Trancen können spontan eintreten oder induziert werden.

> In der Hypnotherapie wird immer darauf geachtet, dass der Klient
>
> - Trance- und Hier-und-Jetzt-Zustand,
> - Vorstellung und Realität unterscheiden und
> - die Qualität des Trancezustandes kontrollieren kann.

Zusätzlich sollen

- Assoziation und Dissoziation wahrgenommen und beeinflusst werden und
- Vorstellung und Realität, Fiktion und Fakt unterschieden werden können.

Dies ist besonders wichtig bei ungesunden, negativen Trancen, wie sie beispielsweise nach Psychotraumatisierungen, bei Schmerz- oder Angstpatienten auftreten können.

Der Psychotherapeut behandelt Kinder, Jugendliche, Erwachsene und ihre Familien und wendet Hypnose auf verschiedenen Ebenen an. Seine Grenzen liegen wiederum in der notwendigen Absicherung und intensiven Zusammenarbeit bei somatischen und hirnorganisch bedingten Krankheiten, was die Vernetzung mit Medizinern und Zahnärzten und anderen Berufsgruppen nahelegt.

Da die beschriebenen Vorgehensweisen einfach, kurz und klar sind, können sie auch umgesetzt werden, wenn nur wenig Zeit zur Verfügung steht. Dies kann auch neben einer Abklärung, z. B. Intelligenz- oder ADS-Abklärung, geschehen, bei Konsultationen, bei denen verschiedene Themen anstehen, und die meisten Interventionen lassen sich auch in verschiedenen Bereichen wie Psychotherapie,

Allgemeinpraxis, Pädiatrie und in einzelnen Aspekten auch in der Zahnarztpraxis themen- und symptomorientiert anwenden. Natürlich werden sie nur in dem Fachbereich eingesetzt, in dem die Fachperson ausgebildet ist (die Zahnärztin etwa behandelt nur Schmerz, Blutungskontrolle und evtl. Angstthemen).

Häufig ist eine Kombination von Hypnose mit anderen Methoden sinnvoll. Meist wird sie mit Interventionen auf der systemischen Ebene, vor allem in der Familie, kombiniert, z. B. mit den Eltern, der ganzen Familie, dem weiteren Umfeld der jugendlichen Klienten und der Erziehungsberatung. Im Einzelsetting ergänzen hypnotherapeutische Methoden diejenigen aus Verhaltenstherapie, Gestaltpsychotherapie, Psychodrama etc. Wichtig sind auch das Gespräch, die Informationsvermittlung, das Erarbeiten von Zusammenhängen und die Reflexion.

Natürlich gilt auch, dass etwas unternommen werden sollte, wenn jemand leidet oder sich Sorgen macht, seien es das Kind, der Jugendliche, die Eltern oder die Schule. Neben Hypnotherapie können auch andere Methoden angewendet werden. Hypnotherapie kann jedoch immer eine große Hilfe sein.

Allgemein sollte meiner Erfahrung nach bei folgenden Entwicklungen, Themen und Symptomen schnell gehandelt werden:

- *Aggression:* Wenn Umfeld (Eltern, Gleichaltrige) oder das Kind, der Jugendliche sich selbst (Suizidäußerungen, Selbstverletzungen, Abwertung mit Worten oder Gedanken) oder anderen (Kameraden, Geschwistern, Eltern, anderen Personen, Tieren oder Sachen) gegenüber aggressiv ist.
- *Schulabsentismus:* Natürlich muss zuerst wie bei allen Themen abgeklärt werden, was dahinterstehen könnte. Dauert das Wegbleiben von der Schule zu lange, kann es sehr schwierig sein, das Kind oder den Jugendlichen wieder dazu zu bringen, die Schule zu besuchen. Außerdem besteht neben dem Verpassen von Lernstoff die Gefahr, dass andere Symptome wie Sucht, Depression, sozialer Rückzug, Aggression entwickelt werden.

Bei folgenden Themen sollte gehandelt werden, wenn sie lange andauern und immer stabil bleiben:

- allgemein schlechtes Befinden (lustlos, freudlos), Schmerzen oder Rückzug

- Stagnation oder Rückschritte in irgendeinem Entwicklungssektor, z. B. kleinkindliches Verhalten, nicht mehr selbstständig sein
- plötzliche Veränderungen im Verhalten, in der Befindlichkeit oder in der Persönlichkeit (wie ein Kind, das normalerweise oft mit Freunden unterwegs ist oder viel Sport treibt, sich aber nun zurückzieht)
- Leistungsabfall
- Ängste, Zwänge, die sich eher ausweiten
- Schlaflosigkeit
- Probleme in Zusammenhang mit Essen.

Hypnose kann dabei in verschiedenen Gebieten angewendet werden, wie:

Psychotherapie:

- Themen, Erlebnisse, Muster erkennen
- Ressourcen erkennen und aufbauen
- Umgang mit vergangenen und gegenwärtigen Situationen
- Vorbereiten auf zukünftige Situationen
- Üben, trainieren
- Erkennen und Umgang mit Gedanken, Gefühlen
- Stimmung und Wohlbefinden beeinflussen.

Somatik und Psychosomatik:

- Heilungsprozess unterstützen und fördern
- Schmerzkontrolle
- Tinnitus, Spannungskopfschmerzen, Schwangerschaftsübelkeit, Geburtsvorbereitung
- Vorbereitung auf medizinische Eingriffe, Operationen (Bluten, Heilen)
- Umgang mit der Krankheit
- Bearbeiten der Themen, Konflikte, die mit der Krankheit zusammenhängen, sie mitbedingt und/oder aufrechterhalten.

Leistung: Arbeit, Schule, Sport

- Leistung und Konzentration steigern
- Leistung und Leistungssituation analysieren
- sich vorbereiten auf zukünftige Leistungssituationen

- Ziele angemessen setzen, erreichen
- sich Rückmeldungen geben, andere Rückmeldungen analysieren, werten, je nachdem verwerfen oder annehmen.

Entspannung und Wohlbefinden:
- körperliche und psychische Entspannung allgemein
- Entspannung für eine bestimmte soziale Situation
- Entspannung im Hinblick auf einen medizinischen Eingriff
- Vorbereiten der nächsten Schritte in der Psychotherapie.

2.2 Angemessene Kontrolle über den Trancezustand

Trance ist ein stufenweise ansteigendes Phänomen, das von Person zu Person, von Moment zu Moment variiert. Jede Person scheint ihr eigenes Muster von Trancetiefen zu haben. Es gibt einige typische Muster, bei denen sich folgende Parameter und Zustände verändern können:

- Pulsfrequenz
- Atemfrequenz
- Atemtiefe
- Durchblutung der Haut
- Durchblutung der Extremitäten
- Pupillen
- Kontakt zur Außenwelt
- Zugang zur Innenwelt
- Zugang emotionalen und/oder kognitiven Inhalten im Gedächtnis
- Tendenz zu kindlichen, einfachen, konkreten Wegen
- Tendenz zu kindlichem, einfachem, konkretem Verständnis
- Wortwörtliches, buchstabengetreues Verstehen und Sprechen
- Amnesie kann vorkommen
- Altersregression, Altersprogression, Zeitverzerrung.

Es ist wichtig, dass der Trancezustand kontrolliert werden kann, und zwar sowohl der Trancezustand an sich als auch die Tiefe der Trance und besonders die Qualität der Trance.

Zur Qualität: Der Trancezustand kann wie erwähnt eher positiv oder eher negativ wahrgenommen werden, kann entweder gesund oder eher ungesund sein. Nicht immer sind positiv erlebte Trancezustände auch gesund, z. B. kann träumen in der Schule an sich sehr angenehm sein, wird aber ungesund, wenn dabei Schulstoff verpasst wird. Beispiele für ungesunde Trancezustände sind auch Angst- und Panikattacken, Zwangshandlungen und -gedanken, dissoziative Zustände bei Psychotraumatisierten.

Kann der Trancezustand kontrolliert werden, ist es leichter, auch aus sehr ungesunden Zuständen wie z. B. Angstattacken herauszufinden. Ebenfalls sollte er kontrolliert werden können, damit man nicht ungewollt in einen Trancezustand gerät, z. B. durch Schimpftiraden, einen gekonnten Redner, Verkäufer, Werber ... und sich ungewollt beeinflussen lässt. Denn im Trancezustand ist es schwieriger als im Hier-und-Jetzt-Zustand, sich gegen Suggestionen zu schützen. Darum ist es gerade bei Kinder und Jugendlichen besonders wichtig, zuerst das Kontrollieren des Trancezustandes zu lehren. Die nachfolgenden Interventionen können dabei hilfreich sein. Daneben ist es sehr wichtig, mit den Kindern oder Jugendlichen über die Trancezustände zu sprechen, welche eher gesund und welche eher ungesund sind. Es gilt gemeinsam herauszufinden, woran man merkt, dass der eine gesund ist und der andere nicht, obwohl er beispielsweise angenehm ist, wie zum Beispiel beim »Gamen«.

Es lohnt sich, auch über Suggestionen, Beeinflussung von außen zu sprechen, seien es verbale (der Vater, der immer wieder schimpft, dass das Kind das natürlich wieder etwas nicht kann, sowieso nichts kann; die Schulkameradin, die sich mit anderen zusammenschließt und sagt, dass die Brille ganz doof aussieht, was zeigt, wie doof das Kind ist), mit Bildern (der Kamerad, der coole Fotos der Freizeit postet und so dem Jungen das Gefühl gibt, er erlebe nichts Tolles) oder atmosphärische (der Elternteil, der nicht antwortet, schweigt, oder die Kameradin, der es so schlecht geht, was auf die Freundin wie ein Hilferuf wirkt und sie das Gefühl bekommt, sie müsse helfen, obwohl sie nach den eigenen Kräften schauen muss). In all diesen Fällen geht es zuerst um die geschärfte Wahrnehmung, die Erkenntnis, was ist für die Person gesund, was nicht. Junge Leute, die sich bewusst sind, wie sie sich beeinflussen lassen, und erkennen, wie sie sich dagegen schützen können, laufen weniger Gefahr, sich durch ungesunde Einflüsse vereinnahmen zu lassen (Substanzen, Heruntermachen durch Trainer, Verkäufer, Clique).

Nach der geschärften Wahrnehmung und Erkenntnis wird im nächsten Schritt angemessenes Abgrenzen aufgebaut (z. B. mit dem

Schutzanzug). Im weiteren Verlauf wird dann über den Trancezustand an sich gesprochen, auf welche Art das Kind oder der Jugendliche den Trancezustand schon selbst kontrolliert hat, und dann werden evtl. neue Strategien aufgebaut, siehe die Intervention *Alltagstrance kontrollieren*.

Von Therapeutenseite her hilft oft folgendes, dass die Klienten die Trance besser kontrollieren können:

- Immer im Sitzen in einem normalen Stuhl arbeiten.
- Gut beobachten und sobald die Stimme, der Gesichtsausdruck, die Körperhaltung, der Atem oder die Hautdurchblutung auf Verspannung und Unbehagen hinweist, nachfragen.
- Während der ganzen Trance die Klienten sprechen lassen.

Im Folgenden zwei Interventionen, welche die Kontrolle der Trance behandeln.

Reise durch den Körper mithilfe von zehn Treppenstufen

Der Klient geht in der Vorstellung zu einer zehnstufigen Treppe und folgt dieser nach oben oder unten.

Trance:

- Sich eine Treppe vorstellen.
- Vielleicht ist es eine, die nach oben führt, vielleicht führt sie nach unten. Vielleicht ist sie steil oder sanft ansteigend oder abfallend, breit oder schmal.
- Vielleicht ist sie aus Holz, Metall, Beton oder einem anderen Material.
- Dann zur Treppe gehen, nacheinander auf die einzelnen Stufen stellen.
- Bei jeder Stufe das erwähnte Körperteil beachten, dabei verschiedene Suggestionen geben wie etwa: sich einrichten, dass es möglichst wohl, bequem ist, mithilfe des Atems sich noch bequemer einrichten, eine gute Aufmerksamkeit auf diesen Körperteil richten, den Körperteil erfüllen mit einer guten Aufmerksamkeit.
- Mögliche Reihenfolge:

  1. Stufe: Kopf, Hals
  2. Stufe: Schulter, Oberarme
  3. Stufe: Unterarme, Hände
  4. Stufe: Brust
  5. Stufe: Bauch
  6. Stufe: Rücken

7. Stufe: Gesäß-Oberschenkel
8. Stufe: Knie, Unterschenkel
9. Stufe: Füße
10. Stufe: den Körper als Ganzes wahrnehmen

- Zurückgehen: Auf dem Rückweg zuerst auf die neunte Stufe stellen, die Füße kontrolliert aus der Trance holen.
- Dann Stufe für Stufe zurückgehen und die Körperteile wieder ins Hier-und-Jetzt zurückholen.

Anwendung:

- Kontrolle der Trance
- Trancezustand wahrnehmen
- die Qualität des Trancezustandes beeinflussen
- unkontrolliertes Dissoziieren: Unkontrollierte Dissoziation – Assoziation
- Verspannung – Entspannung
- Wohlbefinden
- Einschlafen
- Trauma
- ADS, ADHS
- Körperwahrnehmung schärfen

Hinweis:

Diese Trance kann für sich allein angewendet, aber auch gut mit Inhalten kombiniert werden.

Alltagstrance kontrollieren

Hier-und-Jetzt-Zustand:

- Erklären, was Alltagstrance ist (mit Beispielen wie Zug fahren und hinausschauen).
- Den Unterschied zwischen positiver und negativer Trance erklären. Für beide Varianten gemeinsam Beispiele aus dem Alltag finden.
- Erfragen, wie die Person sich in eine gute und wie in eine schlechte, ungesunde Trance bringt.
- Erfragen, wie die Person in eine negative Trance gerät.

Trance:

In eine negative Trance gehen, dann wieder verlassen.

Hier-und-Jetzt-Zustand:

- Zurückkommen.

Trance:

In eine positive Trance gehen.

Hier-und-Jetzt-Zustand:

- Zurückkommen.
- Besprechen, wie die Person aus der Trance herauskommt.
- Nach einer Situation im Alltag fragen, bei der es schwierig ist, aus dem Trancezustand herauszukommen. Meist ist es eine ungesunde Trance (z. B. ein Angstzustand, sich Sorgen machen), es kann aber auch als eine positive Trance empfunden werden (z. B. in der Schule abdriften).

Trance:

- In diese Situation gehen, in diese Trance gehen.
- Gemeinsam Wege ausprobieren, wie die Person aus der Trance herauskommt.

Hier-und-Jetzt-Zustand:

- Am Schluss nochmals die Wege zusammenfassen.
- Den Auftrag geben, das im Alltag auszuprobieren.

Anwendung:

- Kontrolle der Trance, des Trancezustandes
- Einfluss auf die Qualität der Trance nehmen
- die verschiedenen Trancezustände wahrnehmen, kennenlernen
- Wege finden, aus ungesunden Trancen herauszufinden
- sich selbst in einen positiven Trancezustand führen

Hinweis:

- Bei negativen Trancezuständen zwar hineingehen, aber gut darauf achten, dass die Person nicht zu tief geht.

2.3 Hypnose bei Kindern und Jugendlichen

Die Prinzipien und Methoden der Hypnotherapie mit Kindern unterscheiden sich nicht von denjenigen bei Erwachsenen. Bei jungen Klienten sind allerdings einige Aspekte besonders zu beachten. Erfahrungsgemäß ist die therapeutische Arbeit mit Kindern ein guter »Lehrmeister« für die Therapie mit Erwachsenen, denn Fehler und Ungenauigkeiten in der Therapie werden bei Kindern nach meiner Erfahrung schneller und deutlicher sichtbar, sodass eine Korrektur unmittelbarer erfolgen kann. Die beschriebenen Methoden können leicht angepasst und auch gut bei Erwachsenen angewendet werden.

Bei Kindern und Jugendlichen ist es speziell wichtig, gezielt und wirksam zu behandeln, denn es kann im Kindes- und Jugendalter schneller zu einer Verschlechterung des Zustandes kommen, und Klienten im jugendlichen Alter haben meist eine kürzere Aufmerksamkeitsspanne und ermüden allgemein schneller als erwachsene Klienten. Es bedarf also besonders wirksamer Methoden zur Diagnose, Beratung und Therapie. Hypnose und hypnotherapeutische Methoden haben sich dafür in der Praxis bewährt.

Gerade weil Hypnose sehr wirksam und effizient sein kann, besteht aber auch die Möglichkeit bzw. Gefahr, dass sie (von Laien oder Fachleuten) missbraucht wird und damit schadet. Kinder und Jugendliche sind – mehr als Erwachsene – auch »negativer Hypnose« im Sinne von negativen, schädlichen Beeinflussungen ausgesetzt, da sie von Bezugspersonen abhängig und noch nicht fähig sind, sich negativen Suggestionen zu entziehen. Manche Kinder haben deshalb bestimmte Schutzmechanismen entwickelt, beispielsweise das Nichthinhören, das gedankliche Abschweifen und das Tagträumen. Mithilfe der Hypnose sollten deshalb durch kontrolliertes und fachlich kompetentes Handeln in erster Linie die Selbstverantwortung und Selbstkontrolle von Kindern und Jugendlichen erhöht werden (vgl. Mrochen, Holtz u. Trenkle 1993; Signer-Fischer 1992, 1993a, b, c, 2004b, 2011, 2012a und b, 2015b, 2016, 2019).

Mit jungen Klienten ist es noch wichtiger als mit Erwachsenen, immer das ganze Umfeld einzubeziehen, das heißt die Familie, die Schule, den Verein und den kulturellen Hintergrund zu beachten. Wie das Umfeld einbezogen werden kann, wird später näher erörtert.

Neben den Themen, die wichtig für die Hypnotherapie sind und allgemein erwähnt wurden, sollte bei Kindern und Jugendlichen besonderes Augenmerk auf folgende Faktoren gelegt werden:

- sorgfältiger Umgang mit Macht und Beeinflussung.
- Stärkung der Selbstverantwortung und Selbstkontrolle
- Bereitstellung einer vielseitigen Palette von therapeutischen Methoden
- Klienten/Patienten als Teil eines Systems sehen (Familie, Arbeitsumfeld, Kollegen, Freunde, Gemeinde
- Trancezustand kontrollieren: In Trance gehen können und wieder herausfinden. Wenn der Patient evtl. zu oft in ungeeigneten

Situationen in spontane Trance geht, muss bewusst gelernt werden, in und aus Trance zu gehen
- Anpassen der Trancearbeit an die Geschwindigkeit des Patienten oder Klienten
- Ressourcen erkennen, nutzen und aufbauen
- Probleme, Schwierigkeiten erkennen und sich ihnen stellen
- komprimiertes, dichtes, effektives Arbeiten in Beratung und Psychotherapie.

Bei Symptomen, Problemen: Hypothese über die Bedeutung
- meist Kombination von Einzeltherapie, Familientherapie und Elternberatung
- Symptom als Metapher nutzen.

Gezielt und wirksam behandeln, aus verschiedenen Gründen:
- beschränkte finanzielle und zeitliche Ressourcen
- schnelle Veränderung (auch Verschlechterung) des Zustandes möglich
- Mangel an gut qualifizierten Psychotherapieplätzen.

Das Folgende gilt für alle Klienten, für junge aber besonders: Bei der Anwendung von Hypnotherapie ist es wichtig, dass die Klienten den Trancezustand, dessen Tiefe und Qualität beeinflussen können. Außerdem soll der Therapeut wissen, was der Klient erlebt, um ihn allenfalls unterstützen zu können. Darum sollten *Rückmeldungen* auch während der Trance erfragt werden. Während der Trance kann gut *gesprochen* werden. So kann man unmittelbar auf das Geschehnis reagieren, um das betreffende Kind oder den betreffenden Jugendlichen zu unterstützen. Oft hilft es, Beispiele anzubieten, etwa mit der Frage: Wo spürst du *das* (z. B. die Sicherheit) am meisten? Manche spüren es vor allem im Bauch, andere in der Brustregion. Wie fühlt es sich an? Manche beschreiben es als hell, andere als leicht oder warm. Wie ist das bei dir? Um angemessene Kontrolle zu gewährleisten, können auch kurze und leichte Trancen eingesetzt werden. Sie sind meist genauso wirksam wie tiefe und langandauernde Trancen.

Die Anmeldung für eine Psychotherapie von Kindern und Jugendlichen geht meistens von den Eltern aus oder wird in einigen Fällen von der Schule oder einer anderen Institution nahegelegt. Somit erhöht sich meistens auch die Bereitschaft zur Mitarbeit auf den anderen Gebieten.

In der Psychotherapie geht es darum, dass auch die Kinder angemessen Selbstverantwortung übernehmen. Kinder und Jugendliche lernen, etwas durchzuhalten und ihre Frustrationstoleranz zu erhöhen. Dies wird am Leitsymptom direkt bearbeitet und weitet sich meist auch auf andere Lebensgebiete aus. Die Eltern werden dabei unterstützt, ihre Elternfunktion zu erfüllen.

2.3.1 Setting

In den meisten Fällen wird Hypnose im *Einzelsetting* durchgeführt, da bei der Trancearbeit die Gefahr besteht, dass andere Anwesende gewollt oder ungewollt Einfluss auf die Person in Trance nehmen. Da das Kind während der Trance spricht, kann es im Einzelsetting vom Psychotherapeuten begleitet, unterstützt und geschützt werden. Dadurch wird ein unmittelbares Reagieren auf negative Erlebnisse oder Gefühle möglich. Die behandelnde Person leitet und macht Vorschläge.

Hypnose festigt, vertieft und beschleunigt nach meiner Erfahrung den therapeutischen Prozess.

Falls im Gruppensetting gearbeitet wird, sollten mindestens zwei Fachpersonen anwesend sein, damit, falls sinnvoll und nötig, eine Person mit einem Klienten separat im Einzelsetting weiterarbeiten kann, wenn beispielsweise die Trance nicht kontrolliert werden konnte, unkontrolliert in einen ungesunden Trancezustand gefallen wurde. Auch im Gruppensetting sollen die Therapeuten gut und genau beobachten, um Ungesundes wahrzunehmen und darauf eingehen zu können. Außerdem wird natürlich im Voraus sorgfältig die Kontrolle der Trance erarbeitet.

2.3.2 Rahmenbedingungen

Da Kinder und Jugendliche immer von anderen abhängig sind, müssen sie – mehr als Erwachsene – stets als Teil eines Systems gesehen werden; sie sind in der Familie und verschiedenen Peergroups eingebettet, z. B. in der Schulklasse oder der Gruppe von Kindern aus der Nachbarschaft und der näheren Umgebung.

Wenn mit formaler, d. h. angekündigter und induzierter Trance gearbeitet wird, ist es wichtig, auch die Eltern über die Methode der Hypnose zu informieren und ihr Einverständnis einzuholen. Die

Erklärungen sollen selbstverständlich inhaltlich korrekt und in der Form an das Erleben der Eltern und des Kindes angepasst sein. In der Schweiz kann beispielsweise an die Skinationalmannschaft erinnert werden, die Hypnose zur Vorbereitung auf Wettkämpfe verwendet. Eine solche Erklärung kann bereits als Metapher für den therapeutischen Prozess dienen (DVD Signer-Fischer 1995, 2015):

> »Bevor Marco Odermatt sich zum nächsten Skirennen aufmacht, überlegt er sich, was er alles mitnehmen will, und packt entsprechend seinen Koffer. Vor dem Rennen schaut er sich die Strecke genau an, merkt sich jede heikle Stelle. Er fährt die Strecke zunächst mehrere Male in der Vorstellung ab, bevor er dann tatsächlich fährt. Hast du schon einmal im Fernsehen gesehen, wie konzentriert sich die Skifahrer die Strecke merken? Kennst du auch noch andere Methoden der Hypnose?«

Anhand einer Geschichte wie beispielsweise diejenige von Marco Odermatt oder Roger Federer kann der therapeutische Prozess metaphorisch erklärt werden. Meist ist es relevant darauf hinzuweisen, dass die Trance selbst beeinflusst werden soll und dass Mitarbeit unabdingbar ist. Oft haben die Eltern und manchmal auch die Jugendlichen die Vorstellung, dass der Therapeut Probleme weghypnotisiert, ohne die Mitarbeit der Eltern und deren Sohn oder Tochter.

Natürlich ist es sinnvoll, jeweils an die Erlebniswelt des Kindes oder Jugendlichen anzuknüpfen. Dazu sollte der Therapeut sich über die Umgebung des Kindes informieren (wo es wohnt, welche kulturellen Besonderheiten es gibt, wie es sich mit seiner Familie, Schulklasse und der Gruppe seiner Gleichaltrigen verhält). Zeitströmungen, Moden, Spiele, Games, Kleider, Musik, Fernsehserien, Medien allgemein, die aktuell sind, sollten daher bekannt sein.

Es ist ebenfalls hilfreich, wenn man selbst noch Zugang zur eigenen Kindheit hat und sich daran erinnert, wie ein Kind denkt und fühlt.

Genaue Kenntnisse der Entwicklungspsychologie sind unabdingbar, damit der Entwicklungsstand des Klienten in geistiger, psychischer, moralisch-ethischer und körperlicher Hinsicht beurteilt und die therapeutischen Mittel wie auch die Ausdrucksweise entsprechend eingestellt werden können.

Eine klare Struktur der Intervention kann dem Kind oder Jugendlichen helfen, mehr Kontrolle über sein Leben zu bekommen. Oft ist eine mangelnde angemessene Kontrolle Ursache für die kritische Situation, die der Auslöser für die Therapie war. Zur Kontrollerhöhung kann formale Trance, eine Trance mit klarer, kontrollierbarer Struktur, dienen.

Tagträumen kennen die meisten Leute jeden Alters. Wenn es kontrollierbar ist, dient es dem Wohlbefinden. Manchmal kann es sich ungesund auswirken, wenn sich Kinder beispielsweise angewöhnt haben, tagsüber (auch in der Schule) zu träumen, nicht auf die Stimme der Mutter oder der Lehrkraft zu hören und sich dafür in der Vorstellung z. B. auf dem Fußballplatz als Star feiern zu lassen. Dieses Tagträumen kann ganz unterschiedliche Gründe und Ziele haben. Beispielsweise wird damit versucht, das ewige Schimpfen oder Kritisieren auszublenden oder einer überfordernden oder anstrengenden Situation auszuweichen etc. In vielen Fällen handelt es sich um einen Schutzmechanismus, der zu einer früheren Zeit tatsächlich hilfreich war, sich aber nun schädlich auswirkt, weil er sich verselbstständigt hat und das Kind daran hindert, sich den jetzigen Anforderungen zu stellen. Das Kind hat nun die Kontrolle über sein Tagträumen, eine Form von Trancezustand, verloren, und das erste Ziel der Therapie ist, diese Kontrolle wiederzugewinnen.

> Die 8-jährige Livia ist sehr intelligent, hübsch, feinfühlig, sozial kompetent und erbrachte bis vor drei Monaten gute Schulleistungen. In letzter Zeit träumt sie in der Schule, hört nicht mehr, wenn die Lehrerin sie aufruft, und erledigt die Hausaufgaben widerwillig. Zu Hause vergräbt sie sich in ihre Bücher, liest pro Tag mindestens ein Buch, weigert sich, nach draußen zum Spielen zu gehen oder weiter den Ballettunterricht zu besuchen. Sie erzählt, dass die Lehrerin sie überhört, ihre Beiträge nicht beachtet; und sie beschreibt, wie sie von der Lehrerin vor der Klasse verletzt und blamiert wird. Die Schulkameraden haben angefangen, sie zu meiden, was Livia noch mehr verletzt. Zuerst sucht sie gezielt zu einigen Mädchen Kontakt; als sie abblitzt, versucht sie, sich nichts von ihrer Verletztheit anmerken zu lassen. Seit einiger Zeit wird ihr alles zu viel, sie träumt, blendet die Schule aus – während des Unterrichts mit Träumen und daneben mit exzessivem Lesen. Sie hat erkannt und kann erklären, wie sie sich in Trance versetzt: Der belehrende Tonfall und bestimmte Gesten der Lehrerin bringen Livia zum Abdriften. Damit hat sie schon einen ersten Schritt in Richtung Kontrolle erreicht. Sie spielt und spricht in ihren Träumen mit den Figuren ihrer Bücher und erkennt daraus

ihren eigenen Wunsch, neue Freundinnen zu gewinnen und mit ihnen Spaß zu haben. Es folgt nun eine formale Trance mit Augenfixation als Induktion. Zur Vertiefung soll sich ein Wohlgefühl im Körper ausbreiten, und es soll an eine erfolgreiche soziale Situation erinnert werden. Schließlich wird sie sorgfältig zurückgeführt.

Bei einer induzierten Trance sollte zwischen dem Erleben in Trance und in der Vorstellung einerseits und dem wirklichen, aktuellen Erleben andererseits klar unterschieden werden. Das Erleben von Trance und von Hier-und-Jetzt-Zustand wird sorgfältig voneinander getrennt. Dies kann durch Augenschluss während der Trance, durch einen bestimmten Trancestuhl oder durch Vor- und Nachbesprechung der Unterscheidungsmerkmale von Trance und Hier-und-Jetzt-Zustand geschehen. Außerdem werden gewisse Formulierungen und Abfolgen in jeder neuen Trancearbeit immer wieder verwendet, damit sie vertraut werden, sodass sich das Kind auf die eigentliche psychotherapeutische Arbeit einlassen kann.

Durch die klare Struktur gewinnt LIVIA mehr Kontrolle über ihre Trancezustände. Es geht nicht darum, das Träumen zu vermeiden, sondern darum, mehr Kontrolle und Entscheidungsfreiheit zu erhalten. Daneben werden ihre Handlungsmöglichkeiten erweitert, und es wird, soweit möglich und nötig, auch auf das soziale Umfeld eingewirkt.

Vor jeder Intervention wird dem jugendlichen Patienten erklärt, was auf ihn zukommt und gemeinsam besprochen, was das Ziel der Intervention sein soll.

Wie oben erwähnt, soll die Einzelpsychotherapie des Kindes oder des Jugendlichen in den Familien- und Peerkontext eingebaut werden. Weil bei jungen Menschen Krisensituationen leicht auch gefährlich werden können, ist eine sorgfältige, effiziente diagnostische Arbeit auf systemischer und auf individueller Ebene nötig. Die gegebenen räumlichen und zeitlichen Rahmenbedingungen gilt es möglichst gut zu nutzen.

Strukturierung des Therapieraumes

Die Einrichtung des Therapieraumes soll sowohl eine gewisse Veränderungsmöglichkeit als auch Konstanz garantieren. Das Einleitungs- und das Schlussgespräch jeder Sitzung sollten im selben Stuhl, d.h. am selben Ort stattfinden. In der eigentlichen Arbeit sind für bestimmte psychotherapeutische Elemente bestimmte andere »Orte« reserviert. Trancearbeit geschieht beispielsweise auf einem bestimmten Stuhl, auf zwei Kissen oder in der Hängematte. Gespielt und gezeichnet wird auf dem Boden. So können auch den verschiedenen Orientierungen im Raum wie links, rechts, vorne, hinten und den verschiedenen (Höhen-)Ebenen wie Boden, Stuhl oder Tisch etc. Bedeutungen zugeordnet werden. Auf diese Weise wird metaphorisch (indirekte Suggestion) die Tiefe des Prozesses bezeichnet.

Die Strukturierung der Zeit

Sowohl die einzelne Sitzung als auch die ganze Beratungssequenz haben eine Struktur, die den therapeutischen Prozess unterstützt. Zur zeitlichen Strukturierung gehören Reihenfolge, Rhythmus, Geschwindigkeit und Wählen eines bestimmten Zeitpunktes. Auf einer anderen Ebene gehört hierzu auch die Generationenstruktur.

Die Familiensitzungen erhalten eine klare Struktur. Dies gilt für das Erstgespräch, welches erste Interventionen und das Erheben von diagnostischen Elementen beinhaltet, für Standortgespräche sowie für die eigentlichen Familientherapiesitzungen. Die Gespräche werden zuerst gemeinsam, dann mit allen Familienmitgliedern einzeln oder in Gruppen (etwa mit dem Elternpaar oder den Geschwistern) geführt. Diese Strukturierung vermittelt indirekt, dass es z. B. Bereiche gibt, die nur die Erwachsenen betreffen.

Einbetten in das kindliche Erleben und die kindliche Entwicklung

Anpassung an die Entwicklungsstufe der Kinder und Jugendlichen bedeutet in jedem Fall, die jugendlichen Klienten zu respektieren und ernst zu nehmen. Auch kleine Kinder sollen darüber informiert werden, welche Intervention erfolgt und aus welchem Grund. Nach der Intervention sollte diese besprochen werden. Dadurch werden die Kritikfähigkeit und das Hinterfragen unterstützt.

Immer wieder wird von Praktikern auf das *magische Denken* (von Kindern) als besondere Möglichkeit bei der Arbeit mit jugendlichen Klienten hingewiesen. Dieses magische Denken kann mit Kindern, Jugendlichen *und* Erwachsenen genutzt werden (Signer-Fischer 1999, 2011b, 2016, 2019). Unter welchen Bedingungen und wie dies geschehen kann, wird im Zusammenhang mit der Behandlung von Ängsten noch näher beschrieben.

Die Magie kann in jedem Lebensalter wie eine Brücke oder eine Krücke wirken, die genug in der Wirklichkeit abgestützt ist und die später dazu verhelfen soll, ohne Krücke zu gehen oder genug Selbstvertrauen zu haben für die Bewältigung des Alltags. Den Kindern soll zu jedem Zeitpunkt auch klargemacht werden, dass es sich dabei um magisches Denken, also um Vorstellungen, handelt.

Außerdem zeichnet die meisten Kinder eine *große mentale Flexibilität und Fantasie* aus. Beides kann genutzt werden. Werden diese Eigenschaften auf die richtige Weise aktiviert, verfügen auch Jugendliche und Erwachsene darüber.

Eine weitere Besonderheit bei der Hypnose mit Kindern ist der *kindliche Umgang mit der Zeit*. In der Hypnotherapie mit Kindern soll daher auf ihren besonderen Umgang mit der Zeit eingegangen werden. Die Interventionen sind meist kurz (5 bis ca. 20 Minuten) und werden vom Kind selbst oder vom Therapeuten zwischendurch unterbrochen. Kinder können sehr tief und intensiv in der Trance arbeiten, um plötzlich – für den erwachsenen Therapeuten unerwartet – die Augen zu öffnen und wieder im Hier-und-Jetzt zu sein. Je nach Situation, Beobachtung oder Hypothese kann der Therapeut unterschiedlich reagieren: Vielleicht bekam ein Kind Angst, war plötzlich unsicher, ob es sich in der Wirklichkeit oder in der Vorstellung befand, oder es fühlte sich plötzlich vom Therapeuten verlassen. Dann diente das Auftauchen dem Absichern, und es reicht meistens, es als Fraktionierung zu nutzen, sprich das Kind aufzufordern, wieder die Augen zu schließen und mit der Hypnose weiterzumachen. Es kann aber auch sein, dass für das Kind die Arbeit beendet ist, da Kinder oft schneller und selbstständiger als erwartet arbeiten. Manchmal stimmen aber einfach weder der Zeitpunkt noch die angebotene Form. Dann sollte entsprechend darauf reagiert werden. Zur Trancearbeit sollte niemand gezwungen oder gedrängt werden. In manchen Sequenzen brauchen Kinder andererseits oft viel mehr Zeit als Erwachsene, und man sollte ihnen diese dann auch zur Verfügung stellen. Kinder bringen ihren Willen meist klarer zum Ausdruck als Erwachsene.

Dies tat auch der 5-jährige André, der sein Bettnässen schon selbst überwunden hatte und den Wunsch äußerte, heute etwas gegen seinen steifen Nacken und sein Kopfweh zu tun. Er erklärte mir, dass er dazu weder die Augen schließen noch sich hinlegen wolle. Er wollte ein bestimmtes Kinderbuch erzählt haben, das von einem Maulwurf handelt, der herausfinden will, wer ihm auf den Kopf machte (Holzwarth u. Erlbruch 2000). Ich erzählte ihm eine Geschichte mithilfe von Stofftieren, und im Anschluss daran führten wir die Geschichte gemeinsam weiter. Der Maulwurf litt an einem harten, verkrampften Bauch und suchte sich Rat bei verschiedenen Tieren. André trug immer seinen Teil zur Geschichte bei, indem er die Tiere auswählte, die befragt werden sollten. So erhielt der Maulwurf viele Ratschläge, mit denen er aber immer noch nicht ganz zufrieden war, bis er das Nashorn aus Afrika fragte. Dieses riet ihm, genug in der Sonne zu liegen, zwischendurch eine Pause zu machen und sich umzuschauen, bevor er wieder in die Erde verschwinde. Mit diesem Rat waren Maulwurf und André voll zufrieden (Andrés Vater ist Afrikaner).

Dieses Beispiel zeigt, wie auf das Kind eingegangen werden kann und wie die Methoden ihm persönlich und seiner Situation angepasst werden können, ohne dass das Ziel aus den Augen verloren wird. Dazu gehört natürlich auch, dass die Kinder und Jugendlichen sowohl zu Beginn der Therapie als auch zu Beginn jeder Therapiestunde nach ihrem Anliegen gefragt werden, worauf die Interventionen dann zugeschnitten werden.

Interdisziplinäre Zusammenarbeit

Wie bereits klar geworden sein dürfte, ist die Zusammenarbeit der Fachleute verschiedener Disziplinen sehr wichtig. Am häufigsten wird von der psychotherapeutischen Seite her mit Pädiatern und Allgemeinpraktikern zusammengearbeitet, ferner mit Ärzten aus verschiedenen Fachrichtungen wie Zahnärzten, Onkologen, Internisten oder Sportärzten, außerdem mit anderen Fachleuten aus verschiedenen Richtungen wie Sozialarbeitern (z. B. von Jugendämtern oder Spitälern), mit Lehrkräften, Logopäden, Heilpädagogen und Juristen (z. B. Anwälten oder Richtern), und dies *nacheinander* (z. B. mit Überweisungen) oder *parallel* (z. B. bei Anorexie, Asthma mit Ärzten; bei Stottern mit Logopäden, Lehrkräften; bei ADHS mit Lehrkräften, Pädiatern).

Sobald die körperliche Gesundheit oder das Leben des Klienten in Gefahr ist, müssen die entsprechenden Fachleute selbstverständlich zwingend beigezogen werden (Mediziner, Polizei, Gericht, Jugendamt, ...).

2.3.3 Design und Vorgehen

Die Planung und das Design der Behandlung wird auf der Basis der Informationen, die bereits vorliegen, und des Familienerstgesprächs erstellt. Darum wird im Folgenden näher auf das Familienerstgespräch eingegangen. Im Laufe der Behandlung wird das Vorgehen dem Prozess, den Fortschritten angepasst. Manchmal liegen schon Abklärungsberichte vor, manchmal erfolgt eine Abklärung, die auch Testungen enthalten kann, im Laufe der Behandlung.

Der *Behandlungsplan* kann auf unterschiedliche Art erstellt werden. Meist erfolgt er auf der Grundlage des Erstgesprächs und der Informationen, die im Voraus erhoben wurden. Auf der Basis dieser Informationen werden dann Hypothesen über die Bedeutung, Funktion und Schutzfunktion der präsentierten Themen, Symptome und Probleme gebildet und so die Themen der Behandlung festgelegt. Dabei sollte auch überlegt werden, ob das Symptom schon verändert oder aufgegeben werden kann, oder ob es besser ist, zuerst andere Themen anzugehen, z. B. Paarkonflikte, Schulleistungen. Auch ist jedes Mal abzuschätzen, ob die Hauptperson oder eine andere Person in Gefahr ist.

Hilfreich ist auch, sich zu überlegen, warum die Familie gerade zu diesem Zeitpunkt Beratung oder Behandlung wünscht und warum gerade dieser Therapeut aufgesucht und diese Therapieform ausgewählt wurde. So können auch überhöhte Erwartungen relativiert werden..

Es kann zunächst in erster Linie auf die präsentierten Symptome eingegangen werden und gleichzeitig in zweiter Linie auf die dahinter liegenden Probleme und Themen. Manchmal ist es besser, zuerst auf die relevanten Lebensthemen einzugehen und in zweiter Linie oder parallel die bessere Handhabung der Symptome, Probleme zu behandeln.

2.3.4 Einstieg in die Behandlung, Beratung

Das erste Gespräch findet mit der Familie statt, so, wie sie zusammen wohnt. Manchmal schlägt die Familie eine andere Zusammensetzung vor. Wechseln die Kinder wochenweise vom einen zum anderen Elternteil, vereinbaren die Eltern, wer an der ersten Sitzung alles teilnimmt. Wichtig ist, dass wichtige Personen nicht ausgeschlossen werden oder selbst der Konsultation ausweichen, wie z. B. wenn die Mutter erklärt, der Vater komme nicht, weil er sowieso nicht Bescheid wisse, oder ein Geschwister zu Hause gelassen wird, weil ihm doch so eine Konsultation nicht »zugemutet« werden könne.

Im ersten Gespräch mit dem Klienten und seiner Familie werden die aktuellsten und wichtigsten Themen bestimmt, die dann nach Relevanz und Dringlichkeit gewichtet und hierarchisch gegliedert werden. Anschließend wird das Vorgehen geplant, das das Setting, die Interventionen und Trancen beinhaltet, die genau auf die Person, ihre Familie und Situation zugeschnitten sind.

Während des Gesprächs, sei es das Familienerstgespräch oder das Standortgespräch, soll darauf geachtet werden, dass vor allem die Hauptperson nicht abgewertet wird, dass nicht nur Klagen geäußert, sondern auch Stärken aufgezählt werden.

Es gibt Themen, die bei bestimmten Problemen häufig im Zentrum stehen, wie beispielsweise bei Ängsten die Themen (Selbst-)Sicherheit und Mut, die dann unter diesen Überschriften erklärt werden. Bei Zwängen und bei Schmerzen sind dies oft angemessene Kontrolle und Vordergrund und Hintergrund. Im Einzelfall kann es aber wieder anders sein, sodass bei Angst z. B. Grenzen setzen und einhalten ein wichtigeres Thema als die oben genannten sein kann.

Die 15-jährige Selina, die das Gymnasium besucht, wird wegen massiver Zwänge vorgestellt, die ihr ganzes Erleben, ihren Alltag und ihr Denken beherrschen. Sie ist die Älteste einer Familie mit fünf Kindern. Die Eltern üben einen akademischen Beruf aus, der ihnen Freude macht, und sie wenden viel Zeit und Energie für die Erziehung ihrer Kinder auf. Alle Kinder sind vielfältig interessiert und gehen entsprechend ihren Neigungen verschiedenen Freizeitbeschäftigungen nach. Systemische Themen sind eher im Hintergrund. Für Selina stehen im ersten Teil der Therapie die Themen Kontrolle über den Zwang, Genießen, Stimmung beeinflussen an erster Stelle, später geht es dann darum, in verschiedenen Lebensgebieten (wie Schulleistung, Sport, ...) ein gutes Gleichgewicht zu finden. Entsprechend wird das Design der Behandlung erstellt, und es werden Ziele gesetzt: Einzelsitzungen finden anfangs wöchentlich und dann alle zwei Wochen statt, zu den Themen Kontrolle über den Zwang, Genießen, Stimmung beeinflussen. Kontrolle über Zwang, Genießen, Stimmung kann etwa mit *Stimmungsapp* und *Auslöser finden und Ressourcen einsetzen* beeinflusst werden. Das Thema Gleichgewicht kann beispielsweise mit der Intervention *Gleichgewicht: Zwei Hände* bearbeitet werden. Mit der Intervention *Störendes in den Hintergrund, das Wichtige in den Vordergrund* lässt sich Wichtiges in den Vordergrund stellen. Monatlich werden zudem Elterngespräche geführt.

Der 12-jährige THOMAS wird wegen Stotterns vorgestellt. Er stammt aus einer Familie mit einer alleinerziehenden Mutter und hat einen 10-jährigen Bruder. Die Mutter hat mit verschiedenen Problemen zu kämpfen: finanziellen Problemen, drohender Arbeitslosigkeit, kaum Zeit für sich und die Kinder. Den Vater kann Thomas alle zwei bis drei Wochen treffen, er engagiert sich aber sonst nicht für die Kinder. Zum Glück setzen sich die Großeltern sehr ein. Bei Thomas stehen zuerst die Themen Gelassenheit und Umgang mit Stress im Vordergrund. Er leidet auch an starken Ängsten, sodass dann das Thema Sicherheit und Mut an der Reihe ist, später die Themen Fließen und Kontrolle des Redeflusses, dann Freiheit und Abhängigkeit, danach Grenzen und abgrenzen. Zuerst kommt Thomas alle zwei, dann alle drei, zuletzt alle vier Wochen. Die Gespräche mit den Erwachsenen finden jeweils im Anschluss an die Therapiesitzungen statt.

Erstgespräch mit der Familie und weitere Standortgespräche

Für das Erstgespräch werde maximal 80 Minuten eingeräumt. Dadurch, dass sich die Familie in unterschiedlichen Zusammensetzungen im Praxisraum befindet, finden die Klienten die Konsultation kurzweilig und können sich über diese Zeit auch konzentrieren und die Ruhe bewahren. Gerade in Familien, in denen geschrien wird, ist es besonders wichtig, darauf zu achten, dass die Beteiligten es gut aushalten. Um die enge Zeitstruktur aufrechterhalten zu können, bedarf es einer klarer Führung und Struktur des Therapeuten. Spricht eine Person zu lange, zu langfädig oder kommt langes Schweigen vor, lohnt es sich, die Reaktionen der anderen Familienmitglieder und die Zeit im Auge zu behalten und entsprechend zu reagieren.

- Die Familie wird so definiert, dass alle dazugehören, die zusammenwohnen.
- Meist wird schon vor dem ersten Termin ein Fragebogen mit Fragen zur Lebensgeschichte, Familiensituation, Schulsituation, allgemein zur gegenwärtigen Situation des Kindes, des Jugendlichen verschickt und liegt beim Erstgespräch vor.
- Berichte wie Arztberichte, Schulberichte, Abklärungsberichte werden vor dem ersten Termin erfragt und sollten auch vorliegen.

Im ersten Teil soll die ganze Familie im Praxisraum sein, im nächsten nur die Eltern, dann nur die Hauptperson. Die anderen Mitglieder befinden sich jeweils im Wartezimmer.

Im ersten Teil der Konsultation ist also die ganze Familie im Praxiszimmer anwesend. Zuerst wird gedankt, dass sie hier sind. Dann wird eine kurze Erklärung gegeben, warum die ganze Familie hier sein soll, und erklärt, wie die heutige Sitzung verläuft; was wir hier können und was nicht (z. B. kann nicht gezaubert werden, es werden keine Medikamente abgegeben, dafür können die Beteiligen unterstützt werden, sich selbst zu helfen).

Daraufhin wird das Anliegen erfragt. Das »Anliegen« enthält klare eigene Aktivität und wird positiv formuliert, z. B. statt keine Angst zu haben, mehr Sicherheit und Gelassenheit.

Dann wird oft »das Symptom herumgegeben«. Meist beginnt die Hauptperson, dann folgen alle anderen Familienmitglieder. Jedes Familienmitglied wird gefragt, in welcher Situation es selbst das Symptom oder Problem hat und in welcher Situation es das Gegenstück erlebt, z. B. in welcher Situation Angst erlebt wird, in welcher Gelassenheit, oder beim Anliegen Suchtkontrolle, in welcher Situation die Person Kontrollverlust, in welcher angemessene Kontrolle erlebt. So wird es auch klar, dass alle Familienmitglieder sich auch für sich selbst mit dem gleichen präsentierten Thema befassen müssen, und oft zeigen sich dabei schon Ressourcen, wie andere Familienmitglieder mit dem präsentierten Thema oder Problem umgehen.

Im nächsten Teil des Gesprächs wird gefragt, was jedes Familienmitglied über das präsentierte Thema, Problem denkt, und auch nach Hypothesen, Erklärungen wird gefragt, warum die Hauptperson dieses Symptom, Verhalten aufweist. Was wurde schon unternommen? Was hat schon genützt? Außerdem werden Ressourcen, Interessen, Hobbys erfragt.

Im nächsten Teil des Gesprächs sind nur die Erziehenden, meist die Eltern anwesend. Die Kinder halten sich im Wartezimmer auf. Meinen die Eltern, das sei nicht möglich (die Eltern werden im Voraus bei der Termineinladung darauf hingewiesen), sollten sie eine »Hüteperson« mitnehmen, damit ein Elterngespräch möglich ist. In diesem wird beispielsweise gefragt, was es noch zu sagen gibt, was sie vor der Familie nicht sagen konnten oder wollten, welche Informationen, die sie im Fragebogen noch nicht gaben, sie noch als relevant erachten, und Ergänzungen zur Anamnese. Meist wird etwas erarbeitet, was die Eltern ausprobieren oder beobachten können.

Allein mit der Hauptperson wird dann eine Analyse des Symptoms unternommen, die es dem Kind erlaubt, schon einige Möglichkeiten zur Verbesserung der Situation zu erarbeiten. Dazu gehört auch die Reaktivierung der Ressourcen zur besseren Kontrolle des Symptoms. Es kann etwa besprochen werden: Was gibt es zu sagen, was du vorher nicht gesagt hast? Was hast du noch für Anliegen? Was ist das wichtigste, dringendste? Womit fangen wir an? Dann wird meist eine erste Intervention durchgeführt und eingeübt, dass die Hauptperson schon etwas in der Hand hat.

Sollte sich die Hauptperson nicht von den Eltern trennen wollen, kann beispielsweise ein Elternteil das Kind zuerst begleiten und dann wieder ins Wartezimmer gehen.

Manchmal ist es sinnvoll, auch noch alle Geschwister gemeinsam ins Zimmer zu rufen. Dies kann dann hilfreich sein, wenn die Geschwisterebene gestärkt werden soll, wenn evtl. heikle Themen wie Gewalt im Raum stehen.

In diesem Teil können folgende Themen besprochen werden: Wer unternimmt was mit wem? Wer streitet worüber mit wem? Was macht Ihr alle gemeinsam? Sorgen? Wünsche?

Im letzten Teil, in dem meist wieder die ganze Familie anwesend ist, wird die Sitzung zusammengefasst, es werden Abmachungen festgehalten, der Plan und das Ziel der Behandlung beschrieben. Es ist auch sinnvoll, der Familie eine positive Rückmeldung zu geben, was Positives beobachtet wurde, z. B.: Ihnen ist eine gute Atmosphäre wichtig, Sie haben einen guten Zusammenhalt, Sie nehmen einen Aufwand in Kauf, um die Situation zu verbessern, ...

Eine solche Sitzung ist dramaturgisch aufgebaut: Sie beginnt mit einer Exposition des Problems (Ausgangslage), gefolgt von einer Spannungssteigerung bis zum Höhepunkt (z. B. Aufzeigen von möglichen Ursachen und Lösungswegen) und einem allmählichen Sinken der Spannung, das in einer Zusammenfassung und dem Skizzieren von Zukünftigem resultiert. Während des ganzen Ablaufs wird auf die oben erwähnten Raum- und Zeitaspekte geachtet. Für die zeitliche Strukturierung sind auch rituelle Handlungen und Rituale hilfreich (Signer-Fischer 1993a, 1999), beispielsweise zu Beginn der Stunde den Hut abnehmen und am Schluss der Stunde beim Überschreiten der Schwelle ihn wieder aufsetzen.

Die Arbeit mit der ganzen Familie bei der ersten Konsultation bietet verschiedene Vorteile. So kann die ganze Familie kennengelernt werden, was zu diagnostischen Zwecken hilfreich sein kann, sei es um Ressourcen oder auch Schwächen von anderen Familienmitgliedern und deren Zusammenspiel zu erleben. Dann kann aufgezeigt werden, dass das ganze Familiensystem wichtig und beteiligt ist, und oft kann allen Familienmitgliedern schon etwas mitgegeben werden.

Therapiestunden können für die Kinder und Jugendlichen sehr anstrengend sein, vermutlich deshalb, weil Hypnotherapie eine sehr konzentrierte und dichte Arbeit ist. Eltern erzählen oft, dass ihre Kinder sich zu Hause erst einmal hinlegen und einige Stunden schlafen, auch wenn sie das sonst nicht mehr tun. Auf diesen Umstand sollte man Eltern und Kinder aufmerksam machen, damit sie sich darauf einrichten können und die Kinder nach der Therapie nicht unmittelbar wieder in die Schule müssen.

Je nach Dauer und Inhalt der Behandlung werden *Standortgespräche* mit einem ähnlichen Konzept durchgeführt. Ob die Hauptperson daran teilnimmt oder nicht, wird abgeschätzt. Kleinere Kinder nehmen meist nicht, Schulkinder und Jugendliche oft an einem Teil des Gesprächs teil, z. B. zu Beginn und am Schluss. Es ist meist eine Überforderung für die Hauptperson, während des ganzen Gesprächs anwesend zu sein. Wer sonst daran teilnimmt, richtet sich danach, wer eng mit der Hauptperson zusammenarbeitet, z. B. Eltern, Kinderarzt, Lehrkraft.

Im ersten Teil des Standortgesprächs legen alle Beteiligten ihre Sichtweise dar, wie die beim letzten Treffen vereinbarten Ziele erreicht wurden, wie die Entwicklung allgemein vorangeht und in welchen Bereichen noch gearbeitet werden soll. Im nächsten Teil wird besprochen, wie es weitergehen soll, was evtl. die Hauptperson gehindert hat, das Ziel zu erreichen, was unternommen werden kann, was der nächste Schritt ist und wer was beitragen kann. Am Schluss werden auf dieser Grundlage neue konkrete, überprüfbare Ziele und vielleicht ein Termin vereinbart. Ob das Gespräch im Praxisraum, in der Schule oder einfach per Videotelefonie durchgeführt wird, richtet sich nach den Gegebenheiten.

In manchen Fällen wird eine Therapiepause eingelegt, wenn ein Zwischenziel erreicht ist, manchmal kann nach kurzer Zeit die Behandlung abgeschlossen werden.

Die Dauer und die Frequenz der Termine passen sich den beteiligten Personen, dem Thema oder dem Problem, der Situation und dem Anliegen der Beteiligten an. Manchmal erwarten Klienten, dass die Behandlung mit Hypnose sehr kurz sein müsse. Es kommt manchmal vor, dass die Probleme oder Themen in ein oder zwei Sitzungen erledigt sind. Meist ist es so, dass auch in Zusammenhang mit Hypnotherapie beharrlich gearbeitet werden sollte und das Ganze auch Durchhaltewillen verlangt.

In den meisten Fällen ist es besser, eine kurze Zeit intensiv zu arbeiten und dann Pause einzulegen oder abzuschließen als durchgehend wöchentlich Termine durchzuführen.

Eine Therapiesitzung bei Kindern und Jugendlichen kann folgendermaßen gestaltet werden:

Im ersten Teil berichten die Eltern (bei Kindern bis zur Latenzphase), wie die letzte Zeit verlaufen ist, berichten von Fortschritten und Stolpersteinen, ca. 5 bis 10 Minuten, und die Hauptperson wartet im Wartezimmer. Manchmal werden die Informationen auch per E-Mail im Voraus übermittelt. Dies betrifft meist Jugendliche, die selbstständig kommen, zum Beispiel Angstklienten.

Wenn die Hauptperson im Raum ist (die Eltern warten draußen) erfolgt oft eine *Blitztrance*, es wird erfragt, wie es heute geht, wie es in letzter Zeit ging, was vorgefallen ist, was gut ging und was die Hauptperson beigetragen hat, und was noch nicht so gut ging; manchmal werden Themen angesprochen, die von den Eltern oder der Lehrperson eingebracht wurden, evtl. Nachwirkungen der letzten Konsultation? Evtl. soll auch nachgefragt werden, wie es mit den »alten« Themen geht, und das heutige Thema wird festgelegt.

Muss etwas eingeübt werden, erfolgt das anschließend und nochmals kurz am Schluss.

Im nächsten Teil wird ein Thema bearbeitet, z. B. Identität, Abschied. (Grober Zeitrahmen: bis 8 Jahre: 10 bis 20 Minuten; 8-12 Jahre: 20-30 Minuten; über 12 Jahre: bis max. 45 Minuten.)

Evtl. wird nochmals geübt, und es erfolgt die *Blitztrance*.

Während des ganzen Therapieprozesses sollte auf folgende *Themen* geachtet werden:

- Motivation der Hauptperson, der Eltern, der Geschwister anderer Bezugspersonen wie Lehrkraft, Heilpädagogin

- Widerstand der Beteiligten, wobei der Therapeut überlegen soll, was dieser wohl bedeutet, sagen will und worauf zu achten ist
- Durchhaltefähigkeit und Energie, Kraft aller Beteiligten, um abzuschätzen, welche und wie große Schritte von wem verlangt werden können.

In jeder Phase sollten nimmer wieder Ressourcen gefunden und gestärkt werden.

Motivation

Um eine Grundlage für die Behandlung aufzubauen, sollte Motivation vorhanden sein. Bei der Behandlung von Kindern und Jugendlichen sollten möglichst viele Personen des Systems, sowohl die Hauptperson als auch die Eltern motiviert sein. Natürlich gilt es auch bei Erwachsenen, dass es hilfreich ist, wenn auch die Personen des näheren Umfelds motiviert sind. Es ist natürlich, dass nicht eine ganze, totale Motivation da ist, sondern meist nur ein Teil der Person eine Änderung und Verbesserung möchte und ein anderer Teil vielleicht Angst hat oder den Aufwand scheut.

Für jeden Therapieerfolg ist Motivation ein wichtiger Faktor. Besonders trifft dies für die Hypnotherapie zu, da einerseits oft Selbsthypnose einen wichtigen Teil der Behandlung bildet und andererseits bei Behandlungen mit Hypnose eine kritische Offenheit vorhanden sein sollte. Motivation kann selten mittels Hypnose und bestimmter Hypnose Interventionen aufgebaut werden. Der Erfolg einer Beratung oder einer Therapie hängt aber in vielen Fällen davon ab, wie die Klienten zur Mitarbeit motiviert werden können.

Es gibt zwei Hauptgründe dafür, eine Beratung oder Psychotherapie aufzusuchen:

- Der *Klient leidet selbst* und ist sich dessen bewusst. Er möchte also selbst etwas an seinem Zustand ändern und ist somit intrinsisch motiviert.
- *Andere Personen* wie Eltern, Geschwister, Lehrpersonen, Kameraden *leiden* aufgrund des Verhaltens (z. B. bei Aggression, Gewalt) des Klienten, oder sie machen sich um die Kinder oder um die Jugendlichen *Sorgen* (z. B. bei Anorexie). In diesem Fall kommt die Motivation für eine Psychotherapie vor allem von außen, und die Motivation des Klienten kann vielleicht mit

> äußerer, extrinsischer Motivation aufgebaut werden, beispielsweise mit Druck, In-Aussicht-Stellung einer Belohnung oder Verbesserung eines Zustandes, unter dem der Klient auch selbst leidet, wie das Gewinnen von Kameraden und Freunden.

Bei Ängsten und Schlafstörungen wollen Kinder und Jugendliche häufig von sich aus etwas dagegen unternehmen. Bei depressiven Verstimmungen, Zwangserkrankungen (ICD-10, F42; vgl. auch Dilling et al. 2008), sozialen Problemen und Wutanfällen kommt es häufig vor, dass die jungen Klienten von den Eltern in die Therapie gebracht werden und dann aber selbst bald auch froh um eine Behandlung sind. Hingegen ist es bei Essstörungen, Aggression und Gewalt meist so, dass das Umfeld die Motivation für eine Veränderung aufgebaut hat und weniger die Klienten selbst. Interessanterweise gehören auch die meisten Schmerzpatienten zu dieser Gruppe, denn Schmerzkontrolle mittels Hypnose bedingt viel Selbstarbeit und ist, wie der Ausdruck sagt, eine Möglichkeit, den Schmerz zu kontrollieren, nicht aber ihn zu beseitigen.

Ein anderes Symptom, bei dem häufig mindestens zu Beginn noch keine Motivation vorhanden ist und bei dem der Therapieerfolg stark von der Motivation abhängt, ist das Nicht-zur-Schule-Gehen.

> Der 13-jährige Moritz, ein Einzelkind, wird durch seinen Vater angemeldet. Er werde schon zwei Jahre lang durch einen Privatlehrer unterrichtet, habe schon viele Therapien erhalten. Im Moment wird er durch einen Heilpädagogen zwei Mal pro Woche betreut. Es wurden vor einem Jahr Anstrengungen unternommen, ihn stationär in einer jugendpsychiatrischen Klinik zu behandeln, aber Moritz leistete großen Widerstand, sodass das Projekt aufgegeben wurde. Moritz war zu einer Konsultation bereit. Im Familienteil wurde klar, dass sich vor allem die Eltern sorgten, dass Moritz, wenn er nicht die Schule besucht, später wohl kaum an eine Universität gehen und es einmal schwerhaben würde, in einem Beruf zu arbeiten. Bis jetzt zahlte die Gemeinde die Therapien und einen Teil der privaten Unterrichtskosten. Die Gemeinde machte jedoch klar, dass damit jetzt Schluss sei, dass die Kosten in Zukunft die Eltern tragen müssten. Moritz selbst sah das alles ein. Er hat Kameraden, trifft sich mit ihnen und besucht sogar einen Handballverein. Er spielt auch in einer Musikband Schlagzeug. Auf die Frage, warum er wohl die Schule nicht mehr besuche, meinten die Eltern, er habe möglicherweise Angst

(Trennungsangst war eine Diagnose, die gestellt wurde), werde wohl weder von den Kameraden noch von den Lehrkräften akzeptiert und somit schlecht von ihnen behandelt. Moritz weiß nicht so recht, *warum* er nicht die Schule besuchen kann, aber umso besser, *dass* es ihm absolut unmöglich ist, die Schule zu besuchen. Es wird auch klar, dass mehrere Alternativen zur Auswahl ständen, aber alle sind für ihn gleichermaßen unmöglich. Die Eltern berichten dann im Elternteil der Sitzung, dass sie alles ihnen Mögliche unternommen hätten, um den Zustand zu ändern. Wenn sie etwas von ihrem Sohn verlangten, leiste er großen Widerstand. Das sei schon immer so gewesen. Sie haben darum kaum mehr Forderungen gestellt und wollen ihn keinesfalls mit Forderungen traumatisieren. Im Gespräch mit Moritz wird klar, dass er seinen Weg schon genau vor sich sieht. Er wird den Schulstoff in einem Fernstudium absolvieren. Es wird dann noch ein Termin vereinbart, um nochmals zu klären, ob Moritz in der Therapie mitmachen würde. Der Vater ruft dann aber frühmorgens an, dass Moritz, als sie losfahren wollten, von der Bildfläche verschwunden sei und wohl erst gegen Abend wieder auftauchen werde.

In diesem Fall überwiegen für den Klienten selbst die Vorteile des Beibehaltens des Zustandes. Die Eltern sind nicht fähig oder nicht willens, sich durchzusetzen. Sie schätzen wohl ebenfalls den gegenwärtigen Zustand als nicht so schwerwiegend ein. Auch muss im Sinne einer gesunden Entwicklung gesagt werden, dass Moritz fähig ist, sich in einer Gruppe zu bewegen (Handballverein, Band), und dass er fähig zu sein scheint, Kontakt zu Gleichaltrigen aufzubauen und zu halten. Hingegen ist es unsicher, ob er sich auf eine Umgebung einstellen, etwas durchhalten könnte, was dann später am Arbeitsplatz wichtig sein könnte. Es konnte weder intrinsische (z. B. dass er durch den Schulbesuch Gruppenkontakt erhielte oder es interessanter fände, im Klassenverband zu lernen) noch extrinsische (z. B. dass die Eltern ihm nur bei Schulbesuch gewisse Privilegien zugestehen) Motivation aufgebaut werden. Außerdem dauert wohl der jetzige Zustand schon zu lange. Alle hatten sich daran gewöhnt, und das Verhalten von Moritz hat sich verfestigt.

Besonders schwierig ist es in folgenden Situationen, Motivation und dadurch Mitarbeit aufzubauen:

- Zustand und Verhalten dauern schon lange Zeit an (immer im Verhältnis zur Lebenszeit zu betrachten, z. B. bei einem

14-jährigen Jugendlichen machen zwei Jahre ein Siebtel seines Lebens aus, bei einem 6-jährigen Kind ein Drittel).

- Der Jugendliche oder das Kind sieht keinen oder zu wenig Vorteile darin, den gegenwärtigen Zustand zu ändern.
- Die Eltern sind nicht fähig und nicht willlens sich durchzusetzen.
- Der Druck von außen (z. B. durch die Schule) ist gering.

Hilfreich ist es also, wenn eine starke Motivation vorhanden ist, wie in folgendem Beispiel.

Die 6-jährige Nora wird durch den Hausarzt der Familie, die noch aus der alleinerziehenden Mutter und dem 8-jährigen Bruder besteht, angemeldet. Der Hausarzt betont die Dringlichkeit des Falles, da die Mutter Nora in ein Heim geben wolle. Die Mutter hat viele Klagen bezüglich Nora: Sie gehorche nicht, sie beanspruche viel Aufwand und könne gar nichts. Ganz im Gegensatz zu ihrem älteren Bruder, der sehr vernünftig sei, ihr vieles abnehme und sich gut entwickle. Auf die Frage, was im Moment am schlimmsten sei und was – bei einer Besserung – sie in ihren Plänen, Nora in ein Heim zu geben, umstimmen würde, antwortet sie, dass es eine große Erleichterung bringen würde, wenn Nora ohne Begleitung in den Kindergarten ginge. Der Bruder möchte keinesfalls, dass seine Schwester in ein Heim geht. Er wäre aber sehr froh, wenn er sich nicht so intensiv um Nora kümmern müsste und mehr mit seinen Kameraden unternehmen könnte. Nora möchte unbedingt zu Hause bleiben. Der Besuch des Kindergartens bereitet ihr große Freude. Sie möchte gerne lernen, den Weg dorthin allein zurückzulegen. Sie stellt den Weg zuerst mit Klötzen und Figuren dar und übt in einer leichten Trance den Kindergartenweg ein. In der darauffolgenden Sitzung schimpft die Mutter noch unvermindert über Nora. Sie legt zwar den Weg zum Kindergarten allein zurück, nicht aber den Rückweg. Dies wird dann in der Folge auch noch erarbeitet. Nach fünf Sitzungen ist die Mutter der Meinung, dass sich die Situation so verbessert hat, dass sie Nora zu Hause behalten möchte, und die Therapiesequenz wird abgeschlossen.

In diesem Fall hatte der Zustand erst kurze Zeit angedauert. Nora wollte unbedingt etwas verändern und zu Hause bleiben. Sie besucht gerne den Kindergarten. Der Bruder und eigentlich auch die Mutter wollten, dass Nora zu Hause bleibt.

Im Allgemeinen ist es so, dass die Klienten eine Mischung von Motiven in sich tragen, ein Teil ist intrinsisch, ein Teil extrinsisch, und ein Teil der Person will gar nichts unternehmen, zeigt Widerstand. Es sollte dann vor allem der intrinsische Motivationsteil besonders unterstützt und gestärkt werden.

Für die Beratung und Psychotherapie ist es günstig, wenn die Motivation von innen kommt, also *intrinsisch* ist, und auf der Einsicht basiert, dass eine Psychotherapie nötig und hilfreich ist.

»›Innen‹, also intrinsisch, wären demnach die Anreize, die im Vollzug der Tätigkeit liegen, ›außen‹, also extrinsisch, wären die anreizbesetzten Ereignisse oder Veränderungen, die sich einstellen, wenn diese Tätigkeit erfolgreich erledigt ist« (Heckhausen u. Heckhausen 2006, S. 333).

In die Psychotherapie kommen gewisse Patienten nur aufgrund äußeren Druckes – also *extrinsisch* motiviert –, z. B. Haschischkonsumenten, Verhaltensauffällige, die von der Schulleitung geschickt werden, delinquente Jugendliche, die vom Jugendgericht aus verpflichtet sind, eine Therapie aufzusuchen, oder Kinder, deren Lehrkraft dies als nötig erachtet. Für Psychotherapeuten ist die Arbeit mit extrinsisch motivierten Klienten viel anspruchsvoller und aufwendiger als diejenige mit intrinsisch motivierten.

Allerdings gibt es auch unter den Eltern, die sich und ihre Kinder selbst anmelden, immer wieder solche, die nur teilweise freiwillig kommen, wie beispielsweise der Mann, der die Paartherapie aufsucht, weil ihm seine Frau mit der Trennung droht; die Mutter, die der Ansicht ist, dass die ganze Geschichte eigentlich in der Schule gelöst werden sollte; der Jugendliche, der alles übertrieben findet; oder das Mädchen, das unter den schlechten Schulleistungen gar nicht zu leiden meint.

In der Familien- und Erziehungsberatung und bei der Psychotherapie mit Kindern und Jugendlichen ist die Situation besonders kompliziert, da im Idealfall eigentlich sowohl die Eltern als auch das Kind für die Psychotherapie motiviert sein sollten. In diesen Idealfällen kann dann meist eine Verbesserung des Zustandes und der Situation schnell und zielgerichtet erreicht werden. Ist intrinsische Motivation vorhanden, ist es wichtig, sie zu erkennen und zu nutzen, da sonst die Gefahr ihrer Unterhöhlung bestünde.

In einer Psychotherapie sollte der Klient zu mehr Selbstverantwortung finden, lernen, Aufgaben und Pflichten zu übernehmen. Manche Kinder und Jugendliche empfinden Beratung deshalb als Zwang und kommen unfreiwillig, weil Psychotherapie Selbstverantwortung, Durchhaltevermögen und eine gewisse Frustrationstoleranz verlangt.

Manchmal vermitteln die Eltern ihren Kindern den Eindruck, sie, die Eltern, seien allein für den ganzen Service zu Hause verantwortlich, und nehmen somit zu viel Verantwortung auf sich. Sie denken dann häufig nur an die Rechte der Kinder und die Pflichten der Eltern und vergessen die Rechte der Eltern und die Pflichten der Kinder.

Außerdem erwarten sie, dass ein Kind gerne tut, was es tut; beispielsweise sollen Hausaufgaben freiwillig und gerne gemacht oder die Spülmaschine soll voller Enthusiasmus und Elan ausgeräumt werden. Dies ist häufig nicht der Fall. Wenn die Kinder sich weigern oder ungern an den Aufgaben arbeiten, versuchen die Eltern oft vergeblich, ihnen die Arbeit schmackhaft zu machen, und nehmen so die ganze Verantwortung für die Motivation auf sich. Kinder sollten aber auch fähig sein, unangenehme Pflichten zu erfüllen, etwas durchzuhalten, Frustrationstoleranz aufzubauen und etwas in Schritten durch Üben zu erlernen. Es geht also weniger darum, dass Kinder und Jugendliche motiviert werden, sondern darum, dass sie sich selbst motivieren. Damit erwerben sie mehr Selbstverantwortung.

Die 8-jährige Laura wird von ihren Eltern wegen Ängsten und Schlafproblemen angemeldet. Sie weigert sich jeweils, zu Bett zu gehen, und wenn sie endlich im Bett ist, steht sie unzählige Male auf, um etwas von den Eltern zu verlangen (Wasser, eine Geschichte, …). Außerdem erwacht sie oft nachts und meldet wiederum ihre Ansprüche an, oft mit der Begründung, sie habe Angst. In der ersten Familiensitzung soll sie, wie vorgängig beschrieben, im Wartezimmer warten, während ihre Eltern fürs Elterngespräch im Behandlungszimmer bleiben. Dies gefällt ihr gar nicht, denn sie ist der Meinung, dass sie das Recht habe, alles zu hören und mitzureden. Als sie wieder ins Zimmer gerufen wird, kehrt sie mit einem Zettel zurück, auf dem sie die Kinderrechte, die sie im Wartezimmer gefunden hat, abgeschrieben hat. Dies ist dann der Moment dafür, sie und ihre Eltern auf die Kinderpflichten aufmerksam zu machen. Es werden dann für Eltern und Kinder Rechte und Pflichten aufgezählt.

Manchmal ist die Motivation zu Beginn einer Behandlung bei allen Beteiligten vorhanden und schwindet im Laufe der Zeit. Das kann unterschiedliche Gründe haben. Manchmal ist es sehr anstrengend durchzuhalten, dabeizubleiben, manchmal ist es zu schmerzhaft, unangenehm, angstmachend, sich bestimmten Themen zu stellen. Manchmal werden Fortschritte vom System nicht geschätzt.

> Die 11-jährige Marisa wird vom Erziehungsbeistand im Einverständnis mit den Eltern angemeldet, weil sie nicht zur Schule geht und als Grund dafür Ängste angibt. Die Mutter ist mit der Behandlung einverstanden, da sie, wenn Marisa die Schule weiter nicht besucht, mit Konsequenzen rechnen muss. Dem getrenntlebenden Vater ist der Schulbesuch im Interesse des Kindes wichtig, und er macht sich auch abgesehen von diesem Thema Sorgen um seine Tochter. Die Mutter sagt, sie könne nicht arbeiten, da sie sich um ihre Tochter kümmern möchte. Marisa arbeitet gut mit, und auch der Vater beteiligt sich sehr aktiv an der Behandlung, sodass Marisa nach drei Wochen den Schulunterricht ganz besucht. Im nächsten Schritt ginge es dann darum, dass sie sich auch wieder sportlich betätigt, wieder mehr Kontakt zu ihren Freundinnen und Kameradinnen hat und ihr Körpergewicht reduziert. Die Mutter bricht die Therapie jedoch eigenmächtig ab, und die Behörden greifen nicht ein, da Marisa wieder regelmäßig zur Schule geht. Es kann sein, dass es der Mutter unangenehm wäre, wenn sich die Tochter zu selbstständig entwickelt, sie keine Gesellschaft mehr zu Hause hätte und wieder außer Hause arbeiten müsste.

Zwischen Freiwilligkeit und Unfreiwilligkeit gibt es einen fließenden Übergang. Somit besteht zwischen diesen zwei Extremen eine Art Kontinuum. In der Psychotherapie sollte erreicht werden, dass die Klienten von Unfreiwilligkeit immer mehr zur Freiwilligkeit gelangen.

Bei Klienten, die unfreiwillig in eine Psychotherapie kommen, ist das Aufbauen einer Motivation für die Psychotherapie zwar besonders wichtig, aber oft schwierig zu erreichen. Personen, die selbst leiden und dies auch wahrnehmen, bauen leichter intrinsische Motivation auf als diejenigen, die das eigene Leiden nicht wahrnehmen (können) oder bei denen eher die Umwelt leidet und/oder sich Sorgen um die gute Entwicklung macht (z. B. Sucht, Aggression).

Die Förderung und Aufrechterhaltung *intrinsischer Motivation* sollte eines der ersten Ziele der Psychotherapie sein. Folgende Elemente können diesen Prozess unterstützen:

- mit Klienten überprüfbare Ziele und Zeitpunkt ihrer Erreichung festlegen

- herausfinden, was schon alles mit welchem Erfolg versucht wurde
- herausfinden, wer bisher schon in welcher Weise in den Fall involviert war
- herausfinden, auf welchem Gebiet schon Eigenmotivation vorhanden ist, um dort anzusetzen und diese auszubauen
- Ressourcen der Familie, des Kindes, des Jugendlichen herausarbeiten
- Pacing und Leading, d. h., die Klienten dort abholen, wo sie mental, emotional etc. stehen, mitgehen und dann in die therapeutisch wünschenswerte Richtung führen
- kleine Schritte vorwärtsgehen, große Etappen halbieren
- durch erklären und informieren die Einsicht fördern.

Natürlich soll in erster Linie intrinsische Motivation aufgebaut oder verstärkt werden. In manchen Fällen ist es jedoch nötig, den Weg über die *extrinsische Motivation* zu wählen. Extrinsische – von außen kommende – Motivation erfolgt meist durch Lob, Belohnung oder über unangenehme Konsequenzen. Allen Beteiligten muss klar sein, welche Konsequenzen ergriffen werden und unter welchen Bedingungen das geschieht.

Für den Psychotherapeuten ist es einfacher, wenn ein Auftrag von einer anderen Stelle vorliegt und er somit nicht auch noch für die Umsetzung der Konsequenzen, beispielsweise gerichtlicher oder vormundschaftlicher Art, verantwortlich ist. Erfolgen die Konsequenzen durch eine andere Stelle, kann sich der Therapeut ganz auf die Behandlung konzentrieren und den anderen Teil der Verantwortung abgeben.

Auch für die behandelnden Psychotherapeuten und Berater ist es manchmal nicht einfach, die eigene Motivation für die Behandlung aufzubauen und beizubehalten. Wenn Klienten nicht freiwillig und somit nicht sehr motiviert in die Psychotherapie kommen, ist es für die behandelnde Person oft schwierig, sich selbst für die Arbeit zu motivieren und einen Sinn darin zu finden. Meistens sind die behandelnden Psychotherapeuten mit vielen Terminen und Wartelisten stark belastet. Somit setzen sie ihre Zeit und Kraft lieber für motiviertere Klienten ein. Aber Arbeit mit unmotivierten Klienten ist sowohl für deren eigene Entwicklung und oft auch für das Wohl des sozialen Umfeldes (z. B. der Familie, Schulklasse, Gemeinschaft) sehr wichtig, und häufig können durch zähes Ringen große Fortschritte und Verbesserungen erreicht werden. Eigenmotivation kann der Psychotherapeut folgendermaßen aufbauen oder stärken:

- sich überlegen, welchen Sinn die Behandlung haben soll und was bei einer Nichtbehandlung geschehen könnte
- bei jeder Person, jedem Familienmitglied Ressourcen finden
- bestimmen, wo die eigenen Grenzen sind.

Zusammenfassend kann gesagt werden, dass gerade in der Hypnotherapie die Motivation und damit die Mitarbeit relevant ist. Hypnotherapie ist immer mit Aufwand verbunden. Sowohl die Therapiestunden an sich als auch die Arbeit mit Selbsthypnose und an anderen Aufgaben sind meist anstrengend für die jungen Klienten. Wie gesagt, sollte die Wirkung der Behandlung in vielen Fällen mit Selbsthypnose unterstützt werden. Hypnose arbeitet definitionsgemäß mit Suggestionen, d. h. Einflussnahme. Die Klienten sollten willens und fähig sein, Einflussnahme von Seiten des Therapeuten zuzulassen, aber auch fähig sein, ungesunde Einflussnahme seitens des Therapeuten und anderer Personen zu erkennen und einen differenzierten Umgang damit zu finden. Differenzierter Umgang bedeutet, dass nicht radikal alles zurückgewiesen, sondern eine kritische Auswahl getroffen wird.

> Motivation beinhaltet den Willen zur Veränderung und Entwicklung, eine Bereitschaft, einen Einsatz dafür zu leisten und ein gewisses Risiko auf sich zu nehmen. Motivation enthält den Glauben und die Zuversicht, dass sich die Situation zum Bessern verändern kann, sowie dass die Person selbst darauf Einfluss nehmen kann, wenn sie dies will.

Nach Bauer (2008) erzeugen gelingende Beziehungen und Kooperation Motivation. Die Voraussetzung dafür ist, dass Beziehungen bzw. Bindungen ausreichend tragend sind.

3 Methoden und Herangehensweisen

3.1 Arbeit mit Symptomen und Problemen mit der Methode »Symptom als Metapher nutzen«

Oft werden bei der Anmeldung Probleme und Symptome präsentiert. Das Anliegen an die Beratung oder Psychotherapie kann manchmal nur so formuliert werden, dass diese Symptome und Probleme weg sein sollen, und es kann schwierig sein herauszufinden, was sich die Leute stattdessen wünschen, wohin der Weg führen soll.

Gleichzeitig ist es wichtig, dass die Klienten sich ernstgenommen fühlen und dass sie da abgeholt werden, wo sie sind, indem mit den Symptomen gearbeitet wird.

Wird direkt auf die Probleme eingegangen, birgt dieses Vorgehen unter anderem die Gefahr, dass eine Symptomverschiebung entsteht, dass erwartet wird, das Problem zum radikalen Verschwinden zu bringen, dass der Problemträger zum Sündenbock gemacht wird. Es kann auch sein, dass sehr schnell eine Besserung erzielt wird, dass diese Besserung für die Person selbst oder das System, z. B. die Familie, aber zu schnell geht, sodass die Weiterentwicklung des Systems noch nicht erfolgen konnte. Beispielsweise der Jugendliche, der wegen Übelkeit zu Hause bleibt und damit auch erreicht, dass seine depressive Mutter eine Aufgabe hat, indem sie sich um ihn kümmert. Geht er zu schnell wieder zu Schule, bevor seine Mutter einen Weg gefunden hat, kann es geschehen, dass die Mutter wieder in ein depressives Muster fällt.

Darum soll auch auf die Bedeutung oder die *Funktion des Symptoms* für das intrapsychische System, das Individuum und auf das interpsychische System wie z. B. die Familie eingegangen werden.

Für die Arbeit mit Symptomen und Problemen können folgende Konzepte oder Denkweisen hilfreich sein, die sich z. T. überschneiden:

- Symptom oder Problem als Metapher betrachten
- Teilearbeit.

Die Arbeit mit Symptomen muss nicht im Widerspruch zur ressourcenorientierten Haltung stehen, denn Symptome können auch einen kreativen Zugang zu verschiedenen Behandlungsmöglichkeiten bieten. Nicht zuletzt weil bei Beratungsstellen und in Privatpraxen Kinder und Jugendliche mit bestimmten Problemen und Symptomen – und nicht mit Themen – angemeldet werden, kann die Arbeit mit den Symptomen sinnvoll sein.

Schon bei der Anmeldung und in der ersten Sitzung kann außer nach den Symptomen und Problemen *auch nach Anliegen gefragt* werden. Manchmal ist eine noch allgemeinere Frage hilfreich, etwa: Wie kam es dazu, dass Sie Ihr Kind anmelden? Wenn ein besorgter Vater beispielsweise das Symptom oder Problem beschreibt, dass sein Sohn zu viel am Computer sitze, kann nachgefragt werden: Dann möchten Sie gerne, dass er mehr mit Freunden unternimmt, mehr Sport betreibt, rechtzeitig zum Essen kommt, ...? Eine solche *positive Umformulierung des Problems* eröffnet eine Zukunftsperspektive, nennt ein Ziel und durchbricht die negative Fokussierung auf das Problem.

Im Sinne einer solchen Umformulierung legt auch die hypnotherapeutische Arbeit mit Metaphern das Schwergewicht auf eine Umdeutung oder Transformation des Symptoms. Die Verwendung von *Metaphern* in der Therapie gestattet einen spielerischen Umgang mit dem Symptom und beschleunigt den Therapieprozess, da simultan auf einer bewussten und einer unbewussten Ebene gearbeitet werden kann. Metapher (griech. *metaphérein* = anderswohin tragen) bedeutet eine gleichnishafte Redewendung oder einen bildlichen Ausdruck. Dank der Verwendung eines Gleichnisses oder Bildes können komplexe Situationen oder diffuse Gefühle fassbarer gemacht und tiefer liegende Gründe hinter dem Symptom erfasst werden. Ebenfalls können Strategien, die ein Kind für eine bestimmte Situation herausgefunden hat, verallgemeinert, abstrahiert und somit an andere Situationen angepasst werden.

In der Therapie gibt es verschiedene Möglichkeiten, mit Metaphern zu arbeiten:

- Das Symptom kann anhand einer bestimmten konkreten Situation bearbeitet werden, die dann als Metapher für das ganze Problem gebraucht wird.
- Es wird mit dem Symptom ausschließlich metaphorisch gearbeitet, indem beispielsweise im Zusammenhang mit einer Entscheidungssituation mittels einer Wegtrance gearbeitet wird, bei der verschiedene Wege erkundet werden.

Eine Metapher ist eine bildhafte Darstellung und kann in Form von Sprache, visueller Darstellung wie statischen (Zeichnung, Foto) oder dynamischen (Film) Bildern, akustisch oder auch mit anderen Wahrnehmungsgebieten erfolgen. Manchmal wird der Begriff auch als Synonym zu Symbol gebraucht.

Die Bedeutung ist meist mehrdeutig, für jede Person unterschiedlich. Sie ändert sich auch von Situation zu Situation, auch zeitlich kann also eine Veränderung stattfinden.

Metaphern können auf unterschiedliche Weise eingesetzt werden:

- für das Symptom selbst
- für Teilaspekte des Symptoms
- intrapsychischen und interpsychischen Kontext
- für bestimmte Funktionen, Bedeutungen
- in bestimmten Situationen, Zusammenhängen.

Wenn ein Symptom behandelt wird, besteht die Gefahr, dass das bestehende Symptom zwar verschwindet, dass aber ein neues Symptom auftritt (z. B. wenn ein Kind nicht mehr mit der Mutter streitet, diese depressiv wird). Es kann sein, dass etwas, was zuerst getan werden muss, übersehen und nicht getan wird (z. B. Schutz, medizinische Untersuchung).

> Wenn zu viele Symptome gleichzeitig präsentiert werden oder ein Symptom sehr komplex ist, sollte man mithilfe der Familie und des Indexpatienten Prioritäten setzen und gemeinsam bestimmen, womit begonnen werden soll.

Mit Symptomen kann in unterschiedlicher Weise gearbeitet werden:

- Verhaltensebene: Kontrolle des Symptoms und Einüben von gesunden Mustern
- Auf die Bedeutung des Symptoms eingehen → Symptom als Metapher nutzen.

Allgemein können:

- Symptome verändert werden
- Ressourcen aufgebaut und verstärkt werden, damit das Problem, Symptom weniger Gewicht, Bedeutung bekommt

- Ressourcen aufgebaut und beim Auslöser eingesetzt werden, sodass das Symptom ersetzt wird.

Hinter den präsentierten Symptomen und Problemen können sowohl für das System als auch für das Individuum verschiedene Themen stehen. Besonders häufig geht es für die Familie um die Themen:

- Grenzen setzen, Grenzen einhalten, Grenzen überschreiten
- Rollen, Hierarchien unklar, Parentifizierung
- Überforderung
- Themen aus der Geschichte eines Elternteils
- materielle Probleme
- Eheprobleme
- Gewalt
- körperliche oder psychische Erkrankung eines Elternteils.

Für das Individuum, das Kind oder den Jugendlichen stehen dahinter oft:

- etwas meistern, Selbstverantwortung, angemessene Kontrolle
- Prüfungsangst
- Ängste allgemein, Angst auf Schulweg
- Kopfschmerzen
- Grenzen
- Wutanfälle
- gehorchen
- sich einem Symptom stellen, ihm ins Auge blicken
- Flashbacks (Traumabearbeitung)
- Albträume
- sich nicht konzentrieren, vergessen, verlieren
- unruhig sein, immer in Bewegung sein
- beachtet werden, Selbstvertrauen.

Um mehr über die Bedeutung des Symptoms zu erfahren, gibt es unter anderen folgende Möglichkeiten:

Für das Individuum:

- Symptom zeichnen, formen, darstellen
- das Symptom auf einen Stuhl setzen, ihm eine Gestalt, einen Namen geben, es befragen, mit Gestalt sprechen

- eine Postkarte aus der Postkartensammlung wählen, die am besten zum Symptom passt
- Vor- und Nachteile des Symptoms aufschreiben
- auf die Bedeutung eingehen, systemische Maßnahmen treffen (z. B. Familien-, Paartherapie, Erziehungsberatung).

Für die Familie:

- Jedes Familienmitglied erstellt ein Bild für sich, erklärt es dann den anderen, anschließend wird verglichen.
- Skulptur: Es können verschiedene Varianten von Skulpturen erstellt werden, sei es
  - im Beisein der ganzen Familie oder der Hauptperson
  - mit den Familienmitgliedern selbst
  - mit verschiedenen Materialien, wie menschliche Figuren Holzfiguren, Tiere, Gegenstände, Autos, ...
- Es ist möglich, für das Symptom selbst eine Gestalt, eine Figur wie einen Klotz, eine Flasche zu wählen, in die Skulptur einzufügen. Dabei wird klar, was das Symptom oder Problem für Auswirkungen auf das System hat, beispielsweise die Sicht auf andere Familienmitglieder versperrt, eine Verbindung darstellt.

In der Behandlung kann dann ein realistischer Wunschzustand erarbeitet werden, sei es mit dem Individuum und/oder der Familie, sei es mit gesprochener Sprache oder bildhaft.

- Ein erster Schritt dorthin wäre folgendes Vorgehen:
  - Wunschskulptur, Bild, ... machen
  - Was braucht es, um dorthin zukommen? Wer kann was beitragen?
  - Wie könnte ein erster Schritt in die gewünschte Richtung aussehen?

Im Folgenden werden die *Prototypen der Arbeit mit Symptomen* aufgelistet:

a) das Symptom genau kennenlernen, dem Symptom ins Auge blicken, um mehr Informationen darüber zu gewinnen.
b) das Symptom kontrollieren:
   - Symptom produzieren, sich vorstellen: hervorbringen und verschwinden lassen

- das Symptom verändern, z. B. verstärken oder abschwächen.
- umsetzen: Das Symptom auf einer anderen Ebene oder mit einem anderen Medium darstellen, z. B. zeichnen, mit Ton formen, Melodie komponieren, um es dann zu verändern, z. B. die Farben der Zeichnung verändern, Zeichnung vergrößern oder verkleinern, Rhythmus oder Melodie verändern.

c) Dissoziation: das Symptom von außen betrachten:
- Fernsehen, Video, Filmleinwand
- das Symptom darstellen, z. B. mit einer Zeichnung, mit Holzfiguren
- das Symptom aus sich herausnehmen, ihm eine Gestalt geben (kann beispielsweise auf einen Stuhl gesetzt werden)

d) Gleichgewicht: Zum Symptom ein Gegengewicht aufbauen, sodass ein Gleichgewicht zwischen dem Symptom und der dazugehörigen Ressource entsteht.

Zu a): Ein Beispiel dafür, wie das Symptom besser kennengelernt werden kann, kann mit der Tranceintervention *Dem Symptom* [hier der Angst] *ins Auge blicken* geschehen.

Zu b): Mehr Kontrolle über das Symptom zu gewinnen, kann beispielsweise mit der Intervention *Auslöser finden und Ressource einsetzen* erreicht werden.

Zu c): Verschiedene Formen der Arbeit mit Dissoziation können im Kapitel *Assoziation und Dissoziation, Teilearbeit* nachgelesen werden.

Zu d): Wie ein Gleichgewicht oder eine Balance zwischen dem Symptom und einer anderen Kraft, meist einer Ressource, gefunden wird, wird im folgenden Abschnitt beschrieben.

Gleichgewicht herstellen zwischen dem Symptom und etwas anderem

Oft hat das Symptom an und für sich nichts Schlechtes an sich. Es ist das Übermaß, das eine negative Auswirkung auf das Wohlbefinden oder die Entwicklung haben kann. Etwas zu kontrollieren oder sich zu waschen, wie es bei Zwangserkrankungen vorkommt, ist in Ordnung, wenn es im richtigen Ausmaß geschieht.

Im Folgenden wird eine Möglichkeit beschrieben, wie zu einem solchen Gleichgewicht gelangt werden kann. Die Übung bietet auch ein Beispiel dafür, wie ausschließlich metaphorisch, also ohne konkretes Beispiel gearbeitet werden kann.

Gleichgewicht: Zwei Hände

Hier-und-Jetzt-Zustand:

- Thema, Problem, Symptom beschreiben, das zu viel Platz einnimmt.
- Erklären, dass es um ein gutes Gleichgewicht geht.

Trance:

- Eine Hand öffnen und das Thema hineinfüllen.
- Dem Thema eine Gestalt geben, z. B. eines Tieres, eines Fabelwesens, eines Gegenstands.
- Eine Hand vom Oberschenkel lösen, sodass sie schwebt.
- Die andere Hand öffnen.
- In dieser anderen Hand etwas entstehen lassen – einfach etwas anderes, das kann ein Gegenpol sein, muss aber nicht, etwa ein Tier, ein Gegenstand, ein Fabelwesen.
- Die zweite Hand vom Oberschenkel lösen, sodass beide Hände schweben.
- Ein gutes Gleichgewicht finden, z. B. etwas hinzufügen, etwas wegnehmen, sodass sich die Hände in einem guten Gleichgewicht befinden.
- Das gute Gleichgewicht auf irgendeine Weise verinnerlichen, sei es dass die Hände zum Körper genommen werden, sei es dass das Gleichgewicht ganz in der Vorstellung verinnerlicht wird.

Hier-und-Jetzt-Zustand:

- Gibt es noch etwas zu sagen?

Die 10-jährige Lea hat im Laufe der Zeit zwangsartige Handlungen entwickelt, wirkt sehr verkrampft und verspannt und kann schlecht einschlafen. In einer Beratungsstunde beschreibt sie, wie sie immer alles im Voraus planen und ausdenken müsse. Sie sei enttäuscht, wenn dann die Realität mit den Plänen nicht übereinstimme. So gelangt sie in eine sehr schlechte Stimmung, aus der sie schwer herausfindet. Es wird besprochen, dass Planen etwas sehr Wertvolles ist. Es sollte aber im richtigen Zusammenhang erfolgen, z. B. Schulisches betreffend; weniger passend ist es bei spontanen Unternehmungen mit Kameraden. Das Planen sollte außerdem ein gesundes Ausmaß haben, sodass ein gutes Gleichgewicht zwischen dem Geplanten und dem nötigen Freiraum entsteht. Lea geht mit Augenschluss in eine leichte Trance. Sie wird aufgefordert, eine von ihren Händen, die auf den Oberschenkeln liegen, zu öffnen. Sie füllt »das Planen«, wie sie es im Vorfeld bezeichnet hat, in diese Hand ein und gibt die Rückmeldung, dass dies erfolgt sei. Daraufhin wird sie aufgefordert, eine Gestalt oder einen Gegenstand entstehen zu lassen. Es entsteht ein handgroßer Granitstein. Sie löst diese Hand vom Oberschenkel, sodass sie in der Luft schwebt. Daraufhin soll sie die zweite Hand öffnen und auch dort eine Gestalt oder einen Gegenstand entstehen lassen. Hier entsteht ein Eichhörnchen. Auch diese Hand wird vom Oberschenkel gelöst. Lea soll jetzt ein Gleichgewicht herstellen. Sie kann dazu auf der einen Seite etwas hinzufügen, auf der anderen etwas entfernen oder auch die Materialien verändern, schwerer oder leichter machen. Sie braucht einige Zeit dazu, probiert verschiedene Varianten aus, die sie auch der Therapeutin während des Prozesses beschreibt, bis sie ein gutes Gleichgewicht findet. Dieses nimmt sie dann in sich auf, indem sie die Hände zum Körper führt. Sie beschreibt anschließend, wie erstaunt sie war über die Schwierigkeit, ein Gleichgewicht zu finden, und wie gut sie dann gespürt hat, dass sie es gefunden hat.

Für die Behandlung sollte abgeklärt und Hypothesen sollten darüber gebildet werden, welche Bedeutung, welchen Sinn und eventuell auch welche Vorteile das deklarierte Symptom oder Problem sowohl für das Individuum als auch für die Familie hat. Wenn es als Metapher betrachtet wird, kann es als Vehikel zur Bearbeitung und Lösung von Problemen und zum Erreichen von mehr Wohlbefinden dienen. So wird sowohl in der diagnostischen als auch in der therapeutischen Phase entschieden, auf welcher Ebene zu arbeiten ist: Man kann sich auf das Symptom konzentrieren (symptomorientiertes Vorgehen) oder das Symptom als Metapher für die Lebenssituation der betreffenden Person betrachten und es so in die diagnostischen und therapeutischen Überlegungen mit einbeziehen; und schließlich kann das Symptom als Metapher für die Persönlichkeit und Geschichte der Person betrachtet werden.

Im Familiengespräch kann folgendermaßen vorgegangen werden: Nachdem die Ressourcen erfragt wurden, beschreibt jedes Familienmitglied das Symptom:

- Wer ist alles betroffen, beteiligt?
- Wann tritt das Symptom auf, wann verschwindet es? Auf die Frage, wann ein Symptom auftauche oder seit wann es bestehe, wird oft geantwortet, es trete immer auf oder es bestehe schon immer. (Oft sind Antworten wie »immer« oder »nie« Zeichen dafür, dass es den betreffenden Personen noch Mühe bereitet,

sich dem Symptom oder dem Problem zu stellen und es genau zu analysieren.)

- Wie groß, wie stark, wie heftig ist es, wie schlimm, wie laut? Es ist wichtig, das Symptom genau wahrzunehmen. Beschreiben lassen. Vergleiche ziehen: Jetzt ist das Symptom so groß wie ein Fingerhut, eine Tasse, eine Suppenschüssel, ...
- Wie verläuft es, wie fühlt es sich an? Das Symptom vergleichen: Ist es wie ein Tuch, Nebel, Stein? Welche Farbe hat es? Wie kommt es? Wie ein Blitz, Dampf, schleichend? Wie geht es?
- Wo findet das Symptom statt? Im Wohnzimmer, auf der Straße? Wo befindet sich das Symptom im Körper? Im Kopf, im Bauch? Wie fühlt es sich im Körper an? Wie Nadeln, wie ein Stein, schmutzig braun?
- Was hat dir schon geholfen? Was hat dir schon alles gegen das Symptom geholfen?

Die Familienmitglieder und die Hauptperson können auch Hypothesen nach der Entstehung und Bedeutung des Symptoms bilden.

Wie auf die Bedeutung des Symptoms innerhalb der Familie eingegangen werden kann, wird an folgendem Beispiel dargestellt:

Die 11-jährige Sarah wird durch die Mutter telefonisch angemeldet, weil sie ausfällig sei, Wutanfälle habe und nicht gehorche. Sarahs Verhalten sei so unerträglich, dass eine Heimeinweisung anstehe. Die Familie besteht aus der berufstätigen Mutter, dem 13-jährigen Bruder und Sarah. Die Eltern leben schon seit acht Jahren getrennt. Die Kinder haben angemessen Kontakt mit dem Vater, d. h., sie sehen ihn alle zwei Wochen für ein Wochenende und verbringen jährlich zwei Wochen Ferien mit ihm. Zur ersten Sitzung wird die ganze Familie eingeladen. So können sowohl auf der systemischen als auch auf der individuellen Ebene Informationen gesammelt, Hypothesen gebildet und die ersten Interventionen durchgeführt werden. Schon in der ersten Sitzung erklärt die Mutter, dass sie jetzt keine andere Lösung mehr sehe, als Sarah in ein Heim zu schicken. Sarah besucht neben der Schule an drei Tagen ein Tagesheim. Sowohl in der Schule als auch im Tagesheim geht es gut, und es gibt keine Klagen. Die Schulleistungen sind sehr gut.

Wer ist beteiligt? Die Problematik findet nur zwischen Mutter und Tochter statt. Sonst gibt es zwischen den Familienmitgliedern kaum Streitereien.

Wann? Seit wann? Gestritten wird vor allem am Mittagstisch, vor dem Zubettgehen oder wenn die Mutter Sarah eine Anweisung gibt.

Wie und wo? Die Anfälle verlaufen außerordentlich schnell, sehr heftig und allumfassend ernst (d. h., die ganze Person und nicht nur ihr Verhalten wird in Frage gestellt – z. B.: »Du bist unfähig/gestört, ich hasse dich« etc.). Die Anfälle können »immer« und »jederzeit« auftreten, z. B. als Reaktion auf eine Zurechtweisung oder Anweisung der Mutter oder auf die knappe und schroffe Ablehnung von Sarahs Bitte, etwa einen Joghurt essen oder eine Freundin besuchen zu dürfen.

Was hat schon geholfen? Die Mutter findet, dass nichts helfe. Sie habe schon versucht nachzugeben, cool zu bleiben oder Sarah zur Großmutter zu schicken. Sarah hingegen hat sich schon öfter vorgenommen, nett zu sein und zu tun, was die Mutter gesagt hat.

Die Mutter äußert, dass sie genug habe und am Rande ihrer Kräfte angelangt sei. Sie sei ihrer Tochter zu ähnlich. Auf die Frage, wie sie selbst gelernt habe, mit ihrem Temperament umzugehen, antwortet sie, dass ihr das erst durch Psychotherapie gelungen sei.

Sarah sieht die Situation klar. Es besteht die Gefahr, dass sie ins Heim muss. Sie denkt, dass die Mutter sie nicht liebe. Die Therapeutin fragt Sarah, ob die Mutter gefragt werden solle, ob das so stimme. Sarah verneint, weil sie befürchtet, dass ihre Annahme bestätigt wird und sie damit nicht umgehen könne. Ihre Mutter beleidige sie, erniedrige sie, schreie herum und tituliere sie aufs Schlimmste, bis auch sie ausraste und sich nicht mehr im Griff habe. Die Therapeutin empfiehlt ihr, sich in solchen Fällen zurückzuziehen (in ihr Zimmer) und zu warten, bis sie wieder ruhiger werde.

Auf der Ebene der Familie, des interpsychischen Systems, können folgende Hypothesen zur Bedeutung des Symptoms gebildet werden:

- Der Vater als zweiter Elternteil fehlt; die ganze Erziehungsverantwortung lastet auf der Mutter.
- Der Sohn wird als Partnerersatz eingesetzt. Dagegen wehrt sich Sarah.
- Der Bruder wird bevorzugt, oder Sarah schätzt es so ein.
- Die Mutter ist aus anderen Gründen (z. B. Beruf) am Ende ihrer Kräfte.
- Die Mutter kann entweder keine Grenzen setzen oder setzt sie unangemessen und/oder ist inkonsequent.

Die Mutter benutzt Sarah als Sündenbock, um sich anderen Problemen (z. B. im Beruf oder der eigenen Lebensgeschichte) nicht stellen zu müssen.

Auf der Ebene des Individuums, des intrapsychischen Systems, ergeben sich folgende Hypothesen über die Bedeutung des Symptoms:

Sarah fühlt sich nicht geliebt und nicht verstanden.

Sarah fühlt sich gegenüber dem Bruder benachteiligt.

Sarah versucht mithilfe des Symptoms, wieder mehr Kontrolle über ihr Leben zu bekommen.

Sarah versucht, die Aufmerksamkeit der Mutter auf sich zu lenken.

Sarah weiß nicht, wo Grenzen sind, und braucht Halt.

Alle drei Familienmitglieder sind verzweifelt. Einerseits möchte niemand, dass Sarah ins Heim muss. Andererseits scheint die Situation ausweglos, da alle Familienmitglieder den Eindruck haben, sie hätten »alles versucht«. Die Mutter ist am Ende ihrer Kräfte angelangt, Sarahs Bruder will nicht ohne seine Schwester zu Hause bleiben, und Sarah möchte nicht ins Heim.

In diesem Fall kann die spezifische Problemsituation als Metapher betrachtet werden. Die zu bearbeitende Situation und die Intervention sollten möglichst viele Aspekte der Bedeutung veranschaulichen, sodass auf mehreren Ebenen (d. h. Individuum, Familie, Jetzt, Vergangenheit, Zukunft) gearbeitet werden kann.

Schon in der ersten Sitzung wird mit Sarah allein eine Intervention durchgeführt.

Wenn zu viele Symptome gleichzeitig präsentiert werden oder ein Symptom sehr komplex ist, sollte man mithilfe der Familie und des Indexpatienten Prioritäten setzen und gemeinsam bestimmen, womit begonnen werden soll.

Im Fall von Sarah wurden von jedem Familienmitglied andere Symptome präsentiert. So musste mit der Familie herausgearbeitet werden, was das wichtigste und am dringendsten zu behandelnde Symptom in der ersten Phase war. In diesem Fall waren es die »Anfälle« beim Essen, die zuerst angegangen wurden. Diese erste Intervention, bei der Sarah lernte, sich während des Essens zu kontrollieren, konnte dann als Metapher für allgemeine Kontrolle erweitert und auf andere Situationen übertragen werden.

3.2 Assoziation und Dissoziation, Teilearbeit

Die Außenwelt kann auf verschiedene Arten wahrgenommen werden: einerseits aus der eigenen Perspektive, in Assoziation, oder aus der Außenperspektive, in Dissoziation. Die Art und Weise, wie wir unsere Außenwelt wahrnehmen, beeinflusst unser Denken und unsere Möglichkeiten, auf sie zu reagieren.

Als *Assoziation* wird hier als das Einssein mit sich und das Sich-als-Ganzes-Erleben definiert. *Dissoziation* ist das Gegenteil von Assoziation und beinhaltet den Mangel an Assoziation. Dissoziation ist ein Begriff, der unterschiedlich angewendet wird und verschiedene Ebenen betreffen kann. Der Begriff stammt vom Lateinischen *dissociare,* was so viel wie trennen, scheiden bedeutet. In der Psychologie kann der Begriff verwendet werden für das Auseinanderfallen gewöhnlich zusammenhängender psychischer Funktionen, sei es die Wahrnehmung, das Erleben, Gedächtnisinhalte, Bewusstsein, Identität, Motorik. Es können Körperteile (Schmerzkontrolle), Eigenschaften (Schattenseiten), Gedächtnisinhalte (Straftaten), Gefühle und Wahrnehmungen dissoziiert werden.

Uns selbst nehmen wir vor allem in Assoziation wahr. Manchmal ist es hilfreich, wenn man sich selbst von außen betrachtet und einen Umweg über die Dissoziation macht. Assoziation und Dissoziation sind zwei Themen, die in verschiedenen Zusammenhängen insbesondere bei der Arbeit mit Traumatisierten, in Zusammenhang mit Schmerzen und beim Empfinden von Empathie in sozialen Situationen sowie bei vor allem kalter Aggression relevant sind.

Bereits ab 2,5 Jahren, sicher aber ab dem Kindesalter sind Menschen fähig, beide Perspektiven einzunehmen und zwischen Assoziation und Dissoziation zu wechseln (Bauer, 2005). Der Wechsel zwischen diesen beiden Blickwinkeln geschieht im Normalfall kontrolliert.

Probleme können entstehen, wenn nicht beide Perspektiven eingenommen werden können, wenn nicht zwischen den Blickwinkeln gewechselt werden kann oder wenn dies nicht kontrolliert geschieht. Probleme können in jedem Lebensalter auftreten. Bei Erwachsenen liegt der Ursprung oft in der Kindheit.

Es kann sein, dass das Kind darauf angewiesen ist, immer wahrzunehmen, wie es den Erwachsenen geht, in welcher Stimmung sie sind. Manchmal handelt es sich um einen Elternteil, der plötzlich schlägt, schreit, Ausbrüche hat, begleitet von Beschimpfungen, Beschuldigungen. Es kann auch sein, dass der Elternteil depressiv, suizidal, psychisch instabil ist. So ist es für das Kind meist überlebenswichtig, die Stimmungen des Erwachsenen gut zu erspüren, um sich selbst zu schützen oder den Elternteil. In diesem Fall kann das Kind nicht zwischen Ich und Du unterscheiden. Es spürt sich selbst nicht, sondern »schlüpft« gefühlsmäßig in die andere Person. Dieses Muster kann in der Jugend und im Erwachsenenalter weiter andauern. Diese Leute sind sehr empathisch. Es kann aber sein, dass sie zu wenig auf sich schauen, da sie sich zu wenig spüren und dadurch nicht wissen, was sie brauchen. Dadurch können sie sich beispielsweise verausgaben, erschöpft und ausgebrannt sein. In diesem Fall geht es zuerst darum, in die Assoziation zu kommen, sich selbst wahrzunehmen, ganz in sich selbst »hineinzuschlüpfen«. Die Empathiefähigkeit soll in angemessenem Maße beibehalten werden. Manchmal ist dabei der *Schutzanzug* eine gute Unterstützung.

> Dissoziation kann in unterschiedlicher Weise erfolgen und auch für die Hypnotherapie oder allgemein für die Beratung und Therapie genutzt werden.

In anderen Fällen kann es sein, dass das Kind vor allem sich selbst ins Zentrum stellt, sich kaum vorstellen kann, wie eine Situation für andere Personen aussieht. Diese Kinder haben oft selbst Ausbrüche, fühlen sich oft gestört, ungerecht behandelt, können sich schlecht an Anweisungen halten. In diesen Fällen kann es hilfreich sein, zuerst die Selbstwahrnehmung, also die Assoziation, zu differenzieren, sodass nicht nur Unangenehmes wahrgenommen wird, sondern auch Angenehmes. So können die Qualitäten weiter differenziert, beispielsweise Angst, Ärger, verletzt sein, aber auch Freude, Lustiges, Spaß, Ruhe, ... besser unterschieden und zugeordnet werden. In einem weiteren Schritt kann dann die Reflexion über das eigene Verhalten und die Empathiefähigkeit schrittweise aufgebaut werden. Da kann auch die Dissoziation hilfreich sein.

Für viele therapeutische Prozesse können verschiedene Formen von Dissoziationen genutzt werden, insbesondere beim Thema Schmerzen, Traumatisierung, Aggression, Empathie, Selbstbild und Fremdbild. Eine Dissoziation kann auf unterschiedliche Weise geschehen. Der ganze Körper oder der ganze Mensch, ein Körperteil, ein bestimmtes Gefühl, Gedächtnisinhalte, Wahrnehmungsgebiete oder -inhalte ebenso wie Themen, Themenbereiche, Persönlichkeitsanteile können dissoziiert und somit aufgeteilt werden.

Themen, Symptome, die als Ganzes nicht angegangen werden können, können mit z. T. kreativen Methoden, mit der Aufteilung in zwei oder mehr Teile bewältigt werden.

In der nachfolgenden Tabelle wird illustriert, auf welche Art welche Form der Dissoziation genutzt werden kann.

Verschiedene Formen der Dissoziation

Was	Wie	Wofür
Ganzer Körper, ganze Person	• Video, Filmleinwand	• Überblick • Kontrolle von Emotionen, Schmerzen, kinästhetischen Wahrnehmungen
Körperteil	• Kälte • unempfindlich machen • neben sich legen, als ob es nicht mein Körper wäre	• Schmerzkontrolle
Gefühle	• Kognition ansprechen • körperliche Dissoziation • Spontan »Numbing« bei akutem Trauma, nach Trauma: Dissoziation durch Trigger erneut ausgelöst	• Kontrolle • »Schutz«, Vermeidung
Wahrnehmungsgebiete	• körperliche Dissoziation • andere Gebiete besonders ansprechen	• bearbeiten • Kontrolle • Lebenssituation aushalten • Schutz • Selbstsicherheit
Persönlichkeitsaspekte	• Betonung auf andere • ignorieren • bewusst mit Gestaltmethoden • sich in den entsprechenden Bewusstseinszustand versetzen	• bearbeiten • Kontrolle • Lebenssituation aushalten • Schutz • Selbstsicherheit
Gedächtnisinhalte	• vergessen, ignorieren • bewusst mit Gestaltmethoden • sich in den entsprechenden Bewusstseinszustand versetzen	• bearbeiten • Kontrolle • Lebenssituation aushalten • Schutz

Was	Wie	Wofür
Zeitaspekte	• entweder nur in der Vergangenheit, Zukunft oder Gegenwart sein • Gestaltmethoden: im Raum darstellen • Gegenwart: Meditation	• Zeiten, die störend beeinflussen, ausblenden für eine gewisse Zeit, z. B. schwere Vergangenheit, etwas, was immer so war • die Gegenwart besser aushalten • Ängste, welche die Zukunft betreffen, ausblenden, einfach in der Gegenwart sein • auseinanderhalten können von Vergangenheit und Gegenwart
Realität und Vorstellung Indikativ und Konjunktiv	• Gestaltmethoden • Hypnose	• auseinanderhalten können von Realität und Vorstellung • in verschiedene Bewusstseinszustände gehen können
Bewusstseinszustand: Hier-und-Jetzt-Zustand Trancezustand	• Hypnose	• Kontrolle über den Bewusstseinszustand • Vermeiden von schädlichen dissoziativen Zuständen

Tab. 1: Verschiedene Formen der Dissoziation und wie sie für die Psychotherapie genutzt werden können

Störungen in Zusammenhang mit Dissoziation

In Zusammenhang mit der Dissoziation werden dissoziative Phänomene genannt, beispielsweise eine Melodie, die einem durch den Kopf geht, ohne dass man Einfluss darauf nimmt.

Unter die dissoziativen Störungen fallen die dissoziative Amnesie, Somnambulismus (Schlafwandeln), dissoziative Fugue, dissoziativer Stupor, dissoziative Krampfanfälle, dissoziative Sensibilitäts- und Empfindungsstörungen und sonstige dissoziative Störungen wie multiple Persönlichkeitsstörung, (Konversionsstörungen) in Kindheit und Jugend, Depersonalisation sowie Derealisation.

Sowohl Verdrängung als auch Dissoziation sind nach Phillips und Frederick (2003) unbewusste psychische Abwehrmechanismen. Die Verdrängung verlagert besonders schmerzhaftes Material in das Unbewusste, wo es weiterhin geistige Prozesse wie Denken, Fühlen und Verhalten beeinflusst.

Die Dissoziation bedeutet nach Watzlawick, Janet und Jackson (1969) seitliches Entschwinden aus dem Bewusstsein, wobei es zu einer Trennung zwischen dem dissoziierten Erlebnis und dem Teil des Geistes kommt, der weiß und sich erinnert.

Wie oben erwähnt, kann Erleben in Assoziation und Dissoziation erfolgen. Darum ist es sinnvoll, in der Hypnotherapie gezielt die Innen- oder Außenperspektive zu wählen. Das Erleben und Verarbeiten in Assoziation und Dissoziation wird in den folgenden beiden Tabellen dargestellt:

Erleben in Assoziation oder Dissoziation

	Vorteil	Nachteil
Assoziation	• Erinnerung ist authentischer • Es ist klarer, dass die Erinnerung als eigene Erinnerung wahrgenommen wird.	• Empfindungen (auch Schmerzen) und Gefühle werden wahrgenommen
Dissoziation	• Negative und schmerzhafte Gefühle und Empfindungen können besser abgespalten werden. Die Chance, dass der Überblick bewahrt werden kann, ist größer; so können evtl. Lösungs- und Fluchtmöglichkeiten besser erkannt und umgesetzt werden	• Gefahr, dass das Erlebnis als nicht eigenes empfunden wird. Gefahr von unkontrollierter Dissoziation • (Gefahr von mangelhafter Traumaverarbeitung (PTSD))

Tab. 2: Vor- und Nachteile im Erleben in Assoziation und Dissoziation

Verarbeitung in Assoziation oder Dissoziation

	Vorteil	Nachteil
Assoziation	• authentischer • nützliche Verhaltensweisen werden besser gespeichert • Wirkung nachhaltiger	• Gefahr, dass schlimme Gefühle und negative Empfindungen reaktiviert werden
Dissoziation	• negative Gefühle und Empfindungen können besser beiseitegelassen werden • Metadenken begünstigt • Überblick leichter • Einschätzen erleichtert	• Wirkung kann weniger nachhaltig sein. • Gefahr von unkontrollierter Dissoziation

Tab. 3: Vor- und Nachteile bei der Verarbeitung in Assoziation oder Dissoziation

Dissoziative Phänomene:

- Melodie durch den Kopf, ohne Einfluss darauf
- Tagträumen
- Versunkenheit in Lektüre
- beteiligt bei automatischen Handlungen wie z. B. Auto fahren.

Bei der Behandlung von dissoziativen Störungen sollten folgende Themen berücksichtig werden:

- Kontrolle über die Dissoziation
- Fähigkeit zur Assoziation
- Einfluss nehmen auf die Qualität der Dissoziation: positiv, gesund oder neutral.

In der Praxis könnten bezüglich Assoziation und Dissoziation folgende Überlegungen gemacht werden:

- Wann ist es relevant, ob in Assoziation oder Dissoziation erlebt wird?
  - Psychotraumatisierte
  - Delinquente, Straftaten
  - Gewalt, Aggression
- Wann ist es relevant, ob in Assoziation oder Dissoziation gearbeitet wird?
  - Trauma-Bearbeitung
  - Straftat analysieren
  - Vorkommnisse analysieren, bearbeiten.

Wofür wird die Fähigkeit der Dissoziation gebraucht?

- Überblick
- Kontrolle der Gefühle, Empfindungen, Schmerzen
- Empathie.

Systemisches Arbeiten: Teilearbeit als eine Form von Dissoziation

Teilearbeit wurde in verschiedenen Therapiemethoden entwickelt, beispielsweise in der Gestalttherapie. Teilearbeit enthält immer eine Dissoziation, da Teile gemacht werden, sie also ein Aufteilen der Themen umfasst. Sie geht davon aus, dass der Mensch mehr ist als die Summe seiner Teile. Mit den Teilen kann auch gearbeitet werden. In der systemischen Therapie nach Virginia Satir (1995) wird mit Teilen gearbeitet, beispielsweise in Form von Skulpturen. Bei Satir ist es eine Kombination von Psychodrama und Gestalttherapie. Sie unterscheidet Familienskulptur (Arbeit an der Familiendynamik), Familienrekonstruktion (Klient wechselt in unterschiedliche Rollen) und Parts Party (Arbeit mit inneren Anteilen).

Auch andere Therapieformen nehmen die Teiletheorie auf und entwickeln sie weiter, beispielsweise Transaktionsanalyse, Ego-State-Therapie, NLP. Teilearbeit ist in vielen Gebieten hilfreich, z. B. bei verschiedenen Symptomen und Störungsbildern wie Ängsten, Zwängen, Traumatisierungen oder auch Themen wie Entscheidungen, Lebensübergängen, sozialen Fertigkeiten und beruflichen Herausforderungen.

Arbeit mit Skulpturen

In der intrasystemischen Arbeit sind verschiedene Formen von Skulpturen sehr hilfreich.

In *Familienskulpturen* werden die Beziehungen einer Familie und charakteristische Interaktionssequenzen als lebendiges Porträt *symbolisch dargestellt*. Das innere Bild, das die aufstellende Person von ihrer Familie hat, wird *externalisiert* und sichtbar gemacht. Die Familienangehörigen werden als lebendige Metapher aufgestellt. Ihre Anordnung im Raum, die Nähe und die Distanz stehen sinnbildhaft für die emotionalen Beziehungen, die Interaktion und die hierarchischen Verhältnisse in der Familie.

- Familienskulpturen sind einerseits ein *diagnostisches Instrument*: Beziehungsmuster, Konflikte, Dreiecksbeziehungen und Allianzen in der Familie werden plastisch dargestellt.
- Anderseits wirken sie *therapeutisch*, weil sie den *unterschiedlichen Sichtweisen* der Familienmitglieder Geltung verschaffen. Die Individuation wird gestärkt, indem die Perspektive jedes Einzelnen erfragt wird. Durch Veränderung der Skulptur können Grenzen markiert und *Wunsch- und Lösungsbilder* aufgestellt werden (Retzlaff 2013).

Ziel:

- andere Sprache als verbale
- verschiedene Sichtweisen darstellen in kurzer Zeit
- den Raum und die Bewegung einbeziehen.

Bei einer Familienskulptur kann verschiedenes dargestellt werden:

- Jetzt-Zustand – Wunschzustand
- Therapeutin zeigt, was sie gesehen hat
- räumlicher Abstand oder Nähe
- oben – unten
- mit den beteiligten Mitgliedern der Familie selbst; hierbei kann noch folgendes dargestellt werden:
  - Mimik, Gestik, Haltung
  - Erfragt werden, wie es sich anfühlt in der jeweiligen Position
  - Innen- und Außenperspektive.

Bei den folgenden Familienskulpturen ist *mehr Überblick und Distanz* möglich:

- mit Figuren, die menschliche Form haben
- mit Handpuppen
- mit Gegenständen oder Tieren.

Hier können auch *andere Elemente verdinglicht* werden und so ihren Platz und ihre Bedeutung aufzeigen, beispielsweise:

- Problem
- Therapeut
- Schule
- Großmutter, Schwiegermutter, Mutter (die nicht anwesend ist).

Gleichzeitig können verschiedene Zustände dargestellt und verglichen werden, beispielsweise:

- Jetzt – Zukunft
- verschiedene Sichtweisen der verschiedenen Familienmitglieder
- verschiedene Lösungsmöglichkeiten (siehe auch: Signer-Fischer 2019).

Ablauf Familienskulptur mit Personen (aus Retzlaff 2013; Signer-Fischer 2014):

- ein Kind oder einen Jugendlichen als *Protagonisten* auswählen. Nach Möglichkeit nicht mit dem Indexpatienten beginnen, sondern mit einem Geschwister, das im Geschehen eher am Rande steht.
  - Sicherlich hast du schon mal ein Standbild mit Figuren gesehen, wie sie im Stadtpark oder vor dem Rathaus aufgestellt sind. Stell dir vor, du bist ein Bildhauer, der ein Standbild von deiner Familie machen will. Es soll einen typischen Eindruck von euch wiedergeben. Du kannst jede Person einzeln nehmen und in das Standbild einer Familie einbauen, als ob sie aus Knetmasse wäre. Stelle sie mit der Haltung auf, die typisch für die Person ist – so wie du sie erlebst. Mit wem magst du anfangen?
- Das aufstellende Kind soll jeder Person eine *bestimmte Position und Haltung geben,* ohne dabei zu sprechen.
- Wenn das Kind mit seiner Skulptur fertig zu sein scheint, wird es gebeten:
  - Laufe nochmals *von außen herum* und schau, ob alles richtig ist oder ob du noch etwas *verändern* magst.
  - Jetzt baue dich *zum Schluss selbst in die Skulptur* ein. Stell dich dorthin, wo du meinst, dass du dazupasst. Kannst du mir einen passenden *Titel für dieses Standbild* sagen?
- alle an der Skulptur beteiligten Personen fragen:
  - Wie geht es dir an deinem Platz?
  - Wie fühlst du dich mit dem Abstand zu den anderen?
  - Hast du gewusst, dass der Bildhauer die Familie so sieht und erlebt?
  - Stimmst du zu, dass eure Familie so funktioniert?
  - Was wäre ein Änderungsschritt, den du gerne machen würdest?
  - Zeige einmal, wohin du dich bewegen würdest.
- die *Rückmeldungen* der Personen *würdigen. Eigene Eindrücke und Wahrnehmungen* benennen, ohne zu deuten oder zu interpretieren.
- gegebenenfalls *andere Familienmitglieder* bitten zu zeigen, was sie gerne verändern würden.

- Familienmitglieder fragen, was sie *aus der Skulptur mitnehmen* und welche Schritte sich daraus für ihr *Therapieziel* ergeben.
- *Fotoaufnahme* von Skulptur machen, um bei Bedarf später auf das Bild zurückkommen zu können.

Skulpturen können mit Personen, mit Gegenständen, Bildern, Figuren, geformte Figuren (z. B. aus Ton) oder ganz in der Vorstellung gemacht werden.

Skulpturen mit Personen haben den Vorteil, dass die Skulptur lebensgroß ist, die beteiligten Personen spüren, wie sich die entsprechende Position sich anfühlt, und dies auch sagen können, und den Nachteil, dass evtl. ungesunde Gefühle zu stark werden, Gefühle, die eigentlich zu einer anderen Person gehören. Es ist auch nicht sicher, dass die andere Person genauso fühlt. Hier werden die Vor- und Nachteile der Assoziation klar.

Skulpturen mit anderen Personen

Diese Variante kann dann angewendet werden, wenn andere, nicht zur Familie gehörige Personen im Raum sind.

Gegenwärtige Situation, wie sie jetzt wahrgenommen wird:

- Aufzählen, wer zur Familie gehört. Erklären, ob es sich um Ursprungsfamilie oder gegenwärtige Familie handelt
- Die Rollen verteilen: zuerst für die eigene Person jemanden bestimmen. Dann bestimmen, wer wen darstellen soll.
- Die verschiedenen Personen stellen
- Jede Person sagt, wie es sich anfühlt.

Wunschvariante:

- Von außen die verschiedenen Personen stellen nach Wunschvariante.
- Jede Person sagt, wie sie sich jetzt fühlt oder was sich noch besser anfühlen würde.
- Je nachdem ausprobieren, bis es stimmig ist.
- Foto mit eigenem Handy von Wunschvariante machen.

Skulpturen mit den Familienmitgliedern selbst:

- Bestimmen, wer Skulptur stellen soll (z. B. Geschwister von Hauptperson).

- Alle Personen stellen sich selbst dar.
- Alle Personen stellen, am Schluss stellt die stellende Person sich selbst ins Gefüge.
- Jede Person sagt, wie sie sich fühlt.
- Was wäre besser? Jede Person sucht für sich bessere Position.
- Gemeinsam mit dem Therapeuten zu Wunschvariante kommen, evtl. Foto.
- Besprechen, wie der erste Schritt in Richtung der Wunschvariante angegangen werden kann.

Gerade wenn mit der Familie selbst mit dieser Methode gearbeitet wird, ist es wichtig darauf zu achten, dass die einzelnen Familienmitglieder geschützt sind. Am besten ist es, wenn die Person die Skulptur erstellt, die möglichst aus dem Schussfeld ist, z. B. ein Geschwister der Hauptperson.

Skulpturen mit Gegenständen

Eine Skulptur mit Gegenständen kann folgendermaßen durchgeführt werden:

- Auswahl der Familie: eigene gegenwärtige Familie, eigene Ursprungsfamilie oder Beratungsfall?
- Zeit festlegen: z. B. Ursprungsfamilie, als ich 12-jährig war, gegenwärtige Situation, ...
- Gegenstände für das Ich oder die Hauptperson, für die anderen Personen wählen.
- stellen
- Wie wäre es besser? → stellen
- den Klienten mit seinem Handy ein Foto von der Wunschvariante machen lassen
- evtl. kurz besprechen: Was kann getan werden, dass ein erster Schritt in Richtung Wunschvariante erfolgt?

Bei der Auswahl der Gegenständen kann darauf geachtet werden, wie stark es sinnvoll ist zu abstrahieren.

Dies gilt sowohl für Skulpturen mit dem interpsychischen (z. B. Familie) als auch mit dem intrapsychischen (Anteile der Person) System. Wenn Puppenstuben- oder Playmobilfiguren gewählt werden, sind sie sehr nahe der menschlichen Gestalt. Leicht mehr abstrahiert sind Skulpturen mit kleinen Fahrzeugen oder Tieren. Hier sollte beachtet werden, dass schnell interpretiert wird (Was, ich bin doch keine Schlange oder Spinne, kein Traktor oder Polizeiauto). Noch abstrakter sind Steine, Muscheln, Knöpfe. Am abstraktesten sind gleichförmige Gegenstände wie Klötze. Der Nachteil davon ist, dass die einzelnen Teile schwer zu unterscheiden sind; wenn sie mit farbigen Punkten bezeichnet werden, ist die Interpretationsmöglichkeit wieder gegeben.

Verschiedene Materialien und deren Verwendung

Aufzählung der Abstraktionsstufen, beginnend bei kleiner Abstraktion:

- Person selbst, z. B. im Raum, auf dem Stuhl
- eine andere Person spielt die Rolle (z. B. stellen)
- Puppen
- Puppenhauspuppen
- Handpuppen: Mischform, da die Hand in der Puppe drinsteckt, Dissoziation nur teilweise
- abstrakte menschliche Figuren
- Autos, Tiere
- Klötze
- Büromaterialien, andere Materialien.

Im Kapitel *Umgang mit Schmerzen* wird das Beispiel der 16-jährigen Renée erläutert, bei der die Schmerzen Einfluss auf verschiedene Lebensbereiche hatten. Bei der Familienskulptur wurden die Familienmitglieder anhand von Tieren dargestellt. Renée wählte für sich das Pferd, für die Mutter die Kuh, für den Vater den Elefanten und für den Bruder den Hund; für den Schmerz wurde ein Klotz gewählt (Abb. 19). Als Renée gebeten wurde, eine Wunschvorstellung anzuordnen, zeigte sich, dass sich dadurch nicht nur der Ort des Schmerzes/Klotzes veränderte, sondern sich auch eine andere Familiendynamik zeigte: Die Skulptur machte deutlich, dass der Klotz/Schmerz die Sicht einiger Familienmitglieder versperrte (Abb. 20).

Die Teilearbeit kann gut mit der hypnotherapeutischen Arbeit verbunden werden. Damit wird eine systemische Methode angewandt, sei es interpsychisch, mit Teilen eines Systems, beispielsweise der Familie, oder intrapsychisch, mit Anteilen der Person.

Die Kombination von Hypnose und anderen psychotherapeutischen Methoden in Zusammenhang mit kontrollierter Dissoziation kann sinnvoll sein, da die spontane und unkontrollierte Dissoziation oft in einer Spontantrance erfolgt. Es ist einfacher, in Trance als im Hier-und-Jetzt-Zustand Kontrolle über die Dissoziation zu gewinnen. Die Kontrolle über die Dissoziation kann rein in der Vorstellung erfolgen, indem beispielsweise mit einem vorgestellten Bildschirm gearbeitet wird oder auch mit Figuren am Boden oder mit Stühlen. Bei diesen Methoden findet ein Wechsel von Trancearbeit und Arbeit im Hier-und-Jetzt-Zustand statt.

Sowohl die *interpsychische als auch die intrapsychische Arbeit* mit Teilen hat verschiedene Vorteile: Es ist leichter, mit nur einem Teil zu arbeiten, die Teile im Überblick zu behalten, sich zu distanzieren, auf die Ressourcen hinzuweisen und diese zu stärken.

Ganz aus sich heraustreten:

- Überblick gewinnen
- sich kritischer betrachten können bezüglich Verhalten, Wirkung
- Kontrolle über Empfindungen, Gefühle
- Verhaltensänderung
- Muster durchbrechen
- andere Möglichkeiten finden.

Symptom, Thema dissoziieren:

- sich dem Symptom annähern
- sich dem Symptom stellen
- etwas daran verändern
- besseren Einfluss, Kontrolle gewinnen
- etwas über die Bedeutung erfahren.

Thema, Symptom in mehrere Teile teilen:

- genauer arbeiten
- besser aushalten
- bei zwei Teilen: genauer wahrnehmen
- Vordergrund – Hintergrund: steuern, kontrollieren
- Ressource herausarbeiten, wahrnehmen.

Oft geht es darum, dass die Klienten die Fähigkeit, kontrolliert zu dissoziieren, sorgfältig aufbauen. Eine Strategie, die dazu hilft, ist folgende Intervention:

Dissoziation: Aus sich heraustreten und z. B. in einem Bildschirm sehen

- in der Vorstellung bis zum Beginn der relevanten Situation gehen
- Situation anhalten
- aus dem Bild der Situation heraustreten
- das erste Bild, also auch sich selbst, auf einem Monitor sehen
- sich auf einen Zuschauerstuhl setzen
- eine Steuerung zur Hand nehmen
- den Film der Situation laufen lassen
- im Film können nur visuelle und akustische Wahrnehmungen geäußert werden.

Hilfe zur Aufrechterhaltung der Dissoziation:

- sich in der 3. Person mit Namen ansprechen
- den Zuschauerstuhl spüren.

Dissoziation als Ganzes oder aufteilen:

- *Sich selbst als Ganzes:*
  - Spiegel
  - kopieren, duplizieren, Zwilling
  - Bildschirm
- *Teile bilden:*
  - innerhalb des Körpers
  - außerhalb des Körpers.

Dissoziation in Bezug auf den Körper, Mithilfe verschiedener Mittel:

- innerhalb des Körpers
  - in der Vorstellung
- außerhalb des Körpers
  - in der Vorstellung
  - Personen im Stehen (Gruppen-, Familienmitglieder)
  - Stühle (einfach gestellt, sich auf den Stuhl setzen und sich in die Rolle des Teils versetzen)
  - Handpuppen (Tiere, menschliche Puppen)
  - mit Figuren (Autos, Tiere, Puppenstubenpuppen, ...)
  - abstrakte Gegenstände (Klötze, Knöpfe, Büromaterial, ...)
  - Karten.

Teilearbeit ist ein wichtiger Aspekt systemischer Arbeit. Sie kann interpsychisch (z. B. mit der Familie) und intrapsychisch (mit verschiedenen Anteilen einer Person) durchgeführt werden.

Dissoziation in verschiedene Anzahl von Teilen

Anzahl Teile	Bearbeitung folgender Themen zu folgendem Zweck	Geeignete Methoden
1	• sich als Ganzes wahrnehmen • einen Überblick bekommen • sich besser mit einem Thema auseinandersetzen	• Körper als Ganzes wahrnehmen • Thema oder Symptom • isolieren, genauer betrachten, sich dem Thema stellen, damit befassen • innerhalb des Körpers genauer wahrnehmen • aus dem Körper herausnehmen; auf diese Weise mehr Überblick, Kontrolle erhalten • gestalten, zeichnen • auf einen Stuhl setzen
2	• Gegensatz, entweder – oder • Vereinfachung • schlafen (Wach-, Schlafhund) • Induktion: zwei Teile z. B. verschlafensten – wachsten	• zwei Stühle • zwei Seiten: auf dieser, auf der anderen Seite • verschiedene Teile betrachten, Überblick • mit ihnen Kontakt aufnehmen • sprechen und sprechen lassen
3+	• verschiedene Aspekte erfassen • Überblick erhalten • kennenlernen • Kontakt aufnehmen	• Stühle • mit Postkarten darstellen lassen • Tiere, Autos, andere Figuren • Handpuppen • sich Teile, Gestalten vorstellen • mit ihnen Kontakt aufnehmen • verschiedene Teile betrachten, Überblick • mit ihnen Kontakt aufnehmen • sprechen und sprechen lassen

Tab. 4: Anzahl Teile und deren Anwendung

In der Folge werden einige Beispiele mit unterschiedlicher Teileanzahl dargestellt.

Eine einfache Arbeit mit einem Teil zeigt folgende Intervention auf:

Symptom umsetzen

Hier-und-Jetzt-Zustand:

- Problem, Anliegen darstellen.
- Situation dazu, Anfang und Abschluss bestimmen.

Trance:

- Situation durchgehen von Anfang bis Abschluss.

Hier-und-Jetzt-Zustand:

- Besprechen, wo ist die Spitze?

Trance:

- Anfang bis Spitze, wo spürst du es? Davon Abbild/Foto machen

Hier-und-Jetzt-Zustand:

- Besprechen.

Trance:

- Mit Ton formen.

Hier-und-Jetzt-Zustand:

- Gibt es noch etwas dazu zu sagen?

Anwendung:

- Angst, sich einem Thema zu stellen
- Wahrnehmung des Themas
- sich dem Thema annähern

Oft sind Klienten stark auf ein Problem oder Symptom fokussiert, z. B. Schmerz, Angst. Dann kann es hilfreich sein, die Wahrnehmung auf Teile aufzuteilen.

Ein Beispiel für die Erweiterung auf zwei Teile ist folgende Intervention:

Das Symptom besser kennenlernen, zwei Seiten

Hier-und-Jetzt-Zustand:

- Thema, Symptom, Problem nennen.
- Stühle in den Hintergrund. Neuen Stuhl (Klappstuhl) holen. Aufstehen, davorstehen.

- Das Symptom aus dem Körper herausnehmen. Symptom auf diesen Stuhl setzen und ihm eine Gestalt geben (bspw. einen Gegenstand, eine Pflanze, ein Tier). Wie groß ist die Gestalt? Wie sieht sie aus?

Trance:

- Auf diesen Stuhl setzen und sich in die Rolle dieser Gestalt versetzen. Sagen, wenn die Rolle eingenommen wurde.
- Wie heißt sie? Welchen Namen hat sie? (In der Folge mit diesem Namen ansprechen.) Wie ist es, (Name) zu sein? Wie fühlt es sich an?

Hier-und-Jetzt-Zustand:

- Aufstehen, klar aus der Rolle herauskommen. Von außen sehen.
- Zweiten Stuhl holen.
- Darauf achten, welche Gestalt auf diesem Stuhl entsteht. Wer sitzt hier? Gestalt?

Trance:

- Auf diesen Stuhl setzen. Die Rolle dieser zweiten Gestalt einnehmen. Wie heißt sie? Welchen Namen hat sie? (In der Folge mit diesem Namen ansprechen.) Wie ist es, (Name) zu sein? Wie fühlt es sich an?
- Zur ersten Gestalt schauen. Wie sieht sie aus dieser Position aus?
- Was kann ich ihr sagen? Was ihr raten? Ratschlag?

Hier-und-Jetzt-Zustand:

- Aufstehen, klar aus der Rolle herauskommen. Von außen betrachten. Haben sie sich evtl. verändert? Was gibt es dazu zu sagen?
- Stehen die Stühle richtig? Sonst richtige Position machen, so wie sie zueinander stehen.
- Klappstühle wegräumen.
- Auf die ersten, alten Stühle setzen.
- Rat, Ratschlag wiederholen. Es kann sein, dass der größte Teil der Bedeutung erst mit der Zeit herausgefunden wird.

Anwendung:

- Angst
- Zwang
- Depression
- Schmerz
- Überblick
- Wahrnehmung des Themas
- sich dem Thema annähern
- verschiedene Perspektiven einnehmen in Verbindung mit dem Thema

- aus der Hilflosigkeit herausfinden
- Selbstwirksamkeit

Hinweise:

- Wenn zu fest auf ein Thema fokussiert → erweitern.
- Teil muss nicht unbedingt eine Ressource sein.
- Es geht um die Erweiterung auf einen zweiten Teil.

Es sollten nicht zu viele Teile sein, maximal fünf bis sechs. Wenn zu viele genannt werden, kann vorgeschlagen werden, Gruppen zu bilden oder mehrere Male daran zu arbeiten und die wichtigsten herauszusuchen.

Diese Methode kann auch bei dissoziative Störungen, psychotische Aspekten, Stimmen, Gestalten angewendet werden.

Zusammenfassend kann gesagt werden, dass die Arbeit in kontrollierter Assoziation und Dissoziation, die Arbeit mit Teilen, besonders wichtig und hilfreich ist bei dissoziativen Störungen, Themen und Symptomen, die spontan abgespalten, verdrängt werden oder schwierig sind.

> Dissoziation kann als Ganzes erfolgen oder in verschiedene Aspekte aufgeteilt werden. Sie kann innerhalb oder außerhalb des Körpers erfolgen. Die Aufteilung kann mit einem, zwei, drei oder mehr Teilen sinnvoll sein und mit verschiedenen Mitteln unterstützt werden, beispielsweise ganz in Trance und in der Vorstellung, mit Stühlen, Zeichnungen, Bildern, Figuren.

Dissoziation kann zur Kontrolle über Assoziation – Dissoziation hilfreich sein oder auch, wenn Dissoziation bewusst erfolgt.

4 Selbstwirksamkeit, Kontrolle, Einfluss und Selbstverantwortung

Wohl alle Menschen möchten das Leben und den eigenen Lebenslauf selber beeinflussen. Dies beginnt schon im jüngsten Alter, beispielsweise nachdem die Eltern dem Säugling das Mobile an den Fuß gebunden haben und er es selber in Bewegung bringen kann. Er nimmt so Einfluss auf die Bewegung des Mobiles und erfährt seine Selbstwirksamkeit (Gopnik, Meltzoff u. Kuhl 2006).

4.1 Selbstwirksamkeit und Selbstverantwortung

Der Begriff Selbstwirksamkeit grenzt sich von den Begriffen Selbstwert, Selbstbild sowie Identität ab. Sie hängen jedoch eng zusammen. Der Begriff (engl. *self-efficacy belief*) wurde 1977 von Albert Bandura ins Leben gerufen. Bandura, der vor allem durch seine Studien des Modelllernens berühmt wurde, fiel auf, dass ein spezifischer Mediator die Wirkung seiner Psychotherapie beeinflusste: die Selbstwirksamkeit der Patienten.

Selbstwirksamkeit wird dabei folgendermaßen definiert: Sie beschreibt die Erwartung eines Menschen, aufgrund seiner Fähigkeiten ein gewünschtes Ziel zu erreichen (Vohs u. Baumeister 2011). Selbstwirksamkeit ist kontextabhängig, das heißt, je nach Umgebung (z. B. Schule, Sport, soziale Situationen, etc.) kann die Selbstwirksamkeit eines Menschen variieren.

Kontrolle, Einfluss oder Selbstwirksamkeit sind die Gegenstücke von Hilflosigkeit. Die bekannte »Weisheit mit den drei Wünschen« kann die Thematik in Zusammenhang mit der eigenen Einflussnahme und Selbstwirksamkeit verdeutlichen:

- Gib uns die Gelassenheit, alles das hinzunehmen, was nicht zu ändern ist
- die Kraft, zu ändern, was nicht länger zu ertragen ist, und
- die Weisheit, das eine vom anderen zu unterscheiden.

In einer schwierigen oder unangenehmen Situation geht es zunächst darum herauszufinden, ob direkt auf die Situation Einfluss genommen werden kann oder nicht. Hier sollten auch die kleinsten Freiheitsgrade und Einflussmöglichkeiten genutzt werden. Wenn die Situation nicht willentlich veränderbar ist, muss ein Weg gefunden werden, damit umzugehen, um sich dennoch möglichst gut zu fühlen.

> Einfluss auf das eigene Leben und auf Situationen zu nehmen, angemessene Kontrolle auszuüben und selbstwirksam zu sein sind wichtige Elemente des Selbstwertes und tragen wesentlich zum Wohlbefinden und zur Lebenszufriedenheit bei.

Seit Bandura sind zahlreiche Studien über Selbstwirksamkeit erschienen. Besonderen Einfluss hat die Selbstwirksamkeit auf die Selbstregulation bzw. -kontrolle sowie auf die Erreichung von Zielen (Baumeister a. Vohs 2011).

Darum ist es wichtig, den Klienten darin zu unterstützen, aus seiner Opferhaltung, dem Wenn-dann- und dem Sündenbockdenken herauszufinden und zu angemessener Selbstwirksamkeit zu kommen.

Laut dem Medizinsoziologen Leonard Pearlin (1981) ist Selbstwirksamkeit aus zwei Gründen wesentlich:

- Wer glaubt, sein Leben und die Lebensumstände unter Kontrolle zu haben, geht grundsätzlich zuversichtlicher durch den Tag als jemand, der immer mit dem Schlimmsten rechnet.
- Wer glaubt, auch mit schwierigen Situationen fertigzuwerden, übersteht Herausforderungen tatsächlich unbeschadeter als jemand, der von sich selbst in dieser Hinsicht weniger erwartet.

Die Forschung und die Theorie der Verhaltensänderung (Bandura 1999) ist maßgeblich von der Prämisse beeinflusst worden, dass Menschen sich entsprechend ihrer selbst wahrgenommenen eigenen Leistungsfähigkeit verhalten.

> Die 10-jährige Sina wird von ihrer Mutter zur Psychotherapiesitzung angemeldet. Sie habe zu wenig Selbstvertrauen. Auf die Frage, worin sich das zeigt, berichtet sie, dass Sina kaum mehr zur Schule gehe (Schulabsentismus) und wenn, dann nur unter tobendem Geschrei. Auch müsse sie schon lange zur Schule begleitet werden. Außerdem mache sie die Hausaufgaben nicht alleine, schlafe nicht alleine, sondern bei den Eltern, und terrorisiere die ganze Familie. Unter anderem habe auch die Schule verlangt, dass Sina psychotherapeutische Unterstützung erhalte.

Damit genug Sicherheit empfunden werden kann, muss angemessen Kontrolle über sich selbst und die Umwelt ausgeübt werden können.

Selbstverantwortung kann schon früh – entsprechend der Entwicklungsphase – übernommen werden. Sie entwickelt sich in einem Prozess, der anstrengend ist. Somit braucht es dazu auch die entsprechende Motivation. Aus der Selbstverantwortung und der Kontrolle erwächst dann das Selbstvertrauen.

Das Modell von Flammer (1990) ist für die Behandlung hilfreich. Er definiert Kontrolle folgendermaßen:

> »Kontrollieren ist eine *Handlung* oder eine Prozedur. Kontrolliert werden *Zustände* und *Vorgänge*. Die Kontrolle besteht darin, geeignete Prozeduren bereitzuhalten und im Bedarfsfall einzusetzen, damit ein Zustand sich in einen angestrebten anderen verändert oder [...] Veränderungen an einem Zustand kompensiert werden, wenn Nichtveränderung angestrebt wird« (Flammer 1990, S. 20, Hervorh. d. A.).

Kontrolle hat nach Flammer *eine objektive und eine subjektive Seite*. Die *objektive Kontrolle*, die tatsächliche und von außen oft feststellbare Wirkungen beinhaltet, und die *subjektive Kontrolle* und Kontrollmeinung, die beinhaltet, ob die betreffende Person glaubt, Kontrolle auszuüben, unabhängig davon, ob sie wirklich Kontrolle ausübt oder nicht.

Weiter weist Flammer (ebd.) darauf hin, dass die Leute zufriedener sind, je fester ihre Kontrollmeinung ist, d. h., je mehr sie glauben, Ereignisse ihrer Lebenswelt bestimmen zu können. Umgekehrt gilt, je mehr Personen glauben, dass andere Personen oder Zufälle ihr Leben bestimmen, desto weniger zufrieden sind sie mit ihrer Situation.

Kontrolle ist zielbezogene regulierte Wirkung. Man kann Kontrolle *haben* und sie auch aktuell *ausüben*. Ausschlaggebend für das persönliche Wohlbefinden und die Entscheidung über die Einleitung einer Handlung ist die *Kontrollmeinung*.

Damit eine Handlung erfolgreich durchgeführt werden kann, sollten *drei Bedingungen* erfüllt sein. Man benötigt:

1) objektive Handlungsmöglichkeiten: Wissen, Fertigkeiten, Fähigkeiten
2) subjektive Handlungsmöglichkeiten: angemessen hohe Kontrollmeinung, Selbstvertrauen
3) Glück.

Ein konkretes Beispiel ist das Bestehen einer Prüfung. Dafür braucht es folgende Voraussetzungen:

1) Wissen und Können
2) genug Kontrollmeinung, Selbstvertrauen, innere Sicherheit und ein Wissen, dass man die Prüfung meistern wird
3) Glück.

Bei Prüfungsangst kann so vorgegangen werden wie im folgenden Beispiel:

Ursula, 14-jährig, wird wegen Prüfungsangst angemeldet. Sie soll in drei Wochen die Aufnahmeprüfung für die höhere Mittelschule bestehen. Es wird mittels der entsprechenden Tests abgeklärt, ob Ursula über die intellektuellen Voraussetzungen sowie die nötige Motivation und Konzentrationsfähigkeit verfügt. Sie hat eine gut durchschnittliche Begabung und möchte (gerne) *diese* Schule besuchen, weil sie später den Beruf der Kinderpflegerin ergreifen möchte. Sie hat sich auch das nötige Wissen angeeignet. In der Hypnosesitzung wird mit ihr die Intervention *Auslöser finden und Ressource einsetzen* durchgeführt. Dort wird dann eine Ressource eingeübt (Sicherheit und Ruhe, die sie bei den Pfadfindern spürt), die sie im Falle von einem Angstgefühl holt.

Oft wird die Angst, Panik wie auf Knopfdruck durch einen Reiz, Auslöser in Gang gesetzt, der meist visuell (Gesichtsausdruck, Spinne) oder akustisch (Tonfall) ist:

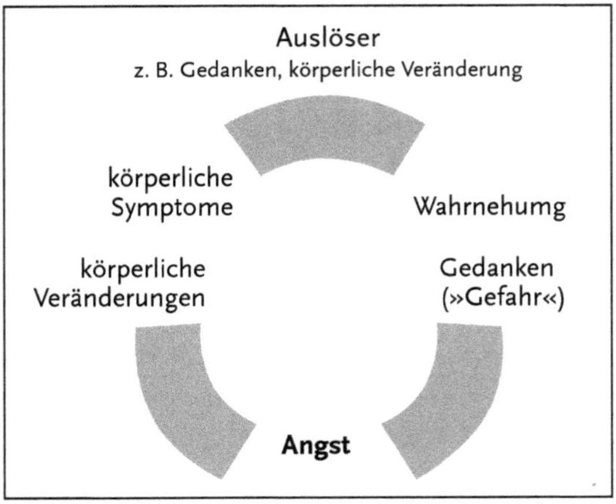

Abb. 1: Auf einen Auslöser folgt oft eine Wahrnehmung oder ein Gedanke, daraus resultiert Angst, die körperliche Veränderungen, Symptome zur Folge haben kann

Darum ist es sinnvoll, therapeutisch auf die gleiche Weise vorzugehen, damit mittels Symbol eine gesunde Körperwahrnehmung folgt, die ihrerseits mit einem Gefühl, z. B. Gelassenheit, verknüpft wird (siehe Abb. 2).

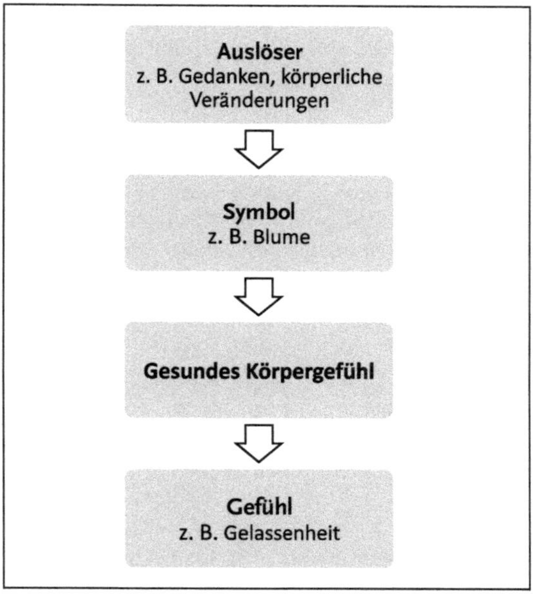

Abb. 2: Mit dieser Intervention wird beim Auslöser ein Symbol aktiviert, das wiederum die gesunde Körperempfindung, z. B. leichtes Bauchgefühl, aktiviert und damit das Ressourcengefühl, z. B. die Gelassenheit

Diese Intervention wird im Folgenden aufgeführt. Sie kann in einem Schritt oder in zwei Schritten durch geführt werden. Gerade bei starken Ängsten kann es besser sein, sich die Zeit zu geben, in zwei Schritten zu arbeiten.

Ressource und Thema in zwei Schritten

1. Schritt: Ressource passend zum Thema finden

Hier-und-Jetzt-Zustand:

- Thema, konkrete Situation erfragen, in der die Kontrolle nicht behalten werden konnte (z. B. zu viel Angst, Wut, ...).
- Gemeinsam den Auslösereiz finden. Meist ist er visuell (z. B. Gesichtsausdruck) oder akustisch (z. B. Stimmlage, ...).

- Ressource erfragen, passend zum Problem. Sie soll ein wenig eine Herausforderung sein und möglichst aus einem anderen Lebensgebiet stammen. Situation dazu, mit der Frage: Was möchtest du stattdessen?

Trance:

- Ressourcensituation bis zur Spitze durchlaufen lassen und anhalten, Körperempfindung (Wo im Körper spürst du es am meisten?) und passendes Symbol dafür erfragen.

Hier-und-Jetzt-Zustand:

- Trainieren: Mit offenen Augen: Symbol → Körperempfindung.
- Meist wird dem Klienten aufgetragen, dies bis zur nächsten Konsultation, eingestreut im Alltag 10 bis15 Mal zu trainieren. So kann sich das Gehirn an die neue Spur, das gesunde Gefühl gewöhnen.

2. Schritt: Ressource einsetzen

Hier-und-Jetzt-Zustand:

- Konkrete Situation in der Zukunft erfragen. Sie soll ähnlich wie Ursprungssituation sein.
- Trainieren nochmals: Mit offenen Augen: Symbol → Körpergefühl.
- Den folgenden Tranceschritt besprechen.

Trance:

- Diese zukünftige Situation bis zum Auslöser durchlaufen lassen, stoppen und Symbol des Ressourcen-Körpergefühls holen, weitergehen lassen bis Abschluss. Manchmal muss der Vorgang wiederholt werden. Wenn die Ressourcenempfindung zu wenig stark ist → stärker machen (z. B. mit Drehschalter); wenn sie verschwindet, stoppen, Symbol holen und Körpergefühl dazu.

Hier-und-Jetzt-Zustand:

Besprechen für Zukunft: z. B. wenn Auslöser begegnet wird: kurz anhalten, Symbol → Körperempfindung dazu, erst dann weitergehen.

Anwendung:

- Angst / Phobien
- Prüfungsangst
- Flugangst
- Vortragsangst
- Impulskontrollstörung
- Nervosität
- Schmerzen
- Verspannung
- Sucht

Hinweise:

- Das Thema sollte ein Gefühl oder eine Empfindung beinhalten, kein Verhalten (z. B. die Lust, das Getriebensein zu rauchen, nicht das Rauchen selbst; die Wut, nicht das Schlagen).
- Auslöser kommen meist von außen (z. B. eine Stimme, ein unaufgeräumtes Zimmer).
- Wenn mehrere Auslöser gefunden werden, den erstgenannten wählen.
- Die gefundene Ressource sollte keine Negation enthalten, d. h. statt keine Angst haben → sich sicher, mutig fühlen; statt keine Wut spüren → sich gelassen, ruhig fühlen.
- Wenn das Ressourcengefühl verlorengeht, anhalten lassen, Symbol → Körpergefühl wiederholen.

Auf die subjektive Kontrolle soll nur eingewirkt werden, wenn nicht genug davon vorhanden ist (zu viel hohe Kontrollmeinung kann wiederum hinderlich sein) und die objektiven Handlungsmöglichkeiten, in dem Fall von Prüfungsangst das Wissen und Können (Begabung, Wissensstoff), vorhanden sind. Auch wenn beide Voraussetzungen erfüllt sind, braucht es noch Glück, das nicht beeinflusst werden kann.

> Der Mensch hat allgemein das Bedürfnis, Kontrolle über sein Leben zu haben. Das Ausmaß dieses Bedürfnisses und die Art, wie er die Kontrolle dann ausübt, sind individuell verschieden.

In jeder Situation gibt es Elemente, die beeinflussbar sind, und solche, die nicht zu beeinflussen sind. Zuerst muss festgestellt werden, was beeinflussbar ist und was nicht. Dann muss Einfluss auf das genommen werden, was beeinflussbar ist, und für das Unbeeinflussbare muss ein Weg gefunden werden, wie damit umgegangen werden kann.

Die Mathematiknote und die eigenen Wutanfälle sind beeinflussbar (zwar ein wenig anstrengend), indem man z. B. die Hausaufgaben macht oder mit einer Übung (z. B. *Auslöser finden und Ressource einsetzen)* die Emotionen in den Griff bekommt.

Die schimpfende Lehrerin, der Sehfehler, die Paraplegie sind nur sehr begrenzt beeinflussbar. Also müssen Wege gefunden werden, wie man am besten mit diesen Gegebenheiten umgeht, z. B. sich nicht von der Lehrerin irritieren lassen (etwa mit der Intervention *Schutzanzug),* eine schöne Brille aussuchen oder eine Sportart wählen, die im Rollstuhl ausgeübt werden kann.

Der schweizerische Rekordballonfahrer Bertrand Piccard beschrieb dieses Phänomen in seinem Vortrag vom 20.05.2000 im Basler Zoo folgendermaßen. Er wählte für seine Fahrt eine bestimmte günstige Route, die über China führte. Von China erhielt er jedoch keine Überfluggenehmigung. Eine alte Weisheit lautet: »You can change the altitude, turn a bit left or right, but you can't control the wind.« Er musste sich damit abfinden, dass er weder die Windrichtung noch die chinesische Verwaltung, was die Überfluggenehmigung betraf, beeinflussen konnte. Er konnte aber seine Flughöhe beeinflussen. Auf jeder Flughöhe herrscht eine andere Windrichtung. So erreichte er sein Ziel.

Oft kann auch Kindern diese Weisheit mit dem Beispiel der Ballonfahrt von Bertrand Piccard erklärt werden.

Eng in Zusammenhang mit dem Kontrollbedürfnis steht das kausale Denken. Menschen haben die Tendenz, unerwartete Ereignisse kausal zu erklären. Lau und Russell (1980, nach Flammer 1990) untersuchten 107 Zeitungsberichte über Sportereignisse: Siege wurden gleich häufig wie Niederlagen kausal erklärt. Nicht erwartete Ausgänge wurden häufiger mit Kausalaussagen interpretiert als erwartete Ausgänge.

Es ist einfacher, in Ketten, d. h. in Wenn-dann-Beziehungen als in Netzen zu denken. Das Netzdenken bezieht ein, dass eine Wirkung auf den Einfluss mehrerer Faktoren zurückzuführen ist. In kritischen Situationen greift man eher auf die erstgenannte, einfachere Denkform (einer Wirkung, einem Umstand, einer Situation, einem Zustand, einem Symptom liegt eine Ursache zu Grunde) zurück.

Zuerst muss diese Ursache gefunden, dann behoben oder unschädlich gemacht werden. Beispielsweise hat ein Kind Angst vor Hunden. Problemlösungen könnten dann so aussehen, dass Hunde aus dem Feld geräumt werden. Manchmal entschuldigen die Eltern die Hundeangst damit, dass das Kind früher ein schlimmes Erlebnis mit einem Hund hatte. Da dieses Erlebnis nicht rückgängig gemacht werden kann, ist die Lösung des Problems enorm erschwert.

In Wirklichkeit hat eine Wirkung meist viele Ursachen, d. h., viele Faktoren führen zu einem bestimmten Umstand. Einige dieser Faktoren können bestimmt werden, andere nicht. Nur auf einige der bestimmbaren Faktoren kann Einfluss genommen werden. Oft können über die verursachenden Faktoren nur Hypothesen gebildet werden.

Häufig bringen sich Menschen in eine Sackgasse durch das Wenn-dann- und Kettendenken. Eine Form davon ist das »Sündenbockdenken«: Dann ist eine Person oder eine Vielzahl von Personen (z. B. die Lehrerin, die Mutter, der Steuerbeamte, die Gesellschaft oder der Staat) oder ein Umstand (Herzoperation, Diabetes, ADHS, Legasthenie, traumatische Erfahrung, sexueller Missbrauch, schlechte Wirtschaftslage, kleine Wohnung) schuld an meiner gegenwärtigen Situation. Ich bin dann das Opfer, die andere Person oder der Umstand ist der Täter. Der Sündenbock kann innerhalb (z. B. Sehschwäche, eigene schwere Lebensgeschichte) oder außerhalb (z. B. keinen Computer besitzen) der Person, innerhalb (die 8-jährige Tochter, die immer Schwierigkeiten macht) oder außerhalb der Familie (der freche Nachbarjunge, der die eigenen Kinder schlecht beeinflusst), der größeren Gemeinschaft (Jugend, die trinkt, USA, welche die Wirtschaftskrise verursachte) sein. Oft werden solche »Lösungsmuster« gewählt, wenn wirksame Lösungsmuster nicht gesehen oder nicht gewollt werden. Nach meiner Beobachtung empfinden sich Straftäter meist als Opfer und finden »Sündenböcke«, häufig auch in der Person des eigentlichen Opfers.

Wie oben beschrieben, bringt man sich so in eine Hilflosigkeit und enthebt sich selbst der Verantwortung, etwas unternehmen zu können oder zu müssen.

Im Folgenden wird das Beispiel einer Familie dargestellt, die innerhalb und außerhalb der Familiengemeinschaft Sündenböcke sucht und findet.

Der 8-jährige Sven wird durch seinen Vater angemeldet. Als Anmeldungsgrund wird die Lehrerin angegeben, die behaupte, Sven sei aggressiv und es müsse etwas dagegen unternommen werden. Die Familie – der 10-jährige Bruder Kevin, der 8-jährige Sven, der 2-jährige Bruder Jimmy, der Vater, der in der Werbebranche arbeitet, und die Mutter, die eigentlich Physiotherapeutin gelernt hat und jetzt alternative Heilmethoden anbietet – befindet sich im ersten Teil der Erstkonsultation im Praxiszimmer. Dieses wurde vorher möglichst reizarm und ungefährlich eingerichtet – nur wenige ausgewählte Spielzeuge und überhaupt möglichst wenige Gegenstände stehen herum, die Schränke sind abgeschlossen. Sven, die Hauptperson, sagt, dass er wegen der Lehrerin hier sei. Der Vater unterstützt diese These. Svens Bruder Kevin kommt mit einem Buch ins Beratungszimmer und sitzt, artig lesend, aufmerksam da. Auf die Frage, ob das Geschehen zu Hause nichts aufzeige, was die Klagen der Lehrerin erklären könnte: ja doch, der Brand der Mansarde. Auf Nachfragen hin erzählen die Eltern, dass Sven als Einziger sein Zimmer im vierten Stock habe. Die Eltern und die Brüder schlafen im zweiten Stock. Ein Kamerad von Sven durfte zum Übernachten kommen. Die Jungen spielten den ganzen Abend für sich und kamen dann auf die Idee, Cervelats [Cervelat ist die Schweizer Nationalwurst] zu braten. Sie brachten alle nötigen Dinge für ihr Vorhaben wie Holz, Zeitungen, Zündhölzer unbemerkt in die Mansarde. Die Mansarde brannte lichterloh. Es war dann auch Kevin, der die Feuerwehr anrief. Beide Eltern sind der Ansicht, dass der Brand die Schuld des Kameraden war, der auf Besuch war. Er habe ihren Sohn schlecht beeinflusst. Während des ganzen Sitzungsteils (Familienteil ca. 20 Minuten) herrschen ein großer Lärm und Unruhe. Die Eltern achten nicht auf ihre Kinder. Der 2-jährige Jimmy begibt sich in Windeseile zum Riemen des altmodischen Fensterladens, zieht mit solcher Wucht daran, dass der Riemen reißt, der Laden mit großem Knall hinunterfällt und das Zimmer dunkel ist. Vorher und die zehn Jahre nachher ist in diesem Hause nie ein Riemen gerissen. Der Vater schreit und beschuldigt die Therapeutin, nicht auf ihren Sohn aufgepasst und so schlechte Riemen zugelassen zu haben. Im Elternteil wird dann analysiert, wer für den Mansardenbrand und den Riss des Riemens verantwortlich ist. Der Vater lässt schließlich über seine Haftpflichtversicherung den Riemen bezahlen und übernimmt damit die Haftung, d. h. er nimmt die Verantwortung auf sich. Zusätzlich wird mit dem Kind an seinem Anteil an der Verantwortung gearbeitet. Nach zwei Sitzungen kann abgeschlossen werden, und der Vater berichtet nachträglich, dass für ihn entscheidend war, dass er seine Verantwortung erkannte. Die Eltern haben also aus der Sündenbockhaltung (Wenn-dann-Haltung) herausgefunden.

Ein magischer Aspekt der Kontrolle ist der Glaube an eine gerechte Welt (Flammer 1990): Für alles Gute und Böse ist jemand verantwortlich und kann zur Verantwortung gezogen werden. Auch hier wird meist mit einfachen Wenn-dann-Argumentationen und Kettendenken operiert. Je größer der Schaden, desto größer sind die Schuld und die Wiedergutmachung, und desto mehr Faktoren (Personen) sind dafür verantwortlich zu machen. Wenn kein Verursacher gefunden werden kann, ist das Opfer nicht ganz unschuldig. Leidet die Nachbarin an Krebs, so hat das wohl damit zu tun, dass sie sich nicht richtig ernährt. Somit ist Gefahr von mir abgewendet, da ich mich richtig ernähre. Dieser Denkart sollte in der Behandlung Rechnung getragen werden. Bei einer großen, lang andauernden Angst sollten große Mittel, etwa ein umfängliches Ritual, langer Anfahrtsweg zur Therapie oder eine beeindruckende Behandlung eingesetzt werden. Wenn das Kind und die Eltern schon lange unter der Angst leiden, schon ganz viel ausprobiert haben, kann es sein, dass es besser nützt, alle eher erwarten, dass die Behandlung nützt, wenn ein großer Aufwand für die Behandlung betrieben werden muss, sei es sich auf einen Termin einzurichten oder einen langen Anfahrtsweg in Kauf zu nehmen. Dies kann das magische Denken unterstützen, da der Gedanke besteht, dass ein großer Aufwand eine große Wirkung zur Folge hat.

Aus der Opferhaltung zu mehr Selbstwirksamkeit

Eine Person, sei es ein Kind, ein Jugendlicher oder Erwachsener, sollte angemessene Kontrolle sowohl über sich selbst als auch über die Situation entwickeln.

Situationen werden von unterschiedlichen Elementen beeinflusst. Zuerst geht es darum, dass der Klient herausfindet, welche Elemente beeinflusst werden können und welche nicht. Über die beeinflussbaren Elemente sollte der Klient möglichst angemessene Kontrolle ausüben, um so selbstwirksam zu werden.

Es kann jedem Menschen in jeder Lebensphase passieren, in eine Opferhaltung zu geraten, sei es, dass man Opfer ist oder war oder auch als Opfer, als bedauernswerter Mensch behandelt wird oder sich selbst einfach als Opfer fühlt. Oft gelingt es, selbst und schnell aus dieser Rolle herauszufinden. Manchmal ist es aber auch schwierig, zurück zur Selbstwirksamkeit zu finden.

Dies kann sein, weil das Kind oder der Jugendliche Aufmerksamkeit bekommt und damit einem Familienmitglied dient (z. B. dass sich die Mutter um das Kind kümmern muss und somit beispielsweise nicht zur Arbeit gehen kann), viel Angst da ist oder die Situation einfach bequemer ist.

Natürlich braucht das Kind oder der Jugendliche genug Aufmerksamkeit bei Krankheit, beispielsweise, dass spezielle Regeln und Privilegien während der Krankheit zugestanden werden, z. B. bei kleineren Kindern, dass sie ein bestimmtes Plüschtier haben dürfen, Kinder und Jugendliche Filme schauen dürfen, mehr Gamezeit erhalten oder anderes.

Wenn es dann besser geht, sollen diese Privilegien wieder abgebaut und vor allem die gesunden Aspekte verstärkt werden, etwa wieder aufzustehen, sich um Schulinhalte zu kümmern, wieder die kleineren Hausarbeiten oder Pflichten zu erfüllen.

Manchmal ist es nicht einfach, ein gesundes Gleichgewicht zwischen Schonung und angemessener Herausforderung zu finden.

Das folgende Fallbeispiel wird später im Kapitel *Umgang mit Schmerzen* wieder aufgenommen.

Die 12-jährige JULIA wird zur Behandlung angemeldet, nachdem sie neun Monate lang meist liegend verbracht hatte. Sie kann nicht mehr gehen, nach einer Virusinfektion leidet sie an Schmerzen und Müdigkeit. Sie hat noch ein älteres und ein jüngeres Geschwister. Den Eltern wurde geraten, Julia zu schonen, damit sie sich erholt und wieder zu Kräften kommt. Die »Lähmung«, die Unfähigkeit zu gehen des rechten Beins, wurde gut abgeklärt. Es wurde keine körperliche Ursache gefunden, sie besuchte verschiedene Therapien wie Physiotherapie. Es sind bisher keine Fortschritte zu verzeichnen. Sie besucht die Schule nicht mehr, obwohl sie vorher eine gute Schülerin und begeisterte Sportlerin war. Sie und die ganze Familie sind sehr motiviert, etwas zu unternehmen. Den gegenwärtigen Zustand (Wirkung, siehe in der folgenden Abbildung) beschreibt sie so: müde, unfähig zu gehen, zur Schule zu gehen, keinen Sport betreiben, traurige und resignierte Stimmung (Wirkung). Sie sieht klar die Ursache für den Zustand in der Virusinfektion; diese ist der Sündenbock, sie denkt in Kette und fühlt sich hilflos, als Opfer. Gemeinsam stellen wir zusammen, was alles auf ihren Zustand Auswirkungen haben kann (Aufbau des Netzdenkens, siehe Abb. 3 und 4), z. B. ihre Krankheit, sich immer wieder bedauern, sich immer weniger bewegen wegen Angst und Schmerzen, Angst vor Schmerzen, sich kaum mehr bewegen, keine Schulaufgaben machen, nicht auf die Kontakte der Schulkameraden eingehen, obwohl diese immer wieder kommen. Sie findet heraus, welche Faktoren sie beeinflussen kann, wie sich bewegen, Übungen der Physiotherapie, Schulaufgaben machen etc. Wir gehen wie in der unten stehenden Darstellung aufgezeigt vor. Sie teilt die »Einflüsse« ein in solche, die sie beeinflussen kann, z. B. sich nicht mehr so bedauern, die Schulaufgaben machen, und solche, die sie nicht beeinflussen kann, mit denen sie einen Umgang finden muss, z. B. die Schmerzen mit Schmerzkontrolle in Schach zu halten. Gemeinsam stellen wir so die Themen zusammen, an denen wir arbeiten werden, damit sie aus der Hilflosigkeit herausfindet.

Vom Ketten- zum Netzdenken

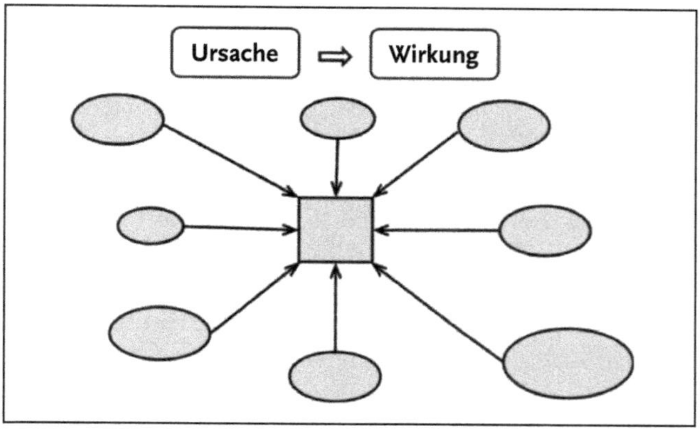

Abb. 3: Vom Ketten- zum Netzdenken: vom ersten Schritt, wobei die Wirkung, beispielsweise der gegenwärtige schlechte Zustand, auf eine einzige Ursache (z. B. die Vorerkrankung) zurückzuführen ist, zum zweiten Schritt, in dem andere mögliche Wirkfaktoren zusammengetragen werden (z. B. wenig bewegen, Angst, vermeiden, keine Schulaufgaben machen, keine Kontakte)

Was ist beeinflussbar?

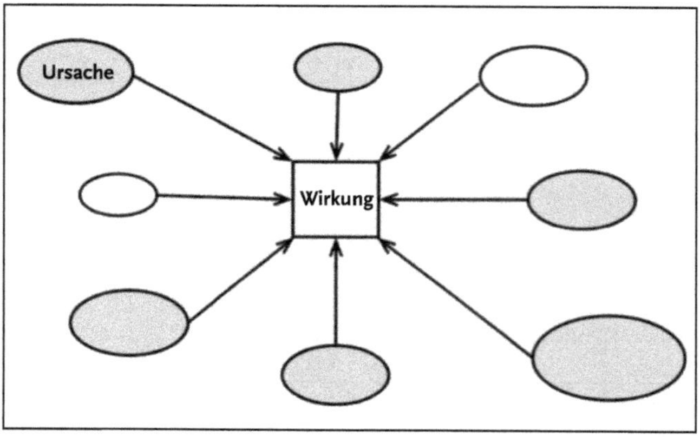

Abb. 4: Was ist beeinflussbar? Die Wirkfaktoren werden herausgefunden, diejenigen, auf die Einfluss genommen werden kann, werden dunkel schattiert

Selbstwirksamkeit entwickeln

Die *Entwicklung der Selbstwirksamkeit* ist ein Thema, welches sich durch das ganze Leben zieht – vom Säuglingsalter bis ins späte Erwachsenenalter. Dies resultiert unter anderem aus dem Wunsch des Menschen, das eigene Leben und dessen Lauf so gut es geht beeinflussen zu können. Selbstwirksamkeit entsteht dabei durch Erfolgserfahrungen. Es wird unterschieden zwischen der direkten, persönlichen Erfolgserfahrung *(Mastery Experience)*, der indirekten oder stellvertretenden Erfolgserfahrung (Verhaltensmodelle) und der symbolischen Erfolgserfahrung (sprachliche Überzeugung, Ermutigung). Erfolgserfahrungen kann man unter anderem durch das Setzen von Nahzielen, Transparenz von Anforderungen sowie bei lösbaren und herausfordernden Anforderungen erleben.

Erste Formen von Selbstwirksamkeit erleben bereits Säuglinge. In der weiteren Entwicklung und auch im Erwachsenenalter geht es darum, Freiheitsgrade wahrzunehmen und zu nutzen, auch wenn von außen viele Einschränkungen erfolgen.

Warum ist Selbstwirksamkeit wichtig?

Ungesunde Entwicklung, Hilflosigkeit	Gesunde Entwicklung, Selbstwirksamkeit Themen, an denen gearbeitet werden kann
Depression	Lebenszufriedenheit, Wohlbefinden
Schuldzuweisung, Sündenböcke finden	Selbstverantwortung übernehmen
Gewalt, sich verantwortungslos gegenüber Mitmenschen verhalten	angemessene Fremdverantwortung übernehmen
Passivität, Opferrolle, Hilflosigkeit, Depression	Umgang mit schwierigen Situationen
Verharren, Passivität, Depression	Ziele erreichen, etwas durchziehen, durchhalten
Verharren, Passivität, Depression	Vision entwickeln, zukunftsgerichtet, Ziele stecken und diese dann erreichen
Nichts aushalten, ständige Überforderung, schnell Gefühl, gemobbt zu werden	Frustrationstoleranz

Tab. 5: Aus der ungesunden Entwicklung, der Hilflosigkeit, zu einer gesunderen Entwicklung und mehr Selbstwirksamkeit finden

Maja, 10-jährig, wird von offizieller Seite her angemeldet, in dem Fall Kinder- und Jugendschutz, weil sie über Monate die Schule gar nicht besucht hat und jetzt nur begleitet besucht und immer noch viel Absenzen hat. Außerdem verfüge sie über eine durchschnittliche intellektuelle Begabung, besuche eine Lernbehindertenschule. Die Eltern melden sich dann freiwillig an. Wie immer werden die Eltern dazu angehalten, im Voraus einer beginnenden Psychotherapie einen Fragebogen auszufüllen. Daraus wird klar, dass Maja schon seit einigen Monaten von einer Begleitperson in die Schule begleitet wird, die auch während des Unterrichts anwesend ist, und dass sie schon seit zwei Jahren eine spezielle Klasse für Lernbehinderte besucht, obwohl die Intelligenz ausgeglichen ist und sogar leicht über dem Durchschnitt liegt. Die um zwei Jahre ältere Schwester Luana zeigt ein spezielles Essverhalten und ausgeprägte Arzt- und Spritzenangst. Im Familienerstgespräch wird klar, dass Maja mit ihrer Mutter den ganzen Tag zu Hause ist, kaum selbstwirksam ist, sich bedienen lässt, aggressiv ist, kaum Kontakt zu Gleichaltrigen hat (sie werde gemobbt, obwohl diese Tatsache später nicht erhärtet werden kann) und depressive Symptome zeigt. Maja zeigt bei der kleinsten Anforderung Aggressionsausbrüche, vermeidet viele Situationen, ist immer mehr auf Unterstützung angewiesen. Die Eltern, vor allem die Mutter, »beschützt« sie vor der »bösen« Außenwelt. Maja, die sich eigentlich gerne bewegt, hat Übergewicht und bewegt sich kaum noch. Sie fühlt sich stark als Opfer, sowohl der Klassenkameraden als auch der Lehrkräfte (sobald diese etwas von ihr verlangen) und dem Vater, der jeweils am Wochenende mit den Töchtern kleine Unternehmungen wie kleine Fahrradtouren, kleine Wanderungen macht. In der Folge wird mit den Eltern gearbeitet, wie sie Maja darin unterstützen können, selbstständiger und robuster zu werden, und daran, dass sie als Eltern eher ein Team werden. Außerdem wird Ernährungsberatung für die ganze Familie eingefädelt. Maja lernt schrittweise, selbstständig zur Schule zu gehen und dort länger zu bleiben, indem sie mit *Auslöser finden* (Auslöser: bestimmte Stellen auf dem Schulweg. Gefühl: bei ihr unangenehmes Gefühl wie »Es stinkt mir«. Also keine Angst, wie von den Helfern vermutet. Stattdessen: ein lockeres, freies Gefühl, das sie als lockeres Bauchgefühl findet und mit einer Muschel verankert) *und Ressource einsetzen* sowie *Ungesunde Gedanken* (es stinkt mir, ich mag nicht) *in gesunde* (z. B. ich mache einfach) *verwandeln*. Maja macht schnell Fortschritte, und wir planten gerade, auch mit Luana an ihrer Spritzenangst und ihrem Essverhalten sowie mit Maja daran zu arbeiten, dass sie wieder in einen Turnverein gehe, da brach die Mutter die Therapie ab, da sie findet, es werde von Maja zu viel verlangt, und der Vater, der sich sehr bemühte, verlange auch zu viel, und das gehe nicht. Der Vater, der eigentlich die gute Entwicklung weiter begleiten lassen wollte, konnte sich nicht durchsetzen.

Wenn zu wenig Selbstwirksamkeit ausgeübt wird, kann das zu einer tiefen Frustrationstoleranz, zu depressiven Symptomen, zu Leistungsabfall, Opferhaltung und Sündenbockverhalten führen.

Positive Auswirkungen der Selbstwirksamkeit

Die empirische Befundlage zeigt, dass sich bei Kindern eine hohe Selbstwirksamkeit in folgenden Punkten äußern kann. Im Vergleich mit Kindern mit einer tiefen Selbstwirksamkeit zeigen sie nach Heckhausen (2006):

- größere Anstrengung und Ausdauer
- höheres Anspruchsniveau
- effektiveres Arbeitszeitmanagement
- größere strategische Flexibilität bei Problemlösungen
- bessere Leistungen
- realistischere Selbsteinschätzungen
- motivationsförderliche Erklärungen für eigene Leistungen.

Der 11-jährige Peter, der jüngste einer Familie mit vier Kindern, wird angemeldet, weil er »Theater« mache bei den Hausaufgaben. Er verlange, dass die Mutter neben ihm sitzt und schreit dabei bei der kleinsten Anforderung, er sei halt dumm und könne das nicht. Auch sonst übernimmt er wenig Selbstverantwortung, sodass sich auch seine älteren Geschwister, die alle das Gymnasium besuchen, beklagen, dass er seine Pflichten nicht erfüllt, ein ewiges Geschrei herrsche, er oft zu spät vom Sport oder anderen Freizeitaktivitäten zurückkomme, kurz: keine Selbstverantwortung zeige. Nach einer Abklärung der Intelligenz, die ein ausgeglichenes Profil und eine Begabung über dem Durchschnitt zeigte, wurde mit den Eltern, den Geschwistern und vor allem Peter gearbeitet, woraufhin dieser zuerst mehr Selbstwirksamkeit, Selbstständigkeit entwickelte und mehr Selbstverantwortung übernahm. Dadurch gelang es ihm, besser durchzuhalten, er konnte sich höhere Ziele setzen, zeigte bessere Leistungen, weil er strategische Flexibilität zeigte. Nach Besprechung der Testresultate schätzte er sich auch realistischer ein.

Um selbstwirksam zu werden, muss eine Person motiviert sein, selbst aktiv zu werden und Einfluss zu nehmen.

Oft verharren Klienten vorerst in der Hilflosigkeit und Opferhaltung. Dies kann verschiedene Gründe haben, z. B. dass der Klient selbst und die Familie »Vorteile« von dieser Haltung haben, es bequemer ist, oder Angst vor Veränderung und ähnlichem vorhanden sind. Also ist Motivation eine erste Voraussetzung für Selbstwirksamkeit. Motivation und Selbstwirksamkeit sind manchmal schwer zu unterscheiden und bedingen einander.

Selbstverantwortung

Wie bereits erwähnt, hat der Mensch allgemein das Bedürfnis, Kontrolle über sein Leben zu haben. Das Ausmaß dieses Bedürfnisses und die Art, wie die Kontrolle dann ausgeübt wird, kann individuell jedoch sehr verschieden sein. Der Prozess beginnt dabei schon in der frühen Entwicklung und ist mitunter sehr anstrengend. Entsprechend braucht es genügend Motivation, Verantwortung für das eigene Handeln zu übernehmen. Erst wenn die Person auch für ihr Handeln Verantwortung übernimmt, kann sie auch selbstwirksam sein. Darum ist Selbstverantwortung eine wichtige Voraussetzung für die Selbstwirksamkeit.

Themen in Zusammenhang mit Selbstverantwortung:

- Einfluss, Kontrolle, Selbstwirksamkeit
- Motivation, Wille
- Entscheidungen fällen und tragen
- eigene Rolle finden, Identität
- Selbstverantwortung
- Sündenbock
- Schuld, beschuldigen
- Opfer, Täter
- Bedeutung des »Symptoms«, unangemessene Verantwortung übernehmen: Vor- und Nachteile für das Individuum, das System
- Befürchtungen, Ängste vor Veränderungen
- Umgang mit dem »Es«, z. B.: *Es* hat nicht geklappt, *es* ist über mich gekommen.

Voraussetzungen für Einflussnahme

Es gibt einige Voraussetzungen, die erfüllt sein müssen, damit man Einfluss auf eine gegebene Situation nehmen kann:

- sich wahrnehmen
- andere wahrnehmen: zuhören, sehen
- Aufmerksamkeit
- planen, voraussehen
- Entschlossenheit: Entscheidungen treffen
- ausreichend hohe Frustrationstoleranz
- etwas aushalten
- handeln.

Wenn Einfluss genommen wird, wird auch Verantwortung übernommen. Dadurch gelingt es einem auch, aus der Hilflosigkeit herauszufinden. Es ist aber nicht möglich, auf alles Einfluss zu nehmen.

> Elemente, die beeinflusst werden *können*, sollen beeinflusst werden (Einflussmöglichkeiten wahrnehmen). Bei Elementen, die nicht beeinflusst werden können, muss man lernen, wie man damit umgehen kann (Abgrenzung).

Mit der folgenden Intervention kann Einfluss auf die Selbstwirksamkeit genommen werden:

Selbstwirksamkeit

Hier-und-Jetzt-Zustand:

- Fünf Begebenheiten in letzter Zeit, bei denen die Situation so beeinflusst wurde wie gewünscht.
- Eine auswählen.
- Die Situation erzählen und Anfang und Abschluss definieren.

Trance:

- Situation bis zur Spitze durchgehen: Die Spitze ist die Stelle, wo du am besten spürst, dass du beeinflusst.
- Die Situation anhalten. Stopp. Körpergefühl: Wo spürst du das am meisten? Wie fühlt es sich an? (Eventuell verstärken.)
- Symbol dazu.
- Im Gedächtnis bewahren und verabschieden.

Hier-und-Jetzt-Zustand:

- Woran merkst du, dass du gut beeinflusst? In nächster Zeit darauf achten, Situationen sammeln.

- Wenn du in eine Situation kommst, in der du beeinflussen möchtest, kannst du die Situation anhalten, dein Symbol holen und dazu dein Körpergefühl, bevor du die Situation weitergehen lässt.

Indikation:

- Aufmerksamkeit auf das Thema Selbstwirksamkeit lenken.
- Auswahl treffen, entscheiden, begrenzen: Grenzen setzen. Das hat eine positive Wirkung auf das Selbstvertrauen.
- Wahrnehmung schulen, anderen Bewusstseinszustand wahrnehmen, entscheiden bei Spitze, Körpergefühl.
- In Zukunft mehr und gezielt beeinflussen.

Die 13-jährige KATHARINA empfindet sich immer wieder als Opfer der allgemeinen Umstände und anderer Personen. Sie wird von den Eltern angemeldet, weil die Hausaufgaben enorm Zeit einnehmen, sie sehr viel vergesse, ganz unpünktlich sei und Wutanfälle habe. Dies alles beeinträchtige die ganze Familie, d. h. neben den Eltern auch ihre zwei älteren Geschwister. Eine Abklärung ergibt, dass sie eine gute allgemeine Begabung hat (sicher Gymnasialniveau) und eigentlich in den geprüften Bereichen keine Schwierigkeiten zu erwarten wären. Parallel dazu erfolgt eine Elternberatung. Es wird schnell klar, dass Katharina kaum Selbstverantwortung übernimmt. Sie trägt bis dahin beispielsweise keine Uhr (obwohl sie schon lange die Zeit lesen kann) und kommt darum meist zu spät. Sie verlangt, dass die Mutter während der Erledigung der Hausaufgaben neben ihr sitzt, und gleichzeitig schimpft sie ständig über die Mutter, wobei sie sich in Wutanfälle hineinsteigern kann. Als eine der Interventionen wird die oben beschriebene Übung zur *Selbstwirksamkeit* durchgeführt. Für Katharina ist es zunächst schwierig, Situationen zu finden, in denen sie Einfluss ausübte. Danach muss sie diejenigen erkennen, in denen sie im gesunden Sinne beeinflusste (also weder manipulierte noch andere Tricks anwandte). Sie findet eine solche Situation im Sportbereich. Sie hatte im Basketball Körbe erzielt und damit ihrer Mannschaft zum Sieg verholfen. In dieser Situation hatte sie so Einfluss genommen, wie sie wollte. Sie verankert das Körpergefühl, das sie im Stirnbereich als hell und klar empfindet, mit einem Kristall. Sie hat nun einen Zugang zu ihrer Selbstwirksamkeit, wenn sie sich hilflos oder als Opfer fühlt.

Selbstwirksamkeit

Themen	Interventionen
Einfluss, Selbstwirksamkeit wahrnehmen	• Selbstwirksamkeit
Fähigkeiten entwickeln	• Was kannst du gut?
Stärken und Schwächen wahrnehmen, akzeptieren	• Misserfolg analysieren, bessere Variante entwickeln, Integration von Erfolg und Misserfolg ins Selbstbild
angemessene Selbstverantwortung	• vom Ketten- zum Netzdenken
Ziele erreichen, etwas durchziehen, durchhalten	• Widerstände überwinden und das Ziel erreichen
Ziele stecken und diese dann erreichen	• Schritte zum Ziel • Widerstände überwinden und das Ziel erreichen
Frustrationstoleranz	• Widerstände überwinden und das Ziel erreichen • Dissoziieren von einem »Es«

Tab. 6: Themen und die Namen der Interventionen, mit denen das Thema angegangen werden kann

4.2 Sicherheit und Angst

Angst begleitet die meisten Menschen während ihres ganzen Lebens. Natürlich ändern sich die Angstauslöser je nach Entwicklungsphase, aktueller Situation, Zeitströmung, wirtschaftlichen und politischen Gegebenheiten.

Angst kann mehrheitlich real sein wie beispielsweise Todesangst bei lebensbedrohender Krankheit, real verständlich wie große Angst, die Straße zu überqueren, wenn kürzlich ein bekanntes Kind bei einem Verkehrsunfall ums Leben kam, oder mehr im Menschen selbst begründet sein, so z. B. Angst vor Geistern beim Einschlafen.

Leidensdruck bei einem Kind entsteht meist dann, wenn die innere und/oder äußere Sicherheit nicht mehr genügt, um seine Angst auszugleichen.

> Angst und Sicherheit müssen in einem für das Kind sinnvollen Gleichgewicht sein.

Zu große Sicherheit kann sich z. B. so auf die Wahrnehmung auswirken, dass Gefahren nicht mehr gesehen werden; das Kind kann deswegen sozial auffällig oder zu unflexibel sein.

Zu große Angst kann bewirken, dass das Kind zu wenig Boden unter den Füßen spürt und somit keine Lösungswege mehr erkennen kann. Das Kind fühlt sich dann oft im Handeln eingeschränkt. Fühlt sich beispielsweise ein Kind auf dem Schulweg von einer schwarzen Gestalt bedroht, kann es passieren, dass es nicht in die Schule geht oder nicht gut auf den Verkehr aufpasst.

Da Angst auch eine wichtige Warnfunktion hat, ist es das Ziel der Psychotherapie, Angst und Sicherheit in ein sinnvolles Gleichgewicht zu bringen, und nicht die Angst einfach wegzutherapieren.

4.2.1 Therapeutisches Vorgehen bei Ängsten

Es lohnt sich, bei einer Anmeldung wegen Angst – sei es Prüfungsangst, Trennungsangst, Phobien, Angst vor dem Dunkeln – im Vorfeld einige Überlegungen anzustellen und Abklärungen vorzunehmen, nämlich:

- Besteht eine reale Gefahr? Wenn ja, wurde alles getan, was möglich und sinnvoll ist für den Schutz des jugendlichen Klienten?
- Handelt es sich um Angst?
  - Wenn ja, um welche Art von Angst? Wovor? In welchen Situationen?
  - Wenn nein, welche anderen Gefühle spielen noch mit (vor allem Vermeiden, Mühe etwas anzupacken, Zwang...)?
- Wie groß ist der Anteil ...
  - realistischer Angst, z. B. vor Einbrechern? Wie wahrscheinlich ist es, dass ein Einbrecher kommt?
  - magischer, unrealistischer Angst?
- Wie kann eine gesunde Balance gefunden werden zwischen Angst und Sicherheit? Wie viel Angst ist nötig?
- Welche Bedeutung, Funktion hat die Angst ...
  - für das Individuum, z. B. für die Prüfung nicht gelernt, zu bequem, nicht fähig, für eine Prüfung zu lernen?
  - für das System, z. B. Zuhause bleiben, weil die Mutter einsam oder krank ist, die Eltern Paarprobleme haben und sich lieber um die Angst des Kindes sorgen?
- Wie schnell darf wohl die Angst überwunden werden, dass z. B. keine Symptomverschiebung passiert oder das System nicht auf ungesunde Weise aus der Balance gerät?
- Wie kann die Funktion der Angst gesund ersetzt werden ...

- für das Individuum, z. B. Coaching, das gelernt werden kann?
- für das System, z. B. die Mutter unterstützen, mit dem Paar arbeiten?

Die Bedeutung des Symptoms Angst

Nachdem die Sicherheit und der Schutz der Klienten so weit als möglich gewährleistet ist, werden in einem ersten Schritt, Vermutungen und Hypothesen über die Bedeutung der Angst erstellt – sowohl für das Individuum und die Familie als auch für die jetzige Situation und die ganze Geschichte.

Da Kinder und Jugendliche immer im familiären und sozialen Kontext behandelt werden sollten, wird wie erwähnt zumindest für den ersten Termin meist die ganze Familie eingeladen. So kann festgelegt werden, auf welchen Ebenen die Interventionen stattfinden sollen (Eltern- bzw. Paarebene, Geschwister- oder Familienebene) und welche Bereiche im Einzelsetting bearbeitet werden sollten. Außerdem geht es auch darum zu bestimmen, welche anderen Themen neben Angst und Sicherheit für das Kind selbst und seine Familie aktuell sind.

> Angst kann auch ein Freund sein und Schutz bedeuten. Ein gewisses Maß an Angst bringt Spannung und Abenteuer.

In Krisensituationen ist oft zu viel Angst vorhanden, und man sieht häufig nur eine Handlungsmöglichkeit. In der Psychotherapie soll das Kind das Gefühl bekommen, handeln zu können und mehrere Handlungsmöglichkeiten zur Verfügung zu haben.

Das Symptom Angst hat auch oft eine bestimmte Funktion im Familiensystem. Zuerst gilt es abzuwägen, ob das Schwergewicht auf der Familienbehandlung oder auf der Behandlung des einzelnen Kindes liegen soll. Meist ist irgendeine Form von Kombination sinnvoll.

Hier wird vor allem auf die Situation der einzelnen Person eingegangen, in der die Eltern oder nähere Bezugspersonen das Kind nicht genügend stützen können. Manchmal reicht es, den Eltern dabei zu helfen, ihre Alltagsstruktur so zu verändern, dass sie dem Kind zu mehr Sicherheit verhelfen (z. B. durch konsequentere Erziehung, durch mehr Regelmäßigkeiten beim Essen und Schlafen oder dadurch, dass sie wichtige Ereignisse wie Jahrmarkt- oder Arztbesuch rechtzeitig ankündigen).

Es ist auch Aufgabe des Therapeuten abzuklären, wie stark ein Kind wirklich gefährdet ist. Abhängig davon gilt es, Maßnahmen für die Sicherheit des Kindes zu treffen. Wenn z. B. ein Kind auf dem Schulweg angeblich von einer Gestalt bedroht wird, muss man sorgfältig klären, ob ihm vielleicht wirklich jemand auflauert oder ob es sich um eine symbolische Angst handelt. Nicht immer kann die Gefahr sicher abgeklärt werden. Der Erwerb von mehr innerer Sicherheit hilft dem Kind aber auf alle Fälle.

Art der Angst

Angst kann diffus sein oder ein klares Zielobjekt haben. Manchmal verdeckt eine »kleine«, fassbare Angst eine viel größere und formlose Angst. Die vordergründige, bewusste Angst kann eine metaphorische, symbolische Bedeutung haben.

Hinter der Angst kann vor allem Hilflosigkeit stehen. Manchmal sieht die Angst aus wie ein Wutanfall. Dahinter steht aber Angst und dahinter Hilflosigkeit.

Der 12-jährige Paolo wird wegen Ängsten und damit in Zusammenhang stehenden Schlafstörungen angemeldet. Zur ersten Familiensitzung erscheint die ganze Familie: der Vater, ein in der Schweiz aufgewachsener, erfolgreicher Geschäftsmann, der eher düsterer Stimmung zu sein scheint. Die Mutter, die im Alter von 22 Jahren in die Schweiz kam und jetzt halbtags als Italienischlehrerin arbeitet, wirkt aufgeschlossen, besorgt und liebevoll; der 16-jährige ältere Bruder Fabio, der eine weiterführende Schule besucht, hat eine gute Beziehung zu Paolo und echtes Interesse an dessen Wohlergehen. Paolo selbst ist ein hübscher, lebendiger, aufgeweckter und eher schmächtiger Junge.

Die erste Familiensitzung anhand des Fallbeispiels:

Familie zusammen

Paolo wird als Hauptperson angesprochen und gefragt, warum er hierherkomme. Die Mutter will sofort eingreifen und ihrem Sohn das Sprechen abnehmen, und der Vater sagt barsch, dass er diese Frage eine Zumutung für seinen Sohn finde. Die Therapeutin erklärt, dass sie Paolo zutraut, sich selbst Gedanken dazu zu machen (indirekt an die Mutter gerichtet) und wohl das Recht hat, sich als Erster zu äußern (indirekt an den Vater gerichtet).

Paolo erzählt, dass er nicht einschlafen könne, weil er große Angst habe. Er schlafe im Bett der Mutter. Er möchte gerne besser schlafen können. Die Mutter macht sich Sorgen darüber, dass etwas mit Paolo nicht in Ordnung sei und dass er für die Schule zu müde sei. Der Vater geht kaum auf das Thema ein und berichtet über die üblen Zustände in der Schule, erklärt, dass die Lehrkräfte schlecht seien, zu viel von den Schülern verlangten und in der Erziehung falsche Maßstäbe setzten. Fabio bestätigt die Ängste von Paolo und berichtet, dass er selbst nie Schlafprobleme oder Ängste hatte.

Es folgt ein Gespräch über die Interessen, Tätigkeiten, Fähigkeiten und Ängste und den Mut jedes Familienmitglieds, und die Therapeutin informiert über Allgemeines zu Angst und Mut (Symptome und Ressourcen).

Eltern allein

Die Eltern berichten im Einzelgespräch, dass Paolo allgemein ein ängstliches Kind sei und noch nie im eigenen Bett geschlafen habe. Er verfüge aber über ein eigenes Zimmer. Der Vater denkt, die Ängste seien auf die Schule zurückzuführen, die Mutter befürchtet eine psychische Erkrankung oder dass Paolo ohne ihr Wissen einmal als Kleinkind etwas Schlimmes erlebt habe. Die Eltern können sich auf das Ziel einigen, dass Paolo genügend oft im eigenen Bett schläft.

Bruder

In diesem Fall wird der Bruder *vor* dem Indexpatienten ins Zimmer gebeten. Auf die Frage, was er nicht vor den Eltern sagen konnte oder wollte, erklärt Fabio, er mache sich große Sorgen wegen Paolos Internetaktivitäten. Paolo verbringe täglich mindestens fünf, meist mehr Stunden im Internet und kaufe und verkaufe Sachen zu sehr hohen Geldbeträgen. Das führe dazu, dass er ständig in Unruhe und Angst sei, sich in der Schule nicht konzentriere und nachts mehrere Male aufstehe, um die Angebote zu überprüfen und allenfalls selbst neu zu bieten (Paolo bestätigt das später). Fabio ist bereit, Paolo darin zu unterstützen, sich davon zu lösen.

Paolo allein

Paolo meint, dass wohl noch andere Gründe, die er aber noch nicht kenne, für seine Angst vorlägen. Wir besprechen einerseits, wie er sich von seiner Internettätigkeit lösen kann. Andererseits wird ihm eine Strategie aufgezeigt, wie er mit seiner Einschlafangst, der Angst vor Räubern, die ihn holen, umgehen kann.

Eltern

Die Eltern werden auf die Internettätigkeit von Paolo angesprochen. Der Vater fährt wütend dazwischen. Die Anzahl der Stunden habe ganz sicher keinen Einfluss auf das Wohlbefinden und die Schulleistungen, und er glaube nicht, dass Paolo mit so großen Geldbeträgen handle – und wenn doch (mit stolzem Lächeln), sei das ja eine große Leistung. Die Mutter bestätigt, dass ihr vor allem die langen Zeiten aufgefallen seien und ihr Sorgen bereiten würden. Dass Paolo jeweils aufgedreht und ängstlich wirke, habe sie auch schon beobachtet. Die Therapeutin nimmt klar Stellung, dass die Zeitdauer zu lang sei, dass eine Reduktion unbedingt nötig sei und dass die Eltern den Inhalt der Tätigkeit überprüfen müssten. Auf diesem Gebiet kennt sich der Vater gut aus.

Familie zusammen

Die Therapeutin fasst die Sitzung zusammen und gibt eine erste Einschätzung der Situation, nämlich dass ein akutes, sofort zu behandelndes Problem vorliege, dass auch die Eltern in die Beratung einbezogen werden sollten, dass der Bruder sicher eine große Hilfe für Paolo sein werde und dass sie Paolo zutraue, selbst das Problem in die Hand zu nehmen, selbstständiger und sicherer zu werden. Im Weiteren werden drei Termine für Paolo und einen Elternteil und zwei Elterngespräche vereinbart.

Hypothesen zur Bedeutung der Angst

Systemisch begründet

Die Eltern sind sich in der Erziehungshaltung uneinig, was ihre Interventionen gegenseitig aufheben kann und dem Kind keine Sicherheit vermittelt.

Paarprobleme: Sie können das Kind verunsichern.

Paolo wird als Partnerersatz eingesetzt.

Vater ist explosiv und verhält sich oft willkürlich.

Die Mutter ist allgemein unsicher.

Paolo zieht die Aufmerksamkeit auf sich und lenkt von anderen Problemen (z. B. Paarproblemen) ab.

Er hält die Eltern mit seiner Gegenwart im elterlichen Bett von ihrem Intimleben ab.

Allgemein wird ein inkonsequenter Erziehungsstil ausgeübt.

Individuumsbezogen

Frustrationsintolerant: Paolo hat nie gelernt, auf etwas zu warten, etwas durchzuhalten.

Unselbstständig: Er hat zu Hause keine Pflichten, er geht nicht einmal allein zur Schule.

Vom Temperament her ist er allgemein eher ängstlich und sensibel.

Er ist körperlich zu wenig müde.

Er ist belastet durch Familien- und Elternprobleme.

Der Handel im Internet ist eine Überforderung. Es ist ihm bewusst, dass er große Geldsummen verlieren könnte. Er weiß nicht, wie er aussteigen kann.

Der Computer und die Tätigkeit im Internet haben Suchtcharakter.

Die nicht gemachten Hausaufgaben, die nicht eingehaltenen Versprechungen und Abmachungen seinen Kameraden und Freunden gegenüber belasten ihn vor allem nachts.

Realer Anteil der Angst, Gefahrenpotenzial
Es kann großer Geldverlust durch den Handel eintreten.

Der Vater ist eventuell unberechenbar. Es kann zu Gewaltausbrüchen gegenüber der Mutter und den Kindern kommen.

Therapie und Interventionen
In der Erziehungs- und Elternberatung wurde anhand von konkreten Beispielen an konsequenter Haltung gearbeitet. Der Computerkonsum konnte allmählich klar eingeschränkt und die Internettätigkeit während der Woche abgestellt werden.

Paolo konnte mithilfe seines Bruders ganz aus dem Handel aussteigen. Den Computer- und Internetkonsum gewöhnte er sich unter anderem auch mithilfe von hypnotherapeutischen Interventionen ab.

Er spielte wieder Fußball (zwei bis drei Mal Training pro Woche) und war somit am Abend physisch erschöpfter.

Themen, die häufig bei Angst relevant sind:

- Sicherheit und Schutz
- Kontrolle
- Selbstvertrauen, Selbstwert
- Selbstbild, Identität, Erwartungen an sich
- Selbstverantwortung und Selbstständigkeit.

Hypnotherapeutische Interventionen:

- Angst analysieren, sich der Angst stellen, *dem Symptom ins Auge blicken*
- *Krafttier*
- *Auslöser* (für die Angst) *finden und Ressource einsetzen* (Gelassenheit, Sicherheit, Mut, Konzentration)
- *ungesunde Gedanken in gesunde verwandeln*
- *Schutzanzug.*

Meist soll in einem ersten Schritt der Angstbehandlung dem Symptom, hier der Angst, ins Auge geblickt werden. Der Klient soll sich der Angst stellen, mehr Information über die eigene Angst erlangen, um so schon einen gewissen Einfluss, ein gewisses Maß von Kontrolle über die Angst zu erhalten.

Im Folgenden wird eine Möglichkeit beschrieben, um diesen Schritt zu gehen:

Dem Symptom ins Auge blicken

Hier-und-Jetzt-Zustand:

- Thema darstellen. Definieren, was mittels passender Behälter gemessen wird (bspw. Angst, Ärger).
- Konkrete Situation zum gewählten Thema in der Vergangenheit finden.
- Begrenzen der Situation: Anfang und Abschluss definieren.

Trance:

- Zum Beginn der Situation gehen. Anhalten. Was ist hier zu sehen, zu hören?
- Die Situation Stück für Stück durchgehen, jeweils fragen: *Und dann, wie geht es weiter?*
- Stoppen mit der Frage Was für ein Behälter passt dazu? Je einen Behälter finden, der zum Ausmaß des Symptoms passt (z. B. bei einer kleinen Angst ein Fingerhut oder eine Espressotasse, bei einer größeren ein Blumentopf, bei einer ganz großen ein Fass oder gar ein Schwimmbad).
- Bis Abschluss der Situation, dann zurückkommen.

Hier-und-Jetzt-Zustand:

- Gibt es noch etwas dazu zu sagen?

Anwendung:

- Angst
- Getriebensein (bei Zwang, Sucht)

- Ärger
- Eifersucht
- mehr Kontrolle über einen ungesunden schädlichen Teil
- Rachegedanken
- Aggression, Gewalt
- Selbstabwertung

Hinweise:

- Genau definieren, was gemessen wird. Nur ein Gefühl auf einmal messen.
- Die Situation, die bearbeitet wird, soll nicht zu lange dauern, damit die Kraft zur Bearbeitung reicht.
- Je stärker das Gefühl ist, desto häufiger muss gestoppt und gemessen werden.

Die 8-jährige DIANA (DVD Signer-Fischer 2003) ist ängstlich und möchte mutiger werden. Als Beispiel führt sie den Turnunterricht an. Turnen bereitet ihr ohnehin Mühe, aber ihre Leistungen sind aufgrund der Angst noch viel schlechter, als sie sein müssten. Zuerst wird besprochen, wie sie genug für sich sorgen kann, sodass sie sich nicht in Gefahr bringt (nur die Übungen durchführen, die sie vom Können her beherrscht, die den objektiven Handlungsmöglichkeiten entsprechen). Dann wird die Übung *Dem Symptom* (hier der Angst) *ins Auge blicken* durchgeführt. Sie nimmt eine Turnstunde, in der ein Parcours zu durchlaufen ist. Vor den Ringen findet sie ein Schwimmbad, das zu ihrer Angst passt, bei den Ringen einen großen Blumentopf, oben an der Kletterstange ein Kleinkinderbassin, beim Pferd nur noch eine Espressotasse, was sie selbst sehr erstaunt. In der Folge misst sie jeweils die Angst mit diesem Messsystem.

Diese Intervention kann auch sehr gut bei Flugangst angewendet werden:

Der 10-jährige NIKLAUS sollte mit seinen Eltern in die Ferien fliegen. Nachdem er in der Therapiestunde diese Intervention erlebt und mental die dazu passenden Behälter gefunden hatte, bekam er die Aufgabe, im Flugzeug die Angst immer wieder zu messen und die entsprechenden Behälter zu notieren. Am Ferienort angekommen, schickt er wie abgesprochen eine Karte mit den entsprechenden Informationen an den Therapeuten. Der Therapeut fragt ihn in der nächsten Therapiestunde, nachdem er keinen Bericht von der Rückreise erhalten hatte, ob er die Karte vergessen habe. Niklaus berichtete, dass er auf dem Rückweg keine Angst mehr gehabt habe und darum auch nicht mehr messen musste.

Wie schon gesagt, ist es bei der Arbeit im Zusammenhang mit dem Thema Angst sehr wichtig zu klären, wie groß die Angst sein muss, damit ihre Schutzfunktion erhalten bleibt, und wie klein sie sein muss, damit sie nicht lähmt. Eine Möglichkeit, auf diesen Aspekt einzugehen und etwas über seine Angst zu erfahren, ist die Darstellung mittels einer Zeichnung. Wenn das Bild entstanden ist, wird das Kind gefragt, wie viel von dieser dargestellten Angst es noch braucht. Es schneidet sich das entsprechende Stück ab und nimmt es mit nach Hause. Einige Kinder heben es z. B. in einem Tupperware-Behälter im Gefrierfach auf. Das nicht gebrauchte Stück kann beispielsweise in einer Tonne im Keller der Therapeutenpraxis aufbewahrt werden.

> Die 10-jährige Marianne hat große Angst vor ihrer Lehrerin, die oft herumschreie und sie und andere Kinder heruntermache. Sie stellt ihre Angst in einem abstrakten Bild dar, mit einer sternförmigen, konzentrischen Figur mit vielen Stacheln. Sie schneidet wie ein Kuchenstück etwa ein Zehntel des Bildes heraus, das sie dann mit nach Hause nimmt. Den nicht benötigten Teil des Bildes und also ihrer Angst bewahrt sie in einer blauen Tonne mit Deckel im Keller der Therapeutin auf. Zusätzlich wird noch die *Schutzanzug*-Intervention durchgeführt. Die Mutter berichtet ca. drei Wochen später telefonisch, dass die Angst vor der Lehrerin verschwunden sei.

Große, ungesunde Ängste, Vermeiden, Phobien, Angststörung

Ängste, welche als übermäßig stark oder unangemessen empfunden werden, sind in unserer Gesellschaft weit verbreitet: Angst und damit zusammenhängende Symptome (wie z. B. schwitzen, zittern, Muskelspannung, Schwächegefühl, Gefühl von Kontrollverlust) sind einer der häufigsten Gründe, psychologische Hilfe in Anspruch zu nehmen.

Im internationalen Klassifikationssystem von Krankheiten (ICD-10) werden verschiedene »ungesunde« Ängste voneinander unterschieden:

- *phobische Störungen:* Agoraphobie (Angst vor öffentlichen Plätzen, Menschenmengen); soziale Phobie (Ängste im sozialen Kontext); spezifische Phobien, z. B. Tierphobien, Höhenangst, Examensangst, Klaustrophobie
- *Panikstörungen:* wiederkehrende schwere Angstattacken, die sich nicht auf spezifische Umstände oder Situationen beschränken

- *generalisierte Angststörung:* generalisierte und anhaltende Angst, die sich auf verschiedene Situationen ausweitet und eine Sorge zur nächsten führen lässt, z. B. anhaltende Sorge über bevorstehendes Unglück und die damit verbundenen Konsequenzen.

Solche Ängste können als ungesund bezeichnet werden. Es geht dann darum, dass die jugendlichen Klienten sich den Ängsten stellen (versus vermeiden), angemessen Kontrolle darüber gewinnen und eine gesunde Balance erreichen zwischen Angst und Sicherheit.

Angst kann unterschiedlich aussehen und sich anfühlen:

- Angst, Panik mit starkem Herzklopfen, schwitzigen Händen, Atemnot
- Übelkeit, Bauchschmerzen, Kopfschmerzen, allgemein Schmerzen
- schluchzen, schreien, weinen
- sich zu Boden werfen, Ohnmacht
- Wutanfall, Sachen zerstören, auf andere Leute losgehen, attackieren
- wie Epilepsieanfall, nicht mehr gehen, sich nicht mehr bewegen können
- Schulabsentismus
- häufig begegnen wir: Angst vor Lift fahren oder Spinnen, Höhenangst, Angst vor großen Plätzen, Enge, Brücken, Angst vor Erbrechen, Angst sich zu trennen, Angst allein etwas zu machen, Heimweh, nicht einschlafen können, Angst, allein zu schlafen, Prüfungsangst.

Oft kommen Ängste vor Trennung (Trennungsängste, z. B. von der Mutter), Angst aus dem Haus zu gehen, zur Schule zu gehen, Schulabsentismus vor. Diese hindern die jugendlichen Klienten daran, sich mit Gleichaltrigen zu treffen, zur Schule zu gehen, Sport oder andere Aktivitäten zu unternehmen, bei anderen zu übernachten oder an Ferienlagern teilzunehmen. Diese Ängste können plötzlich oder schleichend auftauchen. Oft ist es so, dass je mehr geschont, vermieden wird, desto stärker werden die Ängste, Angstattacken, und sie können sich auf mehr Lebensgebiete ausbreiten. Darum ist es gut, wenn in diesen Situationen schnell und wirksam gehandelt wird.

Oft hat die ungesunde Angst ihre Eigenheiten:

- »unlogisch« sein; einerseits wissen, dass keine oder wenig reale Gefahr besteht, andererseits starke Angst haben
- kann klein beginnen, z. B. Angst vor Vortrag
- es kann Schwankungen geben; wenn es besser ist, das Gefühl haben, dass jetzt alles gut ist
- kann sich ausbreiten auf andere Lebensgebiete
- immer stärker werden
- Bedürfnis, zu vermeiden, was Angst macht
- Gefühl haben, Angst verschwindet von allein oder es gebe eine »passive« Therapie zur Besserung
- Gefühl, unfähig sein etwas zu machen, was Angst macht
- sich immer mehr zurückziehen, soziale Kontakte vermeiden, sich schämen
- vermeiden, immer mehr vermeiden; Erklärungen finden, warum etwas vermieden wird.
- sich dadurch immer unfähiger, hilfloser fühlen
- Selbstwert wird tiefer
- sich als Opfer fühlen und so verhalten, Selbstwirksamkeit wird immer kleiner
- für alles Begleitung fordern
- depressiv werden.

Natürlich wird auch in dieser Situation beim Erstgespräch die Familie eingeladen, um die Basis für die Hypothesen der Bedeutung zu schaffen, zu informieren über Vorgehensweise und dass es für alle anstrengend werden kann, dass es wichtig ist durchzuhalten und in kleinen Schritten vorzugehen. So kann auch die Motivation der Hauptperson und der Eltern geklärt werden. Vielen Klienten machte es Mühe, sich überhaupt dem Problem zu stellen, die Interventionen, die sie zwar schnell erlernen, auch im Alltag anzuwenden und in kleinen Schritten vorzugehen. Manche Eltern erwarten, dass die Kinder gern in die Therapie kommen, und auch da ist es hilfreich, wenn der Therapeut, informiert, dass das nicht nötig ist, dass die Kinder nur mitmachen und umsetzen müssen.

Manchmal gehen Eltern, die Hauptperson bzw. Indexpatient, Lehrkräfte davon aus, dass der Angst und Panik ein traumatisches Ursprungserlebnis zugrunde liegen muss. Manchmal kann ein erstes auslösendes Ereignis ausgemacht werden, beispielsweise eine schlaflose Nacht im Schullager, ein Erbrechen in Zusammenhang mit einer Darminfektion, oft kann jedoch auch kein auslösendes Ereignis gefunden werden. Wenn zu lange nach dem möglichen Grund gesucht wird, kann wertvolle Zeit verlorengehen.

- Zuerst wird mit Hauptperson und Eltern erarbeitet, welcher Zielzustand erreicht werden soll, z. B. wieder zur Schule zu gehen und alle Fächer besuchen inkl. Turnen, allein auf den Spielplatz zu gehen. Der Zielzustand sollte möglichst genau definiert und klar gemacht werden, woran gemerkt wird, dass er erreicht ist.
- Dann wird mit der Hauptperson vereinbart, welcher erste machbare Schritt in Angriff genommen wird.
- Die notwendigen Interventionen werden eingeübt, meist *Auslöser finden und Ressource einsetzen* und *Ungesunde Gedanken in gesunde verwandeln.*
- Der erste Schritt wird in der Therapiestunde, oft in der ersten Konsultation mental eingeübt, und der Klient wendet das Geübte in der Realität im Alltag an. Die Eltern, manchmal die Schule und die Hauptperson berichten, wie es gegangen ist.
- Wenn ein Schritt gelungen ist, wird der nächste Schritt eingeübt und im Alltag angewendet. Wenn es nicht gegangen ist, wird analysiert, was los war und was es noch braucht. So wird Schritt für Schritt vorgegangen, bis das Ziel erreicht ist.

Die 11-jährige Mila kommt in die Beratung, weil sie viel zu wenig schläft, auch am Tag an vielen Ängsten leidet, in der Pause allein bleibt, zu keiner Freizeitaktivität mehr geht, von den Eltern zur Schule gebracht werden muss, oft nach kurzer Zeit wieder nach Hause kommt. Die Familie wohnt zusammen, und sie hat einen zwei Jahre jüngeren Bruder, dem es gut geht. Sowohl Mila als auch die Eltern sind der Meinung, dass sie ängstlich sei, weil sie im Schullager vor anderthalb Jahren einmal in der Nacht Heimweh hatte. Sie macht die Eltern verantwortlich, dass sie sie damals ins obligatorische Schullager geschickt hätten und sie darum jetzt Probleme habe. Sie war schon immer eher schüchtern und ängstlich. Richtig störend sei es seit nach den Sommerferien (das Lager lag schon mindestens ein Jahr zurück, als sie ins neue Schuljahr eintritt, nach den langen Sommerferien, nach dem langen Lockdown im Rahmen der Coronapandemie). In diesem Schuljahr gab es einige Veränderungen, aber die Klasse und die Hauptlehrkraft ist die gleiche. Das Schuljahr vor dem Übertritt in die nächste Stufe gilt als streng. Die Eltern unterstützen die Tochter auch nachts, sodass auch sie unter großem Schlafmangel leiden. Zuerst wird mit Mila und der Familie ihr Ziel festgelegt: selbstständig im eigenen Zimmer schlafen und genug schlafen, Umgang mit Albträumen, selbstständig während der ganzen Unterrichtszeit zur Schule gehen, in der Schule mitmachen, in der Pause mit Kameraden Kontakt haben, sich mit Kameraden verabreden, Freizeitaktivitäten besuchen. Als erster Schritt wird der Schulbesuch festgelegt. Hierzu werden die zwei Interventionen *Ungesunde Gedanken in gesunde verwandeln* und *Auslöser finden und Ressource einsetzen,* in ihrem Fall Gelassenheit (statt Angst) eingeübt, die mit dem Symbol »Regenbogen« das weite Bauchgefühl hervorholen. Dann wird in der Konsultation jeder Schritt zuerst mental eingeübt, z. B. Schulweg, später in der Schule bleiben ... Dann wendet Mila die eingeübten Strategien in der Realität an. Diese zwei Interventionen begleiten Mila über die ganze Behandlungszeit. Zusätzlich werden noch andere Interventionen angewendet und andere Themen bearbeitet, etwa soziale Fertigkeiten geübt, Umgang mit Leistung, Ziele angemessen setzen, Umgang mit Albträumen (siehe auch: Signer-Fischer 2019). Immer wieder, bei jedem kleinen Rückschritt trotz Fortschritten, hinterfragen Mila und ihre Eltern den Prozess und kommen wieder darauf zu sprechen, dass das Schullager ja der Grund für ihre Ängste sei. Bei genauem Nachfragen berichten Lehrkräfte, Mila und ihre Eltern, dass es sich damals um einen Abend gehandelt habe und das Heimweh im normalen Rahmen war, dass sie dann schlussendlich gut eingeschlafen war, nachdem sie von den Lagerleitern getröstet wurde. Es ging darum, dass Mila und die Eltern durchhielten, schrittweise weitermachten.

Die folgende Intervention kann in einem Schritt oder in zwei Schritten durchgeführt werden. Ist die Angst groß, ist es besser, sie in zwei Schritten durchzuführen.

Auslöser finden und Ressource einfügen in zwei Schritten

Erster Schritt: Auslöser finden und Ressource passend zum Thema aufbauen

Hier-und-Jetzt-Zustand:

- Thema, konkrete Situation erfragen, in der die Kontrolle nicht behalten werden konnte (z. B. zu viel Angst, Wut, ...).
- Gemeinsam den Auslösereiz finden. Meist ist er visuell (z. B. Gesichtsausdruck) oder akustisch (z. B. Stimmlage).

- Ressource erfragen, passend zum Problem. Dies kann am besten mit der Frage »Was möchtest du stattdessen?« geschehen. Bei Angst oder Nervosität, Wut ist es meist »Gelassenheit«.
- Eine Ressourcensituation finden, eine Situation, in der die Ressource vorhanden war. Die Situation soll ein wenig eine Herausforderung sein und möglichst aus einem anderen Lebensgebiet stammen, z. B. wenn die Angst in der Schule vorkommt, ist es am besten, wenn die Gelassenheit z. B. in einer Sportsituation gefunden wird.

Trance:

- In der Vorstellung die Ressourcensituation bis zur Spitze durchlaufen lassen, das heißt dorthin, wo die Ressource, z. B. die Gelassenheit, besonders gut spürbar ist, und dort anhalten.
- Wo im Körper spürst du es, z. B. die Gelassenheit, am meisten? Wie fühlt es sich an, z. B. leicht, klar, fest, ...?
- Zu diesem Körpergefühl ein Zeichen, ein Symbol finden, z. B. einen Sonnenstrahl, einen Kristall, einen Fußball. Das Symbol im Gedächtnis so bewahren, dass es wiedergefunden werden kann.

Hier-und-Jetzt-Zustand:

- Trainieren: Mit offenen Augen: Das Symbol holen → die passende Körperempfindung dazuholen und spüren. Mehrere Male wiederholen, bis die Verbindung Symbol und Körperempfindung schnell möglich ist.
- Dem Klienten auftragen, dies bis zur nächsten Konsultation, eingestreut im Alltag, 10 bis 15 Mal zu trainieren. So kann sich das Gehirn an die neue Spur, das gesunde Gefühl gewöhnen.

Zweiter Schritt: Beim Auslöser die Ressource einsetzen, trainieren

Hier-und-Jetzt-Zustand:

- Konkrete Situation in der Zukunft erfragen. Sie soll ähnlich wie Ursprungssituation sein.
- Nochmals zuerst mit offenen Augen trainieren: Symbol → Körpergefühl, Körperempfindung.
- Den folgenden Tranceschritt besprechen.
- Konkrete herausfordernde, machbare (der Schritt soll nicht zu groß sein) Situation in der Zukunft erfragen. Diese soll ähnlich wie Ursprungssituation sein.

Trance

- Diese zukünftige Situation bis zum Auslöser durchlaufen lassen, Stoppen, das Symbol holen und das dazu passende Ressourcen-Körpergefühl. Dies immer wiederholen bis die Situation abgeschlossen ist. Manchmal muss der Vorgang mehre Male wiederholt werden. Wenn die Ressourcenempfindung zu wenig stark ist → stärker machen (z. B. mit Drehschalter); wenn sie verschwindet, stoppen, Symbol holen und das Körpergefühl dazu.

Hier-und-Jetzt-Zustand:

- Besprechen für Zukunft: z. B. wenn Auslöser begegnet wird: Kurz anhalten Symbol → Körperempfindung dazu, erst dann weitergehen.

Auslöser finden und Ressource einsetzen in einem Schritt

Hier-und-Jetzt-Zustand:

- Thema, konkrete Situation erfragen, in der die Kontrolle nicht behalten werden konnte (z. B. zu viel Angst, Wut).
- Situation begrenzen: Anfang, Abschluss → Struktur der Situation, Auslösereiz erfragen.
- Auslösereiz finden, meist visuell oder akustisch.
- Ressource erfragen, passend zum Problem, Situation dazu. Dies kann mit der Frage »Was möchtest du stattdessen?« geschehen. Die Situation soll aus einem anderen Lebensgebiet sein und ein wenig eine Herausforderung darstellen.

Trance:

- Ressourcensituation bis zum Höhepunkt durchlaufen lassen und anhalten, Körpergefühl (Wo im Körper spürst du es, wie fühlt es sich an?) und passendes Symbol dafür erfragen.

Hier-und-Jetzt-Zustand:

- Trainieren: Mit offenen Augen: Symbol → Körpergefühl.
- Den folgenden Tranceschritt besprechen.

Trance:

- Schwierige Situation in der Zukunft bis zum Auslöser durchlaufen lassen, stoppen und Symbol des Ressourcen-Körpergefühls holen, Stück für Stück weitergehen lassen bis Abschluss.

Hier-und-Jetzt-Zustand:

- Besprechen, wie das Gelernte im Alltag angewendet werden kann.

Anwendung:

- Angst / Phobien
- Prüfungsangst
- Flugangst
- Vortragsangst

- Impulskontrollstörung
- Wutanfälle
- Nervosität
- Schmerzen
- Verspannung
- Getriebensein
- Sucht

Hinweise:

- Das Thema sollte ein Gefühl oder eine Empfindung beinhalten, kein Verhalten (z. B. die Lust, das Getriebensein zu rauchen, nicht das Rauchen selbst; die Wut, nicht das Schlagen).
- Auslöser kommen meist von außen, z. B. eine Stimme, ein unaufgeräumtes Zimmer.
- Wenn mehrere Auslöser gefunden werden, den erstgenannten wählen.
- Die gefundene Ressource sollte keine Negation enthalten, statt keine Angst haben → sich sicher, mutig fühlen; statt keine Wut spüren → sich gelassen, ruhig fühlen.
- Wenn das Ressourcengefühl verlorengeht, anhalten lassen, Symbol → Körpergefühl wiederholen.
- Egal ob die Intervention in einem oder zwei Schritten erfolgt, müssen im ganzen Prozess meist kleine Schritte bewältigt und diese zuerst in der Vorstellung, in Trance, eingeübt werden. Es kann beispielsweise sein, dass zuerst geübt wird, aus dem Haus zu gehen, dann den Schulweg und erst dann, dem ganzen Schulunterricht zu folgen.
- Bei jedem Schritt wird zuerst mental geübt, dann macht das die Person selbst in der Wirklichkeit. Dabei wird das Symbol und das Körpergefühl immer wieder zurückgeholt. Manchmal reicht es, das Körpergefühl zu verstärken, indem der Schalter aufgedreht oder gezoomt wird.

Für die Erziehungsberatung können folgende Hinweise hilfreich sein (siehe auch Signer-Fischer u. Albermann 2016):

Dont's:

- Das Kind zeigt Panik, Angst, Wutanfall, Erbrechen, fällt in Ohnmacht auch bei einem kleinen Schritt, sagt, ich kann und will den Schritt nicht machen. Die Eltern geben nach und wollen nicht brutal sein.
- Die Eltern oder die Lehrkraft haben Erbarmen, sind verunsichert, fühlen sich brutal, vielleicht wurden sie auch vom Kind beschuldigt und wirken darum unsicher. Die Betreuungspersonen machen Ausnahmen, zeigen sich mitfühlend, haben den

Eindruck, es liege eine »tiefere« Angst vor, die zuerst behandelt werden müsste. Also wird gewartet.

- Manchmal wird etwas verlangt, manchmal wird nachgegeben. Dann wird das unerwünschte Verhalten verstärkt. Das wird intermittierendes Verstärken genannt. Die Betreuungspersonen sind inkonsequent.
- Es kommt ein Ereignis, z. B. Bauchgrippe, Ferien, und es geschehen Rückschritte. Es wird nach dem Ereignis nicht verlangt, dass das Erreichte weitergeführt wird.
- Es werden zu große Schritte auf einmal gemacht und verlangt, die für das Kind, den Jugendlichen nicht in einem Schritt machbar sind.
- Die Erwachsenen, z. B. die Eltern, sind sich uneinig, z. B. der Vater ist für die »weiche« Linie, das Nachgeben, und die Mutter möchte die vereinbarten Schritte durchziehen. Manchmal fällt der eine Erwachsene dem anderen in den Rücken.

Dos:

- Zuerst sich Gedanken über die Bedeutung, die Funktion der Angst machen und Vorkehrungen treffen, dass das Ziel auf gesündere Weise erreicht wird (z. B. Lob, Verstärken bei Autonomie, erreichten Schritten).
- Als Eltern und evtl. auch noch mit der Lehrkraft gemeinsam ein Team bilden.
- Die Erwachsenen bestimmen, wann was getan werden soll.
- Dann wird das Kind einbezogen. Sollte die Motivation gänzlich fehlen, muss manchmal mit extrinsischer Motivation (Verstärken durch Belohnungen, Loben oder Konsequenzen) nachgeholfen werden.
- Gemeinsam: Die Erwachsenen und das Kind sollen ein überprüfbares, konkretes, großes, längerfristiges Ziel festlegen (z. B. den ganzen Schulunterricht besuchen, im eigenen Bett bei offener Türe schlafen).
- Kleine, machbare konkrete Schritte und überprüfbare Zwischenziele festlegen, z. B. auf der Matratze neben dem Bett der Mutter schlafen, dann die Matratze schrittweise zur Türe, dann in Richtung eigenes Zimmer und Bett verschieben.
- Die Schritte erarbeiten, z. B. in der Vorstellung, dann im Rollenspiel, dann real den Schritt machen.

- Die Schritte muss das Kind dann eigenständig machen. Erwachsene können aber dazu ermutigen, z. B.: Ich traue dir zu, dass du das schaffst.
- Die Erwachsenen sollen ein Team bilden, zusammenarbeiten.
- Angemessen loben (nicht zu stark, auch keine übertriebenen Belohnungen, sonst kann Erpressung erfolgen, wie: Ich schlafe nur im eigenen Bett, wenn ich dafür CHF 20,– bekomme). Das Kind soll sich selbst loben.

Es sollten möglichst keine Rückschritte zugelassen werden. Sollten sie doch passieren, dann wieder schrittweise konsequent in Richtung Ziel arbeiten. Heikle Situationen sind z. B. nach den Ferien oder nach einer Krankheit.

Es ist wünschenswert, dass die Eltern als Team zusammenarbeiten, sodass wenn beispielsweise die Mutter die Tochter an einem Morgen fast nicht dazu bringt, zur Schule zu gehen, der Vater übernehmen kann.

Manchmal muss der Klient zwei Mal pro Woche zum Trainieren kommen, ein Mal eine kurze Konsultation, in der nur geübt wird, ein Mal eine normale Konsultation, in der neben dem Trainieren auch an relevanten Lebensthemen wie Identität, Selbstwirksamkeit gearbeitet wird.

4.2.2 Magisches Denken und Anwendung magischer Methoden

Magisches Denken spielt bei vielen Symptomen und Schwierigkeiten (wie Zwängen, Ängsten) und auch in der Behandlung eine Rolle. Wie an anderer Stelle erwähnt, kann es sein, dass Klienten denken, dass ein großer Aufwand (seien es hohe finanzielle Kosten, großer organisatorischer Aufwand, zu einer Person mit berühmten Namen, langer Anfahrtsweg o. ä.) die Chance für Erfolg der Behandlung steigert.

Angst enthält oft magische Aspekte, beispielsweise diejenige vor dem Schwarzen Mann, vor Gespenstern oder wenn negative Ereignisse als Bestrafung für Übeltaten wahrgenommen werden.

Das Wort Magie stammt ab vom griechischen *mageía* = Kunst der Magier; *mágos* = Wahrsager, Astrologe (vgl. Menge 1903). Der Ausdruck beinhaltet nach dtv-Lexikon (1973) den Inbegriff eines Typs von menschlichen Handlungen, die in gleichnishafter Weise ein gewünschtes Ziel zu erreichen suchen, sowie die damit verknüpfte magische Denkform.

Die Entwicklung des magischen Denkens

Nach Piaget (1988) findet die Entwicklung des magischen Denkens im Vorschulalter (etwa im 2. bis 5. Lebensjahr) statt, in der magisch-animistischen Entwicklungsphase.

Magisches Denken kann, wenn sorgfältig eingesetzt, eine sinnvolle Hilfe sein für die Stärkung des Selbstvertrauens. Dies gilt nicht nur für das kleine Kind, sondern auch für ältere Kinder und Erwachsene. In der Zeit der magisch-animistischen Phase entwickeln sich im Kind zwei Denksysteme fast gleichzeitig (Resch 1994):

- Die mehr bildhafte, magische Denkform mit visuell-räumlich angeordneter Semantik erlangt durch simultane Beziehungen ihre Bedeutung. Sie gehorcht dem Gesetz der Ähnlichkeitsbeziehungen und ist der Kern der magischen Denkvorgänge mit einem starken emotionalen Bezug.
- Die realistische, auditiv-sequenzielle Denkform der Semantik beinhaltet Regeln, Gesetze der Sprache, Logik und setzt eine Abkoppelung des Erfahrungswissens vom Gefühl voraus. Sie verwirft Informationen des Affektsystems.

Die folgende Tabelle enthält Darstellung der Unterschiede zwischen dem realistischen und magischen Denkstil. Beide Denkstile werden gleichzeitig entwickelt.

Denkform	Primär-prozesshaft, magisch	Sekundär-prozesshaft, realistisch
Semantik	bildhaft, visuell-räumlich Bedeutung durch simultane Beziehungen	auditiv-sequenziell
Inhalt	Gesetz der Ähnlichkeitsbeziehungen	Regeln, Gesetze Sprache, Logik
emotionaler Bezug	stark	schwach

Tab. 7: Denkstile: realistisch und magisch

Abbildung 5 zeigt auf, wie die magische und die realistische Denkform nebeneinander bestehen können. Die von einem 6,5-jährigen Jungen dargestellte Hexe hat ein real existierendes Taxi verschluckt und muss sich mit dem Sturm »Lothar« herumschlagen, den der Junge real gerade erlebt hat.

Außerdem enthält magisches Denken häufig ein Wenn-dann-Denken (z. B.: Wenn ein großer Aufwand betrieben wird, steigt die Wirkung) und manchmal auch Schwarz-weiß-Denken.

Das magische Denken erlaubt:

- die Unterscheidung zwischen Ähnlichkeit und Gleichheit der Dinge aufzuheben
- die Kausalität durch Wenn-dann-Denken (Kettendenken) statt durch Netzdenken (eine Wirkung hat meist mehrere Ursachen) zu erklären.

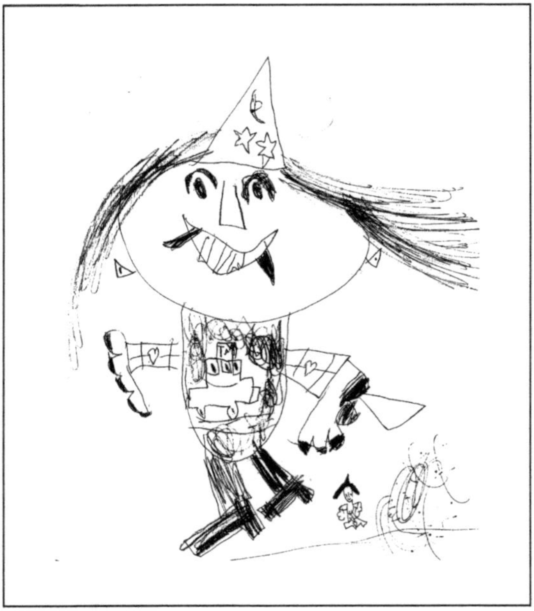

Abb. 5: Dieses Bild zeigt magisches Denken: eine Hexe, die ein Auto gefressen hat, damit sie dessen Kraft bekommt. Sie macht mit dieser Kraft einen riesigen Wirbelwind; unten rechts: Junge, ca. 6-jährig

Reale Gegenstände und reale Handlungen können zu magischen werden, symbolische Bedeutung bekommen. Bei Gegenständen wie etwa Fußballschuhen ist beispielsweise die reale Bedeutung groß. Zur realen Bedeutung kann eine magische dazukommen, z. B.: Mit den Schuhen wird gewonnen. Der Glaube wird aufgebaut, mit diesen Schuhen gewinne ich. Die reale Bedeutung ist beispielsweise bei einem Schmuckanhänger klein, die magische groß, z. B. wenn ein bestimmter Schmuckanhänger getragen wird, bringt er Glück.

Bei einer Handlung, beispielsweise nach schwerer körperlicher Arbeit am Abend duschen, ist die reale Bedeutung groß, nämlich nach einem schweren Arbeitstag sauber zu werden und den Übergang zum Feierabend zu erleichtern. Zur realen Bedeutung kann eine magische dazukommen: Nach der Arbeit wird mindestens einmal geduscht, damit der Feierabend gut verläuft. Wenn der Feierabend nicht mehr genossen werden kann, ohne vorher mindestens einmal zu duschen, obwohl die Person nicht verschwitzt ist, kann das zu einem Zwang führen.

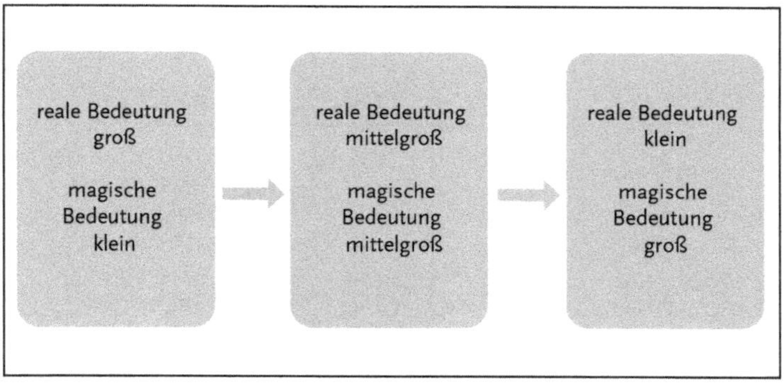

Abb. 6: Entwicklung von realen Gegenständen oder Handlungen zu magischen

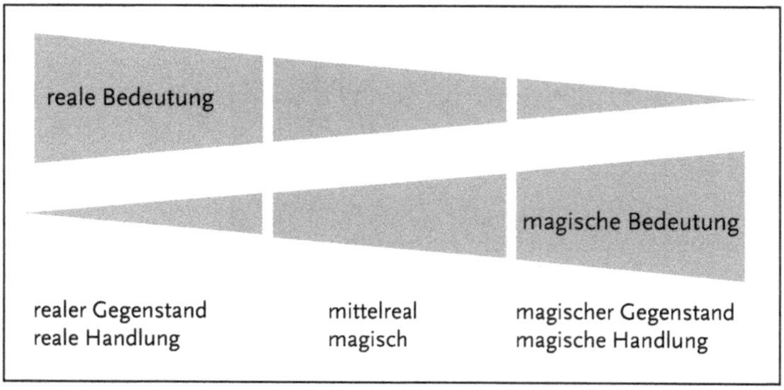

Abb. 7: Wenn die reale Bedeutung bei Gegenständen und Handlungen abnimmt, nimmt die magische Bedeutung zu

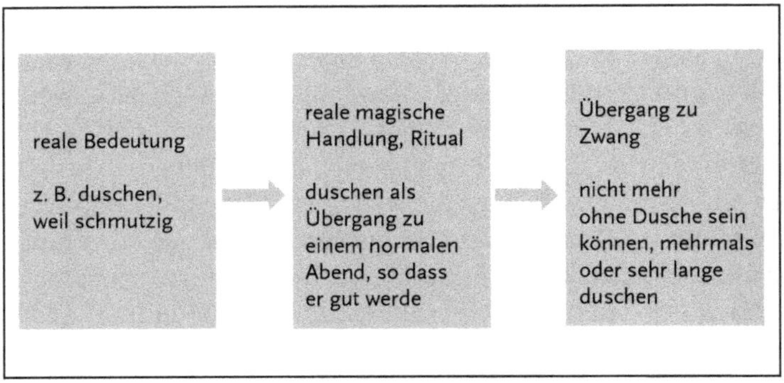

Abb. 8: Übergang vom realen zum magischen Denken bis zu Zwangsgedanken und Zwangshandlungen

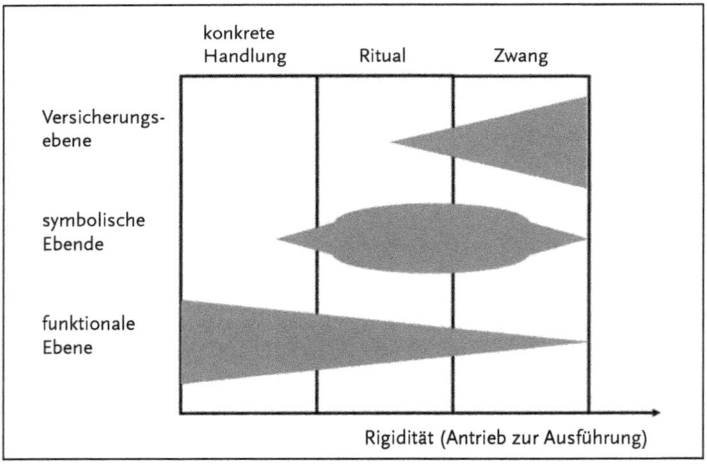

Abb. 9: Reale Gegenstände oder Handlungen können zu magischen werden und sich dann auch zu einem Zwang entwickeln. Beim Zwang wird die reale und magische Bedeutung klein und verschwindet

Anwendung magischer Methoden

Magische Methoden werden angewendet, wenn die objektiven Handlungsmöglichkeiten nicht genug subjektive Kontrolle ermöglichen. Sie werden dazu genutzt, die Kontrollmeinung zu unterstützen. Situationen, in welchen magische Methoden hilfreich sind, sind objektiv unkontrollierbar wie z. B. eine Krebsdiagnose oder die Gefahr eines Naturereignisses. Magische Methoden wirken also zunächst auf die subjektive Kontrolle, können danach aber *als Brücke oder Krücke* hin zur objektiven Kontrolle genutzt werden.

Sobald die magischen Methoden nicht mehr nötig sind, werden sie beiseitegelegt. Objektive Kontrolle sollte so bald wie möglich und nötig ausgeübt werden. Dazu gehören nicht zuletzt die möglichen Untersuchungen und Behandlungen bzw. Schutzmaßnahmen.

Das magische Denken findet seinen Platz vor allem bei Angst- und Zwangsproblematiken, bei Themenkreisen also, bei denen Kontrolle besonders wichtig ist.

Im Folgenden werden zwei magische Methoden aufgezeigt, die vor allem bei Angst, aber auch in anderen Zusammenhängen angewendet werden können.

Krafttier

Hier-und-Jetzt-Zustand:

- Situation mit Unsicherheit in der Zukunft wählen. Erzählen vom Krafttier. Ein Tier wählen, Gespräch darüber.

Trance:

- Krafttier holen, zähmen, Kraft spüren.

Hier-und-Jetzt-Zustand:

- Erklären des nächsten Schrittes. Erfragen: Wo in der zukünftigen Situation bist du *noch* sicher, wo *wieder* sicher?

Trance:

- In die Situation gehen, zu der Stelle, wo noch sicher.
- Bei der kritischen Stelle stoppen. Krafttier holen, sich begleiten lassen, Kraft spüren, bis Krafttier nicht mehr nötig.
- Sich verabschieden vom Krafttier, von der Situation, von der Zukunft.

Hier-und-Jetzt-Zustand:

- Zurückkommen ins Hier-und-Jetzt. In welchen Situationen kannst du das anwenden? Besprechen.

Die 14-jährige Marleina hat das Anliegen, mehr Freunde zu haben. Sie findet heraus, dass es zum großen Teil an ihrer Schüchternheit liegt, dass sie kaum wagt, andere anzusprechen. Für die aktuelle Therapiestunde wählt sie aber das Skifahren, weil gerade ein Klassenskilager vor der Tür steht. Sie beherrscht eigentlich das Skifahren recht gut, sodass sie den steilen Skihang, den sie in der Vorstellung mutig und locker hinunterfahren will, gut bewältigen können sollte. Sie wählt einen Adler »Onyx«. Im ersten Teil bringt Marleina das Tier dazu, sie als Chefin zu akzeptieren und ihr zu gehorchen. Im zweiten Teil, oben am Skihang, holt sie ihren Adler Onyx als *Krafttier* hinzu. Er begleitet sie auf ihrer Fahrt den Hang hinunter, welchen sie ganz leicht und locker bewältigt. Unten verabschiedet sie sich vom Adler. Sollte sie ihn in der nächsten Zeit wieder brauchen, wird sie ihn rufen. In der nächsten Stunde berichtet sie vom Lager. Sie hat mehr Freude und Sicherheit beim Fahren gewonnen. Sie erzählt, wie es ihr plötzlich auch leichtfalle, Freunde zu gewinnen, und wie sie jetzt mehr Kontakte habe.

Die Wirkung der Übung kann verstärkt werden, indem dem Kind ein Tier aus Holz (hier wäre es ein Adler; oft sind es Elefanten, Gämsen, Löwen) mitgegeben wird: »Dieses Tier kann dich an die Übung und an deine Kräfte erinnern. Dieses Tier war schon bei vielen anderen Kindern (natürlich nur, wenn das der Fall ist) und hat somit Erfahrung. Bitte bringe es zurück, wenn du es nicht mehr brauchst, sodass es wieder zu jemand anders gehen kann.«

Generell können bei Übungen Gegenstände wie Muscheln, Steine, Murmeln, als Anker installiert und mitgegeben werden. Die Gegenstände werden also vorübergehend mit Bedeutung aufgeladen; sie werden zu Symbolen und wirken magisch. Beim Einsatz dieser Methode ist Folgendes zu beachten:

- Dem Kind soll klargemacht werden, dass der Gegenstand, z. B. der Elefant, nicht hilft, sondern dass er das Kind an seine Kräfte erinnert.
- Der Gegenstand soll wieder zurückgebracht werden. Dieser Schritt lässt das Kind unabhängig werden.
- Mit dem Kind soll besprochen werden, wie der Gegenstand, falls gewünscht, unterwegs mitgetragen werden kann, beispielsweise in der Hosentasche. Der Gegenstand soll während des Unterrichts in der Tasche bleiben (sonst wird er vielleicht von der Lehrerin weggenommen).

Die Idee, sich selbst, andere oder Gegenstände zu schützen mittels magischer Methoden – mit einer Art von Hülle –, wird meist spontan entwickelt. Abbildung 10, die Zeichnung eines fast 6-jährigen Mädchens, zeigt ein real existierendes Haus, in dem immer wieder die Mitglieder einer großen Familie zusammenkommen, mit Balkon auf der linken Seite, mit einer real existierenden großen Metallspinne und einer Fensterfront. Das Haus wird auf magische Weise durch ganz viele Blitzableiter vor Blitz und Donnerwetter geschützt. In der Realität existiert nur ein Blitzableiter.

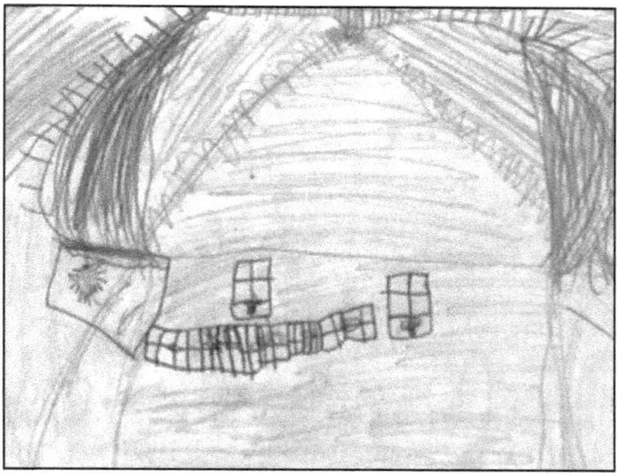

Abb. 10: Schutz durch magische Vorstellung: real existierendes Haus, geschützt durch viele Blitzableiter

In der folgenden *Schutzanzug*-Übung wird diese Idee umgesetzt.

Schutzanzug

Hier-und-Jetzt-Zustand:

- Besprechen, in welcher Situation es wichtig ist, sich zu schützen mit Schutzanzug, wann besser durch Handlung.
- Schutzanzug: Welche Art passt zu dir? Manche haben einen wattierten Mantel oder eine Jacke, manchmal mit Kapuze, andere einen aus Neopren wie ein Taucheranzug oder einen wie ein Mondfahrtanzug oder einen wie eine zweite Haut – wie stellst du ihn dir vor?
- Den Schutz beschreiben lassen.

Trance:

- Den Schutz anziehen und spüren.
- Den Schutz wieder ausziehen.

Hier-und-Jetzt-Zustand:

- Besprechen, in welcher konkreten Situation Schutz nötig ist.

- Beginn und Abschluss der Situation so wählen, dass in diesen Momenten Schutz nicht nötig ist.

Trance:

- Zum Beginn der konkreten Situation gehen.
- Den Schutz anziehen.
- Sich die feindlichen Einflüsse vorstellen.
- Suchen: Womit sind sie zu vergleichen? Sind sie wie Giftpfeile, wie eine grüne, klebrige Masse, wie ...?
- Die feindlichen Einflüsse entsprechend verwandeln.
- Darauf achten, wie sie bei Schutz abgewehrt werden: Wie genau? Fallen sie auf den Boden, gehen sie zurück, ...?
- Bis zu sicherer Stellen gehen.
- Etwas mit den feindlichen Einflüssen tun: zusammenwischen, aus dem Fenster lassen, ...
- Situation durchleben bis zum Abschluss.
- Schutzanzug ausziehen.
- Im Gedächtnis so versorgen, dass er leicht gefunden werden kann.

Hier-und-Jetzt-Zustand:

- In welchen Situationen kannst du das Gelernte anwenden?

Anwendung:

- soziale, als feindlich erlebte Einflüsse
- Einflüsse, auf die nicht in anderer Weise reagiert werden muss
- Einflüsse von außen
- parallel dazu sollte Konfliktfähigkeit aufgebaut werden

Der 12-jährige Sebastian lässt sich von seinem Fußballtrainer aus dem Konzept bringen, was seine Leistungen beeinträchtigt. Er denkt, dass ein großer Teil Angst dabei ist. Der Trainer schreit ihn während des Trainings an, äußert sich abschätzig, wertet ihn ab. Er wählt im ersten Teil der Übung eine Art Ritterrüstung aus Leichtmetall, wobei er vor dem Gesicht Plexiglas befestigt. Er findet heraus, dass er sich darin gut bewegen kann. Er hört, dass der Anzug die wichtigen Informationen des Trainers sowie andere wichtige Informationen aus dem Spielfeld durchlässt, die schädlichen Einflüsse aber abhält. Er zieht den Anzug wieder aus und versorgt ihn. Er wird aufgefordert, für die Übung eine Situation zu wählen, die eine extreme Herausforderung darstellt, in der der Trainer sich außerordentlich abwertend und aggressiv verhält, so wie es hoffentlich in der Wirklichkeit nicht vorkommt. So ist er dann auch auf extreme Situationen vorbereitet. Er geht vom

Anfang seiner Situation bis zu der Stelle, an der er den Anzug benötigt, und hält die Situation in der Vorstellung an. Dann streift er seinen *Schutzanzug* in der Form der Ritterrüstung über. In der Folge geht er durch die Situation, spielt auf dem Fußballfeld weiter. Der Trainer attackiert ihn in der Vorstellung stark. Sebastian macht sich ein Bild von diesen feindlichen Einflüssen: Er stellt sich die Attacken des Trainers als spitzige Steine vor, die an der Rüstung abprallen und aufs Fußballfeld fallen. Am Schluss der vorgestellten Situation, am Ende des Fußballspiels, wird er von der Therapeutin angehalten, mit den Steinen, die am Boden liegen, etwas zu tun. Es werden Beispiele angeführt: »Ein Kind, das sich Pferdemist vorstellte, legte ihn auf ein Rosenbeet; ein anderes Kind, das sich die Attacken in Form von Holzpfeilen vorstellte, verbrannte diese im Ofen, was warm macht. Was möchtest du tun?« Er entscheidet sich dafür, mit den Steinen einen Steingarten einzurichten. Dann zieht er den Anzug aus und bewahrt ihn sorgfältig auf. Nach der Tranceübung wird Sebastian angeregt, die Übung in der Vorstellung und dann in der Wirklichkeit zu trainieren. Er erzählt später, dass sein Spiel viel besser wurde.

4.3 Selbsthypnose, Selbstwahrnehmung, Wahrnehmen (Achtsamkeit)

4.3.1 Selbsthypnose

Während der psychotherapeutischen Arbeit kann es sinnvoll sein, dem Kind Selbsthypnose beizubringen. Damit verhilft man ihm zu Selbstverantwortung, Selbstwirksamkeit und zu einer Möglichkeit, sich selbst zu kontrollieren und zu beeinflussen. Selbsthypnose kann bei Schlafproblemen, Konzentrationsproblemen und Ängsten, Zwängen, Verstimmungen, Stimmungsschwankungen, Wutausbrüchen helfen (siehe auch: Signer-Fischer 1993c).

Einleitend wird mit dem Kind über das Phänomen der Trance gesprochen, wobei meist nicht der Begriff »Trance« sondern »in die Vorstellung gehen«, gebraucht wird: Wir alle gehen spontan mehrere Male am Tag in Trance, beispielsweise vor dem Einschlafen, beim Warten auf die Straßenbahn, in einer langweiligen Schulstunde oder wenn wir während einer Zugfahrt aus dem Fenster schauen.

Auf die Frage »Wann und wie gehst du jeweils in Trance?« erzählte ein 8-jähriger Junge, wie er in seinem Zimmer am Schreibtisch sitzt, auf einen dunkelblauen Punkt im Muster des Vorhangs starrt, das Flimmern des Sonnenlichts wahrnimmt und sich auf diese Weise selbst hypnotisiert. Bei diesem Jungen wandte ich zur Induktion der Trance eine Augenfixationsmethode an: Er sollte sich auf Augenhöhe einen Punkt aussuchen und ihn fixieren. Dabei sollte er auf die Veränderungen und das besondere Gefühl in seinem Körper achten, das sich mit seinem Atem im ganzen Körper verteilte. Er wurde darauf hingewiesen, dass er vielleicht ein Kribbeln in seinen Händen spüren würde und währenddessen irgendwann beim Ausatmen seine Augendeckel fallen lassen könnte, mit dem Bewusstsein allerdings, bei Bedarf jederzeit seine Augen wieder öffnen zu können.

Generell wird die Induktion anhand von Alltagstranceerlebnissen des Kindes erarbeitet, ausprobiert und verbessert. Für ein Kind, das mit Geräuschen in Trance gehen kann, wird eine akustische, für ein anderes, das die Hilfe von Bewegungen beansprucht, eine kinästhetische Methode gewählt. Der Inhalt einer Selbsthypnose wird auf die Situation und das Problem des Kindes abgestimmt und die passende Selbsthypnoseübung in der Therapiestunde eingeübt. Es wird vor Beginn etwa wie vor einer Prüfung besprochen, in welchen Situationen es Selbsthypnose durchführen will, zu welcher Zeit, an welchem Ort und in welcher Körperhaltung. Ein Kind, das vor jedem Diktat sehr aufgeregt ist, entscheidet sich vielleicht für eine kurze Selbsthypnose in der Schule auf seinem Stuhl mit offenen Augen. Hier wäre natürlich ein Einüben mit geschlossenen Augen im Liegen unangemessen. Dient die Selbsthypnose aber zur Entspannung (oder zum Einschlafen), kann die Trance gut in liegender Stellung induziert werden. Trance ist nicht in jedem Fall gleichzusetzen mit Entspannung und Schweregefühl. Manche Leute gehen besser mit Bewegung (z. B. Tanzen) und einem Gefühl der Leichtigkeit in Trance. Bei gewissen Situationen, z. B. bei einem Bühnenauftritt, sollte Aktivität noch möglich sein.

Selbsthypnose sollte nicht als Hausaufgabe aufgegeben werden. Das erinnert Kinder und Jugendliche an Schulaufgaben, die meistens negativ konnotiert sind. Ich kann aber ein Kind dazu ermuntern, genau zu beobachten, wie und unter welchen Bedingungen das, was wir in der Stunde vorbereitet haben, wirkt, und mir in der nächsten Stunde darüber zu berichten. Dadurch nehmen die jungen Klienten ihre Umgebung und ihr Verhalten kritisch und genauer wahr, arbeiten aktiv an der Problemlösung mit und üben in ihrem Alltag mehr Kontrolle aus. In der nächsten Stunde kann die Trance aufgrund der Berichte verbessert und korrigiert werden. Außerdem werden so gemeinsam mehr diagnostische Informationen gewonnen. Die Selbsthypnose kann ein Mittel sein, absichtlich und somit nicht unkontrolliert in Trance zu gehen und wieder aus der Trance herauszukommen, und führt zu einer besseren Selbstwahrnehmung und Selbstkontrolle. So kann Selbsthypnose gerade für jene Kinder hilfreich sein, die unkontrolliert tagträumen, sich schnell ablenken lassen oder unkonzentriert sind.

Selbsthypnose wird gemeinsam mit dem Kind gestaltet, damit sie den individuellen Bedürfnissen angepasst ist. Auch ihre Anwendung sollte zuerst gemeinsam eingeübt werden.

> Selbsthypnose hilft, allgemeine Trancezustände bewusst zu kontrollieren.

Selbsthypnose ist für viele, unter anderem für folgende Themen geeignet:

- Zugang zu Ressourcen finden
- Ressourcen stärken
- über Verhalten und Gefühle mehr Kontrolle erreichen
- die Stimmung positiv beeinflussen.

Somit wird Selbsthypnose vor allem bei depressiven Zuständen, Schlafstörungen und in Situationen, in denen mehr Kontrolle erwünscht wird (etwa bei Angstzuständen, Zwängen, Sucht und Selbstunsicherheit), eingesetzt.

Beim Einüben der Trancen werden die Kinder, Jugendlichen und Erwachsenen vom Therapeuten geführt. Die Kinder sprechen während der Trance, der Therapeut fragt jeweils, was jetzt gerade geschieht.

Hier werden einige typische Beispiele von Trancen beschrieben, die für die Selbsthypnose geeignet sind.

Die folgenden Trancen sind Ressourcentrancen, also geeignet, Ressourcen zu stärken oder aufzubauen. *Gute Momente sammeln* kann helfen, die Stimmung positiv zu beeinflussen, kann unterstützen, dass gute Elemente des Lebens besser wahrgenommen werden können, auch in sehr schwierigen Zeiten.

Gute Momente sammeln

Hier-und-Jetzt-Zustand:

- Beispiele von guten Momenten aufzählen. Sie müssen nicht großartig sein, sondern gut, z. B. weiterlesen in einem spannenden Buch, eine gute Nachricht von einem Kameraden bekommen.

Trance:

- Zum Beginn des heutigen Tages gehen.
- Sammeln von guten Momenten.
- Sich einen Überblick über die Momente schaffen, z. B. mit der Vorstellung von Bildchen, Perlen, …
- Die Sammlung im Gedächtnis ablegen und speichern, dass sie leicht wiedergefunden werden kann.

Hier-und-Jetzt-Zustand:

- Besprechen, wie das Sammeln von guten Momenten im Alltag eingesetzt werden kann, z. B. vor dem Einschlafen, bei depressiver Stimmung.

Der 11-jährige Claudius hat es im Moment schwer. Seine Eltern haben sich getrennt, nachdem der Vater Konkurs hatte anmelden müssen. Die Mutter und die Kinder mussten von einem geräumigen Haus in eine enge Dreizimmerwohnung umziehen. Die Mutter, die vorher bei den Kindern zu Hause war, geht jetzt einer beruflichen Tätigkeit außer Haus nach. Claudius hat Schwierigkeiten mit seiner Lehrerin, und er hat in der Schule Wutausbrüche. Die Lehrerin droht mit Klassenausschluss. Claudius ist oft deprimiert. Er hat das Anliegen, sich jeweils wieder in bessere Stimmung versetzen zu können. Er fragt zuerst, was ein guter Moment sei, und beantwortet seine Frage gleich selbst: Er meint, dass auch kleine Ereignisse zu guten Momenten werden können. Sein heutiger Tag begann mit dem Klingeln des Weckers. Er findet viele gute Momente: am Morgen Musik hören, das Vorfinden des Frühstücks, das ihm seine Schwester zubereitet hat, allein zur Schule gehen, das Fußballspiel vor der Schule noch im Dunkeln, ein Tor schießen und die anschließenden Gratulationen entgegennehmen und vieles mehr. Den Überblick gewinnt er mit der Vorstellung von Bildchen. Er »versorgt« und speichert die guten Momente in einem Lederbeutel, den er in eine bestimmte Gehirnfalte legt. Er berichtet in einer späteren Sitzung, dass er seine Stimmung jetzt besser beeinflussen könne.

Die folgende *Insel*-Intervention ist auch geeignet, schwierige Zeiten durchzustehen, sich zwischendurch auszuruhen, um wieder ausreichende Kräfte zu sammeln. Sie wird in der Phase der Kontrollgewinnung bei Ängsten, Phobien, Zwängen, Schmerzen und Suchtproblematiken häufig angewendet.

Insel finden

Hier-und-Jetzt-Zustand:

- Im Alltag braucht man immer wieder eine Insel, um Energie, Kraft zu tanken.
- Welche Form würde für dich passen, z. B. eine wirkliche Insel, Bergwiese, Waldlichtung, Oase in der Wüste, ein Meeresstrand, in einem Gebäude, ...?

Trance:

- In der Vorstellung darauf achten, was auftaucht. Hören, sehen, riechen, spüren.
- Sich hier einrichten, auftanken.
- Sich verabschieden im Wissen, dass man jederzeit wieder dorthin gehen kann. Mindestens in der Vorstellung.

Hier-und-Jetzt-Zustand:

- In welchen Situationen kannst du das im Alltag brauchen?

Der 14-jährige Tobias leidet an extremen Zwängen. Er braucht in seinem Alltag einen Raum, auch Zeitraum, um sich auszuruhen, damit er die Tage überhaupt durchsteht. Er wählt eine Insel aus Sand mit Palmen, legt sich in die Hängematte im Schatten, hört die Wellen des Meeres, spürt die Wärme auf seiner Haut.

Viele Leute können sich nicht auf Kommando entspannen. Es fällt ihnen oft leichter, locker zu werden, wenn dies mithilfe des Atems schrittweise geschieht. Die folgende Trance ist geeignet für Leute, die Sorgen haben, an Schmerzen, Zwängen oder einfach unter zu viel Belastung leiden. In diesem Fall ist Raum, Freiraum, eine Ressource. Diese Übung gehört auch zu den Ressourcentrancen.

Loslassen und Raum, Freiraum schaffen

Hier-und-Jetzt-Zustand:

- Bei einem Umzug sieht man oft alles durch, um eine Bestandsaufnahme zu machen. Was man nicht mehr benötigt, wird »losgelassen«. So gibt es mehr Platz.

Trance:

- Bei jedem Ausatmen kannst du etwas loslassen, gehenlassen, was du nicht mehr brauchst, nicht mehr nötig hast.
- Das können Geräusche sein (aufzählen, was gerade zu hören ist, etwa Schritte im Flur oder Motorengeräusche), die du zwar wahrnimmst, für dich aber entscheidest, dass du sie nicht nötig hast und darum ruhig gehenlassen kannst.
- Manchmal sind es innere Bilder, die gesehen werden, manchmal sind es Körperempfindungen wie Brennen, Kribbeln, Jucken. Oder Spannungen, die gespürt werden, aber befunden wird, das sie im Moment nicht nötig sind und darum gut beim Ausatmen losgelassen werden können. Es können auch Gedanken oder Sorgen sein, die im Moment als unnötig eingestuft werden und darum ruhig beim Ausatmen losgelassen werden können. Es kann auch sein, dass Gefühle, beispielsweise Ängste, Ärger oder andere wahrgenommen werden und die Entscheidung gefällt wird, sie beim Ausatmen loszulassen.
- Wenn bei jedem Ausatmen etwas losgelassen wird, was nicht mehr gebraucht wird, entsteht bei vielen Leuten ein Gefühl von Raum haben, Platz haben. Das kann wie ein Freiraum sein, nur für dich allein, der gehört ganz dir.
- Wo spürst du das vor allem in deinem Körper?
- Ich weiß nicht, wie sich dieses Gefühl bei dir anfühlt. Manche sagen, es fühle sich leicht oder hell an. Wie fühlt es sich bei dir an?
- Dann kannst du das einem Teil von dir übergeben, und ein anderer Teil von dir kann meiner Stimme folgen und einen eigenen Weg gehen.
- Du kannst dich auf den Weg machen zu einer Situation oder zu einem Ort, wo du dich frei fühlst.
- Wenn du dort bist, kannst du spüren, wie sich dieses »Freisein« anfühlt.
- Dann kannst du das zu einem guten Abschluss bringen, dich von dort verabschieden, im Wissen, jederzeit, mindestens in der Vorstellung, dorthin zurückgehen zu können.
- Du kannst dann wieder hierher zurückkommen, in diesen Raum hier, diese Zeit jetzt, die Augen öffnen und dich zurückorientieren.

Hier-und-Jetzt-Zustand:

- Gibt es noch etwas dazu zu sagen?

- Besprechen, in welcher Situation diese Trance als Selbsthypnose angewendet werden kann.

Der 12-jährige Leo leidet an Zwängen. Außerdem hat er beim Einschlafen Schwierigkeiten, weil er sich viele Sorgen macht. Beim Einüben dieser Trance erwähnt er jedes Geräusch, das zu hören ist und das ihn eigentlich stört, und lässt es beim Ausatmen gehen. Er lässt seine Spannungen, seine Zwangsgedanken, seine Sorgen los. Er spürt die Freiheit in seinem Brustraum und empfindet sie als leicht, luftig, hell. Als Ort und Situation des Freiheitsgefühls findet er das Snowboarden. Er experimentiert in der Folge auch mit dieser Übung und meint, dass sie ihn vor allem beim Einschlafen unterstützt.

Die *Baumtrance* kann eingesetzt werden, wenn sich jemand entwurzelt fühlt, mehr Bodenhaftung, Sicherheit, Stabilität braucht. In manchen Situationen ist es wichtig, wieder mehr Boden unter den Füßen zu spüren, mehr Stärke zu spüren.

Baumtrance: sich sicher verankern wie ein Baum

- Sich auf den Weg zu einem Baum machen.
- Einen guten Platz finden für den Baum, sei es allein oder mit anderen Bäumen, in unserer klimatischen Gegend oder in einer anderen, verschiedene Möglichkeiten aufzählen.
- Art des Baumes: groß, klein, Baum, den es gibt, gegeben hat, ganz in der Vorstellung gibt, bestimmte Sorte wie Laubbaum, z. B. verknorrter Ahorn, stolzer Birnbaum, Nadelbaum wie Tanne, Kiefer oder sonst ein Baum.
- Sich in die Rolle des Baums versetzen.
- Wurzeln gut im Boden drin spüren.
- Guter Stamm.
- Krone, beweglich.
- Vielleicht bewohnt von Vögeln, Insekten, anderen Tieren.
- Spüren.
- Abschließen.
- Aus Rolle herausschlüpfen.
- Sich vom Baum für den Moment verabschieden.

Natürlich gibt es ganz unterschiedliche Formen von Körperreisen. Die folgende kann hilfreich sein:

Reise durch den Körper

- Mithilfe des Atems die Aufmerksamkeit auf den Brustbereich richten. Den ganzen Brustbereich erfüllen mit der Aufmerksamkeit und dabei bemerken, was noch getan werden kann, um es sich noch bequemer einzurichten.
- Dann die verschiedenen Körperbereiche durchgehen:
  - Bauch
  - Rücken
  - Gesäß, Oberschenkel
  - Knie, Unterschenkel
  - Füße
  - Schulter, Oberarme
  - Ellbogen, Unterarme
  - Hände
  - Hals, Kopf
- Auf dem Rückweg kann einfach der Weg in umgekehrter Reihenfolge gemacht werden.

Diese Trance kann kombiniert werden mit unterschiedlichen Inhalten oder auch für sich genommen werden.

Die folgende *Blitztrance* kann beispielsweise eingesetzt werden, um sich besser wahrzunehmen, also als Ressourcentrance, um das Wohlbefinden im Körper zu spüren und zu verstärken. Sie kann zu Beginn und am Ende der Therapiestunde angewendet werden, um einen Rahmen um die Konsultation zu setzen und die Chance zu erhöhen, dass sie auch als Selbsthypnose angewendet wird.

Blitztrance

- Die Körperstelle finden, wo sich der Klient im Moment am wohlsten fühlt. Manchmal ist es im Bauchraum, im Brustraum, in der linken kleinen Zehe, in der Nasenspitze oder sonst irgendwo.
- Manchmal wird diese Stelle schnell gefunden, manchmal geht man an verschiedenen Stellen vorbei, bis die passende Stelle gefunden ist: die Stelle wo sich der Klient im Moment am wohlsten fühlt.
- Herausfinden, wo im Körper ist das? Wie fühlt es sich dort an? z. B. leicht, warm, wie Samt, wie Gotthardgranit, ...
- Achtgeben, ob die Körperempfindung schon so gut ist oder ob der Klient die Empfindung verbessern will. Wenn ja, kann er dies beispielsweise mit der Vorstellung eines Drehschalters oder eines Zooms tun.

- Wenn die Empfindung passend ist, kann die Aufmerksamkeit und die Wahrnehmung so ausgebreitet werden, dass der Körper als Ganzes wahrgenommen wird.
- Wenn es passend ist, kann die Empfindung und das Gefühl bewahrt werden, auch wenn der Klient sich von jenem Ort und jener Zeit verabschiedet und zurückkommt.

In den meisten Situationen wirkt es hilfreich, wenn Selbsthypnose eingesetzt wird. Es ist aber keine Voraussetzung für eine erfolgreiche Therapie. Bei Zwängen, Suchtverhalten und depressiven Zuständen ist Selbsthypnose meist eine Voraussetzung für eine Besserung. Dies bedingt natürlich eine eigene Motivation und einen Durchhaltewillen, was beides meist nur bei Leidensdruck erreicht werden kann.

4.3.2 Selbstwahrnehmung, Wahrnehmen (Achtsamkeit)

> Selbsthypnose kann die Wahrnehmung, die Selbstwahrnehmung unterstützen.

Manche Kinder und Jugendliche haben Mühe wahrzunehmen und sich selbst wahrzunehmen. Dieser Umstand kann verschiedene Hintergründe und auch auf verschiedene Themen Einfluss haben. Beispielsweise kann etwas, was nicht wahrgenommen wurde, auch nicht gespeichert werden. Es kann sein, dass sich ein Kind kaum konzentrieren kann, sich nicht interessiert, weil es auch nicht genau wahrnimmt. Es kann auch sein, dass es Angst macht, sich wahrzunehmen, z. B. weil dann auch Ängste, Ärger, Enttäuschung wahrgenommen werden. Manchmal ist es auch eine Schutzreaktion, um Schmerzen nicht wahrzunehmen. Es kann auch sein, dass die Wahrnehmung nicht aufgebaut wurde oder schon lange nicht mehr angewendet wurde.

Bevor an der Wahrnehmung, Selbstwahrnehmung gearbeitet wird, lohnt es sich, Vermutungen anzustellen, was wohl hinter der fehlenden Fähigkeit stehen kann. Wenn es ein Schutzmechanismus ist, muss der Schutz zuerst auf andere Art gewährleistet werden.

Der 12-jährige Laurin wird angemeldet, da er hippelig sei, nicht zuhöre, nicht gehorche und darum in der Schule disziplinarische Probleme habe und zu Hause kaum auszuhalten sei. Seine Schulleistungen sind gut, obwohl er eine Klasse übersprungen hat und nie etwas erarbeitet oder Schulaufgaben macht. Es gelingt ihm zu Beginn nicht, wahrzunehmen, zu spüren, wo er sich im Köper am wohlsten fühlt, schon gar nicht, wo im Körper und wie er die Gelassenheit ausgehend von seiner Ressourcensituation spürt. Das findet er zuerst heraus, indem er aus dem Fenster schaut, was ihm am besten gefällt. Nachdem er alle »Ich weiß nicht« und »Ist mir doch egal« überwunden hat, gelingt es ihm, genauer zu schauen und eine Pflanze auf dem Nachbarbalkon zu finden, die er am schönsten findet, da sie so grün ist. Später achtet er täglich darauf, was ihm gefällt, schreibt sich jeweils mindestens drei Elemente auf; zuerst Visuelles, dann Akustisches, erst nach und nach kommt der Geruch- und Geschmacksinn dazu (z. B. was mochte er vom Mittagessen am liebsten). Nachdem er dann auch benennen kann, was sich für ihn auf der Haut oder im Körper angenehm anfühlt, gelingt es ihm auch, die Gelassenheit zu spüren. Die Eltern berichteten, dass er sich vorher an nichts vom Tag erinnern konnte, das Essen gedankenlos in sich hineinschaufelte. Mit Laurin gemeinsam versucht der Therapeut später herauszufinden, warum er vorher Mühe mit der Wahrnehmung hatte. Laurin meint, er hätte immer Angst gehabt, dass er seine Angst spürt, dass man nicht mit ihm zufrieden sei, dass er etwas nicht richtig mache oder könne, dass er seine Wut nicht kontrollieren könne und dass wohl hinter der Wut eigentlich Hilflosigkeit sei.

Den meisten Leuten fällt die visuelle Wahrnehmung am leichtesten, gefolgt von der akustischen, dann folgen der Geruchs- und der Geschmackssinn und die kinästhetische Wahrnehmung. Oft ist es sinnvoll, bei gefühlsmäßig neutralen Wahrnehmungen zu beginnen, gefolgt von den angenehmen und später den unangenehmen.

4.4 Steuern und bremsen

In vielen Situationen muss gesteuert und gegebenenfalls gebremst werden – sei dies bei der Planung eines Festes, wobei es gilt, die Ideen zu steuern, bei handwerklichen Tätigkeiten wie Stricken oder Malen, bei sportlichen Tätigkeiten wie Fußballspielen, bei Gesprächen, in der Schule, wo eigene Beiträge gesteuert eingebracht werden müssen, was nicht zuletzt die Kontrolle der Gedanken und das Aufbringen von Konzentration verlangt.

Bei verschiedenen psychischen Störungen ist der Umgang mit diesem Lebensthema eine zentrale Schwierigkeit. Dies gilt insbesondere bei Zwängen, ADS, ADHS, »heißer« Aggression, Stottern, Tics und Suchtverhalten.

Im Folgenden wird auf ADS, ADHS und Zwänge eingegangen. Die heiße und die kalte Aggression werden im Zusammenhang mit Assoziation und Dissoziation kurz besprochen.

4.4.1 ADHS, ADS, ASS & Co.

Betroffene Kinder, Jugendliche und Erwachsene kommen entweder von sich aus oder werden von Ärzten oder der Schule in die Behandlung geschickt. Die Klienten oder ihre Umgebung leiden unter einzelnen oder Kombinationen von verschiedenen Symptomen. Dazu kommen oft psychoreaktive Folgestörungen oder Begleiterkrankungen. Einige typische Symptome der Aufmerksamkeitsdefizitstörung (ADS), Hyperaktivitätsstörung (ADHS) sind: Konzentrations- und Aufmerksamkeitsprobleme, Ablenkbarkeit, Reizoffenheit, Impulsivität, Hyperaktivität, Tagträumen, mangelnde Frustrationstoleranz, Affektlabilität und mangelnde Sozialkompetenz. Kinder, die an ADS leiden, sind oft unauffällig, sodass die Symptome, nämlich unter anderem Aufmerksamkeitsdefizit, Tagträumen, Schwierigkeiten, etwas in Angriff zu nehmen und durchzuhalten, leicht übersehen werden.

Bei der Autismus-Spektrum-Störung (ASS) sind, vor allem nach den beiden gängigen Klassifikationssystemen ICD-10 und DSM-IV, drei Merkmale kennzeichnend: Beeinträchtigung in der wechselseitigen sozialen Interaktion, in der Kommunikation und eingeschränktes, stereotypes Repertoire an Interessen und Aktivitäten. Im DSM-V müssen nur noch zwei Merkmale erfüllt sein. Zum einen das Merkmal der Beeinträchtigung in der wechselseitigen sozialen Interaktion, der Kommunikation und ein eingeschränktes, stereotypes Repertoire an Interessen und Aktivitäten.

Beim Asperger-Syndrom (ICD-10: F84.5), inkl. Autistischer Psychopathie und schizoider Störung des Kindesalters, werden qualitative Abweichungen der wechselseitigen sozialen Interaktionen und eingeschränktes, stereotypes, sich wiederholendes Repertoire von Interessen und Aktivitäten beschrieben. Außerdem wird die allgemeine Entwicklungsverzögerung bzw. der Entwicklungsrückstand der Sprache sowie der kognitiven Entwicklung beschrieben, die persistent bis in die Adoleszenz und das frühe Erwachsenenalter anhalten.

Bei ASS, ADS und ADHS kommt es häufig vor, dass die jugendlichen Klienten Mühe mit Umstellungen und Übergängen haben. Beispielsweise während des Tages, der Woche, des Jahres, vom Daheim zur Schule und umgekehrt, von der Schulzeit zum Wochenende oder von den Ferien zur Schulzeit und bei allgemeinen Lebensübergängen, wie in eine neue Klasse oder Schulstufe zu kommen.

Bei der Behandlung der genannten Symptome versteht es sich von selbst, dass neben der Arbeit im Einzelsetting die ganze Familie und das schulische Umfeld einbezogen werden und die Eltern Erziehungs- und Elternberatung erhalten.

Die folgende Tabelle 8 enthält eine Zusammenfassung der häufigsten Themen, die bei Personen mit ADS oder ADHS relevant sind. Zudem werden in dieser Tabelle mögliche Vorgehensweisen zusammengestellt und nachfolgend erläutert, die sich bei ADS oder ADHS besonders gut eignen. In Tabelle 9 finden Sie Interventionen, die besonders für ASS geeignet sind.

Übersicht über die Interventionen zu ADHS/ADS

Themen	Interventionen
Kontrolle, sich im Griff haben, Impulsivität	Auslöser finden und Ressource einsetzen in einem oder in zwei Schritten Schutzanzug (bspw. gegenüber Provokation)
unnötige Reize in den Hintergrund stellen Konzentration, Ablenkbarkeit zuhören, fokussieren	Störendes in den Hintergrund, das Wichtige in den Vordergrund Schutzanzug (bspw. gegenüber Lärm)
vorwärts machen, eine Arbeit beginnen, etwas durchziehen, durchhalten Langeweile, »Stinken« überwinden Motivation, Selbstverantwortung	Bremsen lösen dissoziieren von einem »Es« Auslöser finden und Ressource einsetzen in einem oder zwei Schritten
Ziele setzen und erreichen	Ziele setzten und erreichen
sich schützen (bspw. bei Mobbing, vor störendem Lärm oder nervösen Menschen)	Schutzanzug

Tab. 8: Themen, die häufig bei ADS/ADHS wichtig sind und Interventionen, die helfen können, diese Themen zu bearbeiten

Übersicht über die Interventionen zu ASS und Asperger

Themen	Interventionen
Kontrolle von Wutausbrüchen und Impulsen	Auslöser finden und Ressource einsetzen in einem oder zwei Schritten
sich eindenken und einfühlen	in Dissoziation Szenen und Situationen nachspielen mit Figuren sich in andere einfühlen (Vier Stühle)
von außen eine Situation betrachten, analysieren	mit Bildschirmvorstellung: Analyse einer Situation und eine verbesserte Variante machen (mit Bildschirmvorstellung)
Umgang mit Reizen, schwierigen Aspekten von außen	Störendes in den Hintergrund, das Wichtige in den Vordergrund Insel finden: zwischendurch Energie tanken, ausruhen Schutzanzug ungesunde Gedanken in gesunde verwandeln
umstellen, einstellen	im Tagesablauf zwar Regelmäßigkeiten haben, aber immer kleine Veränderungen einbauen Kind erraten lassen, was heute anders ist Kind, Jugendlicher selbst macht täglich etwas anders mental verschiedene Varianten von zukünftigen Situationen einüben Weiche umstellen bei Übergängen
Anweisungen befolgen	Kartenspiele, z. B. Spiel am Esstisch
auf Unvorhergesehenes reagieren	Was mache ich wenn? besprechen sich mehrere Versionen eines zukünftigen Ereignisses in Dissoziation (Bildschirm, Figuren), in Assoziation vorstellen, durchgehen mental verschiedene Varianten von zukünftigen Situationen einüben

Tab. 9: ADS/ADHS/ASS – Themen und Vorgehensweisen

Erziehungsberatung bei ADS, ADHS und ASS

Folgende Themen werden abgefragt, auf die problematischen Themen wird dann im Verlauf der Beratung eingegangen. Dabei geht es um individuelle und familiäre Themen. Für jedes Kind, jeden Jugendlichen muss individuell herausgearbeitet werden, was für die junge Person gesund ist:

Themen, an denen vor allem bei ADS, ADHS gearbeitet werden sollte:

- Schlafen: Genug und regelmäßiger Schlaf, einschlafen, durchschlafen
- Medienkonsum: dazu gehören TV, Filme, Computerspiele, chatten, etc. Menge (= Dauer des Konsums), Qualität des Inhalts (was genau wird geschaut, getan?), kann die Tätigkeit unterbrochen werden? (Suchtcharakter), Zeitpunkt des Medienkonsums
- genug Bewegung: oft reicht Schulturnen nicht aus
- Essen: Regelmäßigkeit und Qualität
- klarer Erziehungsstil: Grenzen setzen, Konsequenz, aber dennoch genug Raum lassen.

Themen, an denen vor allem bei Asperger, Autismus-Spektrum-Störung (ASS) gearbeitet werden sollte:

- Bindungen, Beziehungen, Reaktionen auf die verschiedenen Familienmitglieder; allgemeiner Umgangsstil innerhalb der Familie
- Fähigkeit, sich umzustellen von einer Tätigkeit zu einer anderen, Reaktion auf Ereignisse. Wird das innerhalb der Familie erwartet (oder wird ganz den Wünschen des Kindes entsprochen)?
- Kontakte zu anderen Kindern, Jugendlichen, Freunden; Fähigkeit, sich an ein Spiel anzupassen, Regeln zu befolgen. Wie ist der Familienstil: Hat die Familie Außenkontakte? Haben die Eltern auch je einzeln Freunde? Was haben Freundschaften für einen Stellenwert (versus: Man braucht keine Freunde, ich war auch schon Einzelgänger, man muss auf sich schauen)?
- Fähigkeit, Anweisungen zu befolgen (versus: Kinder sollen sich entfalten, eigenen Willen durchsetzen); »Egoismus«, nicht teilen können

- »Nein« zu akzeptieren, Wutanfälle, Schreien besser zu kontrollieren; von der Erwartung und Haltung Abstand nehmen, dass alles, was erwartet wird, eintrifft, möglich gemacht wird (z. B. am Morgen muss immer ein Schoggijogi genau an bestimmter Stelle, bestimmte Marke, auf Frühstückstisch stehen)
- Fähigkeit, sich in andere Personen einzudenken, einzufühlen
- Interessen, Tätigkeiten, Nahrungsmittel, die gegessen werden, erweitern: schrittweise Einsicht, Fähigkeit zu Perspektivwechsel verstärken.

Ein Thema, das häufig von Eltern und Lehrkräften vorgebracht wird, ist das »Nichtzuhören«. Dieses Symptom kann verschiedene Gründe haben, sei es, dass die Kinder nicht zwischen wichtigen und unwichtigen Reizen unterscheiden können und darum zeitweise alle Reize ausschalten, sei es, dass es ihnen »stinkt« und das Zuhören zu anstrengend ist oder dass sie ihre komplette Aufmerksamkeit ganz vertieft auf einen anderen Inhalt, meist das Spielen, gelenkt haben. Auch in solchen Situationen geht es vor allem darum, dass sie mehr Kontrolle und Selbstverantwortung gewinnen. Die folgende Übung kann dazu beitragen.

Leitung putzen

- Situation finden, in der es schwierig ist zuzuhören.
- Zusammen Modell entwickeln: Reiz kommt durchs Ohr, in das Gehirn, wird verarbeitet, gibt Befehl z. B. an Hände, Beine, diese führen ihn aus.
- Zum Anfang der Situation gehen.
- Gehörter Reiz kommt.
- Was passiert? Was ist los?
- Leitung unterbrochen, schmutzig, verstopft. Entsprechend handeln.
- Reiz weitergehen lassen, bis Befehl von Händen richtig ausgeführt.

Der 8-jährige Samuel wird durch das Kinderspital angemeldet. Er wurde dort abgeklärt und medikamentös sowie psychotherapeutisch behandelt. Seine Wutanfälle, seine Konzentrationsschwierigkeiten und seine fehlende Frustrationstoleranz bereiten sowohl seinen Eltern als auch der Lehrerin Sorgen. Seine Schulleistungen seien sehr schlecht und entsprächen gar nicht seiner intellektuellen Begabung. Samuel besucht eine spezielle Schule, in der auf alle seine Schwierigkeiten eingegangen wird. Die Familie besteht aus den Eltern, seinem

12-jährigen Bruder, der eine Sprachheilschule mit Internat besucht, und Samuel. Die Eltern wirken resigniert und müde. Die Mutter meint, dass sie es nicht mehr lange aushalte und dass Samuel wohl auch in ein Internat gehen müsse. Für sie ist das dringendste Problem, dass Samuel nicht zuhöre und schon gar nicht gehorche. Samuel ist darüber orientiert, dass sich schnell etwas ändern oder dass er sonst in ein Heim muss. Er möchte gerne zu Hause bleiben. Dann macht die Therapeutin mit ihm die oben dargestellte Übung *Leitung putzen*. Samuel beschreibt eine typische Situation: Er spielt mit der Holzeisenbahn, seine Mutter ruft ihn zum Essen. Er findet eine Leitung, die vom Ohr zum Gehirn führt. Eine weitere führt vom Gehirn zu den Beinen und Händen. Er findet die Leitung vom Ohr zum Gehirn verstopft und putzt sie mit einem Kaminfegerbesen in Miniformat. Im Gehirn wird der Reiz verarbeitet und geht dann ohne weiteres zu den Händen und Füßen, denn es liegt keine weitere Verstopfung vor. Er räumt die Sachen weg, steht auf und geht zum Tisch. Diese Übung macht er danach zu Hause und in der Schule. Die Mutter berichtet, dass er besser zuhöre. Dieses Thema muss einige Wochen später aufgefrischt werden. Zum nächsten Thema wird die Konzentration. Samuel erreicht eine bessere Konzentration mit der Übung *Auslöser finden und Ressource einsetzen*. Er muss zunächst den Auslöser für das Verlieren der Konzentration finden und daraufhin die Ressource einsetzen. In der Folge wird von der Lehrerin ein neues Thema aufgebracht: Samuel habe Mühe, seine Arbeiten zu beginnen, und wenn er dann endlich damit angefangen habe, höre er doch immer wieder auf. Darum wird folgende Übung durchgeführt:

Bremsen lösen

- Situation finden, in der es wichtig ist, die Bremsen zu lösen und loszufahren, z. B. eine Arbeit beginnen oder weiterzumachen.
- Sich eine Vorstellung von einem Fahrzeug machen, mit dem man losfahren möchte, z. B. einem Mercedes, einem Rennauto...
- Sich in der Vorstellung ins Auto setzen und losfahren, bis Stockung, Bremsung eintritt.
- Nachschauen, was los ist, z. B. Handbremse angezogen, kein Benzin mehr, Motorschaden, ...
- Den Schaden beheben und weiterfahren.
- Bei nächster Bremsung denselben Durchgang, bis das Ziel erreicht ist.
- In der Realität sich das Fahrzeug vorstellen. Bei Bremsung nachschauen, was los ist, und den Schaden beheben. Sofort weiterfahren.

Samuel wählt einen Mercedes. Beim Starten ist die Handbremse angezogen. Er kann sie lösen. Unterwegs hat er einen Motorschaden, den er behebt und so ans Ziel gelangt. Auch diese Übung macht er im Schulalltag und bei den Hausaufgaben selbst. Samuel bereitet es Mühe, bei äußeren und inneren Widerständen an der Aufgabe zu bleiben und Stolpersteine zu überwinden. Er gibt schnell auf und sagt, er könne es sowieso nicht. Mit der folgenden Übung gibt es eine Besserung:

Widerstände überwinden und das Ziel erreichen mit einer Darstellung am Boden

Hier-und-Jetzt-Zustand:

- Situation beschreiben, in der man steckt.
- Ziel festlegen, wo man hinwill.
- Beurteilen, ob das Ziel angemessen ist.
- Mit einem Gegenstand das Ziel auf den Boden legen.
- Mit einem Gegenstand die Position kennzeichnen, wo man gerade ist.
- Mit Klötzen oder Stiften den Weg legen, von der gegenwärtigen Position bis zum Ziel.
- Sich ein symbolisches Bild machen vom Ziel (z. B. Bergspitze, Wiese, Haus).

Trance:

- Sich bildhaft in die Situation hineinversetzen, da, wo man gerade steckt.
- Von hier aus Ziel ins Auge fassen.
- Den Weg gehen.
- Widerstände (z. B. Mauer, Graben, Klebstoff) erkennen.
- Widerstände überwinden (Kletterseil, Sprung, Lösungsmittel).
- Das Ziel oder einen befriedigenden Zustand erreichen.
- Spüren, wie es sich anfühlt, das Ziel erreicht zu haben.

Samuel wählt eine Hausaufgabensituation. Ziel ist die Fertigstellung der Aufgaben. Er findet zuerst Klebstoff an den Händen, den er mit Lösungsspray entfernt. Die Gummibänder, die ihn im Folgenden hindern, durchschneidet er. Seine Schulleistungen stabilisieren sich, und er wohnt immer noch zu Hause.

Bei dem 8-jährigen Ramon ging es darum, die richtige Geschwindigkeit für seinen Schulweg zu finden, für den er bis jetzt viel zu lange brauchte. Er stellt in einem ersten Schritt den Schulweg mit Klötzen dar. Zuerst probiert er mit dem blauen Auto, wie schnell er fahren kann. Bei zu hoher Geschwindigkeit (Abb. 11), die zwar Spaß macht, stößt er mit dem blauen Auto mit einem anderen zusammen. Dann findet er die zwei Busse interessant und findet mit ihnen heraus, wie schnell sie fahren können, dass sie schnell genug sind und doch nicht zusammenstoßen (Abb. 12). Nach dieser Konsultation legte er den Schulweg zwar schneller als vorher zurück, aber noch nicht schnell genug. Er findet beim Analysieren heraus, dass auf dem Schulweg immer wieder »Es« auftauchen, wie »›Es‹ stinkt mir, zur Schule zu gehen«, »›Es‹ ist schöner draußen als in der Schule«. Er stellt wieder den Schulweg dar. Dieses Mal ist es eine Holzfigur, mit der er sich selbst spielt. Er macht mit der Holzfigur den Schulweg. Bei jedem »Es«, das bremst, macht er sich eine Vorstellung und überwindet das »Es« dann in der Vorstellung, z. B. »Es stinkt mir« wird eine Wolke, die er beiseiteschiebt und so die Sicht frei wird und er den Weg mit der Holzfigur fortsetzt. Beim nächsten »Es«, »Es ist schönes Wetter« (und ich möchte draußen bleiben), spürt er einen großen Ball auf den Füßen, der ihn am Weitergehen hindert. Er legt ihn in der Vorstellung beiseite und geht weiter, überwindet jedes »Es«, bis er pünktlich in der Schule ankommt.

In seinem Fall haben wir die Intervention verbunden mit einer Dissoziation und einem Rollenspiel mit einer Figur, Klötzen. Natürlich kann die ganze Intervention auch ganz in der Vorstellung gemacht werden und jeweils in der realen Situation auch metaphorisch überwunden werden.

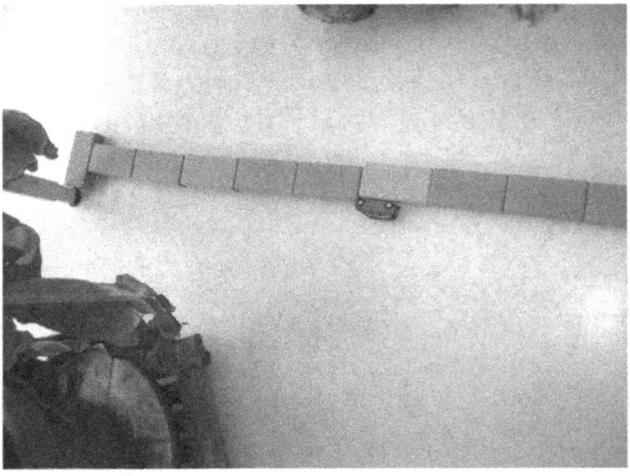

Abb.11: Bei zu großer Geschwindigkeit kann ein Absturz erfolgen

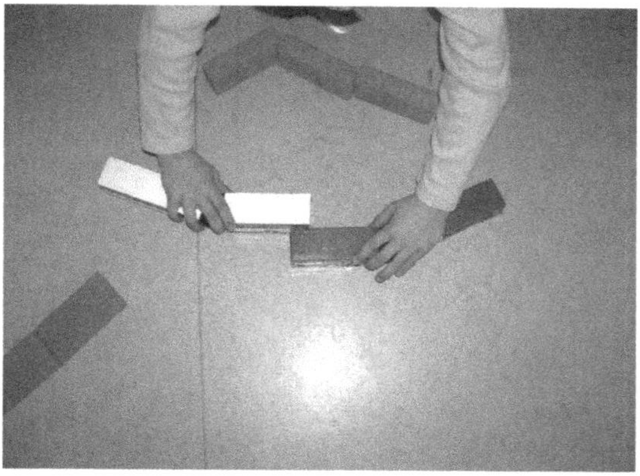

Abb. 12: Bremsen und Steuern: richtige Geschwindigkeit ohne Zusammenstoß

Dissoziieren von einem »Es«

- Das »Es« kann auftauchen, wenn einem etwas »stinkt« (Es stinkt mir, Es ist schönes Wetter, und ich will nach draußen). Es kann eine Lustlosigkeit oder ein Hindernis sein, z. B. während des Hausaufgabenmachens. Manchmal wird es formuliert als »aber« (aber ich kann nicht, aber ich habe keine Lust, ...).

Hier-und-Jetzt-Zustand:

- Eine Situation finden, in der das »Es« auftaucht, z. B. Hausaufgaben machen.

Trance:

- Zum Anfang der Situation gehen und die Situation bis zum »Es« (z. B. es stinkt mir) laufen lassen.
- Die Situation anhalten.
- Das »Es« in der Vorstellung aus dem Körper nehmen und ihm eine Gestalt geben, z. B. eine Regenwolke, ein Stein, der auf dem Blatt liegt.
- Etwas tun, dass es nicht mehr stört, z. B. Regenwolke vors Fenster schicken, Stein vom Blatt nehmen.
- Die Situation weiterlaufen lassen, z. B. mit den Aufgaben fortfahren, bis wieder ein »Es« auftaucht. Jedes Mal, wenn »Es« auftaucht, verwandeln, etwas mit Gestalt machen, dass der Vorgang (z. B. die Hausaufgabe) ungestört abgeschlossen werden kann.

Hier-und-Jetzt-Zustand:

- Besprechen, wie diese Methode in der realen Situation angewendet werden kann.

Die Intervention kann ganz in der Vorstellung gemacht werden oder in einem Rollenspiel in der Dissoziation, wie das Fallbeispiel mit Abbildung 13 von Ramon zeigt.

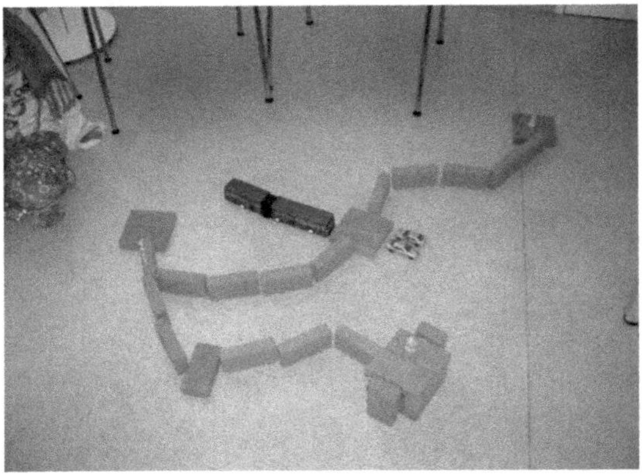

Abb. 13: Mit dem »Dissoziieren von einem ›Es‹« werden die Widerstände auf dem Schulweg mental überwunden, um das Ziel – hier die Schule – zu erreichen

4.4.2 Kontrolle von Stuhl und Urin, einnässen und einkoten

Vor allem Kinder, selten Jugendliche werden wegen einnässen, einkoten angemeldet, am häufigsten kommt das nächtliche Einnässen vor.

Wie bei allen Themen geht es im ersten Schritt darum herauszufinden und Hypothesen zu bilden, was hinter dem Symptom stecken kann, sei es innerhalb der Familie, dem Einzelnen, was alles schon unternommen wurde (etwa verhaltenstherapeutische Methode wie Tabelle mit Regenwolke und Sonnenschein, Weckhose), mit welchem Erfolg, ob es sich um primäres Symptom oder sekundäres handelt, warum die Familie gerade jetzt Unterstützung sucht.

Bei allen Formen ist angemessene Kontrolle ein zentrales Thema.

Hinter dem primären nächtlichen Einnässen steht meist eine Reifeverzögerung und ein sehr tiefer Schlaf. Oft kommt es innerhalb der Familie gehäuft vor. Meist liegen kaum andere Einflüsse vor, weder Trauma noch anderes. Es kommt darauf an, warum die Familie jetzt das Symptom angehen will und ob die betroffene Person, der Junge oder das Mädchen, bereit sind, Aufwand zu betreiben, mehr Kontrolle zu bekommen. Kindern äußern beispielsweise, dass sie unbedingt ein Lager oder Kameraden besuchen und dort übernachten wollen. Manchmal haben sie einfach genug vom Windelntragen oder vom nassen Bett. Es kann auch sein, dass die Eltern vor allem finden, jetzt sei es Zeit, dass ihr Kind auch in der Nacht trocken sei, aber das Kind hat keine sehr große Motivation, daran zu arbeiten.

Wenn die Voraussetzungen geklärt sind, wird auch geklärt, ob das Kind in anderen Bereichen angemessene Kontrolle und Selbstverantwortung hat (wenn nicht, soll vorher oder gleichzeitig daran gearbeitet werden). Beispielsweise soll das Kind evtl. das Bettzeug selbst wechseln, in die Waschmaschine legen, in anderen Lebensgebieten wie Hausaufgaben, einkaufen, selbstständig werden.

Es gehört auch dazu, dass klar ist, dass die Mitarbeit des Kindes nötig ist und dass das Symptom nicht mit Hypnose wie durch ein Wunder verschwindet. Sind diese Voraussetzungen erfüllt, kann gut mit dem Kind mit Selbsthypnose gearbeitet werden. Die Blasenkontrolle ist die Verantwortung des Kindes. Es macht auch die Selbsthypnose selbstständig und sollte nicht von den Eltern dazu ermahnt werden müssen.

Auch wenn körperliche Gründe hinter der fehlenden Kontrolle steckt, kann Selbsthypnose helfen, mehr Kontrolle zu gewinnen. Oft werden auch praktische Abmachungen getroffen, dass während einer begrenzten Zeit, z. B. während eines Lagers oder Besuchs bei Freunden, medikamentös unterstützt werden kann und wie evtl. Windeln unbemerkt entsorgt werden können.

Voraussetzung zur Selbstverantwortung und Selbstkontrolle beinhaltet auch, dass das Kind sich dem Thema stellt, sich damit konfrontiert und darüber redet. Das Thema ist oft mit Scham besetzt.

In der Trance wird zuerst die Blase und der Blasenausgang angeschaut, evtl. wird der Ausgang verbessert. Dann wird darauf geschaut, ob die Wahrnehmungssensoren vorhanden sind, die messen, ob die Blase voll ist, ob die »Leitung« zum Gehirn gut funktioniert oder ob sie evtl. »verstopft« ist. Im Gehirn wird geschaut, ob der Signalknopf zur Handlung, entweder aufzuwachen und auf die Toilette zu gehen oder einfach so auf die Toilette zu gehen oder, wenn die Blase noch nicht voll ist (z. B. Reizblase), keine Reaktion, funktioniert. Es dient der Selbstwirksamkeit, dass alles selbst repariert wird.

Blase kontrollieren

- Den ganzen Vorgang der kontrollierten Blasenentleerung verstehen, kontrollieren, reparieren und bereit machen.

Hier-und-Jetzt-Zustand:

- Der Therapeut und der Klient erstellen gemeinsam eine Zeichnung. Diese stellt die Blase dar, welche ein Ventil und eine Anzeige hat. Wenn die Blase voll ist, wird ein Signal an das Gehirn gegeben, sodass der Klient aufsteht und das WC besucht. Beim Ausgang der Blase gibt es eine Klappe, einen Ausgang, der willentlich geöffnet und geschlossen werden kann. Von der Blase gibt es eine Leitung zum Gehirn. Sobald die Blase voll ist, wird ein Signal ans Gehirn gesendet, nachts weckt das Gehirn das Kind auf. Das Gehirn wiederum sendet ein Signal durch eine Leitung an die Beine, dass diese sich auf den Weg zum WC machen. Beim WC wird die Klappe geöffnet, die Blase entleert sich. Da ist es wichtig, dass sie sich vollständig entleert. Die Blase entleert sich selbstständig. Es ist nicht nötig zu drücken, damit es schneller geht. Ist die Blase entleert, wird die Klappe geschlossen.
- Der Klient wird darauf vorbereitet, dass in der Trance jeder Schritt durchgegangen wird, um zu sehen, was nicht klappt und noch verbessert werden muss.

Trance:

- In der Vorstellung wird die Aufmerksamkeit auf die Blase gerichtet.
- Der Klient kontrolliert, repariert und verbessert alle möglichen Mängel. Beispielsweise wird bei einer verstopften Leitung von der Blase zum Gehirn einmal durchgeputzt (z. B. Leitung von Blase zum Gehirn ist verstopft: durchputzen mit Kaminfegerbesen)

Hier-und-Jetzt-Zustand:

- Der Therapeut erklärt, dass diese Kontroll- und Reparaturtrance jedes Mal vor dem Einschlafen durchgeführt werden soll.

Die 12-jährige Ramona möchte gerne nachts trocken werden, denn sie findet es mühsam, im Lager und bei Übernachtungen bei Freundinnen im Geheimen ihre Windeln zu entsorgen. Das ganze Thema ist ihr sehr peinlich, und zu Beginn wollte sie nicht darüber reden. Ihre jüngeren Geschwister sind schon lange trocken. Erstaunlicherweise wird sie wegen des Nässens von niemandem gehänselt. Auch die Eltern fanden, dass sie selbst entscheiden soll, wann sie das Thema angehen will. Zu diesem Zeitpunkt ist es für sie selbstverständlich, nachts Windeln zu tragen, diese am Morgen zu entsorgen. Wenn das

Bett trotzdem nass ist, die Betttücher in die Waschmaschine zu legen, das Waschprogramm zu starten, abends frische Betttücher aufzuziehen. Sie hat genug Freunde, verabredet sich mit ihnen, zeigt gute Schulleistungen, macht Sport und Musik. In der Familie ihres Vaters kommt Bettnässen vor. Sie zeichnet das ganze System von Blase, Meldungen, Leitungen, kontrolliert und repariert in Trance und führt das jeden Abend vor dem Einschlafen durch. Ramona braucht insgesamt nur drei Sitzungen, zwei im Abstand von einer Woche, eine drei Monate später, um zu überprüfen, ob die Wirkung anhält, und nur diese Intervention, um ihre Blase künftig auch nachts zu kontrollieren.

Gelegentlich kommt auch Einnässen am Tag vor. In diesem Fall spielen meist auch noch körperliche Ursachen eine Rolle.

Der 9-jährige Ralph nässt auch tagsüber. Obwohl er und seine Eltern sich sehr bemühen, kann es vorkommen, dass der Uringeruch von Schulkameraden wahrgenommen wird. Er hat zwar Freunde, ist sich aber immer wieder nicht sicher, ob er bei ihnen auch ankommt, möchte es allen recht machen. Er bemüht sich sehr in der Schule, obwohl seine Schulleistungen sehr gut sind, leidet er an großen Ängsten zu versagen und hat auch Prüfungsangst, spricht sehr leise und bei Unsicherheit undeutlich. Er übernimmt dann zu viel von seinen Freunden, hilft viel, erledigt Sachen für sie. Er kann sich sehr stark in etwas vertiefen, wie Spiele, Aufgaben, sodass er nichts mehr um sich herum wahrnimmt und auch seinen Körper nicht mehr spürt. Auch er macht zuerst eine Zeichnung von der Blase, da, wo der Urin herausgeht, der Leitung zum Gehirn, der Leitung zu den Beinen. Auch er kontrolliert zuerst in der Stunde alles, findet heraus, dass es wohl an der Leitung von der Blase zum Gehirn liegt. Er putzt diese Leitung mit Flaschenputzer, flickt die Signalanlage im Gehirn. Dann ist er damit zufrieden. Diese Intervention wendet er tagsüber immer wieder zwischendurch an und nachts vor dem Einschlafen. Tagsüber ging es dann darum, daran zu denken, das WC aufzusuchen. Dazu machte er sich in der Vorstellung ein »Fernrohr«, das er vom Spielen oder Rechnen, der Tätigkeit, auf den Körper, die Blase richtet und so den Harndrang wahrnimmt. Ralph »drückte«, wenn er beim WC war, um es schnell hinter sich zu bringen. Es passierte immer wieder, dass er einen »Krampf« bekam, was er als sehr schmerzhaft beschrieb. Wir fanden heraus, dass er besser am WC »die Klappe« zur Blase öffnet und es dann dem Körper überlässt, den Urin gehen zu lassen, sodass die Krämpfe seltener auftraten. Zu Beginn der Stunde zählt er inzwischen immer auf, was alles gut läuft. Vorher kamen ihm vor allem die schlechten Dinge in den Sinn. Vor Weihnachten wurde klar, dass er alles von seinen Schulkameraden spürt, vor allem, wenn es ihnen schlecht geht, wenn sie an ihn Erwartungen haben. Darum führen wir den *Schutzanzug* ein, in seinem Fall einen Taucheranzug, der gegen die Stimmungen und Erwartungen der anderen schützt und die wichtigen Infos wie Unterricht durchlässt. Gleichzeitig arbeiten wir immer parallel an der Kontrolle des Urins. Nach drei Monaten und sieben Sitzungen berichten Eltern und Ralph, die Blasenkontrolle sei wesentlich besser. In der Folge arbeiten wir an der Selbstsicherheit und angemessenen Leistungserwartungen, Umgang mit Ängsten. In seinen Fall führen wir das *Ungesunde Gedanken in gesunde verwandeln* ein, für die Gelassenheit fand er die Mondsichel, die das leichte Brustgefühl holen kann. So konnte er die Ängste und Sorgen besser kontrollieren, und die Lehrkräfte berichteten, dass er jetzt normal laut spreche. Nach sieben Monaten und elf Sitzungen war er über längere Zeit Tag und Nacht trocken, fühlte sich sicherer, und wir schlossen die Therapie ab.

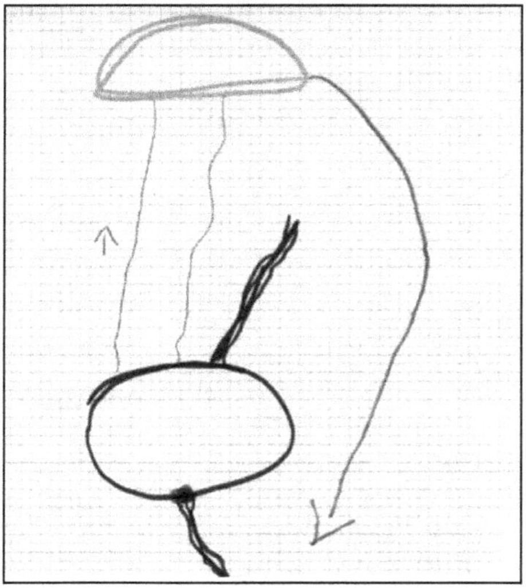

Abb. 14: Ralph zeichnet Blase, Ausgang mit willentlich verschließbarer Klappe, Leitung zum Gehirn, Leitung vom Gehirn zu den Beinen mit Pfeil, Leitung vom Gehirn zur Blase, damit diese weiß, wann Ralph am WC ist und die Klappe geöffnet werden kann

Einkoten kann unterschiedliche Formen haben. Manchmal geht es vor allem darum, dass das Kind nicht wahrnimmt, wann es den Drang hat. Dann geht es vor allem darum, dass die Körperwahrnehmung und Körperkontrolle gestärkt werden, und es kann ähnliches Vorgehen wie beim Einnässen angewendet werden.

Es kann sein, dass der Stuhlgang (kann auch beim Urin sein) nur in die Windel und nicht ins WC gemacht werden kann. Häufig ist es dann so, dass das Kind eine Windel verlangt und z. B. im Wohnzimmer in die Windel stuhlt. In diesem Fall wird oft berichtet, dass das Kind nicht aufs WC »kann«, es tue weh und/oder es hätte einfach Angst, manchmal kommen sogar Panikattacken vor. In diesem Fall kann ähnlich wie bei einer Angststörung gearbeitet werden: Ziel erarbeiten, schrittweise eine Besserung erreichen, z. B. zuerst wird nur im WC gestuhlt, zwar noch in die Windel, dann schrittweise, mit Windel aufs WC setzen etc., bis der Stuhlgang ins WC erfolgt.

Es kann auch sein, dass das Kind zu irgendeinem Zeitpunkt einfach in die Hose stuhlt. Meist bemerken diese Kinder sehr wohl, wann sie »müssen«, gehen aber nicht zum WC und weigern sich, eine Windel zu tragen. Oft ist die Elternarbeit unabdingbar, denn es geht häufig auch um angemessene Verantwortung, Macht, Konsequenz, Aggression.

> Der 8-jährige MARCO hat schon zwei Klinikaufenthalte hinter sich. Am Ende jedes Aufenthaltes ist es ihm innerhalb der Klinik gelungen, den Stuhl aufs WC zu machen, er wurde aber sofort zu Hause wieder rückfällig. Er hat einen um zwei Jahre älteren Bruder, der behindert ist und viel Aufmerksamkeit erfordert. Beide Eltern sind sehr bemüht um ihre Kinder. Marco sagt, er sehe nicht ein, warum er auf dem WC stuhlen soll, es sei ja die Pflicht der Mutter, ihn jeweils zu säubern, es sei viel bequemer gerade da, wo er sei, zu stuhlen, und der Gestank, das Geschmiere störe ihn nicht. Er hat einige Kameraden, mit denen er spielt. Er weigert sich aber, eine geordnete Freizeitbeschäftigung zu machen wie ins Karate oder zum Musikunterricht zu gehen, obwohl es ihm die Eltern ermöglichen könnten. Wir arbeiten zuerst daran, was wessen Verantwortung ist, was in welchem Alter (wenn keine Behinderung vorliegt) angemessen ist. Mit den Eltern wird erreicht, dass sie konsequenter sind, ihn bei erwünschtem Verhalten allgemein verstärken, Beachtung schenken. Er soll sich nach dem Stuhlgang selbst säubern, die Kleider auswaschen und in die Waschmaschine legen. Die Eltern finden auch wieder mehr Nähe zueinander, trotz der großen Herausforderungen der Kinder, indem mehr Entlastung eingerichtet wird. Jeder Entwicklungsschritt wird mit Marco jeweils in Trance vorbereitet, dabei werden mit der Intervention *Widerstände*

überwinden und das Ziel erreichen mit einer Darstellung am Boden die Stolpersteine, Widerstände wahrgenommen und überwunden, bevor er den Schritt in der Realität umsetzt. Der ganze Prozess dauerte ein halbes Jahr und erforderte großen Aufwand auch von den Eltern.

Neben dem Thema Kontrolle, Selbstwirksamkeit, Selbstverantwortung steht manchmal auch vor allem beim Einkoten das Thema Macht im Raum. Kot kann betrachtet werden als das erste, was das kleine Kind produziert. Manchmal versucht ein Kind Kontrolle, Macht über eine Situation zu bekommen, indem es den Kot zurückhält oder eben gehenlässt an unangemessenen Orten. Einkoten wirkt oft sehr machtvoll gegenüber den Eltern, meist der Mutter. Oft hat es etwas Rebellisches, Trotziges an sich. Die Erwachsenen stehen dem Einkoten meist machtlos gegenüber.

4.4.3 Mehr Kontrolle und Umgang mit Suchttendenzen

Im Prinzip können alle Kinder und Jugendliche Gefahr laufen, eine Sucht zu entwickeln, sei es, dass sie zu viel oder zu wenig essen, Substanzen konsumieren, kaum mehr Kontrolle über das Gamen oder den allgemeinen Medienkonsum haben. In gewissen Situationen (z. B. Unterforderung, Sportverletzung, Verlust von Freunden oder bei gewissen Schwierigkeiten, wie ASS, ADS oder Schmerzen) besteht größere Gefahr, eine Sucht zu entwickeln. Sucht bedeutet, die Kontrolle über ein Verhalten zu verlieren; meist entsteht ein Drang, mehr desselben zu erhalten, ähnlich wie bei Zwängen. Durch die Sucht wird ein großer Teil der Lebensenergie gebunden und steht nicht mehr für die gesunde Entwicklung zur Verfügung. Sei es beispielsweise beim Gamen, dass Kinder, Jugendliche nicht mehr zur Schule gehen oder für die Schule arbeiten, im realen Leben stattfindende Freundschaften nicht mehr pflegen und zu wenig schlafen. Bei anderen vorhandenen Lebensthemen, zum Beispiel bei Ängsten und Zwängen, ist es besonders schwierig für Kinder und Jugendliche, Motivation zu bekommen, mehr Kontrolle über die Sucht und das Verhalten zu gewinnen und eine Behandlungsmotivation zu entwickeln. Auch bei diesem Thema ist die Unterstützung durch und die Zusammenarbeit mit der Familie, besonders den Eltern, unabdingbar.

Intrinsische Motivation kann durch das Vorliegen von Symptomen wie Leistungsabfall, Konzentrationsschwäche oder Schlafstörungen oder manchmal durch Einsicht, und/oder den Willen zur Autonomie (versus Abhängigkeit) also Selbstwirksamkeit, entwickelt werden.

Manchmal hilft extrinsische Motivation, beispielsweise, dass die Eltern Konsequenzen ziehen (etwa Handyentzug) oder dass eine Versetzung in eine andere Klasse droht.

Alle Interventionen, die zu mehr Kontrolle und Einfluss verhelfen, können angewendet werden, also auch diejenigen, die zur Behandlung von Zwängen aufgeführt werden.

Die 16-jährige Flavia, die dritte von vier Kindern, die aus einer differenzierten, sorgfältigen, gut gebildeten Familie stammt, selbst über eine sehr gute intellektuelle, musische, sportliche Begabung verfügt und schon immer ASS-Symptome zeigte, wird wegen Schwierigkeiten mit Gleichaltrigen angemeldet. Sie hat Probleme, verbindlichen Kontakt zu pflegen, sie zeigt schnell Langeweile und Ungeduld, und wenn sie etwas erarbeiten muss, entwickelt sie massive Wutanfälle, wobei sie ihr Zimmer mehrere Male total zerstörte. Sie weigert sich, weiter Sport zu treiben (sie ist sehr sportlich, gehörte mehreren Sportteams an), und jetzt neuerdings geht sie nicht mehr zur Schule. Schon im Familiengespräch wird klar, dass sie exzessiv gamt, kaum schläft, nicht mehr am Familientisch erscheint, also zu wenig isst und ihre Entwicklungsthemen wie Schulleistungen, Freunde, Kommunikation mit anderen, auch den Familienmitgliedern, vernachlässigt. Die Wutanfälle treten immer dann auf, wenn der Vater das Handy entzieht oder das Internet blockiert. Flavia findet eine Psychotherapie und auch ein Coaching absolut überflüssig, denn sie habe ja keine Probleme, ihr gehe es gut. Die Brüder und die Eltern sind sich einig, dass sie ihre unfreundliche explosive Art, ihre Untätigkeit, ihr Unbeteiligtsein an den familiären Aufgaben, Pflichten, Unternehmungen nicht mehr länger hinnehmen wollen. Sie waren sich einig, dass wenn sich nichts ändere, Flavia in ein Internat gehen müsse, was sie selbst ablehnte. Diese extrinsische Motivation führte dann dazu, dass sie mitarbeitete. Natürlich traten, wie bei den meisten Behandlungen in Zusammenhang mit Sucht, noch viele Hindernisse auf, wie dass sie nicht zu den Terminen erschien, die Mutter Erbarmen hatte und sie mit Geld für den Schulbesuch belohnte, sie Wege fand, die Struktur des Medienkonsums zu unterlaufen, Rückfälle hatte. Als die Behandlung auf Initiative der Eltern abgeschlossen wird, hat sie die Sucht besser im Griff, besucht die Schule, die Leistungen sind einigermaßen befriedigend und die Wutanfälle besser. Dennoch ist sie untergewichtig, betreibt kaum Sport und hat immer noch wenig Gleichaltrigenkontakt.

Ein wichtiger Teil der Behandlung ist die Begleitung der Familie, der Eltern. Unter anderem ist es wichtig, die Eltern immer wieder zu ermutigen, konsequent zu sein und durchzuhalten, als ein Team am gleichen Strick zu ziehen. Mit Flavia wurde daran gearbeitet, welche Entwicklungsaufgaben bei ihr relevant waren und wie sie sie bewältigen kann. Themen waren unter anderem auch Identität, Kontrolle, Selbstwirksamkeit, sich interessieren, eine Arbeit anpacken und durchhalten sowie Kommunikation. Zu Beginn hatte sie das Anliegen, gelassener (versus Wutanfall) zu bleiben und den Drang zu gamen in Kontrolle zu halten, was sie mit den Interventionen *Auslöser finden und Ressource einsetzen, Ungesunde Gedanken in gesunde verwandeln* und *Störendes in den Hintergrund, das Wichtige in den Vordergrund* bewältigte. Sie wollte dann auch die Schulleistungen verbessern, beeinflusste ihre Konzentration mit *Etwas bewusst auf die Seite legen, Weiche umstellen bei Übergängen, Linse scharfstellen.* Ihr machte es Spaß, für sich immer wieder die passende Intervention zu finden, um sie anzuwenden. Normalerweise sollten nicht zu viele verschiedene Interventionen angewendet werden, sodass der Klient selbst den Überblick behält.

Mit Medien- und Handysucht verhält es sich ähnlich wie mit Sucht in Zusammenhang mit Essen. Totale Abstinenz ist nicht möglich, und der Klient muss bessere Kontrolle gewinnen, mehr Selbstwirksamkeit entwickeln.

Im Folgenden wird näher auf den Aspekt der Nahrungsaufnahme eingegangen. Die Prinzipien im Umgang mit Suchttendenzen können auf andere Themen übertragen werden.

Angemessene Nahrungsaufnahme: Umgang mit Suchttendenzen in Zusammenhang mit Essen

Nahrungsaufnahme, Essen und Appetit sind, wie Schlafen, sehr zentral in unserem Leben. Auch in der Kinder- und Jugendzeit sind sie im Familienalltag ein zentrales Thema. Außerdem sind sie auch für die körperliche, seelische und soziale Gesundheit wichtig.

Kinder haben genetische Dispositionen in Zusammenhang mit Nahrungsaufnahme, zum Beispiel die Präferenz für süßes und salziges Essen oder die Ablehnung von den Geschmäckern sauer und bitter. Es gibt Hinweise darauf, dass Kinder auf den Energiegehalt im Essen reagieren und die tägliche Nahrungsaufnahme so ziemlich gut regulieren können. Individuelle Unterschiede in dieser Regulationsfähigkeit wurden bereits im Vorschulalter nachgewiesen. Solche unterschiedlichen Selbstregulationsfähigkeiten stehen wahrscheinlich unter anderem in Zusammenhang mit unterschiedlichen Essgewohnheiten in der Familie. Wenn die Eltern den Kindern beispielsweise beim Essen nur sehr wenig Möglichkeiten zur Selbstkontrolle geben, entwickeln diese eher eine weniger gut ausgeprägte Selbstregulation bezüglich der Nahrungsaufnahme als Kinder, die schon früh mitbestimmen können was, wann und wie viel sie essen wollen (Garner, Olmstead u. Polivy 1983).

Schon im Kindesalter kommen Auffälligkeiten in der Nahrungsaufnahme vor, sei es dass zu wenig, zu viel gegessen wird oder auch zu stark auf gewisse Nahrungsmittel eingeschränkt wird.

Probleme in Zusammenhang mit zu wenig essen, zu wenig Kalorien aufzunehmen und zu wenig Körpergewicht zu haben kommen zwar immer noch häufiger bei Mädchen vor, aber es gibt auch viele Jungen, die daran leiden. Zu wenig essen, zu wenig Gewicht haben kann auch in Zusammenhang mit essen und erbrechen stehen (Bulimie, Binge eating).

Gelegentlich gibt es auch einfach Essattacken mit zu viel essen, Ungesundes essen, manchmal mit anschließendem Erbrechen.

Essen kann auch sehr restriktiv sein, sei es dass Diäten eingehalten werden, Aspekte peinlichst beachtet werden, was gesund, biologisch ist, was für den Menschen, die Umwelt gut ist. So gibt es zum Beispiel Kinder, die vegan essen und sich so immer mehr einschränken, dass gar eine Anorexie oder eine andere Essstörung daraus resultiert. Wenn dann (selbstgemachte oder allgemein gültige z. B. bei Übergewicht) Regeln nicht eingehalten werden, kann ein schlechtes Gewissen entstehen.

In Zusammenhang mit der Nahrungsaufnahme steht vor allem im Jugendalter häufig ein »Wettbewerb«, ein Leistungsanspruch, wer die beste Ernährung, die meisten Muskeln und den kleinsten Fettanteil, die schönste Figur (schlank, große Brüste und gut geformten Hintern bzw. Sixpack) hat.

Kinder und Jugendliche machen oft anderen gegenüber Bemerkungen über Körperformen, seien es Komplimente (du bist schön schlank, du hast abgenommen) oder Abwertungen (du bist fett, du bist ein Mops). Solche Bemerkungen treffen sehr und können sehr schädliche Auswirkungen auf die Betroffenen haben, können zu Mobbing, sozialer oder selbstgemachter Isolation führen, negativen Einfluss auf das Selbstbild und den Selbstwert haben sowie Suchttendenz verstärken.

Risiko- und Schutzfaktoren für gestörtes Essverhalten

Hier sind sowohl individuelle, also intrapsychische als auch interpsychische Faktoren zu beachten.

Wenn uns Risikofaktoren bekannt sind, können wir daraus Schutzfaktoren ableiten und vice versa. Daraus können Erkenntnisse für die Prävention und die Beratung, Erziehungsberatung und Psychotherapie gewonnen werden.

Nach Brunner und Resch (2008) können folgende intrapsychische Risikofaktoren des Individuums aufgezählt werden:

- Zufriedenheit mit dem eigenen Erscheinungsbild korreliert positiv mit besseren Beziehungen zu Gleichaltrigen und negativ mit sozialen und emotionalen Problemen. Häufig kommt jedoch Unzufriedenheit mit der eigenen körperlichen Erscheinung vor, was zu Diätverhalten führen kann. Daher stellt Unzufriedenheit mit dem eigenen Körper einen Risikofaktor für eine Essstörung dar.
- Vor allem bei jungen Menschen (besonders Frauen) kann das Vergleichen mit Mitmenschen zu mehr Unzufriedenheit mit dem eigenen Aussehen führen.
- Nicht das tatsächliche Gewicht, sondern die Vorstellung, zu dick zu sein, ist der entscheidende Risikofaktor für eine Essstörung.
- Medien, soziale Medien vermitteln oft extrem schlanke Vorbilder. Dadurch kann der Eindruck entstehen, dass das vermittelte Idealbild erfüllt werden muss und man nur schön, beliebt und erfolgreich sein kann, wenn man schlank ist.

Auf einige intersystemische, familiäre Risikofaktoren weisen Ystrøm, Niegel und Vollrath (2009) hin. Sie stellten die Hypothese auf, dass Kleinkinder (ca. 18 Monate) von unsicheren und wenig belastbaren Müttern ungesünder ernährt werden als solche von selbstsicheren und selbstbewussten Müttern. Das Experiment wurde mit 28.000 Müttern durchgeführt. Diese bekamen 36 verschiedene Gerichte und Getränke vorgelegt und mussten entscheiden, wie oft und wie viel sie von diesen Nahrungsmitteln ihren Kindern geben würden. Es zeigte sich, dass emotional unausgeglichene, ängstliche und traurige, rasch aufbrausende und wenig selbstbewusste Mütter ihre Kinder ungesünder ernähren. Ihre Kinder erhalten mehr süße und fettige Speisen, jedoch bekommen sie trotzdem auch ausreichend Obst und Gemüse.

Solchen Müttern mangelt es an Durchsetzungsvermögen, und sie zeigen ein inkonsequentes Verhalten gegenüber ihren Kindern. Die Mütter versuchen die Kinder zu kontrollieren, doch sie werden selbst von ihren eigenen Kindern kontrolliert. Sie versuchen dann, ihre mangelnde Kontrolle durch mehr Kontrolle auszugleichen. Sie verbieten ihren Kindern beispielsweise Süßigkeiten, doch das Verbot verstärkt das Verlangen nach Süßigkeiten bei den Kindern noch mehr. Deshalb versuchen die Kinder, ihre Mütter durch schreien, weinen oder Wutanfälle zu überzeugen. Das gelingt ihnen schließlich auch, denn die Mütter können dem nicht lange standhalten. Die Kinder bekommen ihre Süßigkeiten (operante Konditionierung).

Familienmahlzeiten sind wichtig und sollten eine zentrale Rolle in der Familie spielen. In der Erziehungs- und Familienberatung kann auf folgende Faktoren in Zusammenhang mit essen hingewiesen werden:

Negativ auf das Essverhalten kann sich folgendes auswirken:

- Wenn keine Familienmahlzeiten stattfinden und sich jeder irgendwie, z. B. aus dem Kühlschrank, ernährt.
- Wenn es während des Essens oft Streit gibt, kann das allen Familienmitgliedern den Appetit verderben. Das familiäre Zusammensein und das Essen kann negativ konnotiert werden.
- Wenn während des Essens ausgefragt wird oder nur eine Person spricht.
- Während des Essens beschäftigen sich alle oder einige mit dem Handy (früher Zeitung lesen)
- Wenn sich eine oder mehrere Personen aus den Familienmahlzeiten ausklinken, z. B. der Vater, der arbeiten muss, der Jugendliche, der an Misophonie leidet und darum nicht am Tisch essen kann.
- Wenn ungünstige Essregeln bestehen, z. B. der Teller muss leer werden.
- Wenn keine Regeln, kein Maß, keine Zeit festgelegt ist, wenn nach Minuten die ersten aufspringen und sich vom Tisch entfernen.
- Wenn Themen wie Loyalität und Bindung oder Macht, Druck, Erpressung in Zusammenhang mit essen ins Spiel gebracht werden.
- Wenn durch essen Verwöhnung, Zuwendung, Versorgung stattfindet.

Es lohnt sich, sich Gedanken zu machen, immer wieder neu gemeinsam zu besprechen, was gesund ist, was zur Familienphase passt: So ist bei Jugendlichen oft nur maximal eine Familienmahlzeit pro Tag möglich oder gar eine bis zwei Mahlzeiten pro Woche, z. B. Sonntagabend. Das wären dann »heilige« Zeiten. Oft hilft auch die Familienregel, dass alle (auch die Eltern) das Handy in einen Behälter legen vor dem Essen.

Hilfreich kann in der Erziehungs- und Familienberatung sein, wenn auf die Familienmahlzeiten hingewiesen und zusammen herausgefunden wird, wie oft und in welcher Form sie stattfinden können, sei es ein bis zwei Mal pro Tag, pro Woche oder mindestens z. B. am Sonntagabend.

Die Tischregeln passen sich natürlich dem Alter und dem Entwicklungsstand der Kinder an, z. B.:

- Man darf nur sagen, was man mag, nicht, was man nicht mag, nicht »Wääh!«.
- Man probiert von allem, man darf drei Sachen haben, wovon man nicht probieren muss.
- Man muss pro Tag von jeder Ernährungsgruppe genug essen.
- Familie sitzt mindestens 20 Minuten gemeinsam am Tisch.
- Zuerst wird alles aufgetischt, während des Essens muss niemand aufstehen.
- Alle geben vor dem Essen Handy, iPad etc. ab.
- Am Tisch nicht diskutieren, streiten.
- Gepflegte Konversation.

Wenn genug Nahrung vorhanden ist, geht es dann darum, eine gesunde Balance zu finden:

- In der Menge der Nahrungsaufnahme: nicht zu viel, nicht zu wenig.
- In der Qualität der Nahrungsaufnahme: Die Qualität kann eingeschätzt werden bezüglich Kaloriengehalt, wie gesund, nachhaltig, biologisch etwas ist, was drin enthalten ist.
- Der Nahrungsaufnahme einen angemessenen Stellenwert einräumen (nicht ständig dran denken, aber auch nicht vergessen, ignorieren).

Eine Essstörung bedeutet, dass etwas aus der Balance geraten ist.

Bei zu wenig Nahrungsaufnahme, Anorexie, ist meist auch das Köperbild gestört, im Denken ständige Beschäftigung mit Nahrungsaufnahme. Risikofaktoren für eine Essstörung sind:

- Spezifisch stabil:
  - Frühgeburt und Geburtstraumata
  - Sauerstoffmangel u. ä.
  - Weibliches Geschlecht
  - Nichtasiatische Ethnie
- Spezifisch variabel:
  - Adoleszenz
  - Frühes Erwachsenenalter
  - Ein negatives Körperbild
  - Gewichtssorgen.

Sexueller Missbrauch, familiäre Interaktion, Familiengeschichte, erniedrigtes Selbstwertgefühl, Perfektionismus und Leistungssport gelten teilweise als prädisponierend, konnten jedoch bei der Analyse von Risikofaktoren entweder nicht bestätigt werden oder müssen durch weitere Studien repliziert werden.

Nach Legenbauer et al. (2014, S. 25) können biologische, soziokulturelle (Schlankheitsideal, Peers, Familie), familiäre (Interaktionsmuster), individuelle (Perfektionismus, niederer Selbstwert, körperliche Unzufriedenheit) und kognitive Grundannahmen als Entstehungsbedingungen eine Rolle spielen. Als auslösendes Ereignis werden ganz unterschiedliche Begebenheiten aufgezählt, wie gemeine Bemerkungen von Kameraden, Ablehnung durch eine Person, Diäten, Gruppendruck, Darminfekt. Als Kernsymptome werden von Legenbauer et al. (2014) Einstellungen und Gedanken, gestörtes Essverhalten, Selbstwertung abhängig von Figur und Gewicht genannt, als aufrechterhaltende Bedingungen restriktives Essverhalten, Stress, Lernerfahrung, dysfunktionales Coping und dysfunktionale kognitive Prozesse.

Oft ist es im Nachhinein schwierig herauszufinden, wie die Nahrungsaufnahme aus der Balance geriet. Ist die Essstörung einmal entstanden, kann es schwierig sein, die Balance wiederzufinden. Handelt es sich bei diesem ungesunden Lebensmuster auch um eine Sucht, dann spielen das ungesunde Körper- und Selbstbild, Regulation von Emotionen, Stress eine wichtige Rolle. Auch in Zusammenhang mit starken Ängsten und Zwängen kann das Essverhalten aus der Balance geraten in Richtung Anorexie.

Als Lebensthemen in Zusammenhang mit zu wenig essen begegnen mir vor allem: einen gesunden Umgang mit Leistung zu finden, angemessene Ziele zu setzen (versus Perfektionismus), einen gesunden Selbstwert, eine gesunde Form von Kontrolle und Selbstwirksamkeit, ein angemessenes Selbstbild, Körperbild, Körperwahrnehmung (statt Völlegefühl), Selbstgespräche zu entwickeln, einen sorgfältigen Umgang mit sich selbst aufzubauen. An diesen Themen lohnt es sich in der Behandlung zu arbeiten.

Die 14-jährige Svenia wird eigentlich wegen einer Intelligenzabklärung angemeldet. Im Rahmen des Familienerstgesprächs beginnt die Mutter im Elterngespräch zu weinen, und die Eltern berichten, dass ihnen Svenia große Sorgen macht. Sie esse am Familientisch kaum etwas, habe in kurzer Zeit extrem viel Gewicht verloren und betreibe exzessiv Sport. Bis vor ca. drei Monaten sei das ganz anders gewesen. Ihre Tochter sei eher ein wenig pummelig gewesen, hätte zur Bewegung sehr motiviert werden müssen. Svenia ist erleichtert, dass das Thema auf dem Tisch ist. Sie nervt aber vor allem, dass sie von den Eltern jetzt auf einmal zum Essen gedrängt werde. In der ersten Phase findet sie, sie hätte kein Problem mit dem Essen. Sie berichtet aber große Ängste, dass sie ihre Schulleistungen nicht erbringe, plötzlich schlechte Noten hätte, aus dem Gymnasium fallen würde, kann am Abend nicht aufhören mit Lernen, weil es ja nie genug ist. Sie fühle sich unwohl, wenn sie nicht am Morgen und am Abend mindestens eine Stunde Fitness mache. In der ersten Phase arbeiten wir daran, dass sie Ziele angemessen setzt, sowohl schulisch als auch bezüglich Fitness. Dass sie, wenn sie die Ziele erreicht hat, sich dafür lobt und dann ruhig sein kann. In diesem Zusammenhang wird die Intervention *Ungesunde Gedanken in gesunde verwandeln* eingeübt. Zuerst statt »Es reicht nicht, ich habe sicher eine schlechte Note« »Ich gebe mein Bestes«, später in Zusammenhang mit der Nahrungsaufnahme »Ich habe nachher ein Völlegefühl, mir wird übel«, »Ich habe angemessen gegessen«. Dazu kommt *Auslöser finden und Ressource einsetzen*, in diesem Fall statt Angst, Nervosität jetzt Gelassenheit, die mit einem warmen Bauchgefühl wahrgenommen und mit einer Wolke verankert wird. Später wird auch mit dem Teil gearbeitet, der nicht essen will, dünn bleiben will, dem Suchtdruck mit *Chef werden über einen anderen Teil von sich*. In ihrem Fall war es ein giftgrüner Kobold, der ihr immer wieder einredete, dass sie zu dick sei, kein Mensch sie gern habe. Sie fragte ihn, warum er sie plage, und er antwortete, dass er gern habe, wenn sie auf ihn höre und sich ihm zuwende. Sie hat mit dem Kobold verhandelt, ihm täglich ein Zeitfenster eingeräumt und ihm in dieser

Zeit Aufmerksamkeit geschenkt. Später hat sie sich manchmal nicht mehr ganz so »brav« verhalten, wie sie dachte für ihre Eltern sein zu müssen, einmal die Aufgaben nicht gemacht, einmal zu spät nach Hause gekommen, ... Dadurch war es mit der Zeit nicht mehr nötig, sich täglich dem Kobold zu widmen. Das Thema Essen blieb aber weiter ein Thema, auf das sie achten muss, vor allem in Stresssituationen.

Chef werden über einen anderen Teil von sich

- Situation finden, in der ein schädlicher, zerstörerischer Teil von mir wirksam ist.
- Situation anhalten.
- In der Vorstellung aus dem Körper herausnehmen.
- Diesem zerstörerischen Teil eine Gestalt geben, z. B. grüner Kobold, Kröte, Schreihals.
- Mit dieser Gestalt in Kontakt treten, z. B. fragen, Warum und wofür bist du da? Warum störst du mich?
- Einen Weg finden, mit diesem Teil einen Umgang zu finden, z. B. einen Handel abschließen (z. B. ich schaue mehr zu mir und du lässt mich in Ruhe), ihn zu erziehen, zähmen, nicht zerstören, Chef werden von diesem Teil. Daran arbeiten, bis ein gesunder Umgang gefunden wurde, dieser Teil gehorcht, gezähmt ist.
- Was braucht dieser Teil? Wie kann er genährt werden? Z. B. mehr Schlaf, Zeit für Bewegung, lesen, ...
- Den Teil nähren.

Zu viel Nahrungsaufnahme, kann zu Adipositas führen. Auch hier dreht sich das Denken oft zu stark um Nahrungsaufnahme. Oft fühlt sich der Betroffene von anderen Personen ausgegrenzt, sodass ein Teufelskreis entsteht: Einsamkeit, Frust, zu viel Essen, ...

Natürlich kann es aus verschiedenen Gründen dazu kommen. Meist spielen verschiedene Faktoren mit, etwa genetische Faktoren, Umwelt- und Lebensbedingungen, körperliche Inaktivität (Reinehr, Dobe u. Kersting 2010).

Hilbert (2008) berichtet zum Verlauf von Adipositas, dass ohne Therapie die Betroffenen meist immer mehr zunehmen. Eine Therapie könne in den meisten Fällen zumindest helfen, das Gewicht zu halten und die Situation nicht noch zu verschlimmern. Je nach Ausgangslage werde das Gewicht sogar normalisiert. Gewichtsabnahme alleine sei nicht das einzige Erfolgskriterium: Wichtig ist v. a. eine langfristige Umstellung des Ess- und Bewegungsverhaltens. Zu schnelle

Gewichtsabnahme führt oft zu einer Wiederzunahme (Jojo-Effekt). Auch würden adipöse Menschen oft negativ bewertet, diskriminiert bzw. ihnen negative Eigenschaften zugeschrieben (Stigmatisierung, z. B. faul, willensschwach). Besonders in jungen Jahren könnte Adipositas auch für die Entstehung von psychischen Störungen verantwortlich sein.

Übergewicht ist oft schwierig anzugehen. Manchmal sind alle Familienmitglieder eher übergewichtig. Dann gilt es, mit der ganzen Familie am Ess-, Koch- und Ernährungsverhalten zu arbeiten. Manchmal ist es so, dass nur ein Familienmitglied zu viel Gewicht auf die Waage bringt.

Berge et al. (2014) weisen in ihrer Längsschnittstudie auf den Schutzfaktor von Familienmahlzeiten gegen Jugendfettleibigkeit hin. Es handelt sich um eine Längsschnittstudie, die über zehn Jahre dauerte. Untersucht wurde über diese Zeitspanne, ob sich die gemeinsamen Familienmahlzeiten mit den Jugendlichen auf das Übergewicht und die Fettleibigkeit im jungen Erwachsenenalter auswirken. Die Ergebnisse zeigten, dass es grundsätzlich eine signifikante Korrelation zwischen der Häufigkeit der Familienmahlzeiten während des Jugendalters und einer reduzierten Wahrscheinlichkeit gibt, zehn Jahre danach an Übergewicht oder Fettleibigkeit zu erkranken – im Vergleich zu Jugendlichen, die nie gemeinsam mit der Familie speisen.

Daraus lässt sich ableiten, dass Familienmahlzeiten ein wichtiger Schutzfaktor für die Entwicklung des Jugendlichen sind, der Übergewicht und Fettleibigkeit im jungen Erwachsenenalter vermindert. Spezialisten empfehlen daher mindestens ein bis zwei gemeinsame Familienmahlzeiten pro Woche, damit dieser Schutzfaktor gewährleistet wird. Mahlzeiten mit den Großeltern oder an einem anderen Mittagstisch haben ebenso einen positiven Effekt.

Oft ist es wichtig, in diesem Zusammenhang an folgenden Lebensthemen zu arbeiten: Soziale Fertigkeiten, Umgang mit Frustration, Emotionen, Körperbild – Selbst- und Körperbild, Körperwahrnehmung (Sättigungsgefühl), Umgang mit sich selbst (sich nicht nur mit Nahrung nähren), Umgang mit Suchtdruck.

Der 10-jährige MICHA wird durch die Eltern angemeldet, weil er am Tisch maßlos isst, auch zwischendurch viele Süßigkeiten zu sich nimmt, mit seinem Taschengeld Chips kauft und die auf dem Schulweg verspeist. Er war zwar nie sehr schlank, hat aber in letzter Zeit stark zugenommen, möchte nicht mehr ins Judo gehen. Sie berichten, dass er sich auch sonst wenig bewegt, sich viel seltener als früher mit seinen Kameraden trifft, ständig am Handy hängt und viel gamt, seine Schulleistungen sinken. Seine drei Geschwister (er ist der dritte in der Geschwisterreihe) und die Eltern sind eher schlank und normalgewichtig und alle recht sportlich. Weder im Familienerstgespräch noch zu einem späteren Zeitpunkt konnten stichhaltige Gründe herauskristallisiert werden, warum Micha in letzter Zeit besonders Mühe hat, sich in der Nahrungsaufnahme zu mäßigen. Mit Micha und der Familie haben wir dann folgende Hypothesen aufgestellt: Es kann sein, dass Micha, da er als einziges der Geschwister nicht hochbegabt ist (aber über einen durchschnittlichen IQ verfügt), sich dumm vorkommt (er äußert sich oft darüber beim Hausaufgabenmachen) und sich den Frust mit Essen stillt. Dass er sich immer wieder ungerecht behandelt vorkommt, da in seiner Wahrnehmung nur er bei Nahrungsaufnahme und Handykonsum Grenzen gesetzt bekommt (die Geschwister sind anderer Meinung), er sich jetzt in der vierten Klasse mehr anstrengen muss als in den vorherigen Schuljahren. Sein erstes Anliegen ist, dass er nicht mehr ausrastet, wenn er Grenzen gesetzt bekommt (essen, Handy…), dass er sich selbst Grenzen setzen kann, durchhält beim Hausaufgabenmachen und so seine Noten verbessern kann. Er findet, er sei in der Klasse gut integriert und habe auch sonst genug Freunde.

Mit ihm wird zuerst, um mehr Kontrolle zu bekommen über den »Suchtdruck«, das Bedürfnis mehr zu essen, mehr am Handy zu sein, und um die Ruhe zu bewahren die Intervention *Auslöser finden und Ressource einsetzen* durchgeführt (statt Ärger, Wut und Suchtdruck mehr Gelassenheit, das dazugehörende Körpergefühl, das weite Brustgefühl, verankert mit einem Kristall. Dann wird die Intervention *Ungesunde Gedanken in gesunde verwandeln* eingeübt und immer wieder trainiert. Später werden die Interventionen *Auf gesunde Art sich erfüllt fühlen* und *Bedürftige Teile nähren* durchgeführt. In Zusammenhang mit dem Suchtdruck wird *Störendes in den Hintergrund, das Wichtige in den Vordergrund* geübt. Dadurch gelang es Micha, selbstständiger zu werden, mehr Kontrolle über das Essen und den Handykonsum zu erreichen.

Auf gesunde Art sich erfüllt fühlen

Hier-und-Jetzt-Zustand:

- Besprechen, auf welche Art sich die Person nähren kann, abgesehen von »Essen« (Süßigkeiten, viele Kalorien), z. B. Waldspaziergang, mit Kameraden etwas unternehmen, Ski fahren, ein Buch lesen. Jeweils besprechen, ob das eine gesunde Variante ist oder nicht, z. B. kann Serien schauen, gamen in gewissen Situationen gesund sein, in anderen nicht. Entscheiden, welche ein gesundes Nähren darstellen.
- Gemeinsam besprechen, welche Tätigkeit im Moment ausgewählt wird. Zu dieser Tätigkeit eine konkrete Situation finden.

Trance:

- In der Vorstellung in diese Situation gehen. Das Gefühl spüren, sich auf gesunde Art erfüllt zu fühlen. Evtl. verstärken. Bei Bedarf ein Symbol dazu finden.

Hier-und-Jetzt-Zustand:

- Zurückkommen. Besprechen, in welcher Situation neben der Möglichkeit, die unerwünschte Tätigkeit auszuüben, das Gefühl geholt werden kann, z. B. vor dem Kühlschrank, beim Passieren des Kiosks.
- Falls sinnvoll und nötig, gerade noch in Trance, mental diese Situation trainieren.

Bedürftige Teile nähren

Hier-und-Jetzt-Zustand:

- In welchen Situationen wird Bedürftigkeit bemerkt? Situation, in der ich mich bedürftig fühlte.
- Was sind das für Teile? Maximal fünf identifizieren, benennen, beschreiben.

Trance:

- In die Situation gehen, in der die bedürftigen Teile spürbar sind (abfragen: Bist du da?)
- Welchen Teil nimmst du zuerst? Wenn nötig alle Teile nochmals aufzählen.
- Diesen Teil aus sich, aus dem Körper herausnehmen (Wie? Z. B. mit Staubsauger, Spaghettizange, Besen, ...).
- Diesem Teil eine Gestalt geben (Tier, Gegenstand, Figur).
- Zum nächsten Teil gehen (jeweils für Teil zwei bis vier die o. g. Punkte wiederholen).

- Die Gestalten um sich herum gruppieren, wie es passt.
- Entscheiden, welchem Teil man sich zuerst zuwendet.
- Was braucht die Gestalt?
- Geben, was die Gestalt braucht, den Teil nähren.
- Einen Teil nach dem anderen nähren: Was braucht die Gestalt? Das geben (die o. g. Punkte für alle Teile einzeln).
- Alle genährten Teile wahrnehmen, fühlen.
- Nochmals überprüfen, ob alle Teile gut genährt sind.
- Die genährten Teile in sich hineinnehmen.
- Spüren, wie sich das anfühlt.
- Gefühl, Wahrnehmung bewahren.

Hier-und-Jetzt-Zustand:

- Gibt es noch etwas dazu zu sagen?
- Zuerst der Sache ins Auge blicken, erst dann nähren.
- Ein Durchgang ca. 20 Minuten.

Indikation und Kontraindikation

Indikation:

- fast überall einsetzbar
- beeltern
- z. B. Schmerz als Gefühl.

Kontraindikation:

- wenn es nicht geht, etwas aus sich herauszunehmen
- dissoziierte Personen (die Dissoziation und Assoziation noch nicht gelernt haben)
- psychotische Personen (wenn »im Schub«, sonst schon).

Lebensthemen, die bei der Thematik mehr Kontrolle über die Nahrungsaufnahme und allgemein bei Suchttendenzen häufig vorkommt, sind: Sich selbst beeltern, sich auf verschiedener Ebene nähren, Autonomie, selbstständig werden versus abhängig sein, Umgang mit Suchtdruck, sich anstrengen, Aufwand auf sich nehmen, durchhalten.

Interventionen, die in Zusammenhang mit Suchttendenzen häufig passen:

Themen	Intervention
Suchtdruck, mehr Kontrolle	Auslöser finden und Ressource einsetzen ungesunde Gedanken in gesunde verwandeln
Umgang mit Suchtdruck	Störendes in den Hintergrund, das Wichtige in den Vordergrund
Umgang mit dem zerstörerischen Teil	Chef werden über einen anderen Teil von sich
Wohlbefinden, Körpergefühl	Baumtrance loslassen und Raum, Freiraum schaffen Insel finden Reise durch den Körper
sich selbst beeltern, auf gesunde Art auf sich schauen	bedürftige Teile nähren auf gesunde Art sich erfüllt fühlen
gesundes Gleichgewicht z. B. bei Nahrungsaufnahme, Medienkonsum	Gleichgewicht: Zwei Hände

Tab. 10: Relevante Themen in Zusammenhang mit Suchttendenzen und passende Interventionen, mit denen die Themen angegangen werden können

4.4.4 Mehr Kontrolle und Umgang mit Stimmungen und Aggression

Aggression kommt bei jungen Kindern, Schulkindern, Jugendlichen und natürlich Erwachsenen vor.

Eine Aggression enthält eine Schädigungsabsicht, einen tatsächlichen physischen, psychischen oder materiellen Schaden sowie eine Normverletzung. Sie kann in heiße und kalte Aggression eingeteilt werden, wobei eine Unterscheidung nicht immer klar möglich ist.

Bei sogenannter *heißer Aggression* verliert der Aggressor die Kontrolle, was bedeutet, dass er selbst stark mit Emotionen (Wut) beteiligt ist. Oft geht es darum, dass eine Bindung bedroht ist oder nicht gelingt. Bei dieser Art der Aggression sollen Themen behandelt werden, welche sich damit beschäftigen, wie wieder mehr Kontrolle gefunden werden kann *(Auslöser finden und Ressource einsetzen)*, welche auch Selbstwirksamkeit, Selbstvertrauen und Selbstverantwortung stärken sowie die Frustrationstoleranz erhöhen und das Sozialverhalten behandeln. Diese Form der Aggression ist einfacher zu beeinflussen als die kalte Aggression.

Bei der *kalten Aggression* wird die Aggression ganz »cool«, ohne unkontrollierte eigene Gefühle ausgeübt. Hier sind Themen, welche Einfühlungsvermögen, Eindenken und die ethnisch-moralische Entwicklung fördern, besonders wichtig. Oft fehlt es dem Aggressor bei dieser Aggressionsform an der Fähigkeit, sich zu binden, oder die Bindung gelingt ihm nicht.

Lebensthemen für beide Arten der Aggression sollten Themen sein wie: Analysieren der Taten, sich den Taten stellen, Freizeitgestaltung, Schuld, Verantwortung, Selbstverantwortung, Aufbau von Empathie, die prosozial angewendet wird, Konfrontation mit den Folgen (und den geschädigten Personen), Rachegefühle, Wiedergutmachung, ethisch-moralische Entwicklung, Strafe, Sinn des Lebens und etwas für die Gemeinschaft tun.

Es gibt verschiedene Ausdrucksformen der Aggression. Sie kann beispielsweise direkt oder indirekt (z. B. Schädigung der Person oder deren Besitz), offen gezeigt oder verdeckt-hinterhältig, nach außen oder innen gewandt (Autoaggression), körperlich oder verbal ausgeübt werden.

Manchmal können Faktoren herausgeschält werden, warum jemand aggressiv ist, oft aber auch nicht. Hinter der Aggression kann Angst stehen (z. B. sich bedroht fühlen), eine verzerrte Selbst- und Fremdwahrnehmung, Überforderung (z. B. zu viele Reize), Hilflosigkeit, fehlende Impulskontrolle, Stimmungstief, oft auch Machtanspruch, seinen Willen durchzusetzen. Sie kann oft als gelerntes Verhalten verstanden werden, sei es Modelllernen oder dass die Person Erfolg hat mit Aggression: Sei es dass sie sich durchsetzen kann, ihren Willen bekommt oder damit die eigenen Ängste abreagiert werden, ohne zugeben zu müssen, dass Angst vorliegt. Dabei kann auch die Gewaltdarstellung in den Medien eine zentrale Rolle spielen.

Wie bei jedem anderen Lebensthema sollte auch bei Aggression auf die möglichen Hintergründe des aggressiven Verhaltens eingegangen werden, sei es intersystemisch, wenn beispielsweise Gewalt innerhalb der Familie angewendet wird, Vernachlässigung vorliegt, Kinder nicht geeignet beeltert werden (z. B. psychisch kranker oder überforderter Elternteil). Es ist ein Vorteil, wenn die ganze Familie oder mindestens die Erziehenden zur Mitarbeit gewonnen werden können. Sowohl die Eltern als auch vor allem die Hauptperson sind häufig nicht motiviert, am Thema Aggression zu arbeiten. Oft muss daher mit extrinsischer Motivation begonnen werden.

Bei heißer Aggression ist es meist einfacher, Mitarbeit zu erreichen, als bei kalter. Bei den Eltern und manchmal auch beim Kind hilft Druck von der Schule.

Kinder und Jugendliche können manchmal gewonnen werden, da sie die Schulleistungen verbessern, die gleiche Schule weiter besuchen, Kameraden und Freunde gewinnen oder einfach weniger Probleme, Stress und »Theater« haben wollen. Oft ist es auch möglich, den Betroffenen klarzumachen, dass sie mit den »Anfällen« unnötig Energie verschwenden.

Wenn die Eltern oder die Familie zur Mitarbeit gewonnen werden können, sollte dann auch diskutiert werden, welche Möglichkeiten es gibt, Gewalt zu unterbrechen.

Zum Beispiel:

- *äußere, konkrete Maßnahmen:* z. B. Türen: Privaträume und öffentliche Räume trennen
- *elterliche Maßnahmen:* Kontrolle, Schutz
- *Täter:* Was kann er tun, um nicht mehr Gewalt anzuwenden (Auslösereize erkennen, sich auf andere Lebensaufgaben konzentrieren etc.)?
- *Opfer:* Wie kann sich das Opfer selber schützen?
- *Wer kann wie helfen* und unterstützen (Geschwister, Großeltern, Lehrer)?
- *Entscheidung treffen,* wie vorläufig weitergearbeitet werden soll (Beratung)
- *Vereinbaren,* was in welcher Situation gemacht werden kann (Polizei, Notfallarzt etc.).

Die 12-jährige Sonja wird auf Rat der Schule durch die Eltern angemeldet, weil sie in der Schule aggressiv gegenüber den Mitschülern und Lehrpersonen ist, sowohl verbal als auch körperlich, oft Wutausbrüche hat, dann aus dem Zimmer rennt. Im Teil mit der Familie wird zuerst Sonja nach ihrem Anliegen gefragt. Sie rennt wütend und schreiend aus dem Praxisraum. Die Mutter sagt zur Beraterin, sie hätte halt nicht gewusst, dass es hier so rau und brutal zu- und hergehe; es sei eine Zumutung für Sonja, sie auf ihr Anliegen anzusprechen. Ich frage darauf die Eltern, was *ihr* Anliegen sei. Sie sagen, sie hätten natürlich keines, denn nur die Schule habe mit Sonja Probleme. Sie seien nur gekommen, weil die Schule es wünschte. Zu Hause gehe es sehr gut. Als ich daraufhin aufstehe und mich verabschieden will, finden sie, dass sie jetzt doch mitarbeiten wollen, da sie so lange auf den Termin warten mussten und sich extra einrichteten, mit der ganzen Familie zu erscheinen. Im Elternteil berichten sie eigentlich nichts Neues, außer dass sie fänden, dass die Lehrpersonen zu viel von Sonja verlangten und dass sie sehr blöde Schulkameradinnen habe. Da sei es kein Wunder, dass sich Sonja genervt fühle. Eigentlich wäre dann Sonja an der Reihe, die sich aber weigert, in das Beratungszimmer zu kommen. Sonjas 14-jähriger Bruder wünscht noch, im einzelnen mit der Beraterin zu sprechen, und berichtet, dass er es langsam satt habe, alles drehe sich immer um Sonja. Sie beherrsche mit ihren Anfällen das ganze Familienleben. Er könne keine Schulkameraden mehr nach Hause einladen, weil es so oft »Theater« gebe, und er schaue, dass er möglichst oft weg von zu Hause sei. Er ist damit einverstanden, das auch vor den Eltern zu wiederholen. Im letzten Teil der ersten Konsultation äußert der Bruder seine Bedürfnisse nach Ruhe und dass er wieder Kameraden zu sich einladen möchte. Die Eltern finden aber, dass er halt schon Rücksicht nehmen müsse. Die Beraterin unterstützt den Bruder und macht auch klar, dass es auch Sonja in einer guten Entwicklung nichts nützt, wenn sie sich weiter so verhält. Die Familie soll sich überlegen, ob sie Psychotherapie wollen, und ihnen wird klar gemacht, dass es anstrengend für alle Beteiligten wird, wenn sie sich dafür entscheiden. Die Eltern verlangen schon am nächsten Tag nach einem nächsten Termin und garantieren, dass Sonja mitarbeiten werde. Die Eltern werden in der Folge mit Erziehungsberatung begleitet, die auch beinhaltet, dass die Eltern am gleichen Strick ziehen, ein Team werden, sich nicht mehr ständig in den Rücken fallen. Sonja lernt zuerst, mehr Kontrolle über ihre Wut zu bekommen mit der Intervention *Auslöser finden und Ressource einsetzen*. Anhand von Schulsituationen (die Lehrkraft mailt jeweils vor der Konsultationen die Begebenheiten der letzten Woche) findet Sonja aus dem Sündenbockdenken heraus zu mehr Netzdenken. In der ersten Phase waren jeweils die Lehrperson oder eine Schulkameradin am Ausraster schuld, aber auch an ihren gemeinen Aktionen (kalte Aggression) gegenüber anderen. Mit verschiedenen Interventionen lernte sie soziale Situationen zu analysieren und mehr Empathie zu entwickeln. Die Behandlung wurde abgeschlossen, als die Lehrkräfte und die Eltern fanden, es sei viel besser geworden. Sonja selbst sah ihre Fortschritte zwar nicht, war aber froh, dass sie abschließen konnte.

Methodisch ist beim Thema Aggression der kontrollierte Umgang mit Assoziation und Dissoziation wichtig.

Wenn es sinnvoll ist, Empathie aufzubauen, kann die Intervention *Die andere Perspektive übernehmen* im Kapitel *Zusammenleben* sinnvoll sein.

Analyse einer Situation und eine verbesserte Variante machen

Hier-und-Jetzt-Zustand:

- Die vergangene (meist soziale) Situation kurz erzählen, in der der Klient nicht zufrieden ist mit seinem Verhalten.
- Situation begrenzen: den Anfang und den Abschluss der Situation festlegen.

Trance:

- An den Anfang der Situation gehen. Die Situation anhalten, stoppen.
- Aus der Situation aussteigen: Dissoziation.
- Das erste Bild auf einem Monitor sehen.
- Zuschauerposition einrichten: sich in einen Stuhl mit Seitenlehnen setzen.
- Eine Steuerung, Fernbedienung in die Hand nehmen.
- Die Situation Stück für Stück bis zum Abschluss ansehen. Aus Zuschauerposition betrachten, analysieren, evtl. Kommentare, Ratschläge. Dabei darauf achten, dass nur erwähnt wird, was im Film gesehen oder gehört wurde.
- Sich zusammenfügen, Assoziation.

Hier-und-Jetzt-Zustand:

- Sagen, welche Ursachen festgestellt wurden. Verbesserte Variante vorbesprechen.

Trance:

- An den Anfang der Situation gehen.
- Aus der Situation aussteigen: Dissoziation.
- Das erste Bild auf einem Monitor sehen.
- Zuschauerposition einrichten: sich in einen Stuhl mit Seitenlehnen setzen.
- Eine Steuerung, Fernbedienung in die Hand nehmen.
- Eine verbesserte Variante auf dem Film machen bis zum Abschluss.
- Den Film zurückdrehen bis zum Beginn der Situation und hier den Film anhalten.
- Ins Bild einsteigen, Assoziation (Steuerung weglegen, aus dem Zuschauerstuhl aufstehen, in die Situation einsteigen, eins werden).

- Die verbesserte Situation von Anfang bis zum Abschluss durcherleben in Assoziation.

Hier-und-Jetzt-Zustand:

- Gibt es noch etwas dazu zu sagen?

Anwendung:

- Sport
- soziale Situationen
- Leistung
- Leistung steigern
- Umgang mit Misserfolg

Hinweis:

- Bei der vergangenen Situation kann evtl. erst zu einem späteren Zeitpunkt assoziiert werden, da es zu schwierig auszuhalten ist beim Abschluss der Situation. In dem Fall den Film vorwärtsspulen bis zu der Stelle, wo Assoziation möglich ist.

Dissoziation kann auf folgende Weise vom Therapeuten unterstützt werden:

- immer wieder Spüren des Zuschauerstuhls
- von der Hauptperson statt in Ich-Form in der dritten Person sprechen oder mit Namen oder als »der Mann im Film« etc. sprechen
- nur auf visuelle und akustische Wahrnehmung eingehen. Wenn kinästhetische Wahrnehmungen oder Gefühle erwähnt werden, z. B. die Person ist ärgerlich, dann nachfragen: Woran siehst oder hörst du das?

Aggressionsausbrüche können oft auch mit extremen Stimmungstiefs verbunden sein, wie sie sowohl bei Kindern, aber vor allem bei Jugendlichen vorkommen (wobei sich die Aggression gegen sich oder andere oder einfach nur gegen Müdigkeit, Verzweiflung oder Dunkelheit richten kann).

Ist das Stimmungstief verbunden mit Aggression, kann es in Zusammenhang mit einer Sucht stehen, z. B. Mediensucht (wie im Beispiel von Yannik dargestellt) oder Cannabis. Dabei kann sein, dass die Sucht zuerst auftrat und dann die Verstimmungen folgen oder die Stimmungen mit einer Sucht »behandelt« werden, um sie nicht mehr so stark zu spüren.

Verstimmungen können mit auch anderen unterschiedlichen Faktoren zusammenhängen, und es ist sinnvoll, in einem ersten Schritt verschiedene mögliche Ursachen zu erfassen, um auf die dahinterliegenden Gründe einzuwirken.

Der 14-jährige Yannik, ältestes von drei Kindern, wird angemeldet, weil er Stimmungsabstürze, Aggressionsausbrüche habe und nicht mehr für die Schule arbeite, darum schlechte Noten habe. Im ersten Familiengespräch wird klar, dass er fast ausschließlich mit Kameraden Kontakt hat, die Cannabis konsumieren. Eventuell konsumiere er auch, aber das tue ja heutzutage jeder im Gymnasium, und der Vater findet das unbedenklich. Die Mutter macht sich aber darüber Sorgen. Im Gespräch mit Yannik wird klar, dass er alle früheren Kontakte zu Freunden abgebrochen hat, alle seine früheren Tätigkeiten wie Musik und Sport aufgab und dass er täglich eine große Menge von Cannabis konsumiert. Er gibt zu, dass er nicht mehr ohne Konsum sein könne. Er findet das alles unbedenklich und sieht keinen Grund, daran zu arbeiten. Die Eltern werden erziehungsberaterisch begleitet und darin bestärkt, am gleichen Strang zu ziehen über den ganzen Prozess hinweg. Yannik wechselt die Schule (in dieser Schule gibt es natürlich auch leicht zu erwerbendes Cannabis) und kann einen Neuanfang machen. Die Eltern und Geschwister machen ihm klar, dass sie seine Aggression und Stimmungsschwankungen nicht mehr tolerieren wollen, und er will dann selbst nicht mehr abhängig, sondern autonom werden. Ihm gelingt es unter anderem mit *Auslöser finden und Ressource einsetzen* und *Ungesunde Gedanken in gesunde verwandeln* den Drang zum Konsum zu bewältigen. Die Verstimmungen bewältigte er mit der *Stimmungsapp*. So erreicht er innerhalb kurzer Zeit eine Abstinenz und findet nach einem halben Jahr wieder zu seinen Freunden und Tätigkeiten und normaler Stimmung zurück.

Stimmungsapp

Hier-und-Jetzt-Zustand:

- Gespräch: Wie bemerke ich, dass ich schlechter Stimmung bin? Womit kann die schlechte Stimmung zusammenhängen? Habe ich alles getan, was mir in den Sinn kommt (z. B. an die frische Luft gehen, mich bewegen), was mir möglich war für eine gute Stimmung? Zusätzlich kann ich die Stimmungsapp anwenden.
- Wenn die schlechte Stimmung eine App ist, welche Farbe hat sie? Yannik wählt braun. Welches Icon hat die App? Yannik wählt eine schwarze Wolke.
- Welche Farbe hat die App für die gute Stimmung? Yannik nimmt sonnengelb. Welches Icon? Yannik wählt eine Sonne.

Trance:

- In eine Situation gehen, in der die schlechte Stimmung auftritt, es sei denn, der Klient ist grad gegenwärtig schlechter Stimmung und kann in der Gegenwart arbeiten.
- Die Schlechte-Stimmung-App schließen, Yannik die braune Wolkenapp. Sagen, wenn es geschlossen ist.
- Die geschlossene Schlechte-Stimmung-App switchen, dass sie nicht mehr auf dem Bildschirm ist.
- Die Gute-Stimmung-App holen, öffnen, Yannik die gelbe Sonnenapp. Sagen, wenn sie geöffnet ist. Sagen, wenn sie gespürt wird. Evtl. beschreiben.
- Das Gefühl festigen und behalten.

Hier-und-Jetzt-Zustand:

- Zurückkommen. Besprechen, wie das Ganze angewendet werden kann.

Auch jüngere Kinder zeigen manchmal extrem schlechte Stimmung und Aggressionsausbrüche. Manchmal ist es schwierig herauszufinden, was alles zu dieser Entwicklung beiträgt. Meist sind es verschiedene Faktoren, unter anderem Inkonsequenz in der Erziehung, Verwöhnen oder Vernachlässigen. Manche Kinder entwickeln sich trotz dieser Erziehungshaltung gut. Manche Kinder brauchen aber eine sehr klare, konsequente aber liebvolle Erziehungshaltung.

Der 4-jährige Tim wird angemeldet auf Rat des Kinderarztes, weil er schon beim Erwachen schreit, tobt und schlechter Laune ist. Im Weiteren wird klar, dass er das schon immer hatte, dass es nun aber immer schwieriger wird, ihn bereit zu machen für den Kindergarten, wo er auch auffällig sei. In der Folge wird klar, dass er über eine sehr gute Begabung verfügt, dass es ihm oft langweilig ist, aber er nicht bereit ist, an etwas zu bleiben und zu erarbeiten, dass es ihm sehr unangenehm ist, wenn er Kleider anziehen muss. Ihm gelang es dann recht schnell, sich selbst hinter geschlossener Zimmertüre selbstständig anzuziehen mithilfe von *Auslöser finden und Ressource einsetzen,* mit einem angenehmen kribbligen Bauchgefühl, das er mit dem Symbol eines Ferrari verankerte. Er macht mit sich selbst einen Wettbewerb (der Vater stoppt die Zeit des Anziehens). Später lernt er dann mit der *Stimmungsapp,* die Stimmung und Laune besser im Griff zu haben.

Der 11-jährige Jean-Claude wird von der Mutter auf Rat der Behörden angemeldet, weil er zu Hause große Wutanfälle hat und die Schule nicht mehr besucht, obwohl er doch hochbegabt sei. Es gab mehrere

Polizeieinsätze, denn sobald die Mutter versucht, Grenzen zu setzten, ruft er aus dem Fenster, dass ihn seine Mutter misshandelt, oder er wirft Gegenstände direkt aus dem Fenster, bis jemand von den Nachbarn die Polizei ruft. Es kam aber auch schon vor, dass er drohte, aus dem Fenster zu springen. Es ist nicht klar, ob auch Verzweiflung und suizidale Absicht mitspielt. Es wird klar, dass Jean-Claude sich gegenüber der alleinerziehenden Mutter sehr ungebührlich verhält. Im Weiteren wird klar, dass die Mutter sehr stolz auf ihren begabten Sohn ist und ihm jeden Wunsch zu erfüllen versucht. Außerdem besteht kein Kontakt zum leiblichen Vater. Diesen Umstand begründet die Mutter damit, dass sie denkt, dass ihr Sohn vom Vater sexuell missbraucht wurde. Behörden und Gerichte gingen dem nicht nach, und der Vater hat sich scheinbar nicht um den Kontakt zum Sohn bemüht. Schon in der ersten Konsultation demonstriert Jean-Claude seine Haltung: Er entreißt der Mutter das Handy ohne jede Gegenwehr der Mutter, rennt aus dem Behandlungszimmer in den Korridor und weint, schreit lauthals. Dort wird er von einer Psychologin angesprochen, die ihn wieder in den Behandlungsraum führen will. Als er merkt, dass die Fachperson unbeeindruckt bleibt, rennt er weiter, aus dem Haus in einen Supermarkt in der Nähe. Auf dem Weg dorthin taucht er das Handy der Mutter in einen Brunnen, sodass es nicht mehr funktioniert. Vor dem Supermarkt schreit er weiter, bis er von einer Dame angesprochen wird, die ihn ihr Handy benutzen lässt, um im Sekretariat der Beratungsstelle anzurufen. Die Sekretärin ist so alarmiert, dass sie die Mutter sofort aus dem Beratungszimmer ans Telefon ruft. Sie solle aus der Beratungsstelle kommen und ihren armen Sohn abholen. Die Mutter wird von der Therapeutin gestärkt, dass sie klar bleiben kann. Der Sohn arbeitet dann in der ersten Sitzung mit. Er will als erstes Ziel erreichen, die Schule regelmäßig zu besuchen, da die Behörden ihn vorgängig informierten, dass er die Schule besuchen muss und keine Polizeieinsätze mehr stattfinden sollen; er müsse sonst ein Internat besuchen. Er kommt im Ganzen drei Mal in Behandlung, erlernt die Interventionen *Auslöser finden und Ressource einsetzen*, um die Gelassenheit zu bewahren (versus Wutanfall), *Ungesunde Gedanken in gesunde verwandeln*, um seine Gedanken »Es hat sowieso keinen Sinn, die haben mir nichts zu sagen« in »Ich mache es einfach« zu verwandeln, und die *Stimmungsapp*, um die Stimmung positiv zu beeinflussen. Er erreicht in der ersten Zeit, dass er die von den Behörden gesetzten Ziele erreicht. Sobald dies der Fall ist, verweigert er die Mitarbeit. Die Mutter arbeitet noch zwei weitere Sitzungen mit. Ihr gelingt es in dieser ersten Zeit klar zu bleiben und sich besser durchzusetzen. Als der Sohn wieder nicht mehr zur Schule geht und die Polizeieinsätze wieder beginnen, versetzen die Behörden Jean-Claude in ein Internat, und die Behandlung wird abgebrochen.

Kinder und Jugendliche, die außer Rand und Band geraten sind, sind oft schwer zu erreichen, und die Entwicklung kann sehr gefährlich sein, sei es, dass eine Sucht aus dem Ruder läuft, Suizidgefahr, Weglaufgefahr, Gefahr von Delinquenz oder eine andere ungünstige Entwicklung entsteht. Die Kinder und Jugendlichen haben meist keine intrinsische Motivation, etwas zu ändern. Sei es dass sie den gegenwärtigen Zustand bequem finden oder große Angst vor Veränderung oder Misserfolg haben. In diesen Fällen ist es müßig oder gar gefährlich zu warten, bis die Kinder oder Jugendlichen selbst in die Behandlung kommen wollen. Sie können meist, vor allem zu Beginn der Behandlung, nur mit extrinsischer Motivation zur Mitarbeit gebracht werden, d. h. mit Druck von den Eltern, der Schule oder den Behörden. Sobald der Druck nachzulassen scheint, besteht die Gefahr, dass das Befinden und das Verhalten wieder in alte Muster zurückfällt. Die Chance für eine nachhaltige Verbesserung des Befindens und des Verhaltens besteht, wenn mindestens über ein halbes Jahr regelmäßige Sitzungen, zu Beginn mindestens ein Mal pro Woche, nachher alle zwei Wochen mit regelmäßigen Elterngesprächen und in großen Abständen Familiengesprächen stattfinden. Außerdem lohnt es sich, wenn die Behörden und/oder die Schule involviert sind. Zu Beginn der Behandlung sollte eine Schweigepflichtsentbindungserklärung eingefordert werden, sodass mit allen Beteiligten zusammengearbeitet werden kann.

Oft zeigen sich das Stimmungstief und die Stimmungsschwankungen auch ohne sichtbare Aggression, gehen eher mit Weinkrämpfen, Schlaflosigkeit, Lustlosigkeit, Müdigkeit einher.

Manchmal können Auslöser ausgemacht werden wie Schulstress, Konflikt mit Kameraden, Streit unter den Eltern, »Meiner Freundin geht es so schlecht und ich muss ihr doch helfen und kann nicht« etc. Oft spielen auch ungesunde Muster mit, wie sich selbst heruntermachen, hohe Ansprüche an schöne Ereignisse haben, fehlende Wahrnehmung und Wertschätzung dessen, was die Person von anderen Personen oder vom Schicksal erfährt, fehlende Wertschätzung eigener Leistungen.

Linda, 15-jährig, wird durch die Mutter auf eigene Initiative hin angemeldet, weil sie Stimmungsschwankungen hat. Dies sei schon lange so, aber jetzt habe sie es satt, weiter diese Tiefs auszuhalten. Sie hat eine um drei Jahre jüngere Schwester, die auch unter Stimmungen leide. Im Familiengespräch wird klar, dass die Eltern und die Schwester es gut fänden, wenn Linda etwas unternähme für sich. Die jüngere Schwester findet, sie schaue selbst auf sich und wäre sogar froh, wenn sich ihre Schwester einmal mehr um sich als um alle anderen kümmern würde. Die Eltern stehen zu ihren Paarproblemen, hätten darum und weil jeder Elternteil auch selbst genug Probleme habe, keine Energie und Lust, Linda zu unterstützen. Sie finden aber schon, dass Linda sich mehr um die Familie kümmern müsse. Später kommt dann heraus, dass sie schon einen Großteil des Haushaltes, des Kochens und Einkaufens übernimmt und sich auch noch um die Eltern kümmern müsse, wenn es einem von beiden schlecht geht. Linda geht ins Gymnasium, hat schon eine Klasse übersprungen, die Schulleistungen sind ohne Anstrengung gut. Sie macht in der Volleyballgruppe und vor allem bei den Pfadfindern mit. Die Pfaditätigkeit ist eine große Ressource. Sie leitet Lager und eine Abteilung. Sie hat viel Freundinnen und Freunde. Wie sie später berichtet, zählen die voll auf sie, es geht ihnen meist schlecht, und sie ist Tag und Nacht für sie da. Sie erlebt aber von ihnen keine Unterstützung. Sie findet in der Folge Wege, sich angemessen in der Familie und bei ihren Freunden abzugrenzen. Dabei geht sie schrittweise vor, z. B. dass sie zuerst nachts nichts mehr beantwortet und immer mehr die Beteiligten auf Hilfsangebote aufmerksam macht. In der Familie macht sie zu Beginn der Woche klar, was sie übernehmen wird und was nicht. Sie findet heraus, dass die Eltern »meckern«, egal wie viel sie übernimmt, dass sie es ihnen sowieso nicht recht machen kann. Den *Schutzanzug*, in ihrem Fall ein Imkeranzug, wendet sie sowohl in der Familie (gegenüber dem Meckern, Streitereien, schlechter Stimmung) als auch gegenüber den Freunden (gegen »Es geht mir so schlecht«, Anspruchshaltung, ungerechtfertigten Vorwürfen, Stress) an. Sie findet heraus, wie sie empathisch sein kann, ohne sich in der anderen Person zu »verlieren«, sich selbst besser wahrzunehmen, kennenzulernen, für sich selbst zu sorgen (sich selbst beeltern). Wenn sie ihre Freunde nicht »versteht«, analysieren wir die jeweilige Situation, sei es mit *Analyse einer Situation und eine verbesserte Variante machen* oder *Sich in andere einfühlen*. In ihrem Fall ist es so, dass sie sich genug bewegt (Volleyball). Als ich mit ihr *Gute Momente sammeln* will, bemerken wir, dass sie nicht einmal einen guten Moment von der ganzen letzten Woche nennen kann. Darum fangen wir ganz klein an, zuerst hat sie in einer Woche etwas Visuelles, das ihr noch gefällt, zu nennen, ein anderes Mal etwas Akustisches, später Körpergefühl, Geruch, Geschmack. Nachher dann täglich mindestes etwas Schönes herauszufinden und am Abend zu notieren. Sie erarbeitet auch gesunde Selbstgespräche mit *Ungesunde Gedanken in gesunde verwandeln* (z. B. statt »Ich habe gar nichts erreicht« »Ich habe ein gutes Pfadilager durchgeführt«). Sie lernt auch, angemessene Ziele zu stecken und sich am erreichten Ziel zu loben. Außerdem findet sie heraus, wie sie seltener in Stress gerät, und wenn doch, besser mit Stress umgehen kann *(Auslöser finden und Ressource einsetzen)*. Inzwischen kann sie die Stimmungen besser kontrollieren und fühlt sich besser.

Lebensthemen für schlechte Stimmung, Stimmungsabstürze sind oft: genug körperliche Bewegung, Wertschätzen der eigenen Verdienste und was einem Gutes widerfährt, sei es von anderen Personen oder auch vom Schicksal, Umgang mit sich, gesunde Selbstgespräche, mehr Kontrolle über die Stimmung, für sich selbst sorgen, sich angemessen gegenüber anderen abgrenzen.

4.4.5 Umgang mit Zwängen

Oft ergibt sich ein fließender Übergang von Ängsten zu Zwängen, Zwangshandlungen und Zwangsgedanken. Nach ICD-10 kennzeichnet die Störung Zwangsgedanken wie Ideen, Vorstellungen oder Impulse, die die Betroffenen immer wieder beschäftigen. Die Zwänge können verbunden sein mit Ängsten und gerade bei jugendlichen Klienten auf verschiedene Lebensgebiete sehr einschränkend wirken. Manchmal werden Kinder oder Jugendliche mit einem anderen Thema angemeldet, etwa Konzentrationsstörungen, zu spät oder langsam sein, Essstörungen, Wutausbrüchen. Bei genauem Nachfragen wird dann klar, dass es sich um einen Zwang handelt. Zwänge sind oft sowohl für die Betroffenen als auch die ganze Familie sehr belastend. So kann Depression, Verzweiflung, Resignation, Hoffnungs- und Hilflosigkeit die Folge sein.

Darum ist es sehr wichtig, gerade schon zu Beginn der Behandlung neben der Bearbeitung der dahinterstehenden Themen auch am gesunden Umgang mit den Symptomen zu arbeiten, also mehr angemessene Kontrolle über den Zwang zu erreichen. Die Eltern werden begleitet und unterstützt, beispielsweise bei der Frage, inwieweit sollen sie bei den Zwängen »mitmachen«, etwa spezielles Essen kochen, weil die Befürchtung besteht, dass das Essen kontaminiert sei, zulassen, dass der Sohn das Badezimmer stundenlang okkupiert. Meist wird auch dieses »Zulassen« schrittweise abgebaut, sodass am Schluss ein möglichst natürliches Familienleben möglich ist.

Der Übergang von regelmäßigen Handlungen über Rituale zu Zwangshandlungen kann auch fließend sein (Signer-Fischer 1993b). So kann eine regelmäßige Handlung, etwa vor dem Essen die Hände zu waschen, sehr sinnvoll sein, vor allem eine realistische Bedeutung haben. Dann kann die Handlung zu einem Ritual mit realistischer und symbolischer Bedeutung werden, indem mit dem Händewaschen der Übergang vom Alltag zum Essen gestaltet wird. Wenn dann die Person entweder immer vor dem Essen mehrere Male die Hände wäscht, nur in einer bestimmten Weise oder an einem bestimmten Ort und nicht ohne die Handlung sein kann, dann kann die Handlung zur Zwangshandlung werden, die auch von Zwangsgedanken begleitet sein kann. Zwangsgedanken können auch ohne Handlung auftreten.

Für Eltern in der Erziehungsberatung können folgende Empfehlungen hilfreich sein:

Struktur ist wichtig, darf aber nicht zu einem Zwang werden.

- schon früh angemessen strukturieren (in jungem Alter)
- nicht zu viel »leere« Zeit lassen (→ Zeitdruck: keine Zeit für Zwänge)
- regelmäßige Tagesabläufe, aber nicht zu stur
- Zeitplan einhalten
- an Wochenenden und in den Ferien Tagesstruktur nicht zu stark abweichen lassen, frühzeitig zurück in Schulrhythmus/Alltagsrhythmus
- Tagesplanung: Genügend Schlaf, Schule/Arbeit, Freizeit, Hobbys, Sport, Beschäftigungen für Zwischendurch (z. B. Buch oder Bastelarbeit bei Leerzeiten)
- abschätzen, wann Zeit zum Nachdenken oder Zurückziehen gesund ist und wann nicht (→ Grübeln, ungesunde Gedanken)
- abschätzen, wann Betroffene fähig sind, selbst zu entscheiden, und wann Eltern bestimmen sollen.

Flexibilität behalten:

- immer wieder kleine Änderungen im Alltag (z. B. zuerst Zähneputzen, dann Pyjama anziehen → umkehren; beim Anziehen andere Reihenfolge oder z. B. Socken »schludrig« anziehen)

- organisiertes Chaos (z. B. Kiste zum Kleiderreinschmeißen).

Dranbleiben:

- Interventionen, die in der Psychotherapie erlernt werden, immer wieder anwenden und trainieren.

Nicht schonen:

- genügend körperliche und geistige Herausforderungen und Interessen
- nähren: Geschichten erzählen, vorlesen, alleine und mit anderen Kindern spielen lassen. Garten, Kochen, Malen etc. → genug Anregung.

Ermutigen:

- Ich traue dir zu, dass du es schaffst!
- Fähigkeiten und Verantwortung zusprechen.

Klarer Rahmen:

- Bis wohin, und wo ist Grenze (z. B. bei Erziehung, Kleider dürfen jeden Tag gewechselt werden, aber nicht häufiger).

Schritt für Schritt vorgehen:

- Vereinbaren, welcher Schritt angegangen wird, z. B. pünktlich in der Schule erscheinen, nur noch drei Mal vor dem Einschlafen kontrollieren, ob die Herdplatte abgestellt ist. Wenn diese Herausforderung bewältigt ist, die nächste in Angriff nehmen. Es sollten möglichst keine Rückschritte zugelassen werden, sonst wieder trainieren.

Achtung bei Cannabis-Konsum:

- besondere Gefährdung bei Ängsten und Zwängen
- ansprechen, aber nicht noch mehr Angst erzeugen.

Übergänge (z. B. Wechsel Ferien-Schule, Pubertät, Schulwechsel, Einstieg ins Berufsleben etc.):

- planen
- thematisieren
- vorbesprechen

- unvorbereitet auch Dinge machen → nachbesprechen, was gut gelaufen ist, z. B. verschiedene Pläne je nach Wetter (ist nicht definitiv vorhersehbar).

Realistische oder unrealistische Angst?
- wenn realistisch: Wie hoch ist die Eintrittswahrscheinlichkeit, die Gefahr (→ meist sehr gering)? Wurde alles Vernünftige für die reale Sicherheit getan? (Z. B. beim Berühren von Grippepatienten die Hände waschen)?
- vorbereiten/durchsprechen: Wie würde man in einer Ernstsituation reagieren (→ Hilfe holen, Polizei rufen, Schreien, Wegrennen, usw.)?

Die Behandlungsziele können durch verschiedene Zugänge, oft auch Kombinationen von Zugängen erreicht werden. Hypnose und Trance sind bei allen Behandlungszugängen dabei häufig sinnvolle und wirksame Mittel.

Die verschiedenen Zugänge sind:
- das direkte Stärken der Selbstsicherheit, z. B. durch den Ausbau der eigenen Fähigkeiten
- genug Kontrolle, Struktur und Ordnung in den Alltag und das Leben bringen
- auf die symbolische Bedeutung und auf die Funktion des Zwangs eingehen (z. B. in die Familienhierarchie Ordnung bringen, damit die Eltern die Elternfunktion und die Kinder die Kinderfunktion übernehmen). Dies beinhaltet auch das Eingehen auf andere dem Zwang zu Grunde liegende Probleme wie z. B. unverarbeitete Trauer, Eifersucht, Selbstunsicherheit, Wahrnehmungsstörung, eine nicht zugegebene homophile Neigung etc.
- vermehrt Kontrolle über den Zwang erwerben, indem Ressourcen aufgebaut, gestärkt werden und so mehr Kontrolle über die Gedanken oder der Handlungen gewonnen wird
- ein Gleichgewicht erhalten zwischen Zwang und der gewünschten Handlung
- mit dem Thema Vordergrund und Hintergrund arbeiten und den Zwang jeweils in den Hintergrund stellen
- das Symptom, in diesem Fall den Zwang, verschreiben, verstärken und verschieben.

In der Arbeit mit Kindern und Jugendlichen mit zwangsartigen Handlungen und Gedanken kommen immer wieder folgende Themen zur Sprache:

- gestörte Wahrnehmung, häufig gestörte Figur-Hintergrund-Differenzierung
- Eifersucht, Neid, häufig auf Geschwister
- Schwierigkeiten im Umgang mit Gleichaltrigen
- Beharrlichkeit, Sturheit
- Langeweile, Ungeduld und gleichzeitig das Gefühl, mehr Zeit für sich haben zu wollen
- Gefahr von Suchtentwicklung, z. B. Medien, gamen, kiffen, z. T. um sich vom Zwang abzulenken
- ausgeprägte Anspruchshaltung in Bezug auf sich selbst; Ehrgeiz, Fehler vermeiden wollen
- bei Eltern und Geschwistern können ähnliche Symptome beobachtet werden
- sie machen sich große Sorgen und grübeln häufig
- die Kinder zeigen mehr Interesse als altersangemessen an Themen wie Umweltschutz, Waldsterben, Klimaentwicklung, Zerstörung der Ozonschicht, Krieg, Atomwaffen und an politischen Entwicklungen.

Wesen des Zwangs: Hintergrund, Mechanismus

- Kontrolle und Kontrollillusion
- Ordnen und strukturieren
- Machtaspekt
- Individuum und Kollektiv
- Entwicklungsaspekt und Magie
- hypnotischer Aspekt
- das Getriebensein im Unterlassungsfalle.

In der ersten Phase geht es darum, den Zwang zu kontrollieren und wieder mehr Lebensqualität zu gewinnen. Um die Zeit durchzustehen, in welcher mehr Kontrolle über die Zwänge gewonnen wird, wendet man Ressourcenübungen wie die *Insel*-Übung und *Gute Momente sammeln* als Selbsthypnose an.

Um Kontrolle über den Zwang zu gewinnen, übt man zuerst die Übung *Auslöser finden und Ressource einsetzen* ein. Dann folgen meist im Zusammenhang mit *Störendes in den Hintergrund, das Wichtige in den Vordergrund* weitere Übungen zur Kontrolle.

Themen	Interventionen
Kontrolle, sich im Griff haben, Impulsivität	Auslöser finden und Ressource einsetzen in einem oder zwei Schritten ungesunde Gedanken in gesunde verwandeln kreisende Gedanken: Fahrzeuge kontrollieren Etwas bewusst auf die Seite legen generell Auslösern möglichst aus dem Weg gehen, ggf. umdeuten
Vordergrund und Hintergrund	Störendes in den Hintergrund, das Wichtige in den Vordergrund
gesunde Balance und Gleichgewicht finden	fixer Idee den richtigen Platz geben ungesunde Gedanken in gesunde verwandeln
Wohlbefinden	Insel finden
sich umstellen, von einer Situation in eine andere	Weiche umstellen bei Übergängen
fokussieren	Linse scharfstellen

Tab. 11: Zwang – Themen und Interventionen

Der 12-jährige LAUREL leidet an extremen Zwängen. Er kann sich in der Anfangsphase der Therapie kaum anziehen, da er bei seiner Unterwäsche alle Fäden kontrollieren und abschneiden muss. Zunächst kommt er jeweils trotz des kalten Wetters mit kurzen Shorts und ohne Unterwäsche in die Therapiestunde. Er kontrolliert auch häufig sein Zimmer. Neben der erwähnten *Insel*-Übung wird in der ersten Stunde die Übung *Auslöser finden und Ressource einsetzen* eingeübt. Die Mutter berichtet zwar in den ersten Tagen von einer Besserung, aber für die nächste Stunde in der darauffolgenden Woche muss Laurel stark überredet werden, überhaupt zur Therapie zu gehen. Beide Eltern begleiten ihn, da sich immer eine Person mit Laurel befassen und darauf achten muss, dass er weder wegrennt noch ausflippt. In der zweiten Stunde hat er wieder das Anliegen, an den Zwängen im Zusammenhang mit der Unterwäsche zu arbeiten. Er möchte sich unbedingt schneller anziehen können und es möglich machen, dass er jetzt im Winter bei diesen eisigen Temperaturen lange Hosen tragen kann, weil er sonst in der Schule auffällt und friert.

Interventionsmöglichkeiten zur Behandlung

Manchmal ist es besser, den Drang, den Zwang auszuüben, in den Hintergrund zu stellen und so bessere Kontrolle darüber zu gewinnen. Die folgende Intervention kann dabei hilfreich sein. Dabei ist das Störende im Falle eines Zwanges meist der Drang, den Zwang auszuüben. Wird die Intervention in Zusammenhang mit einem anderen Thema wie Schmerzen, Tinnitus, Geräusche ausgeübt, werden diese Themen in den Hintergrund gestellt.

Störendes in den Hintergrund, das Wichtige in den Vordergrund

Hier-und-Jetzt-Zustand:

- Situation beschreiben lassen, in der etwas Störendes vorkommt. Manchmal ist es etwas, was von außen wahrgenommen wird (Geräusche), aber das Störende selbst wird innerhalb des Körpers wahrgenommen, z. B. als Schmerz, kribbeln. Es kann auch von innen wahrgenommen werden, wie Drang, Zwang auszuüben, Unwohlsein, Tinnitus.

Trance:

- In die vorher beschriebene Situation in die Zukunft gehen. Situation beschreiben lassen. Sagen lassen, wenn das Störende auftauchen will.
- Störendes (z. B. Geräusche, schädliche Gedanken) in der Vorstellung als Ganzes aus sich herausnehmen (wenn z. B. mehrere Zwangsgedanken, alle gleichzeitig mit der Spaghettizange).
- Sich an der Wand einen leeren Bilderrahmen vorstellen.
- Das Störende, das vorher aus dem Körper genommen wurde (wird meist räumlich wahrgenommen; vom Therapeuten nicht genau spezifiziert, dass später generalisiert werden kann), in den leeren Bilderrahmen einsetzen (wird dadurch meist zu einer durch den Rahmen begrenzte Fläche, steht meist im Vordergrund).
- Das, was in den Rahmen gesetzt wurde, in den Hintergrund stellen, z. B. matter, transparenter, kleiner machen..
- In den Vordergrund etwas selbst Bestimmtes, Metaphorisches stellen, z. B. eine Blume, ein Tier, ...
- Bild als Ganzes betrachten, mit dem Vorder- und Hintergrund. Im Gedächtnis bewahren.

Hier-und-Jetzt-Zustand:

- Gibt es noch etwas dazu zu sagen?

Hinweis:

- Dieses Vorgehen kann in solchen Situationen angewendet werden, in denen Störendes vorkommt. Mit der Zeit kann die Intervention, wenn eingeübt, in ganz kurzer Zeit mental durchgeführt werden.

Laurel wählt die Situation am Morgen, wenn er sich anziehen will. Die Zwangsgedanken und -handlungen sind im Moment im Vordergrund. Er nimmt sie in einer leichten Trance aus sich heraus, sagt, wenn ihm das gelungen ist. Dann stellt er sich einen weißen, leeren Rahmen an der Wand vor, wo er anschließend das Herausgenommene (Zwang) einsetzt und ihm eine Gestalt verleiht. Es ergibt dickes Unkrautgebüsch. Er bringt es dann in den Hintergrund, nachdem ihm von der Therapeutin mehrere Vorschläge gemacht worden waren: Er könnte es transparent oder kleiner machen, mit weißer Farbe durchsetzen oder einfach in den Hintergrund stoßen. Er stößt es in den Hintergrund und macht es gleichzeitig kleiner. Dann nimmt er einen großen, kräftigen Apfelbaum in den Vordergrund. Er berichtet später, dass er mit dieser Übung am meisten Erfolg bei der Kontrolle des Zwangs hat.

Einen Tag vor der dritten Stunde ruft die Mutter an und sagt, dass zuerst wieder alles besser gegangen sei, Laurel nun aber die Schule seit zwei Tagen nicht mehr besuche und sage, er wolle sich umbringen, er habe einfach keine Kraft mehr, und er wolle auch nicht mehr in die Therapie kommen, weil alles keinen Sinn habe. Er wolle in ein Spital, wo sein Kopf untersucht und er mit Medikamenten behandelt werde. Der Mutter wird geraten, was schon in der ersten Stunde mit den Eltern vereinbart worden war, nämlich Laurel zusätzlich bei einem Kinderpsychiater vorzustellen. Die Mutter erreicht, dass sie vor dem Psychotherapietermin einen Termin beim Psychiater bekommt. Die Therapeutin tauscht sich im Einverständnis mit Laurel und den Eltern im Vorfeld mit dem Facharzt aus. Laurel wird untersucht und sein Zustand zu einem späteren Zeitpunkt ausführlich abgeklärt. Die Eltern bekommen Medikamente für Laurel, die sie dann schlussendlich nicht verabreichen, außerdem für den Notfall die Information, wo Laurel stationär aufgenommen werden könnte. Laurel berichtet dann in der Therapiestunde einige Stunden später, dass er die Medikamente nicht nötig habe, denn der Arzt habe ihm erklärt, dass sie nicht eigentlich den Zwang wegnähmen. Nach dieser Stunde macht er große Fortschritte. Sein Alltag macht ihm wieder mehr Spaß, und er weiß jetzt, dass er immer achtgeben muss, dass er Chef seines Lebens bleibt – und nicht die Zwänge.

Auch das Leben und Erleben der 17-jährigen Gymnasiastin THEA wird von Zwängen und Zwangsgedanken beherrscht. Sie hat Rituale entwickelt, die sehr viel Sport (täglich mehrere Stunden joggen, Fahrrad fahren) enthalten. Außerdem beeinträchtigen die Zwänge das Essverhalten. Sie leidet an schmerzenden Gelenken und Untergewicht. Auch Thea ist parallel bei einem Arzt in Behandlung, der den physischen Gesundheitszustand (z. B. Gewicht, Gelenke, Psychopharmaka) im Auge behält. Die Behandlung in der Anfangsphase verläuft ähnlich wie bei Laurel. Um es Thea zu erleichtern, den Zugang besser in den Griff zu bekommen, zu ihren Ressourcen zu finden und immer mehrere Varianten zur Verfügung zu haben, wurde die Intervention *Störendes in den Hintergrund, das Wichtige in den Vordergrund* durchgeführt. In diesem Fall wurde auch besprochen, was im realen Leben, und nicht nur metaphorisch, auf welche Art in den Vordergrund gestellt werden kann, beispielsweise mehr auf Wohlbefinden im Körper zu achten, und dies in den Vordergrund zu stellen oder andere Ressourcen zu verstärken, indem sie ihnen mehr Beachtung schenkt. Für Thea ist es in jeder Phase wichtig, genug Varianten zur Verfügung zu haben. Außerdem geht es bei ihr auch darum, Ressourcen zu finden und diese in den Vordergrund zu nehmen und damit ihre Körperwahrnehmung zu unterstützen. Auch sie durchlebt eine Phase, in der sie kaum an Fortschritte glauben kann, einen Psychiater aufsucht, Psychopharmaka verschrieben bekommt, die sie dann aber nicht einnimmt – und ihre Zwänge dennoch besser in den Griff bekommt. Ihr machen ihre Zwangsgedanken große Mühe. Die Therapeutin erklärt ihr den Charakter des magischen Denkens. Sie lernt dann, zwischen magischem und realem Denken zu unterscheiden. Sie wird beispielsweise am Abend, wenn sie eigentlich müde ist, vom Gedanken geplagt, dass sie nochmals zwei Stunden Sport in einer bestimmten Weise machen und außerdem ganz komplizierte, langwierige Rituale durchführen müsse, bevor sie das Bett und das Schlafen verdient hat. Wenn sie das nicht mache, drohe ihrer Mutter ein Unglück in Form eines Unfalles. Sie erkennt dann hier das magische Denken, verstärkt ihr reales Denken, sodass sie sich von diesen Zwängen befreien kann. Thea helfen die Übungen in Zusammenhang mit dem exzessiven Sport und den Hinderungsritualen beim Essen. Damit es ihr möglich wird, ins Bett zu gehen, wird die Übung mit den kreisenden Gedanken durchgeführt.

Kreisende Gedanken: Fahrzeuge kontrollieren

Hier-und-Jetzt-Zustand:

- Gespräch: Wie spreche ich mit mir? Auf eine gute Art: In welcher Situation wie? Auf ungesunde Art: In welcher Situation wie?
- Kreisende Gedanken, Sorgen? Situation dazu.

Trance:

- Situation durchgehen, Gedanken laut sagen. Etwas daran verändern: ganz schnell sagen, hohe Stimme, von allem das Gegenteil. Gedanken in Fahrzeuge verwandeln.
- Fahren lassen. Alle im Blick, unter Kontrolle haben.
- Umleiten, stoppen, parken etc.

Hier-und-Jetzt-Zustand:

- Zurückkommen.

THEA nimmt den ersten Gedanken – dass sie unbedingt zwei Stunden Rad fahren muss –, verwandelt ihn in einen grünen VW, den sie parkt; den nächsten – dass sie jetzt gerade damit anfangen sollte – in einen roten Smart; den nächsten Gedanken in ein grünes Lastauto. So werden alle kreisenden Gedanken nacheinander geäußert, in ein Fahrzeug verwandelt und ebenfalls abstellt. Als alle Gedanken verwandelt sind, lässt sie sie kontrolliert fahren. Sie kontrolliert sie mit einer Kamera.

Diese Übung macht sie dann auch für sich zu Hause. Nach zwei Monaten hat sie die Zwänge weitgehend im Griff. Sie hat wieder zugenommen, und der Sport ist auf ein normales Maß reduziert. In dieser Phase werden größere Abstände zwischen den Therapiesitzungen eingerichtet und dann andere Lebensthemen wie Übergang (Schule – Studium, Jugendliche – Erwachsene), Identität, Körperwahrnehmung schärfen, Genuss verspüren, Freude am Zusammensein mit Kameraden etc. aufgenommen.

Bei Zwängen kommen oft ungesunde Gedanken vor. Einerseits werden magische Befürchtungen, wie »Wenn ich nicht zehn Mal auf den Boden klopfe bei jedem Schritt, stirbt meine Mutter, und ich bin dafür verantwortlich«, oder andererseits Befürchtungen, die zwar realistisch sind, aber all das, was für die Sicherheit vernünftigerweise getan werden konnte, getan wurde, wie »Ich habe Kopfweh und habe sicher einen Gehirntumor« (nachdem medizinisch alles abgeklärt wurde und es keinen Befund ergab). Manchmal sind sie übertrieben wie »Wenn ich meine Hände nicht mindestens 20 Minuten lang wasche, bekomme ich Corona«. Es kann auch sein, dass die Person sich abwertet oder entmutigt, wie »Ich kann das sowieso nicht«. Hier verhilft die folgende Intervention mehr angemessene Kontrolle zu bekommen, die Stimmung und die Selbstwirksamkeit zu verbessern und wirkt so auch positiv auf den Selbstwert.

Ungesunde Gedanken in gesunde verwandeln

Hier-und-Jetzt-Zustand:

- Konkrete Situation finden, in der ungesunde Selbstgespräche stattfinden. Die vergangene Situation in die Zukunft bringen.
- Herausfinden und vorbesprechen, welche Selbstgespräche gesünder sind.

Trance:

- In die Situation mit den ungesunden Selbstgesprächen gehen bis zu der Stelle, wo die ungesunden Gedanken gerade kommen wollen.
- Die ungesunden Gedanken als Ganzes (nicht jeden Gedanken einzeln) aus dem Körper herausnehmen (bspw. mit der Spaghettizange, einem Spachtel), sodass sie von außen als Stimme zu hören sind.
- Die ungesunde Stimme leiser, schwächer machen (bspw. mit einem Drehschalter).
- Die gesunde Stimme aufbauen und hören.
- Ist sie stark genug? Sonst so stark wie nötig machen.
- Die gesunde Stimme in den Körper hineinnehmen.
- Die gesunden Gedanken im Körper spüren.

Hier-und-Jetzt-Zustand:

- Besprechen, wie diese Strategie im Alltag in den konkreten Situationen angewendet werden kann.

Hinweise:

- Gesunde Gedanken sollten keine Negation enthalten.
- Gesunde Gedanken sollten für verschiedene Situation anwendbar sein.

Die 12-jährige Karla wird angemeldet, weil sie an starken Zwangsgedanken und Zwangshandlungen und in diesem Zusammenhang auch an Ängsten leidet und in fast allen Lebensgebieten eingeschränkt ist. Sie kann sich in der Schule oft nicht konzentrieren, hat Schlafprobleme, ist verspätet in der Schule. Außerdem hat sie mit Übergängen, mit neuen oder unerwarteten Situationen große Mühe, wie z. B. in die Ferien gehen oder dem Beginn der Schulzeit. Ihre Geschwister weisen ähnliche Symptome auf, aber bei ihnen ist es nicht so einschränkend. Außerdem zeigt es sich, dass sie intellektuell sehr begabt ist und gleichzeitig immer wieder Angst hat, dass sie ihre Leistungen nicht erbringen kann. Es bereitet ihr auch Mühe, für die Schule zu üben, dranzubleiben. Dabei kommen ihr die Gedanken in die Quere, wenn sie einen Inhalt nicht ohne Anstrengung sofort erfasst: »Ich kann das sowieso nicht. Es hat gar keinen Sinn, mit der Arbeit anzufangen. Ich werde es sowieso nicht schaffen, ins Gymnasium zu kommen, und werde dann sowieso nicht meinen Traumberuf, nämlich Ärztin ergreifen können, also hat alles sowieso keinen Sinn«. In diesen Situationen verstärken sich die Zwänge und Zwangsgedanken, deren Inhalt wechselnd ist, z. B. 20 Mal den Boden berühren, sonst wird die Prüfung nicht gelingen oder sonst wird den Eltern etwas Schlimmes zustoßen. Um die Zwänge besser zu kontrollieren, helfen ihr die Interventionen *Auslöser finden und Ressource einsetzen* sowie *Ungesunde Gedanken in gesunde verwandeln.* Und um sich besser auf neue Situationen einzustellen, wendet sie *Weiche umstellen bei Übergängen* an. Für eine bessere Konzentration übt sie die Intervention *Linse scharfstellen.* Sie kommt je nach Bedarf, um wieder zu üben anhand von konkreten Situationen, die sie selbst vorschlägt. Außerdem werden die Eltern immer wieder nach deren Bedarf beraten.

Linse scharfstellen

Hier-und-Jetzt-Zustand:

- Situationen bestimmen, in denen es schwierig ist, sich zu konzentrieren, z. B. in der Schule, wenn Befürchtungs- oder Zwangsgedanken auftauchen.
- Welche Vorstellung von Linse oder Fernrohr taucht auf (z. B. ein großes Fernrohr)?

Trance:

- In der Vorstellung in diese Situation, beispielsweise in die Schule, in die Französischstunde gehen.
- Sagen, wenn die Konzentration abschweift.
- Zum Fernrohr gehen und die Linse scharfstellen.
- Überspringen zur Schule, mit geschärfter Linse sich aufs Französischbuch konzentrieren.
- Die ganze Situation durchgehen. Je nach Bedarf immer wieder die Linse scharfstellen.

Hier-und-Jetzt-Zustand:

- Besprechen, wie und in welchen Situationen diese Intervention im Alltag angewendet werden kann.

Kinder und Jugendliche und auch Erwachsene mit Zwängen haben oft Mühe umzustellen, sei es vom Tag zu Nacht, von Ferien zu Schule, von Weekend zum Montag, von einer Klasse zur nächsten. Dies ist oft auch bei Personen mit autistischen Symptomen der Fall (ASS). Die folgende Intervention kann dabei unterstützen, beispielsweise auf dem Schulweg, beim Übergang von zu Hause zur Schule die Weiche umzustellen.

Weiche umstellen bei Übergängen

Hier-und-Jetzt-Zustand:

- Besprechen, um welchen Übergang es sich handelt, z. B. von den Ferien oder vom Wochenende zur Schulzeit.
- Welche Vorstellung von einer Weiche taucht auf? Z. B. eine beim Bahnhofvorstand, eine wie bei den Berner Trams, bei denen der Tramchauffeur aussteigen und mit einem großen Stab die Weiche umstellen muss.

Trance:

- In der Vorstellung in diese Situation gehen, beispielsweise Regenmorgen oder Schulanfang, mit der alten Linienführung.
- Die Weiche umstellen und überprüfen, ob die Schienen herübergesprungen sind.
- Dann in der Wirklichkeit sich auf den Morgen in der Schule einstellen.
- Den Morgen weiterlaufen lassen mit dem »Schulprogramm« (das ja anders ist als das »Zu-Hause-Programm«).
- Am Schluss des Morgens hinüberspringen zur Schienenvorstellung und zum Instrument der Weichenumstellung.
- Die Weiche umstellen und überprüfen, dass sich die Schienen auf das »Zu-Hause-Programm« umgestellt haben. Dies spüren.

Hier-und-Jetzt-Zustand:

- Besprechen, wie das der Klient bei Umstellungen anwenden kann.
- *Hinweis:*
- Meist sollten im Voraus die verschiedenen »Programme« bezeichnet werden, z. B. »Schulprogramm«, »Zu-Hause-Programm«, »Fußball« ... So kann dann bei jeder Umstellung die Weiche umgestellt werden.

Etwas bewusst auf die Seite legen

Hier-und-Jetzt-Zustand:

- Inhalte bestimmen, die für den Moment so zur Seite gelegt werden sollen, dass sie nicht stören.
- Behälter festlegen, der zur Aufbewahrung dienen kann, z. B. Schachtel, Truhe, Koffer, ...

Trance:

- Die Inhalte, die versorgt werden sollen, in der Vorstellung hervorholen.
- Einen Inhalt nach dem anderen in einen Gegenstand verwandeln, z. B. Stein, Kastanienhülle, Nagel, ...
- Diese Gegenstände in der Vorstellung in den Behälter legen.
- Behälter schließen. Wenn der Behälter mit dem Schlüssel verschlossen wird, darauf achten, dass der Schlüssel so versorgt wird, dass er bei Bedarf wiederauffindbar ist.
- Den Behälter so versorgen, dass er nicht stört.

Hier-und-Jetzt-Zustand:

- Besprechen, dass der Inhalt bei Bedarf wieder zur Verfügung steht.

Die Übungen, die am folgenden Beispiel dargestellt werden, sind auch für Zwänge geeignet.

Die 9-jährige Lisa leidet zwar nicht an einem Zwang, aber an Stimmen, die ihr Schlechtes einreden, und immer wieder an fixen Ideen, die ihr Leben beherrschen und die Sicht auf anderes verdecken. Eine solche Idee ist der Wunsch nach Rollschuhen mit ausklappbaren Rädchen. Die Mutter kann (hat kein Geld dazu) und will sie ihr nicht kaufen, denn sobald etwas heiß und verkrampft Gewünschtes da ist, verliere Lisa sofort das Interesse daran. Das beschreibt auch Lisa so. Sie kann sich nicht konzentrieren und kaum schlafen. Daraufhin führt die Therapeutin die folgende Übung mit ihr durch.

Fixer Idee den richtigen Platz geben

- Idee, die zu viel Platz beansprucht, feststellen, nennen, definieren (z. B.: Ich will Turnschuhe mit Rädchen, ich habe etwas Falsches gesagt).
- Mit Klötzen darstellen auf begrenzter Fläche (z. B. Tisch). Bewerten (1–6). Den Platz geben, den die Idee im Moment einnimmt.
- Andere Ideen, Gedanken, Lebensthemen aufzählen, je den richtigen Platz geben, bewerten (Anzahl Klötze in der Höhe).

- Alle Gedanken, Themen mit Post-its versehen, die Namen der Themen daraufschreiben.
- Mit den Augen auf Höhe der Tischplatte gehen und sehen, wie es wirkt, wenn Gedanke groß und die Sicht auf andere Inhalte versperrt.
- Ausprobieren, was man machen könnte, z. B. kleiner machen, auf die Seite schieben, nach hinten schieben, ...
- Dann in Trance in den Hintergrund stellen (siehe Übung *Störendes in den Hintergrund ...*).

Lisa stellt die Situation mit Klötzen dar (siehe Abb. 15).

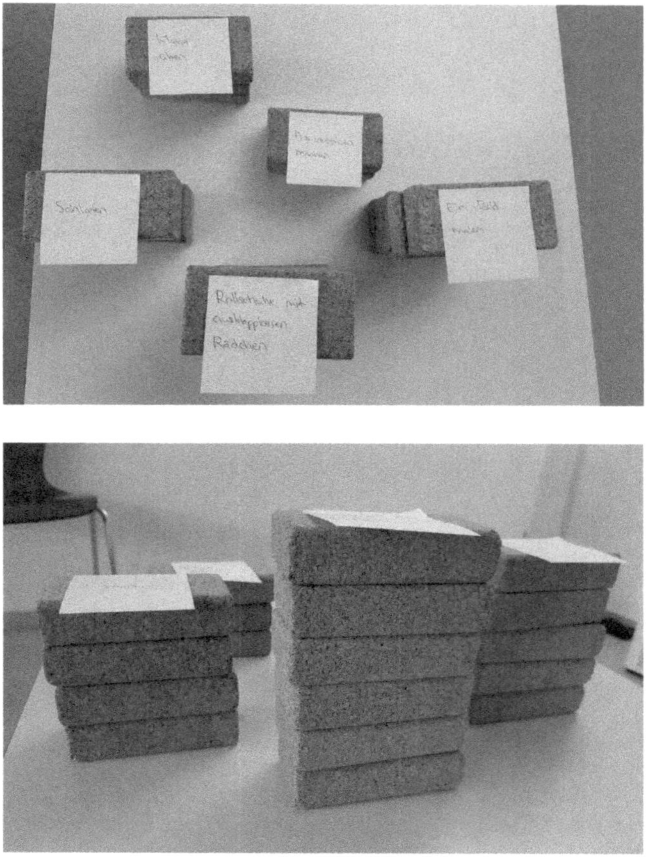

Abb. 15: Die fixe Idee (Rollschuhe mit ausklappbaren Rädchen) in der Mitte vorne verdeckt die Sicht

Dann stellt sie den Wunschzustand dar (siehe Abb. 16).

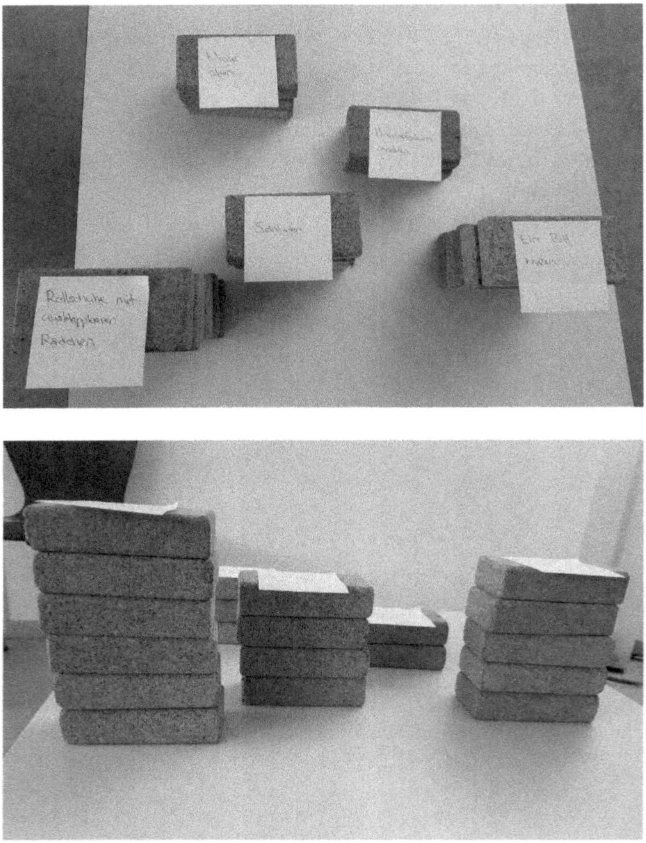

Abb. 16: Die fixe Idee ist auf die linke Seite gerückt, die Sicht auf andere Themen ist frei

Dann findet sie selbstständig heraus, indem sie ihren Kopf auf die Höhe der Tischplatte nimmt, dass wenn die fixe Idee auf die Seite geschoben wird, die Sicht auf die anderen Themen frei wird.

Lisa beschreibt in der folgenden Stunde, dass ihre fixe Idee nicht sofort verschwunden sei, dass sie aber nach und nach verblasse. Als später eine neue fixe Idee auftaucht, erinnert sie sich von selbst an diese Übung. Die Stimme, die ihr beispielsweise sagte, sie sei ein ganz schlechter Mensch und es habe alles keinen Sinn, ordnete sie einem jungen Mann zu. Sie baute eine zweite, gesunde Stimme auf, die ihr sagte, dass sie ein ganz normales, gutes Mädchen sei. Mit einem Drehschalter machte sie die ungesunde Stimme leiser und die gesunde lauter und deutlicher.

4.4.6 Misophonie

Misophonie bedeutet wörtlich übersetzt »Hass auf Geräusche« und ist meist eine Überempfindlichkeit auf Geräusche.

Dieses Thema könnte an verschiedenen Stellen dieses Buchs behandelt werden, sei es unter ASS, Hochbegabung oder auch unter Zwängen. In letzter Zeit erhielt ich immer wieder Anmeldungen mit diesem Thema, wobei die »Diagnose« schon bei der Anmeldung genannt wird. Nach meiner Erfahrung melden sich oft Jugendliche an, meist in Zusammenhang mit Essgeräuschen.

Die 16-jährige Zoë meldet sich selbst an wegen Misophonie. Sie möchte nicht, dass Familienmitglieder in die Behandlung einbezogen werden. Sie kann nicht mehr zur Schule gehen, da in der Schule entweder im Unterricht gegessen, getrunken, Kaugummi gekaut wird und sie mit öffentlichen Verkehrsmitteln reisen müsste. In den Verkehrsmitteln kann es sein, dass eine andere Person laut schluckt oder Kaugummi kaut. Sie erarbeitet sich den ganzen Schulstoff selbstständig, kann nur in ihrem Zimmer essen, weil sie von den Essgeräuschen der anderen gestört ist. Im Moment hört sie die Essgeräusche durch mehrere Türen durch, trotz Kopfhörern, und wird von den eigenen Essgeräuschen auch gestört, sodass sie klar zu wenig isst. Sie kann kaum schlafen. Sie berichtet, dass sie schon immer eher zurückhaltend und scheu war, Schwierigkeiten hat, mit Leuten außerhalb der engsten Familie Kontakt zu haben, dass sie schon seit sie sich erinnern kann, Mühe hat, unnötige Reize, vor allem akustische Reize, auszuschalten, dass bei ihr vor Jahren ein ASS und Hochbegabung diagnostiziert wurde. Wir bilden gemeinsam Hypothesen, welche Faktoren wohl dazu beigetragen haben, dass sich die Situation so zugespitzt hat. Wir finden folgende Möglichkeiten: neue Schule, Berufsausbildung, damit neue Klasse und Lehrkräfte. Dadurch muss sie neu einen 30-minütigen Weg mit dem Zug zur Schule zurücklegen, die Wohnung, in der sie mit der Mutter und dem um zwei Jahre jüngeren Bruder wohnt, wird renoviert, sie lebt in ständiger Angst, sie erbringe die geforderten Leistungen nicht, obwohl sie bis jetzt nur gute Noten hatte und fast nichts erarbeiten muss, um diese zu erreichen, ihr älterer 25-jähriger Bruder ist aus der gemeinsamen Wohnung ausgezogen. Sie findet es selbstverständlich, dass ihre Familie sie ganz versteht, absolut Rücksicht nimmt. Sie erwartet von den Lehrkräften und Schulkameraden, dass sie auf sie Rücksicht nehmen, nicht mehr essen, trinken während des Unterrichts, da sie sie ja darüber informiert hat, dass sie Misophonie hat. Sie regt sich zwischendurch immer wieder auf, wenn während einer Schulstunde doch jemand einen Schluck Wasser trinkt. Durch die nachfolgenden Interventionen gewinnt sie schrittweise in der von ihr gewählten Reihenfolge ihr Leben zurück, beginnend beim Schulbesuch, inklusive Zugfahrt, essen im Zimmer, essen am Familientisch, Kontakte mit Schulkameraden. Immer wieder trainieren wir mental die einzelnen Schritte, frischen sie wieder auf, und sie führt sie in der Realität durch. Dazu werden folgende Interventionen angewendet: *Schutzanzug* gegen die feindlichen Einflüsse, Ess- und Atemgeräusche und andere Reize; dazu wählt sie einen Krankenhausanzug, der gegen Splitter schützt. So kann sie im Schulunterricht gut mithalten, denn wichtige Informationen kommen durch den Anzug. Sie verwandelt *ungesunde Gedanken* wie »Die denken sicher schlecht von mir« *in gesunde*, wie »Ich bin wie ich bin«. Weil ihr Gehirn jeweils nach kurzen Gesprächen mit Kameraden weiterspult, wie »die denken ganz schlecht von mir, hätte ich doch etwas anderes gesagt«, macht sie diese Gespräche dunkel und stellt die Leitung ab. Häufig fokussiert sie zu stark und verliert den Überblick. Um den Überblick zurückzugewinnen, dreht sie bei der Kameralinse vom Zoom zu Überblick. Fürs Einschlafen hilft ihr die Vorstellung, sich in eine Wolke fallen zu lassen. Bei Kopfweh findet sie die Strategie, sich jeweils in der Vorstellung kalte Luft durch den Kopf strömen zu lassen. Weil sie zu stark auf den Atem achtet und dabei in Stress und manchmal ins Hyperventilieren kommt, übergibt sie das Atmen in der Kommandozentrale einem Teil von sich. Wenn sie in eine Stressspirale gerät, wechselt sie die Farbe, von Giftgelb zu beruhigendem Dunkelgrün. Meist findet sie selbst eine Strategie, und wir üben jeweils in der Konsultation. Natürlich gab es im Laufe der Therapie immer wieder Rückschläge. Sie fand jedoch auch immer wieder Neues heraus. Vor den Sommerferien war sie der Meinung, dass sie jetzt mit ihrer Entwicklung zufrieden sei, und wir vereinbarten, dass sie sich nach den Ferien wieder für Termine in lockerer Abfolge melden würde. Leider hat sie sich auch auf mein Nachfragen nicht mehr gemeldet. Von ihrer Mutter hörte ich allerdings, dass sie wieder in eine Krise geraten sei. Sie schaffte es leider nicht, wieder in die Therapie zu kommen. In diesem Fall war es auf meiner Seite ein Abwägen vor den Ferien, lasse ich ihr ihre Selbstverantwortung oder bestehe ich auch auf ein paar Terminen in den Sommerferien.

An diesem Beispiel werden einige wichtige Themen illustriert, die häufig in Zusammenhang mit Misophonie vorkommen: Die Betroffenen haben Mühe, unnötige Reize, meist akustische Reize auszuschalten. Sie werden oft als hypersensibel beschrieben. Oft wurde bei ihnen ein ASS und/oder Hochbegabung diagnostiziert. Sie zeigen Vermeidungstendenz, meist in Zusammenhang mit Ängsten und Zwängen, Zwangsgedanken. Zuerst wird versucht, die Situation zu verbessern, indem die Umgebung Rücksicht nehmen soll. Meist wird auch die »Schuld« an der Entstehung beim Umfeld gesucht. Bei Misophonie wie auch bei Angst, Panik und Zwängen, ist es wichtig durchzuhalten, bei Rückschlägen wieder weiterzumachen und nicht gerade die Behandlung aufzuhören, sobald es besser geht.

4.5 Umgang mit Schmerzen

Schon im frühen Kindesalter müssen die meisten Kinder gelegentlich mit Schmerz umgehen, sei es in Zusammenhang mit einer Impfung, mit einer Verletzung oder auch mit einer Krankheit.

Nach Antwerpes (2019) wird Schmerz folgendermaßen definiert: »Schmerz ist eine komplexe Sinnesempfindung, die von Nozizeptoren des peripheren Nervensystems ausgelöst wird. Sie wird im Zentralnervensystem verarbeitet und interpretiert. Dabei bestehen enge Wechselwirkungen zwischen Schmerzwahrnehmung und Psyche.«

Schmerz kann lediglich als Symptom auftreten, aber auch eigenen Krankheitswert besitzen – vor allem bei chronischen Schmerzen. Man spricht dann von einem »Schmerzsyndrom.«

Meist wird zwischen akutem und chronischem Schmerz unterschieden. Nach Margraf und Schneider (2019, S. 262 u. 592) sind chronische Schmerzen Schmerzzustände, die im Gegensatz zum akuten Schmerz häufig nicht eng mit der Verletzung von körperlichem Gewebe oder biologisch/physiologischen Erkrankungen bzw. Funktionseinschränkungen einhergehen, sondern häufig psychologischen Gesetzmäßigkeiten gehorchen. Akute Schmerzen sind leichter zu behandeln als chronische. Bei chronischen Schmerzen kommen weitere Faktoren dazu wie: Invalidisierung, Opferhaltung, Gewinn aus Schmerzen. Schmerzen sind vertraut, und es macht Angst, sie loszulassen; Schmerzen sind im Gedächtnis.

Manchmal geht es mehr darum, mit der Angst vor dem Schmerz einen Umgang zu finden. Beispielsweise bei der Spritzenangst spielt dieses Element eine Rolle. Auf dieses Thema wurde im Kapitel *Sicherheit und Angst* näher eingegangen.

Oft begegnen wir Kindern, Jugendlichen und Eltern, die fest der Meinung sind, dass der Schmerz ausschließlich eine körperliche Ursache hat und darum ausschließlich körperlich behandelt werden kann. Außerdem gehen die meisten Leute davon aus, dass der Schmerz eine (und nicht mehrere) Ursachen hat, darum nur die eine Ursache gefunden werden muss und so der Schmerz behoben werden kann. Dieses Denken kann auch Kettendenken genannt werden, und meist sollten Wege gefunden werden, die die Beteiligten zum Netzdenken führen. Wie dies gemacht werden kann, wird im Kapitel *Selbstwirksamkeit, Kontrolle, Einfluss und Selbstverantwortung* behandelt.

> Ob für den Schmerz ein physisches Korrelat, eine »Ursache« festgestellt werden kann oder nicht, hat meist keinen Einfluss auf die Beeinträchtigung.

Der Schmerz beeinträchtigt in jedem Lebensalter mehrere Lebensbereiche: die Kognition, physisches, psychisches und soziales Wohlbefinden sowie auch das Verhalten. Kinder und Jugendliche werden besonders beeinträchtigt. Sie haben, da der Schmerz einen Teil der Kräfte bindet, weniger Energie und Kapazität für andere Themen, ihre Entwicklungsaufgaben.

Einige Beispiele der Beeinträchtigung:

- *körperlicher Aspekt:* kräfteraubend, weniger Energie, sich krank fühlen, beeinträchtigt, keinen oder zu wenig Sport betreiben.
- *sozialer Aspekt:* sich zurückziehen, Partnerschaft und Familie beeinträchtigt, weniger soziale Kontakte, bei anderen Leuten klagen, keine anderen Themen haben, sich Aufmerksamkeit durch Opferrolle einholen, sich nicht verstanden fühlen.
- *psychische Aspekte:* Stimmung beeinträchtigt, schlechte Laune, depressiv, sich nicht gut fühlen, Gefühl wertlos zu sein, zu wenig oder keinen Sinn im Leben sehen, mangelnde Selbstwirksamkeit, geringes Selbstvertrauen, Opferhaltung.
- *Kognition:* Konzentrationsprobleme, eingeschränkte Beweglichkeit im Denken, Denken kreist zu stark um die Schmerzen, andere Denkinhalte haben kaum Platz.
- *Verhalten:* Sich weniger bewegen, sich zurückziehen.

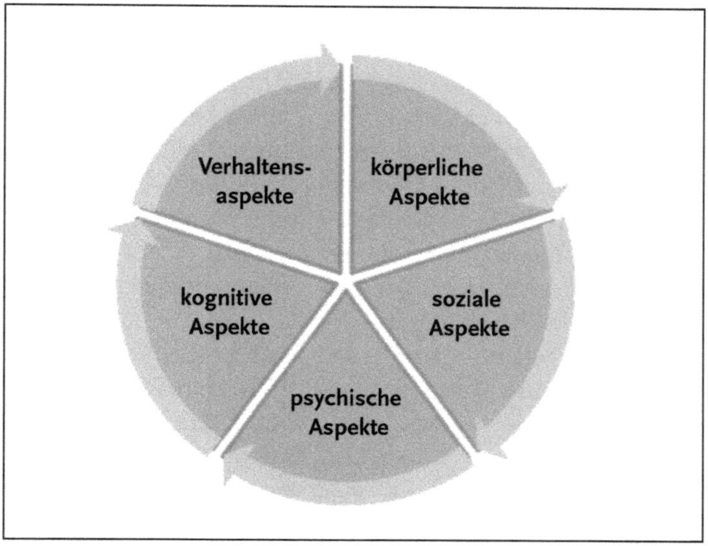

Abb. 17: Auswirkungen von Schmerz

Meist lohnt es sich, wenn die verschiedenen Themen auf mehrere Fachpersonen verteilt werden, z. B. für alle körperlichen, physischen Beschwerden zum Pädiater oder zum Somatiker und für die Bereiche Arbeitsplatz und Versicherung (z. B. Unfall-, Krankentagegeld, Kranken- und Invalidenversicherung) zu Sozialarbeitern zu gehen. Die restlichen Bereiche können in der Psychotherapie behandelt werden.

Bei Verletzung kann Schmerz eine Warnfunktion haben und den Menschen dazu führen, sich zu schonen, sodass eine Heilung möglich wird. Manchmal verdeckt der Schmerz andere Funktionen oder Bedeutungen. Es kann gar sein, dass Schonen und Vermeiden, was zuerst als Lösung erscheint, zum Problem wird.

Wie bei allen Themen, Symptomen, Problemen sollen zuerst Hypothesen über die Bedeutung, die Funktion des Schmerzes sowohl für die Familie (z. B. Aufmerksamkeit, Schonung bekommen) als auch für das Individuum (z. B. nicht zur Schule, in den Sport müssen, verschont werden von Aufgaben) aufgestellt werden. Diese Bedeutung kann sich negativ auf die Motivation für die Arbeit an der Schmerzkontrolle auswirken. So muss oft zuerst an den zugrundeliegenden Themen gearbeitet werden, bevor die Schmerzkontrolle angegangen werden kann.

Ein wichtiger Faktor für den Erfolg der Behandlung ist die *Motivation*. Sie kann aus verschiedenen Gründen beeinträchtigt sein: Die Person ist durch die vielen negativen Erfahrungen mutlos geworden, sie kann und will den großen Aufwand nicht betreiben (die Anwendung der Selbsthypnose zur Schmerzkontrolle ist anstrengend), die Erwartungen an die Schmerzkontrollbehandlung sind zu hoch, der Schmerz hat eine wichtige Bedeutung oder Funktion für die Person selbst (z. B. Aufmerksamkeit, Rentenanspruch, Schonung) oder für das (Familien-)System (z. B. Ablenken von anderen Problemen in der Familie, jemanden beschäftigen).

Bei Schmerzpatienten kann es sein, dass die Motivation an sich auf psychischer Ebene zu arbeiten, sei es mit Themen Schmerzkontrolle, Selbstwirksamkeit, Umgang mit der Situation etc., klein ist. Das kann unterschiedliche Gründe haben, z. B. Klienten fühlen sich gekränkt, weil sie sich als psychisch krank abgestempelt fühlen, Angst haben, sich mit sich auseinanderzusetzen, resigniert sind, keine Kraft mehr haben, keine Perspektive mehr sehen, sich evtl. schon in ihrem jetzigen Zustand eingerichtet haben, eine Rente wollen, ... Darum kann es sein, dass zuerst an der Motivation gearbeitet werden muss.

Wie bereits gesagt, hängt Motivation zur Veränderung eng mit der Selbstwirksamkeit zusammen.

Motivation beinhaltet:

- den Willen zur Veränderung
- eine Bereitschaft, einen Einsatz dafür zu leisten und ein gewisses Risiko auf sich zu nehmen
- den Glauben und die Zuversicht, dass sich die Situation zum Besseren verändern kann, sowie dass die Person selbst darauf Einfluss nehmen kann, wenn sie dies will
- nach Bauer (2008) erzeugen gelingende Beziehungen und Kooperation Motivation
- Voraussetzung dafür sind ausreichend tragende Beziehungen bzw. Bindungen.

Behandlung

Wie schon erwähnt, kommen folgende Themen häufig in Zusammenhang mit Schmerz vor: Hilflosigkeit, Resignation, Opferhaltung, Schonung und Vermeidung, Angst, Angst vor der Angst, Fixierung auf das Thema Schmerz. Darum sind die Themen Selbstwirksamkeit, angemessene Körperwahrnehmung, Wohlbefinden, sinnvolle Tätigkeiten ausüben, Sozialkontakte, Selbstständigkeit, Leistung, Abschied nehmen und neue Perspektive entwickeln, Lebensübergang, Leistung oft wichtig. In welcher Reihenfolge die Themen angegangen werden, ist von Fall zu Fall unterschiedlich. Manchmal soll zuerst mit der Schmerzkontrolle begonnen werden, manchmal zuerst mit den anderen Lebensthemen, und manchmal wird parallel gearbeitet. Das Thema Motivation und Selbstwirksamkeit muss häufig schon zu Beginn der Therapie angegangen werden.

Vorgehen in der Schmerzbehandlung

Zuerst sollten Informationen über das Symptom gesammelt werden. Dazu kann gehören, ein Wohlbefindentagebuch (Gegenstück zum Schmerztagebuch) zu führen. Medizinische, psychologische Behandlungen, Untersuchungen: Berichte einholen, nachfragen, seit wann die Schmerzen bestehen, was zur gleichen Zeit und evtl. Auslöser war, wie häufig die Schmerzen auftreten, zu welchen Zeiten, in welchen Situationen, an welchen Orten der Schmerz auftritt, an welchen Körperstellen, wie der Schmerz ist, wie er sich entwickelt, was gegen den Schmerz hilft und was mit welchem Erfolg schon unternommen wurde.

Um Grundlagen für die Bildung der Hypothesen zu haben, kann beispielsweise folgendes unternommen werden:

Für das Individuum:

- Wie erklärt sich die Person den Schmerz?
- Woran hindert sie der Schmerz?
- Wozu verhilft der Schmerz (z. B. nicht zur Schule/Arbeit gehen)?
- Was will mir der Schmerz sagen (z. B. Trauer, Eifersucht, Überforderung, ...)?

Für die Familie:

- Funktion für die anderen Familienmitglieder, das ganze Familiensystem (z. B. Aufmerksamkeit, Macht, Rücksicht, Schonung bekommen, Eltern zusammenhalten, beschäftigen, Mutter muss keiner Berufstätigkeit nachgehen, Aufmerksamkeit wird von den Schwierigkeiten des Bruders abgelenkt, Paarproblem, fehlende Erziehungskompetenzen, ...)

- Einfluss: Pro und Contra für Familienmitglieder, Familiensystem.

Sobald Hypothesen über die Bedeutung erstellt wurden, können Themen/Lebensthemen, die für das Individuum und die Familie wichtig sind, zusammengestellt werden; z. B. Identität, mehr Flexibilität, Selbstwirksamkeit, Selbstvertrauen, Kommunikation etc.

Entscheiden, welche Hypothese im Vordergrund steht. Entscheiden, auf welche Hypothesen es möglich ist einzuwirken

Entweder kann der Schmerz (S) behandelt werden, z. B. mit Schmerzkontrolle, und so auf die dahinterstehenden Themen (T), z. B. Selbstwirksamkeit (versus Hilflosigkeit, Opferhaltung), eingewirkt werden, oder es können zuerst die dahinterstehenden Themen (T) , z. B. Überforderung in der Schule, angegangen werden; dabei beobachten, ob sich die Schmerzen (S) verbessern.

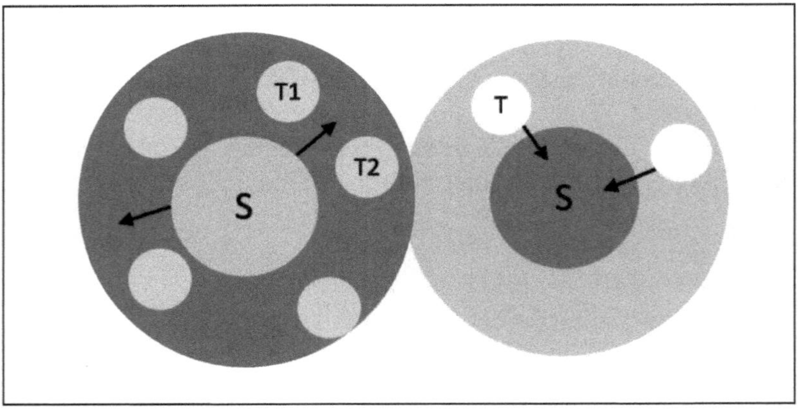

Abb. 18: S = Schmerzkontrolle, T = Thema

Behandeln: Interventionen planen und ausführen auf der Ebene der Familie und des Individuums

Realistischen Ziel-, Wunschzustand erarbeiten:

- Wunschskulptur, Bild (oder anderes) machen
- Was braucht es, um dorthin zu kommen? Wer kann was beitragen?

- Erster Schritt dorthin?
- beinhaltet oft auch verabschieden und sich neu orientieren.

Motivation klären und aufbauen:

- Wer hat welche, wie viel Motivation (z. B. Eltern, Geschwister mehr als Kind, Jugendliche oder umgekehrt)?
- Motivation:
  - etwas zu unternehmen
  - Anstrengung, Aufwand zu betreiben (und wie viel, wer wie viel, z. B. Mutter will nur Kind hinbringen, ...)
  - Motivation aufrechtzuerhalten
  - Erwartungen: realistisch? Überhöht?

Schmerzkontrolle:

- erarbeiten
- üben, trainieren
- in den Alltag einbauen
- verstärken, modifizieren

Auf Bedeutung eingehen (es gibt im Prinzip zwei Möglichkeiten):

- *Möglichkeit 1:* Zuerst auf *Symptom* (hier Schmerz) eingehen. Es als Metapher nutzen und gleichzeitig auch auf die Bedeutung eingehen. Indem z. B. mehr Kontrolle über das Symptom gewonnen wird, wird auch auf die Selbstwirksamkeit, das Selbstvertrauen eingewirkt. Wenn das Symptom besser ist, darauf achten, was es sonst noch zu tun gibt.
- *Möglichkeit 2:* Zuerst auf die *Themen* eingehen (im Einzelsetting, Eltern- und Familienberatung) und dann schauen, ob es auch nötig ist, dem Klienten zu helfen, das Symptom besser zu kontrollieren.
- *Dann:*
  - systemische Maßnahmen treffen (z. B. Familien-, Paartherapie, Erziehungsberatung)
  - je nach Thema psychotherapeutisch darauf eingehen.

Typische Themen im Zusammenhang mit Schmerz sind:

- Wahrnehmen des Schmerzes:

  - Anfang, Höhepunkt, Ende
  - Wie ist er? Wie ist der Verlauf?
  - Wie stark ist er?
  - Was geschah gerade vorher?
  - Auslöser für Kopfschmerzen finden
- Was will mir der Schmerz sagen?
- Selbstwirksamkeit, aus der Opferrolle herausfinden
- Selbstständigkeit
- Selbstverantwortung übernehmen; klären, was die eigene Verantwortung ist
- Alltag, Arbeit, Schule etc. bewältigen
- Zufriedenheit, Wohlbefinden, evtl. Dankbarkeit: Schönes herausfinden
- Stimmung beeinflussen
- Sozialleben, soziale Kontakte, Sozialverhalten
- angemessene Kontrolle
- Haltung gegenüber Leistung
- Haltung gegenüber Erwartungen
- Grenzen: einhalten, setzen gegen innen und außen
- in Schritten stärker werden, Einteilen der Kräfte, Pausen machen
- evtl. Traumabearbeitung
- Verantwortung vs. Schuld

Entspannung und Lockerheit:
- Schmerzen wahrnehmen, Spannung wahrnehmen
- Lockerheit zulassen.

Gleichgewicht zwischen Schmerzen und guten Empfindungen, Gefühlen, Interessen: Vordergrund – Hintergrund
- Schmerzen in den Hintergrund stellen, Vordergrund stärken
- gutes Gleichgewicht zwischen interessanten, erfreulichen Themen und Schmerz
- Schmerzen ignorieren, sich auf anderes, z. B. Lesen eines Buches konzentrieren.

Um Hypothesen über die Bedeutung oder Funktion des Schmerzes für das Individuum und die Familie aufzustellen, können folgende Interventionen hilfreich sein:

Die Bedeutung des Symptoms für das Individuum: Vor- und Nachteile des Symptoms

- Bezeichnung, Benennung, Beschreibung des Symptoms, des Schmerzes (z. B. Kopfschmerz).
- Was möchtest du stattdessen? (Z. B. sich wohl, frei, ... fühlen)
- Tabelle machen.
- Besprechen, wie Vorteile des Symptoms auf andere Weise erreicht, wie Nachteile des »Stattdessen« minimiert werden können.

	Symptom	Stattdessen
Vorteile		
Nachteile		

Tab. 12: Die Vor- und Nachteile des Symptoms oder Problems können in Tabellenform übersichtlich zusammengestellt werden

Die folgende Intervention kann unter Fachleuten zur Intervision angewendet werden oder im Einzelsetting mit dem Kind oder Jugendlichen. Wenn sie mit der ganzen Familie angewendet wird, kann entweder eine Person (z. B. ein Geschwister der Hauptperson) oder jedes Familienmitglied je mit unterschiedlichem Material eine Skulptur aufstellen.

Mithilfe einer Skulptur die Bedeutung des Schmerzes (oder eines anderen Symptoms) herauskristallisieren

- Material: Steine, Muscheln, Knöpfe, Tiere, Spielzeugautos, Figuren (für die Familienmitglieder) und ein Klotz oder eine Flasche (für den Schmerz).
- Familie darstellen
  - Zuerst werden alle Personen »ausgewählt«, begonnen mit dem »ich« oder der Hauptperson. Dann die Gegenstände, die die Familienmitglieder repräsentieren, so gruppieren, wie sie in der Gegenwart wahrgenommen werden mit Nähe, Distanz.
- Symptom (Schmerz) als Gestalt einfügen

  - Dazu wird meist ein Klotz, eine Flasche oder ein Stein verwendet, der ins System eingefügt wird.
  - Frage: Was hat das für jedes Mitglied, für das ganze System für Auswirkungen?
  - Auf der bildhaften Ebene die Skulptur betrachten, z. B. der Klotz bildet das Zentrum der Skulptur, hält die Skulptur zusammen, verbindet oder trennt zwei Figuren, verstellt dem Gegenstand die Sicht.
  - Was hat es für Vorteile?
  - Was für Nachteile?
- Skulptur machen: Was wäre besser?
- Skulptur mit denselben Gegenständen wie vorher, meist inklusive Symptom, bessere Anordnung. Wie könnte das evtl. erreicht werden?

Die beiden unten abgebildeten Skulpturen gehören zum kommenden Fallbeispiel von der 16-jährigen Renée. Dabei stellt das Pferd Renée dar, die Kuh nebenan die Mutter, der Elefant den Vater und der Hund den Bruder. Es ist ersichtlich, dass der Klotz/Schmerz auf dem ersten Bild die Sicht von Renée und ihrer Mutter versperrt.

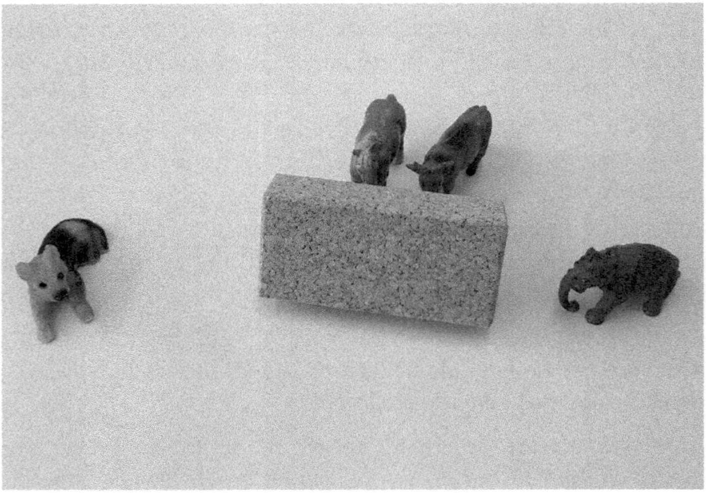

Abb. 19: Der Klotz, der in diesem Fall den Schmerz darstellt, versperrt die Sicht der Familienmitglieder aufeinander, kann aber auch Verbindung darstellen und die Familie zusammenhalten

Bei der verbesserten Anordnung versperrt der Klotz/Schmerz die Sicht nicht mehr und liegt hinter Renée.

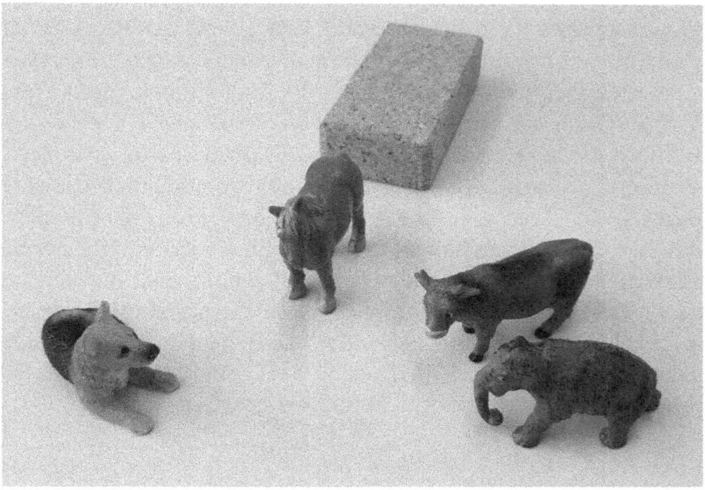

Abb. 20: Indem der Schmerz hinter der Person, hier Renée, steht, stört er nicht mehr den Kontakt zu und die Sicht auf die Familienmitglieder

Die 16-jährige Renée wird durch den Vater wegen Bauchschmerzen, Übelkeit angemeldet. Sie besuche seit ca. drei Monaten auch die Schule nicht mehr. Sie hat einen 23-jährigen Bruder, der außerhalb der Familie wohnt. Schon in der ersten Familiensitzung wird klar, dass Renée und die Familienmitglieder auch Vorteile von den Schmerzen haben. Mit der Skulptur und im Elterngespräch wird klar, dass der Schmerz der Mutter eine Aufgabe gibt. Sie müsste sich sonst darum kümmern, entweder eine Weiterbildung zu machen oder wieder arbeitstätig zu werden. Außerdem sagt der Vater, dass sie ihn dann zu seinen Kongressen und Auftritten begleiten kann, was ihr aber nicht sehr zusagt. Außerdem wird klar, dass das Paar wieder eine neue gemeinsame Ebene finden muss, wenn Renée selbstständiger wird. Mithilfe der Tabelle wird Renée klar, dass sie mittels Schmerzen und Übelkeit viel Macht in der Familie hat. Sie bringt z. B. die Familie dazu, einen geplanten Restaurantbesuch mit Freunden abzusagen, da sie nicht allein zu Hause bleiben kann, wenn sie plötzlich Übelkeit und Bauchschmerzen verspürt. Mit der nachfolgenden Intervention *Das Symptom, den Schmerz besser kennenlernen* entwickelt sie einen zweiten Teil zum Schmerz. Sie war vorher fast fixiert auf den Schmerz und sah daneben kaum mehr andere Lebensthemen. Für den Schmerz setzte sie in der Vorstellung einen großen eckigen Stein auf den Stuhl. In der Rolle des Steins fühlt sie sich unbeweglich und schwer. Auf dem zweiten Klappstuhl entsteht ein Busch mit Blättern. In dieser Rolle fühlt sie sich frisch und rät dem Stein, runder, kleiner, leichter zu werden. Sie weiß auch, dass sie, wenn sie die Schule wieder besucht, nacharbeiten muss und sich für Prüfungen vorbereiten muss, was ihr unangenehm ist. In der Folge lernt sie, die Ängste zu überwinden, Schmerzkontrolle, wieder zu arbeiten und durchzuhalten. Die Eltern finden in den Elterngesprächen wieder mehr zueinander, begleiten den Prozess mit Renée als Team. In der Schmerzkontrolle arbeiten wir vorerst mit *Schmerzen: Wahrnehmung verändern, Assoziation*. Sie findet einen nassen, kalten ekligen Lappen in der Bauchgegend. Sie legt ihn trocken und faltet ihn zusammen, sodass er nicht mehr so stört.

Das Symptom, den Schmerz besser kennenlernen

- Material: Vier Stühle, evtl. zwei normale Stühle und zwei Klappstühle
- Symptom, Problem, in diesem Fall Bauchschmerz bezeichnen.
- Stühle in den Hintergrund. Neuen Stuhl (Klappstuhl) holen. Aufstehen. Davorstehen. Setze dein Symptom auf diesen Stuhl, gibt ihm eine Gestalt. Wer sitzt auf diesem Stuhl? Wie groß? Wie sieht es aus?
- Auf diesen Stuhl setzen, sich versetzen in die Rolle dieser Gestalt, benennen, wie fühlt es sich an, ... zu sein?
- Aufstehen, von außen ansehen.
- Zweiten Stuhl holen. Wer sitzt hier? Gestalt.
- Auf diesen Stuhl setzen. Rolle einnehmen. Name, wie ist es? Info darüber.
- Zur anderen Figur schauen. Wie sieht sie aus?
- Was kann ich ihr sagen? Was ihr raten? Ratschlag?
- Aufstehen. Von außen betrachten. Was gibt es dazu zu sagen?
- Stehen die Stühle richtig? Sonst richtige Position suchen, so wie sie zueinander stehen.
- Klappstühle wegräumen
- Alte Stühle holen. Sich daraufsetzen. Was gibt es zu sagen?

Schmerzen: Wahrnehmung verändern, Assoziation

Hier-und-Jetzt-Zustand:

- Um welchen Schmerz handelt es sich?

Trance:

- Schmerz wahrnehmen: Wo im Körper: genau beschreiben. Grenzen.
- Wie ist er? Einen Vergleich finden, Gestalt: ein stechendes rotes Eisen, ein kalter, grauer, spitziger Stein, ...
- Was wäre besser? z. B. anderes Material, Baumwolle, Farbe grün...
- Schritt für Schritt verwandeln.
- Ist es jetzt so gut? Wahrnehmung behalten, bewahren (manchmal braucht es dazu Fixierspray).

Hier-und-Jetzt-Zustand:

- Gibt es dazu noch etwas zu sagen?

Schmerzpatienten haben oft, bevor sie Schmerzen hatten, große Leistungen vollbracht. Es besteht die Gefahr, dass sie sich an diesen Leistungen messen. So haben sie den Eindruck, in der jetzigen Situation gar nichts zu leisten. Ist dies der Fall, geht es zuerst darum, dass sie lernen, sich Ziele angemessen zu setzen. Dazu gehört auch, wenn sie diese erreicht haben, sich selbst zu loben.

Um Leistung erbringen zu können, braucht es Motivation. Leistung hängt aber auch mit Selbstwirksamkeit zusammen.

Oft definieren sich auch Kinder und Jugendliche über die Leistung, sei es die schulische, sportliche, eine besondere Fähigkeit. Dies ist dann Teil unserer Identität (siehe auch: Signer-Fischer 2019).

Häufig sind Schmerzpatienten gezwungen, einen außerordentlichen Lebensübergang zu bewältigen. Manche haben die Wahrnehmung, dass vor dem Ereignis (welches als Grund für die Schmerzen angenommen wird) alles gut war und dass nachher/seither alles schlecht ist. Dieses Denken ist wieder Schwarz-weiß-Denken und kann die Klienten hilflos machen (siehe: Signer-Fischer 2019). Dies bedeutet, dass zuerst ein Abschied stattfindet, der meist auch Trauern beinhaltet, beispielsweise Abschied von Fähigkeiten, Plänen, Visionen, und dann eine Neuorientierung erfordert, ein »In die Zukunft schauen«.

Die 12-jährige Julia, die im Kapitel *Selbstwirksamkeit, Kontrolle, Einfluss und Selbstverantwortung* zum Thema *Aus der Opferhaltung zu mehr Selbstwirksamkeit* vorgestellt wurde und die nach einer Virusinfektion neun Monate liegend verbracht hatte, leidet an schweren Schmerzen und Müdigkeit. Diese führten dazu, dass sie im Schulstoff sehr im Hintertreffen ist und die vorher so Sportliche sich kaum mehr bewegen kann, nicht mehr gehen kann. Sie muss sich von der Gleichaltrigengruppe der Klasse verabschieden, da sie in einer tieferen Schulklasse weiter zur Schule geht. Sie baut die Motivation auf, körperlich zu trainieren, trotz der Schmerzen (dazu erlernt sie Schmerzkontrolle) und der Unsicherheit, ob sie weiterhin in der gleichen Liga spielen kann wie vor der Infektion.

Es ist wichtig darauf hinzuweisen, dass mit Hypnose an der Schmerzkontrolle gearbeitet wird, nicht aber an einer »Schmerz-weg-Therapie«. Hypnose, hypnotische und mentale Methoden können in der Schmerzbehandlung unterstützend wirken. Es geht nicht darum, den Schmerz »weg zu machen«, sondern darum, einen besseren, gesünderen Umgang mit dem Schmerz zu finden, sodass der Schmerz nicht mehr so stark im Vordergrund steht und störend auf alle Lebensbereiche wirkt.

Die folgende Darstellung enthält einen Überblick über die Möglichkeiten der Behandlung:

Verschiedene Methoden bei der Schmerzkontrolle:

1) Dissoziation:
   a) ganzer Körper: z. B. sich an den Strand legen oder sich von außen betrachten
   b) der schmerzende Teil wird dissoziiert, z. B.: Bein mit Vorstellung von Kälte oder Anästhesiemittel oder Bein neben sich legen, Parästhesie
   c) Amnesie: ganz, partiell
   d) Ressource: Altersregression, Zeit, in der sich die Person wohlgefühlt hat
   e) zu der Zeit zurückgehen, zu der man sich wohlfühlte
   f) im Körper Stelle finden, wo man sich wohlfühlt, dann sich ausdehnen lassen
   g) Auslöser der Schmerzen finden. An dieser Stelle Ressource einsetzen
2) sich dem Schmerz stellen und mehr Kontrolle gewinnen:
   a) Schmerz visualisieren
   b) eine Gestalt geben außerhalb des Körpers, auf einen Stuhl setzen, dabei herausfinden, was der Schmerz sagen will

   c) eine Gestalt geben innerhalb des Körpers, eventuell verschieben, färben, vergrößern, verkleinern, ausatmen
   d) in den Körper gehen und tun, was zu tun ist
   e) Spiegelbild, verkleinern, in den Körper schlüpfen, wo es schmerzt. Die kleine Figur macht und erledigt dort, was es zu tun gibt, z. B. putzen, polieren, lockern
3) dem Schmerz einen Platz geben, Ort und Zeit:
   a) Ort: Ort des Schmerzes verschieben oder an bestimmten Orten den Schmerz zulassen, z. B. in die kleine Zehe verschieben oder in einem bestimmten Zimmer (z. B. Gästezimmer) zulassen
   b) Zeit: Zu einer bestimmten Zeit, z. B. zwischen 21:30 und 22:00 Uhr, Schmerz zulassen
4) Entspannung:
   a) Schmerzen wahrnehmen, Spannung dabei
   b) Lockerheit zulassen
5) Gleichgewicht zwischen Schmerzen und guten Empfindungen, Gefühlen, Interessen, Vordergrund – Hintergrund:
   a) Schmerzen in den Hintergrund stellen, Vordergrund stärken
   b) gutes Gleichgewicht zwischen interessanten, erfreulichen Themen und Schmerz finden
   c) Schmerzen ignorieren, sich auf anderes, z. B. Lesen eines Buches konzentrieren.

Der 12-jährige JAN leidet seit vier Monaten an starken Bauchschmerzen und Erbrechen. Er geht in letzter Zeit gar nicht mehr zur Schule, und vorher hatte er häufig gefehlt oder ging mitten im Unterricht nach Hause. Er wurde mehrfach medizinisch untersucht, wobei keine Ursache gefunden wurde, die das Leiden erklären konnte. Beim Anmeldungstelefongespräch werden die Eltern gebeten, alle Arzt- und psychologischen Abklärungsberichte sowie das Schmerztagebuch von den Kliniken und Abklärungsstellen einzufordern und zuzusenden. Außerdem wurden per E-Mail Fragen und ein Anamnesebogen geschickt, die im Vorfeld beantwortet und ausgefüllt zurückgemailt wurden. Beim Erstgespräch mit der ganzen Familie, bei dem neben den Eltern und Jan auch die 14-jährige Schwester und der 10-jährige Bruder teilnehmen, wird gefragt, was jedes Familienmitglied denkt, woher die Schmerzen kommen, wann sie begonnen haben und was schon dagegen unternommen wurde. Jan hat immer wieder

Bauchschmerzen, seit er außer Haus geht: dies schon zu Beginn der Spielgruppe, des Kindergartens, der Schule und bei jedem Lehrerwechsel. Die Bauchschmerzen waren früher weniger stark, nicht mit Übelkeit und Erbrechen verbunden und verschwanden nach kurzer Zeit. Dieses Mal treten sie etwa zwei Wochen nach den Herbstferien auf. Er besucht schon mehr als ein Jahr dieselbe Klasse mit denselben Lehrkräften. Jan kann sich nicht erklären, warum er die Beschwerden hat. Er gehe halt einfach ungern zur Schule. Die Mutter denkt, dass Jan etwas Schlimmes erlebt oder ein schwerwiegendes Problem habe. Er werde wohl in der Schule gemobbt. Der Vater denkt, dass Jan vielleicht übersensibel sei, alles seitens der Lehrkräfte und Mitschüler »krummnehme«. Außerdem falle es Jan schwer zu lernen (z. B. Vokabeln, Geografie), wenn es ihn nicht so interessiere. Die 14-jährige Schwester vermutet, dass Jan in ein Mädchen verliebt war, das entweder seine Gefühle nicht erwiderte oder dass er nicht wagte, sie anzusprechen. Der Bruder meint, Jan wolle wohl einfach Unangenehmem ausweichen. Jan findet dann, es könnte von allem etwas dransein. Die Bauchschmerzen haben plötzlich (ohne erkennbare Auslösesituation) angefangen und treten mit der Zeit häufiger und stärker auf. Jan erfährt damit auch vermehrte Aufmerksamkeit. Die Mutter bleibt noch häufiger zu Hause, und er wird zu Hause auch geschont. Es erfolgen vor allem ärztliche Untersuchungen. Er besucht autogenes Training, was ihm eine kleine Erleichterung bringt. Jan denkt, es stinke ihm so, dass er Bauchweh und Übelkeit bekommt und gar erbrechen muss. Es stinkt ihm, wenn ihm langweilig ist. Er kommt zum Schluss, dass es ihn häufig langweilt, wenn er etwas erarbeiten und durchhalten muss. Er hat gute Freunde und Kameraden und war bis zum Herbst im Fußballclub. Nun will er unbedingt wieder zur Schule und in den Fußballclub und möchte etwas gegen die Bauchschmerzen unternehmen. In der ersten Stunde wird mit ihm die Übung *Auslöser* (am Morgen vor der Schule, Langeweile während der Schule) *finden und Ressource* (aufmerksam, interessiert, bei der Sache sein) *einsetzen* erarbeitet. In der nächsten Stunde berichtet er von Verbesserungen. Jetzt wird mit dem sogenannten Spiegelfigürchen gearbeitet. Zuerst geht er in der Vorstellung in eine Schulstunde, in der er Bauchweh und Brechreiz verspürte, und hält hier die Situation an. Dann geht es darum herauszufinden, was im Bauch los ist, und etwas zu verbessern. Er geht in der Vorstellung zu einem Spiegel, der so groß ist, dass er sich ganz darin erkennen kann. Dann verkleinert er die Spiegelfigur so, dass sie in seinen Körper hineingehen kann, in seinem Fall durch den Bauchnabel. Die Spiegelfigur geht zuerst in die Bauchregion. Dort findet sie viel Rauch vor. Sie geht dem Rauch auf den Grund und findet im Magen ein stark rauchendes Feuer. Die Figur löscht das Feuer. Dann putzt die Figur noch die Spuren des Rauchs weg. Die Spiegelfigur findet, im Bauch sei jetzt alles in Ordnung, und geht die Speiseröhre kontrollieren. Hier gibt es eine enge Stelle, die die Spiegelfigur erweitert, indem sie die Röhre aufstemmt, sodass sie wieder breit genug ist. Die Figur findet, jetzt sei alles in Ordnung, tritt aus dem Körper hinaus, wird wieder in den Spiegel eingefügt und vergrößert. Jan verabschiedet sich vom Spiegel und fühlt sich jetzt gut.

Spiegelfigur, die im Körper nach dem Rechten schaut

Trance:

- In die Situation gehen, in der der Schmerz auftritt.
- Die Situation anhalten.
- Zu einem Spiegel gehen, der so groß ist, dass man sich darin ganz erkennen kann.
- Das eigene Spiegelbild so verkleinern, dass es zu einer Spiegelfigur wird, die in den Körper hineingehen kann.
- Die Spiegelfigur tritt in den Körper ein, sei es durch eine Körperöffnung oder durch die Haut.
- Die Figur geht zu der Stelle, wo es nötig ist, z. B. wo die Schmerzen sind.
- Die Figur schaut sich um, schaut, was die Schmerzen erklären kann, was nicht in Ordnung ist (z. B. zu stark gespannte Sehnen oder Muskeln; ein Abfluss, der verstopft ist; eine raue oder entzündete Stelle).
- Die Figur unternimmt das Nötige, um die Situation zu verbessern (z. B. die Sehnen lockern durch Dranhängen, damit sie sich von den blockierten Enden lösen; den Abfluss befreien; die Stelle mit Öl oder Balsam einreiben).
- Überprüfen, ob alles in Ordnung ist.
- Aus dem Körper austreten.
- In den Spiegel einfügen.
- Vergrößern.
- Den Spiegel verabschieden.

Hier-und-Jetzt-Zustand:

- Wie fühlt es sich jetzt an?
- Gibt es noch etwas dazu zu sagen?

In der Folge wird mit Jan noch daran gearbeitet, wie er Stolpersteine überwinden kann. In der vierten Sitzung, einen Monat nach der dritten, erklären er und seine Eltern, dass die Behandlung abgeschlossen werden kann.

Die Spiegelfigur-Methode ist ein weiteres Beispiel einer Dissoziationsform. Auch hier wird mehr Überblick gewonnen. Dieses Mal nicht durch die Distanz, sondern durch die Möglichkeit, mit einem Teil von sich selbst in den Körper einzutauchen.

Für akuten Schmerz, z. B. Spritze, kleiner operativer Eingriff, Zahnarzt, kann folgende Intervention hilfreich sein:

Anästhesie, Unempfindlichkeit über die Hand, Dissoziation

Hier-und-Jetzt-Zustand:

- Besprechen, wofür Schmerzkontrolle gebraucht wird, z. B. für Eingriff, Spritze, Zahnarztbehandlung.
- Besprechen, welche Hand der Klient heben will. Diese dann in die Höhe halten, Ellbogen tief, sodass es in Ordnung ist.

Trance:

- Die Augen schließen. Sich vorstellen, dass die Hand unempfindlich wird, manchmal mit der Vorstellung von einem Handschuh, oder Kälte wie Eiswasser oder Schnee, oder Bepinseln mit einer Flüssigkeit, die unempfindlich macht. Sagen, wenn das gemacht wurde.
- Augen öffnen. Die Hand anschauen, als ob es eine fremde Hand ist. Augen schließen.
- Weiter unempfindlich machen (evtl. überprüfen, indem z. B. gestochen, gekniffen wird).
- Hand an die Stelle schicken, die unempfindlich gemacht werden soll. Anstecken, bis diese Stelle unempfindlich ist.
- Eingriff durchführen.
- Am Schluss wieder alles aufwecken, normal spürend machen.

Hier-und-Jetzt-Zustand:

- Besprechen, wie der Klient diese Methode anwenden kann und worauf zu achten ist.
- *Bemerkungen:*
- Am Schluss soll normalerweise die normale Empfindlichkeit wieder hergestellt werden, wenn dies die Situation erlaubt.
- Das von der Hand an eine Körperstelle Anstecken der Unempfindlichkeit kann ausschließlich in der Vorstellung gemacht werden.
- Eine weitere Möglichkeit besteht darin, dass die Hand einen bestimmten Handschuh anzieht, der macht, dass sich die Hand wohlfühlt, egal was geschieht. Dann dieses Wohlgefühl an die Körperstelle weitergeben, wo es gebraucht wird. Diese Methode ist in Assoziation.
- Es kann auch mit Überraschung gearbeitet werden, aber nur, wenn es im Voraus gesagt wurde und der Klient damit einverstanden ist.

- Manchmal wird die Intervention vereinfacht und ein »Schmerzschalter« eingerichtet.

Einen Spezialfall der Schmerzbehandlung bildet der *Kopfschmerz, Spannungskopfschmerz,* wobei Elemente in Frage kommen, die auch bei Migräne angewendet werden (Gysin et al. 2000). Eine Tranceübung, die speziell für diese Situation benutzt wird, ist die Vorstellung eines fließenden Gewässers.

Vorstellung eines fließenden Gewässers

- In der Vorstellung zu einem fließenden Gewässer gehen, sei es ein Bach, ein Fluss oder ein Strom.
- Sich so einrichten, dass das Fließen wahrgenommen werden kann, sei es von einer Brücke oder vom Ufer her, sei es von einem Boot aus oder gar schwimmenderweise.
- Sehen, hören, spüren, wie das Fließen wirkt.
- Das Gewässer fließt genau in der richtigen Geschwindigkeit, überfließt Steine und anderes.
- Sich Zeit geben für diese Wahrnehmung.

Häufig werden zu viel oder zu wenig, am falschen Ort, in der falschen Situation oder im falschen Ausmaß Kontrolle und Verantwortung ausgeübt. Wenn die üblichen Wege der Schmerzbehandlung zu keinem Erfolg führen, sollte dieser Aspekt sowohl beim Individuum als auch im Familiensetting berücksichtigt werden.

Der 13-jährige Kilian hat seine Kopfschmerzen innerhalb von fünf Sitzungen gut im Griff. Er besucht den Schulunterricht jetzt regelmäßig (vorher nur zwei bis drei Tage die Woche) und hat, seit er die Übungen macht, d. h. seit zwei Monaten, keine Absenzen mehr. Seine Eltern und er sind der Meinung, dass die Therapie abgeschlossen werden kann. Nach den Sommerferien liegt eine dringende Telefonmeldung der Mutter vor: Kilian hatte in den Ferien eine extreme Kopfwehattacke, sodass er ins Kinderspital eingeliefert und sorgfältig untersucht wurde. Es wurde aber keine körperliche Ursache gefunden. Der beigezogene Kinderpsychiater riet dringend zu einem stationären psychiatrischen Klinikaufenthalt. Kilian wehrte sich mit allen Mitteln dagegen (z. B. drohte er, sich bei einer Einlieferung umzubringen), musste aber dem Arzt versprechen, sofort wenn die Therapeutin aus dem Urlaub zurück sei, in die Therapie zu kommen. Zu dieser Sitzung wurde die ganze Familie (Kilian, seine Eltern und sein 20-jähriger Bruder) eingeladen. Es wurde klar, dass Kilian die Schmerzkontrolle beherrscht. Trotzdem war er der Attacke hilflos ausgeliefert gewesen. Die Therapeutin weist darauf hin, dass in so einem Falle etwas anderes dahinterstecken und der Schmerz vielleicht etwas aussagen könne, sei es für Kilian selbst oder für die Familie. Alle stellen Überlegungen an, finden jedoch zunächst noch keine Antwort. In der nächsten Sitzung kommt die Mutter allein ins Sprechzimmer und sagt, sie wisse jetzt, was los sei, da sie sich von ihrem Mann trennen wolle. Sie sei sehr unglücklich und die Ehe gescheitert. Die Frage, ob sie mit ihrem Mann schon darüber gesprochen habe, verneint sie. Er sei wieder auf Geschäftsreise, was er ja ca. 3/4 des Jahres sei. Sie werde es ihm dann mitteilen, wenn er nach Hause komme. Die Therapeutin versucht, genauer auf die Hintergründe und Folgen einzugehen, und warnt die Mutter, dass diese Mitteilung ein großer Schock für ihren Mann sein könnte. Von diesem Moment an sind die Kopfschmerzen für Kilian kein Thema mehr und bleibend verschwunden. Die Mutter berichtet zwei Wochen später, dass die Therapeutin mit ihrer Warnung recht hatte. Sie habe es ihrem Mann mitgeteilt, er habe im Moment kaum reagiert, wollte sich dann aber später in seiner Firma umbringen, wovon sie ihn gerade noch habe abhalten können. Der Vater kam dann einige Male, z.T. mit Kilian, in die Beratung. Kilians Geschichte wurde nochmals analysiert. Kilian fand heraus, dass er zu viel Verantwortung für seine Eltern übernommen hatte. Er hatte versucht, sich um die einsame Mutter zu kümmern und dem Vater, wenn er zu Hause war, beizubringen, dass er sich um die Mutter kümmern und mit ihr ausgehen solle. Er hatte versucht, die Ehe der Eltern zu kitten. Dabei waren seine eigenen Entwicklungsaufgaben wie Schulleistungen, Unternehmungen mit Kameraden und Sport zu kurz gekommen; er hatte also seine Selbstverantwortung zu wenig wahrgenommen. Nach der Trennung berichtete Kilian, dass seine Beziehung zum Vater so gut wie nie zuvor sei. Und er gab die Erlaubnis, dass seine eindrückliche Geschichte anderen erzählt werden darf.

Die 14-jährige Béatrice, deren Eltern beide einen anspruchsvollen Beruf (die Mutter arbeitet Teilzeit) ausüben und die einen 8-jährigen Bruder hat, meldet sich selbst auf Rat ihres Arztes an. Sie leidet seit anderthalb Jahren an starken Spannungskopfschmerzen, derentwegen sie im Durchschnitt zwei Tage pro Woche in der Schule fehlt. Sie ist auch in ihren Freizeitaktivitäten stark eingeschränkt. Sie möchte die Schmerzen loswerden, da ihre Schulleistungen schlechter geworden sind und sie kaum etwas mit ihren Kameradinnen unternehmen kann. Sie nimmt starke Medikamente gegen die Schmerzen. In der ersten Phase wird die Übung *Auslöser finden und Ressource einsetzen* durchgeführt. Sie findet den Auslöser für die Schmerzen und baut sich eine Ressource auf (Zusammensein mit einer Freundin; freier, leichter Kopf), die sie dann einsetzt. Sie lernt auch Selbsthypnoseübungen wie *Loslassen und Raum, Freiraum schaffen* und *Gute Momente sammeln*. Béatrice schaut auch mit der *Spiegelfigur* nach dem Rechten. Die Übungen wendet sie an, und es gibt eine deutliche Erleichterung. Dann meldet sie sich plötzlich wieder, da die Schmerzen jetzt noch schlimmer als vorher sind. Die Therapeutin erzählt ihr daraufhin die Geschichte von Kilian. Béatrice denkt kurz über die Geschichte nach. Und sagt dann, dass sie denkt, sie kenne den Grund ihrer Kopfschmerzen. Ihre Mutter ist durch eine schwere Krankheit seit anderthalb Jahren sehr beeinträchtigt, kann kaum in ihrem Beruf genügen, kann sich nicht um den Haushalt und die Erziehung des kleinen Bruders kümmern. Der Vater trinkt in letzter Zeit am Wochenende häufig so viel Alkohol, dass es zwischen den Eltern Streit gibt. Béatrice macht also den Haushalt, wäscht, kauft ein, kocht, macht die Aufgaben mit dem kleinen Bruder und vieles mehr. Dazu übernimmt sie auch im Orchester, wo sie spielt, zu viel Verantwortung. Dasselbe gilt für die Pfadfindergruppe. Sie sieht, dass sie viel zu viel Verantwortung auf vielen Gebieten übernimmt. Sie will auf keinen Fall die ganze Familie einladen, ist aber zu einem Gespräch gemeinsam mit dem Vater bereit. Dieser sagt, dass Béatrice alles an sich reiße. Er kümmert sich in der Folge um eine Zugehfrau und eine Aufgabenhilfe für den Bruder. Béatrice baut ihr Engagement im Orchester und in der Pfadi massiv ab. Die Kopfschmerzen sind seit der Sitzung, als das Thema Kontrolle und Verantwortung zur Sprache kam, wie von Zauberhand bleibend verschwunden.

Diese Beispiele zeigen, dass die Hypnotherapie immer in andere Interventionen eingebettet sein muss und auch das Familiensetting meist einbezogen werden sollte.

Themen, die bei Kopfschmerzen bearbeitet werden:

Wahrnehmen des Kopfschmerzes:

- Anfang, Höhepunkt, Ende
- Wie ist er? Wie ist der Verlauf?
- Wie stark ist er?
- Was geschah gerade vorher?
- Auslöser für Kopfschmerzen finden
- Was will mir der Kopfschmerz sagen?

Gleichgewicht: Kontrolle – Zulassen:

- Kontrolle des Trancezustandes – Inhalte zulassen
- Kontrolle der Spannung – gehenlassen.

Kontrolle, Verantwortung allgemein:

- Raum haben
- Rückzugsmöglichkeit
- Umgang mit Stress
- fließen lassen.

Selbstständigkeit, Selbstwirksamkeit, angemessene Verantwortung, aus der Opferrolle finden:

- Aufgaben und Verantwortung in der Familie loslassen, sich den eigenen Entwicklungsaufgaben stellen
- Aufgaben, Entwicklungsaufgaben, die angebracht sind, erkennen und anpacken → Selbstständigkeit
- Einstellung gegenüber Leistung, Erwartungen.

Grenzen: einhalten, setzen gegen innen und außen:

- Einteilen der Kräfte, Energie
- Pausen machen.

4.6 Kontrollieren und loslassen

4.6.1 Schlafen

Neben dem Kontrollieren geht es in vielen Situationen darum loszulassen, wie beispielsweise zum Schlafen. Beim Schlafen geht es darum, sich in den Schlaf gehen, fallen zu lassen, den Schlaf zuzulassen.

Kinder und Jugendliche werden aus unterschiedlichen Gründen in Zusammenhang mit Schlafen angemeldet. Oft ist es so, dass sie eigentlich wegen eines anderen Themas in die Beratung kommen, sei es wegen Ängsten, Sucht, ADHS, Depression. Wenn sie in erster Linie mit diesem Thema angemeldet werden, kann es sein, dass sie nicht selbstständig schlafen, Albträume haben, nicht einschlafen oder durchschlafen können, zu wenig Schlaf bekommen und am Tag müde und unkonzentriert sind.

Meist wird schon in der ersten Familiensitzung besprochen, dass Schlaf ein Geschenk ist, etwas, was geschieht. Niemand kann absichtlich einschlafen und durchschlafen, den Schlaf erzwingen. Schlaf ist nicht machbar, daher kann ich auch keine Garantie geben, dass das Kind nach einer gewissen Zeit gut schlafen kann, schon gar nicht nach ein bis zwei Sitzungen. Trotzdem kommt dies manchmal vor. Sogar Hypnose kennt keine sicheren Tricks oder Rezepte, die für alle Leute anwendbar sind. Jeder hat seine eigene Art einzuschlafen, durchzuschlafen, zu träumen und wieder aufzuwachen. Auch wenn jemand danebenliegt, schläft man allein.

> Schlaf kann nicht erzwungen oder gemacht werden. Es ist aber möglich, einen guten Boden zu bereiten, dass der Schlaf kommen kann.

Außer dem Schlaf gibt es noch andere Dinge im Leben, die nicht machbar sind. Im Englischen heißt es *to fall asleep* und *to fall in love*. Meist wissen alle Familienmitglieder weitere Beispiele, z. B. Freude, Lachen. Wie machen Sie es in Ihrer Familie, dass Sie Freude erleben können? Vielleicht kommt die Familie darauf, dass dazu die Grundlage, der Boden bereitet werden muss. Es beinhaltet ein gewisses Maß an Offenheit. Außerdem ist eine gewisse Bereitschaft, Freude zu bereiten und Freude zu empfinden ein Teil des Bodens.

Manchmal bestehen Vorstellungen, man müsse doch schlafen können, habe ein Recht auf Schlaf. Wenn nicht genug geschlafen wurde, könne man am Morgen nicht aufstehen, sich für die Prüfung nicht konzentrieren. Oft gehen Kinder, Jugendliche nicht zur Schule, zur Arbeit, schreiben die Prüfung nicht, weil sie in der Nacht nicht gut geschlafen hätten. In all diesen Fällen geht es darum, Eltern und Kinder, Jugendliche darüber zu informieren, dass die meisten Leute auch mit wenig Schlaf ihre Aufgaben erfüllen können. Sollten sie nicht dazu in der Lage sein, geht es neben der Möglichkeit, mehr zu schlafen, auch darum, dass sie robuster werden.

In Familien, deren Mitglieder unter Schlafstörungen leiden, herrscht oft die Meinung, alles sei machbar, wenn nötig erzwingbar. Es brauche nur genügend Willen, dann sei alles zu erreichen. Indem gemeinsam mit der Familie über das Geschehenlassen gesprochen wird, werden sie an diese andere Seite des Lebens erinnert (siehe auch: Signer-Fischer 1993c).

In einer Untersuchung, in welcher Jugendliche im Alter von 10 bis 16 Jahren jeden Sommer während einer Woche untersucht wurden, zeigte sich, dass es keine Reduktion der Schlafdauer gibt. Die Versuchspersonen schliefen als 10-Jährige gleich lang wie als 16-Jährige und hatten eine ungefähre Schlafdauer von neun Stunden (Carskadon u. Acebo 2002). Auch eine weitere Studie von Lemola, Perkinson-Gloor, Brand und Grob (2013) lässt darauf schließen, dass 11- bis 15-Jährige immer noch ungefähr gleich viel Schlaf wie jüngere Kinder benötigen (ca. neun Stunden). Jugendliche werden während der Pubertät jedoch später müde als Kinder (ca. 22:30 anstatt 20:30 Uhr) und können auch erst dann einschlafen. Es zeigte sich zudem, dass zu wenig Schlaf Konzentrationsstörungen, Lustlosigkeit und Müdigkeit zur Folge haben kann.

Auch bei diesem Thema werden zuerst Hypothesen gebildet, auch mit der Familie gemeinsam, was wohl in Zusammenhang damit und dahinterstehen könnte, wann die Schwierigkeit begonnen hat. Dazu äußern sich meist alle Familienmitglieder und die Hauptperson selbst. Manchmal steht das Problem eher mit der Hauptperson selbst in Zusammenhang, seien es körperliche Gründe wie Schmerzen, hormonelle Gründe oder psychische wie kreisende Gedanken, Ängste, Sorgen, etwas nicht erledigt zu haben oder nicht zu schaffen. Oft hat das Problem auch eine Bedeutung, Funktion innerhalb der Familie, sei es dass sie sich alle um den Schlaflosen kümmern, der Schlaflose von anderen Problemen ablenkt, der Schlaflose sich Sorgen um ein Familienmitglied macht (schwer krank, körperlich oder seelisch; Gewalt in der Familie), Angst vor Grenzüberschreitungen.

Es kann auch sein, dass es Eltern eher zu gut meinen mit dem Zubettgeh-Ritual und die Kinder sich angewöhnen, zu stark ihren Willen durchzusetzen. So kann es dazu kommen, dass die Eltern sehr erschöpft sind von den abendlichen und nächtlichen Aktivitäten im Versuch, die Kinder zum Schlafen zu bringen. In diesen Fällen geht es dann eher darum, einerseits die Eltern mit Erziehungsberatung zu begleiten, dass sie das selbstständige Schlafen der Kinder unterstützen, und die Kinder darin zu begleiten, selbstständiger zu werden, das Einschlafen als eigene Verantwortung wahrzunehmen.

Die Familie der 7-jährigen Sina wird auf Anraten des Hausarztes der Eltern angemeldet, weil beide Eltern total erschöpft sind, keine Zeit mehr für sich als Paar haben, darum auch schon Paarschwierigkeiten auftauchten, die Gefahr besteht, dass der Vater nicht mehr seiner Arbeitstätigkeit nachgehen kann und wegen Erschöpfung krankgeschrieben werden müsste, die Mutter nahe einem Burn-out sei. Es wird dann klar, dass beide Eltern unter großem Schlafmangel leiden. Die Eltern beschreiben folgende Situation: Sina und ihr 5 Jahre alter Bruder werden gleichzeitig zu Bett gebracht. Der Prozess beginnt gegen 20:00 Uhr. Die Mutter kümmert sich um die Tochter, der Vater um den Sohn. Jedes Kind bekommt zuerst vom jeweiligen Elternteil eine Geschichte, dann werden sie ins Bett gebracht. Der jeweilige Elternteil legt sich daneben. Dann verlangt das jeweilige Kind weitere Geschichten, Lieder, etwas zu trinken, zu essen oder Begleitung zum WC (am Tag geht das längst selbstständig). Die Kinder stehen immer wieder auf, und die Eltern geben das Verlangte. Die Kinder schlafen in getrennten Schlafzimmern und die Eltern jeweils daneben im Kinderbett. Der Einschlafprozess dauert oft bis mindestens bis Mitternacht. Aber vor allem Sina erwacht auch nachts und verlangt dann wieder Beistand. Am Morgen sind die Kinder (und natürlich die Eltern auch) müde und dürfen weiterschlafen, werden in der Schule und im Kindergarten entschuldigt. Die Eltern sind bereit, die Situation zu ändern. Sie wissen, dass der Prozess Durchhaltewillen und Stärke braucht. Sie sind damit einverstanden, dass es zu verantworten ist, dass die Kinder gemeinsam das Zubettgeh-Ritual erhalten, dass Sina, wenn alles normal läuft, noch ca. eine halbe Stunde lang selbstständig ein Buch anschauen darf. Mit den Eltern wird besprochen, was sie finden, dass ein »normales« Zubettgeh-Ritual ist. Sie einigen sich, dass jedes Kind selbstständig im eigenen Bett ein- und durchschlafen kann, dass drei Geschichten reichen, jedes darf noch drei Mal aufstehen und etwas trinken, drei Mal selbstständig zum WC. Die Eltern schlafen im Ehebett. Sie vereinbaren, wer wann »Dienst« hat, also aufpasst. Der andere Elternteil darf mit Ohrstöpseln schlafen. Sie sind übereinstimmend der Meinung, dass der Junge das leicht hinbringt. Hingegen Sina wird die neue Situation kaum einfach so hinnehmen. Die Kinder sollen, egal wie die Nacht war, am nächsten Tag pünktlich zur Schule und in den Kindergarten. Wir besprechen, wie Sina wohl reagieren wird. Sie werde wohl schreien. Was denken die Eltern, wie lange wohl? Sie schätzen die Zeit auf 20 Minuten, ich denke eher, dass die Eltern mindestens mit zwei Stunden rechnen müssen und dass Sina wohl laut schreien wird. Die Familie wohnt in einem Haus, die Eltern denken, dass sie besser die nähere Nachbarschaft »vorwarnen« und ihnen vorsorglich eine Flasche Wein vorbeibringen, weil es ein paar Nächte laut werden könnte (in anderen Familien habe ich schon erlebt, dass die Nachbarschaft die Polizei alarmierte, da gedacht wurde, die Eltern schlügen die Kinder, was die Kinder natürlich genau wissen und so ein Druckmittel haben). Die Eltern denken, dass Sina wohl mindestens eine Woche lang »Theater« machen wird, bis sie sich umgewöhnt habe. Die schon im Voraus eingeladenen Großeltern werden vorläufig ausgeladen. Sina kommt noch allein in den Praxisraum. Die Eltern informieren in der Zeit schon den Bruder. Sina ist klar der Meinung, dass sie eigentlich schon selbstständig schlafen könne. Sie findet das aber langweilig. Wir erarbeiten noch einen Weg, wie ihr das Einschlafen besser gelingt mit dem *Schlafprogramm*, in ihrem Fall hilft die Vorstellung, ihre Kaninchen zu streicheln. Im Familienteil zum Abschluss der Sitzung werden die Kinder nochmals von den Eltern orientiert, wie es abläuft und welche Konsequenzen gezogen werden. Wenn die drei Geschichten, drei Mal etwas Trinken erledigt ist und das Kind beim Elternschlafzimmer von den Eltern weiter etwas möchten, wird zuerst die Türe des Kinderzimmers zugemacht (nicht verschlossen mit Schlüssel), wenn das noch nichts nützt, die Zimmer des Elternschlafzimmers (ein Elternteil ist ja immer erreichbar und würde einschätzen können, wenn ein wirklicher Notfall herrscht). Wenn es gelingt, bekommt jedes Kind nach einer Woche ein kleine Belohnung, darf ein Familien-Brettspiel auswählen. Mit der Familie wird vereinbart, dass ich am nächsten Tag ein Telefonat erhalte und höre, wie es gelaufen ist. Die Eltern informieren den Hausarzt und die Pädiaterin über das Vorgehen und dass die Kinder, egal wie die Nacht verläuft, die Schule, den Kindergarten pünktlich besuchen sollen. Am nächsten Tag höre ich, dass alles gut verlaufen sei. Sina habe wie erwartet geschrien und, nachdem die Elternschlafzimmertüre zu war, in ihrer Wut barfuß gegen die Türe gestoßen. In diesem Moment hatte gerade der Vater »Dienst«, stand dann auf und sah, dass Sina sich den großen Zeh verletzt hatte, wohl gebrochen. Er rief den Hausarzt an, beschrieb die Situation, bekam die Anweisung, den Zeh zu verkleben, ein Schmerzmittel zu verabreichen, mit ihr um 7:00 Uhr in die Praxis zu kommen, sodass Sina zur Zeit zur Schule gehen könne. So sei es dann geschehen. Sina sei in die Schule. Im weiteren Verlauf zeigte sich, dass Sina von dem Moment an selbstständig schlief, und die ganze Situation entspannte sich. Als ich Sina im Nachhinein frage, wie ihr das so schnell gelungen sei, selbstständig zu schlafen, sagt sie, ja, das hätte sie schon früher gekonnte. Die Eltern hätten es halt klar sagen müssen.

Natürlich ist es klar, dass dieser Fall besonders gut verlief, da die Eltern sehr entschlossen, schon vorher ein Team und auch bereit waren, einen Aufwand zu betreiben, und sich nicht schämten, die Ärzte, die Nachbarschaft und die Großeltern zu informieren. Die Ärzte waren bereit mitzuhelfen und auch einen Aufwand zu betreiben. Die Kinder, vor allem Sina, waren bereit, diesen Entwicklungsschritt zu bewältigen. In den meisten Fällen ist das Vorgehen zwar ähnlich, aber es wird schrittweise vorgegangen.

Damit die Wahrscheinlichkeit steigt, dass gut geschlafen wird, gehört genug Bewegung am Tag (meist wird dies unterschätzt), genug Ruhezeit am Abend (also nicht für die Prüfung lernen bis kurz vor der Bettzeit), rechtzeitige Medienabstinenz (Handy, Computer früh genug weglegen), Kaffee-, Cola-, Eisteekonsum am Abend vermeiden. Ebenso hilft ein regelmäßiger Schlafrhythmus, bei welchem möglichst zu selben Zeit ins Bett gegangen und aufgestanden wird.

Oft wird auch berichtet, wie Sorgen und Probleme gewälzt werden. In diesem Fall werden die Gedanken zuerst analysiert. Sind es Ängste (z. B. Angst, dass ein Einbrecher kommt und das Kind entführt), werden vorerst die Fragen bearbeitet: Wie groß ist die Chance, dass die gefährliche Situation eintritt (Einbrecher sehr unwahrscheinlich)? Wurde genug gemacht für die Sicherheit (Wohnungstüre abschließen, Kennen der Telefonnummer der Polizei)?

Dann darf an den Gedanken gearbeitet werden. Sind es Probleme, werden die Probleme, Sorgen eingeteilt in lösbare und unlösbare Probleme. Ein Beispiel für ein lösbares Problem: »Ich kann die Mathe-Aufgabe nicht selbstständig lösen«. Mögliche Lösungen sind: Ich frage die Lehrkraft, den Schulkameraden, ich schaue im Mathebuch nach. Ein Beispiel für ein unlösbares Problem: Die Eltern haben Streit. Ich als Sohn kann nichts machen, weil es Sache der Eltern ist. Also geht es darum, dass ich einen Weg finde, damit umzugehen, z. B. Kopfhörer anziehen, dass ich es nicht höre, *Schutzanzug* anziehen, dass es mich nicht verletzt. Ein Beispiel dafür, dass Probleme manchmal z. T. lösbar sind oder dass es einen Versuch wert ist, zuerst zu versuchen, das Problem zu lösen, ist: Der Lehrer hat mich ungerecht behandelt. Da kann das Kind zum Lehrer gehen und mit ihm sprechen, seine Situation und Meinung darlegen. Manchmal geht die Lehrkraft darauf ein, dann ist es lösbar. Wenn die Lehrkraft nicht darauf einsteigt, geht es darum, einen Umgang mit diesem Umstand zu finden, ohne zu hadern. Hadern und Ärgern kann ein großer Energieverlust sein. Für die lösbaren Probleme werden Lösungen, mehrere Möglichkeiten erarbeitet. Anschließend kann mit diesen und den unlösbaren Problem-Gedanken gearbeitet werden.

Mit den Gedanken, kreisenden Gedanken kann mit unterschiedlichen Methoden gearbeitet werden. Hier können die Interventionen *Störendes in den Hintergrund, das Wichtige in den Vordergrund* (Zwänge), *Ungesunde Gedanken in gesunde verwandeln* (Zwänge) und *Kreisende Gedanken: Fahrzeuge kontrollieren* (Zwänge) unterstützend wirken.

Oft enthalten die beim Einschlafen störenden Gedanken Ärger und Hadern. Auch bei diesem Thema wird zuerst analysiert, ob das Ärgern sinnvoll ist, ob etwas unternommen werden kann, um die Situation zu verbessern. Enthält das Hadern und Ärgern nur kreisende, nicht zu ändernde Faktoren, z. B. morgen ist schlechtes Wetter und die Schulreise kann nicht stattfinden, darf die Intervention *Biogasanlage* angewendet werden, in der Mist zu Energie verwandelt wird.

Biogasanlage: Mist zu Energie verwandeln – Ärger in Energie verwandeln

Hier-und-Jetzt-Zustand:

- Der Klient soll verschiedene Ärgernisse und seine Gedanken aufzählen.

Trance:

- Es wird erkundet, welche Vorstellung damit verbunden wird (bspw. Mist, Küchenabfälle).
- Der Klient soll in der Vorstellung alle Ärgernisse zusammensammeln (bspw. mit Mistgabel).
- Der Klient beschreibt, wie er die gesammelten Ärgernisse verwandeln möchte (bspw. Biogasanlage mit eigenem Tank).
- Es wird erfragt, welche Vorstellung von Energie dabei auftaucht (bspw. blaue, flüssige, saubere Energie).
- Der Klient soll von dieser Energie tanken.
- Der Rest wird gut bewahrt.
- Anschließend soll sich der Klient verabschieden und wieder ins Hier-und-Jetzt zurückkommen.

Hier-und-Jetzt-Zustand:

- Es wird mit dem Klienten besprochen, in welchen Alltagssituationen diese Trance gebraucht werden kann.

Anwendung:

- Blockade
- hindernde Themen wie:
  - Ärger
  - Hadern
  - Aggression

- Sorgen
- Eifersucht
- Neid
- Angst
- Zwänge

Schon Milton Erickson beschrieb die *therapeutische Doppelbindung* anhand eines Falles (O'Hanlon u. Hexum 1994).

Zuerst wird mit dem Klienten besprochen, was er machen, erledigen sollte (z. B. Französischvokabeln lernen, Schrank aufräumen) und immer wieder hinausschiebt, froh wäre, es wäre gemacht. Darauf wird mit dem Klienten eine Abmachung getroffen: Er legt sich ins Bett, gibt sich eine halbe Stunde zum Einschlafen. Schläft er nicht ein, steht er auf, arbeitet eine Stunde an der Arbeit, die er sich vorher vorgenommen hat. Dann legt er sich wieder ins Bett, gibt sich wieder eine halbe Stunde zum Einschlafen, steht sonst wieder auf, arbeitet eine Stunde und so weiter. So hat er am Morgen entweder geschlafen oder eine Arbeit erledigt, die nötig war, die er aber nicht gerne macht.

Alle Interventionen, die helfen, besser einzuschlafen, können auch für das Wiedereinschlafen angewendet werden. So helfen sie nicht nur gegen Einschlaf-, sondern auch gegen Durchschlafprobleme. Geht es eher darum loszulassen, kann die Intervention *Loslassen und Raum, Freiraum schaffen* (Selbsthypnose) gut passen. Um mit guter Stimmung einzuschlafen, kann die Intervention *Gute Momente sammeln* (Selbsthypnose) angewendet werden. Eine weitere Möglichkeit, die gut mit anderen Interventionen kombiniert werden kann, ist das *Schlafprogramm*, das individuell aufgebaut und immer wieder angepasst werden kann.

Schlafprogramm

Hier-und-Jetzt-Zustand:

- Einschlafsituation kurz skizzieren.
- Besprechen, welche Vorstellung zum Einschlafen oder Wiedereinschlafen gut passen würde. Die Vorstellung darf nicht zu interessant sein, sollte eher Lockerlassen beinhalten, also nicht zu viel Aktivität, z. B. sich in ein Wolkenbett fallen lassen, am Meeresstrand liegen und den Wellen zuhören.

Trance:

- Sich in die Einschlafsituation versetzen.
- Sich in die gewählte Vorstellung begeben, z. B. ins Wolkenbett fallenlassen.
- Sagen, wenn im Wolkenbett drin, wenn eingeschlafen.
- Tief und fest schlafen bis zum Morgen.
- Sagen, wenn es in der Vorstellung Zeit ist aufzuwachen.
- In der Vorstellung gut und erfrischt aufwachen.

Hier-und-Jetzt-Zustand:

- Zurückkommen.

Wenn es darum geht, den Wach- und den Schlafzustand gut zu unterscheiden, lohnt es sich, im Vorfeld zu besprechen, was zum Schlafen, was zum Wachsein gehört. Dann kann folgende Intervention passen:

Der Schlafhund und der Wachhund

Hier-und-Jetzt-Zustand:

- Was hast du für eine Vorstellung von einem Wachhund? Diesen beschreiben lassen, z. B. stehende Ohren, kurzes braunes, glänzendes, seidiges Fell. Es soll ein Hund sein, den es ganz in der Vorstellung und nicht in der Realität gibt.
- Was hast du für eine Vorstellung von einem Schlafhund? Diesen beschreiben lassen, z. B. hängende Ohren, wollenes, krauses, weiches, dunkles Fell. Es soll ebenfalls ein Hund sein, den es ganz in der Vorstellung und nicht in der Realität gibt.

Trance:

- Sich dem Wachhund zuwenden und ihm das übergeben, was zum Wachsein gehört. Aufzählen, was alles dazugehört, z. B. die Unruhe, die Sorgen, aber auch die guten Ideen, ...
- Sich dem Schlafhund zuwenden und vom ihm das übernehmen, was zum Schlafen hilft, z. B. die Lockerheit, die Augen schließen.
- Gut, gesund und tief schlafen.
- Am Morgen, wenn es Zeit ist aufzuwachen: sich dem Schlafhund zuwenden, ihm das übergeben, was zum Schlafen gehört, z. B. Müdigkeit, ihm für den guten Schlaf danken und sich verabschieden.
- Sich dem Wachhund zuwenden, ihn begrüßen und das, was zum Wachsein hilft, z. B. Frische, übernehmen.

Hier-und-Jetzt-Zustand:

- Besprechen, wie die Intervention angewendet werden kann.

In vielen Fällen geht es darum, gut aufzustehen. Da passt folgende Intervention:

Ein gutes Morgengesicht

Hier-und-Jetzt-Zustand:

- Besprechen, bei welcher Gelegenheit am Morgen in den Spiegel geschaut werden kann.
- Was ist im Spiegel zu sehen? Welches Morgengesicht?
- Ist es ein gutes, fröhliches, gut gelauntes?
- Wenn nicht, wie kann ich es verändern, evtl. gerade zeigen?

Trance:

- In die Morgensituation zum Spiegel gehen.
- Genau hinschauen.
- Das Gesicht zu einem guten Morgengesicht machen.
- Das gute Morgengesicht genau anschauen, in sich hineinnehmen, im Gedächtnis bewahren.

Hier-und-Jetzt-Zustand:

- Von jetzt an täglich machen und es möglichst lange im Tag behalten, sonst wiederherstellen.

Wenn die verschiedenen Interventionen kombiniert werden, wie in der unten stehenden Intervention, werden folgende Aspekte berücksichtigt:

Gute Momente sammeln: Hier werden mindestens drei genommen. So findet ein Rückblick auf den Tag statt, und die Wahrnehmung wird auf die Wertschätzung der guten Aspekte gelegt, sodass eine gewisse Zufriedenheit über den Verlauf des Tages ermöglicht wird.

Indem mindestens drei gute Aspekte vom folgenden Tag vergegenwärtigt werden, besteht eine gute Chance, dass sich die Person auf das Morgen freut. Außerdem wird die Selbstwirksamkeit unterstützt, indem die Person sich so einrichten kann, dass es mindestens drei Aspekte gibt, auf die es sich lohnt sich zu freuen.

Beim *Schlafhund und Wachhund* wird am Abend klar aufgeteilt, was zum Wachsein und was zum Schlafen gehört. Am Morgen wird die Nacht abgeschlossen mit dem Schlaf (hier auch die Dankbarkeit und Wertschätzung des guten Schlafs) – und dem Wachhund. Dann nochmals die mindestens drei guten Aspekte des folgenden Tages vergegenwärtigt, um das Aufstehen zu erleichtern.

Indem dann aufgestanden und vor dem Spiegel *Ein gutes Morgengesicht* gemacht wird, wird die Selbstwirksamkeit unterstützt und klar gemacht, dass sich der Gesichtsausdruck einerseits auf die eigene Stimmung und auch auf die der anderen auswirkt.

Gut schlafen und gut aufstehen

Wenn im Bett und bereit zum Einschlafen:

- Mindesten drei gute Momente vom heutigen, vergangenen Tag überlegen und daran denken.
- Mindestens drei gute Sachen vom morgigen, kommenden Tag überlegen, vergegenwärtigen, auf die man sich freuen kann.
- Sich dem Wachhund zuwenden und ihm das übergeben, was zum Wachsein gehört.
- Sich dem Schlafhund zuwenden und vom ihm das übernehmen, was zum Schlafen hilft.

Gut, gesund und tief schlafen.

- Sich dem Schlafhund zuwenden, ihm für den guten Schlaf danken und sich verabschieden.
- Sich dem Wachhund zuwenden, ihn begrüßen und das, was zum Wachsein hilft, übernehmen.
- Mindestens drei gute Sachen vom kommenden Tag überlegen, auf die man sich freuen kann.
- Aufstehen.
- Zum Spiegel gehen, gutes Morgengesicht machen.

Manchmal werden Kinder angemeldet, weil sie noch nicht selbstständig schlafen, sondern im Bett der Eltern. Auch in diesem Fall gilt es abzuklären, warum die Familie sich gerade in diesem Moment meldet, weil das Problem meist schon länger besteht und vorher meist gar nicht als Problem wahrgenommen wird. Manchmal ist es so, dass die Eltern miteinander Probleme haben; es kann auch sein, dass ein Elternteil wieder mehr Intimität möchte; bei Einelternfamilien kann es sein, dass der Elternteil wieder eine Partnerschaft eingehen möchte. Manchmal ist es auch nur so, dass die Erwachsenen gerne besser schlafen möchten, dass das Kind gerne auch bei Freunden oder im Lager übernachten möchte. Oft berichtet das Kind von Ängsten. Wenn dies der Fall ist und alle Familienmitglieder bereit zur Veränderung sind, kann wie bei Angststörung gearbeitet werden, in Schritten vorgegangen werden. Im ersten Schritt geht es darum, es ein wenig ungemütlich zu machen, d. h., das Kind schläft nicht mehr im Bett, sondern auf einer Matratze neben dem Bett des Elternteils. Dann kann die Matratze immer weiter weg vom Bett des Elternteils wandern bis zur Türe in Richtung eigenes Schlafzimmers, bis im eigenen Bett übernachtet werden kann.

Umgang mit Träumen

Es kommen unterschiedliche Arten von Träumen vor: Unterhaltungsträume, Träume, die Mut machen, Träume, die warnen, Verarbeitung von Tagesresten, Albträume (auf Erlebten basierend, andere Formen).

Im ersten Schritt wird gemeinsam mit dem Kind oder Jugendlichen herausgefunden, um welche Art von Traum es sich handelt. Dann haben wir verschiedene Möglichkeiten, mit dem Traum zu arbeiten. Wir können eine Zeichnung machen lassen, die zum Traum oder zur Stimmung im Traum passt, und dann beispielsweise mit zwei Elementen der Zeichnung (Teilearbeit) weiterarbeiten. Eine weitere Möglichkeit ist es, den Traum in der Vorstellung auf einem Bildschirm anzuschauen und zu kommentieren, der Traum kann weitergeträumt werden mit einem oder mehreren verschiedenen Abschlüssen. Das Kind kann sich in der Vorstellung in die wichtigste oder interessanteste Figur des Traumes versetzen. Es ist auch möglich, den Traum wie eine Geschichte zu behandeln, zu erfinden, was vorher war, was nachher wohl ist.

Wird über Albträume geklagt, geht es im ersten Schritt darum herauszufinden, ob es sich um reale Gegebenheiten, Erinnerungen handelt, eine Form von Flashbacks. Wenn dies der Fall ist, den Albtraum wie ein Flashback behandeln und möglichst *Traumabearbeitung in Assoziation* durchführen. Sonst kann auch folgendermaßen damit gearbeitet werden:

Albtraum umträumen

Hier-und-Jetzt-Zustand:

- Der Klient erwacht nach einem Albtraum. Er soll sich an den Inhalt und Verlauf des Albtraums erinnern resp. an welcher Stelle er aufgewacht ist.
- Es wird eine Stelle im Traum gesucht, an welcher der Traum einen anderen Verlauf nehmen könnte. Dabei soll möglichst darauf geachtet werden, dass die eigene Wirksamkeit unterstützt wird (z. B. Verteidigung, Flucht, etc.).

Trance:

- Der Klient träumt den Traum nochmals mit dem verbesserten Verlauf.
- Wenn nötig, wird der gute Abschluss mehrmals vorgeträumt.
- Einschlafen

Anwendung:

- Albträume
- Schlafstörungen
- geringe Selbstwirksamkeit

Hinweise:

- Es geht darum, aus der Hilflosigkeit herauszufinden und zu Selbstwirksamkeit zu finden, dass geflohen, sich gerettet, gewehrt werden kann.
- Bei Albträumen in Folge einer Traumatisierung ist Traumabearbeitung angezeigt.
- Manche Albträume besitzen ein Warnsignal. Diese sollten genauer analysiert werden, um die Warnung herauszuarbeiten und die Erkenntnis in der Realität umsetzen zu können.

Sich mit einem schwierigen, angstmachenden Teil des Traumes auseinandersetzen

Hier-und-Jetzt-Zustand:

- Den Traum erzählen lassen.
- Klar machen, dass dies ein Traum ist, nicht Realität (und es ist auch keine Voraussage, dass das passieren wird). Manchmal kann aber eine Warnung enthalten sein, dass man aufpassen muss. Wenn ja, das besprechen.
- Wenn es im Traum schon eine Gestalt gibt, evtl. abschätzen, ob diese Gestalt real jetzt im Schlafzimmer (Monster, Bär, Einbrecher) eine Gefahr darstellt. Wenn es ein beängstigender Teil ist, diesem Teil eine Gestalt geben.

Trance:

- In der Vorstellung in den Traum gehen. Anhalten, wenn die Gestalt auftaucht.
- Mit dieser Gestalt in Kontakt treten, zuerst einen Namen geben, dann z. B. fragen, warum bist du da? Warum störst, bedrohst du mich?
- Hören, was die Gestalt antwortet. Je nachdem weiterfragen.
- Wenn es klar ist, was die Gestalt will, einen Weg finden, mit diesem Teil einen Umgang zu finden, z. B. einen Handel abschließen (z. B. ich schaue mehr zu mir und du lässt mich in Ruhe), ihn zu erziehen, zähmen, nicht zerstören, Chef werden von diesem Teil. Daran arbei-

ten, bis ein gesunder Umgang gefunden wurde, dieser Teil gehorcht, gezähmt ist.
- Herausfinden, wo dieser Teil, diese Gestalt wohnt, wohin sie gehört, z. B. in den Wald.
- Dorthinschicken.

Hier-und-Jetzt-Zustand:

- Besprechen, wie das auch während des Traumes gemacht werden kann.

Der 10-jährige Lars wird angemeldet, weil er schon lange schlecht schlafe, aber in letzter Zeit sei alles noch schlimmer geworden. Er schlafe noch bei den Eltern und er selbst möchte selbstständig schlafen und leide stark unter zu wenig Schlaf. Schon im Familienerstgespräch wird klar, dass ein großes Problem seine Albträume sind. Er könne nicht einschlafen, da er Angst vor den Träumen habe. Er schlafe im Moment pro Nacht durchschnittlich vier bis fünf Stunden und leide tagsüber darunter, dass er sich nicht wohl fühle, sich zu wenig konzentrieren könne. Der Zustand habe sich seit dem Lockdown wegen Covid-19 und des Homeschoolings verschlechtert. Obwohl er wieder zur Schule gehen kann, trat keine Besserung ein. Er hat genug Freunde, trifft sich auch mit ihnen, hat auch genug Freizeitaktivitäten und bewegt sich genug. Der Familie scheint es gut zu gehen. Er will selbst etwas unternehmen, und die ganze Familie ist willens, ihn darin zu unterstützen. Wir beginnen nach seinem Wunsch zuerst bei den Albträumen. Er erzählt einen (die Albträume variieren, enthalten aber meist Elemente von verfolgen, töten, entführen). In diesem war er unterwegs, merkt plötzlich, dass er von dunkeln Gestalten verfolgt wird. Er rennt, aber sie kommen immer näher. In dem Moment, als er gepackt wird, erwacht er. Er macht in der Konsultation und in Trance mehrere verbesserte Ausgänge. Einmal ist er schneller und kann sich verstecken, in einer anderen Variante holt er Hilfe und kann so entkommen. Wir besprechen das Prinzip des Umträumens, dass er eine verbesserte Variante nach dem Erwachen in der Vorstellung »träumen« soll, bevor er wieder einschläft. In den folgenden Konsultationen erarbeitet er noch Möglichkeiten, besser einzuschlafen mit dem *Schlafprogramm* und *Gut schlafen und gut aufstehen.* So erreicht er in wenigen Konsultationen, dass er selbstständig, besser, länger schläft.

Weitere Möglichkeiten, mit Träumen zu arbeiten und bessere Schlafqualität zu erreichen, sind auch in meinem Buch *Hypnotherapie effizient und kreativ* enthalten (Signer-Fischer 2019).

4.6.2 Umgang mit Stress

Das Thema Stress wird häufig als Anmeldungsgrund oder als Grund für Probleme genannt.

Viele Symptome verstärken sich, wenn sich eine Person unter Stress fühlt. Dies kann bei Zwängen, Ängsten, Stimmungen, Aggressionsausbrüchen, Schmerzen, Psychotraumatisierung und vielen anderen Schwierigkeiten vorkommen. Darum sind beide Themen wichtig:

1) einerseits der Umgang mit Stress, und gleichzeitig
2) robuster werden, dass weniger Stress entsteht.

Stress – der Ausdruck kommt ursprünglich vom Lateinischen *stringere* = anspannen – bezeichnet einen Zustand der Anspannung. Als Eustress wird Stress bezeichnet, der den Organismus zwar beansprucht, sich aber positiv auswirkt. Wenn von Belastung und Stress gesprochen wird, ist Disstress gemeint.

Im Zusammenhang mit der Kontrolle von Stimmungen im Fallbeispiel von Linda, 15-jährig, wurde schon auf das Thema eingegangen.

Das Thema Stress kann in jedem Alter auftauchen. Sei es wie beim 4-jährigen Tim (Aggression), der 12-jährigen Karla (Zwänge) oder eben bei der 15-jährigen Linda mit den Stimmungen. Sie reagieren mit den entsprechenden Reaktionsweisen, Symptomen, sobald sie sich unter Druck fühlen.

Stress kann verschiedene ungesunde Folgen haben, seien es eher psychische wie Ängste oder Zwänge, allgemein schlechte Stimmung, Impulsausbrüche, fehlende Konzentration oder eher körperliche.

Es gibt Kinder, die von Beginn an schneller in Stress geraten. Oft berichten Eltern, dass sie schon als Säuglinge oft geschrien haben, Mühe mit der Verdauung, dem Essen, verschiedenen Reizen hatten, als Kleinkinder auch durch andere Leute, dass sie beim Anziehen, bei Umstellungen, sei es Tag zu Nacht, Spielgruppe zu Hause, unter Druck geraten. Oft betrifft es nur ein Kind in der Familie. Es kann sein, dass die anderen Kinder sehr unter dem Geschwister leiden, da durch das Geschwister viel Aufmerksamkeit auf dieses Kind gelegt wird, sie dadurch zu kurz kommen, oft viele Unternehmungen wie Ausflüge, Ferien verunmöglicht, gestört, unterbrochen werden oder für die ganze Familie viel Stress entsteht. Oft bekommen die Geschwister, jüngere und ältere, die Aufgabe, nicht nur Rücksicht zu nehmen, sondern auch das Geschwister zu beruhigen, sich um es zu kümmern, nicht weil die Eltern rücksichtslos sind, sondern weil die Eltern häufig einfach keine Kraft mehr haben.

Um stärker, robuster zu werden (2), braucht es oft zuerst einen besseren Umgang damit (1), um mehr auszuhalten, sich mehr Situationen auszusetzen, die früher Stress bedeutet haben. Es geht um eine Form von Abhärtung, ähnlich wie z. B. in kaltem Wasser schwimmen zu können, ein anstrengender und langwieriger Vorgang, der meist schrittweise erfolgt. Dies betrifft die Eltern und die betroffene Person. Dazu braucht es Mut, Wille, Durchhaltewille, Geduld, die Fähigkeit, auch mit Rückschlägen umzugehen.

Manchmal leidet die Person selbst vor allem und ist sich dessen auch bewusst (häufig bei Stimmungen, Zwängen), ist dadurch motiviert, etwas zu unternehmen. Manchmal leiden vor allem die Familienmitglieder oder die Lehrkraft, und der betroffenen Person ist es nicht bewusst, dass ein Problem vorliegt, wie im folgenden Fall:

> Die 10-jährige Maura wurde angemeldet durch ihre Eltern, weil das Verhalten von Maura die ganze Familie beeinträchtige, die Eltern seien am Rande ihrer Kräfte. In der ersten Familiensitzung, an der die ganze Familie, d. h. die Eltern, Maura, der 12-jährige Bruder, die zwei jüngeren Schwestern, 8- und 7-jährig, teilnehmen, wird klar, was allen Familienmitgliedern Kräfte raubt und was alle stresst: Maura hat viele Wutausbrüche in unterschiedlichen Situationen, unter anderem, wenn sie zu etwas aufgefordert wird, wenn sie fort soll, wenn sie denkt, sie sei benachteiligt. Sie mag es nicht, wenn die Familie einen Ausflug macht oder gar in die Ferien geht, hat meist schlechte Laune, wirkt griesgrämig. Sie hat kaum Freunde, geht aber regelmäßig in den Turnverein. Sie hat die Wutanfälle zu Hause, in verschiedenen Situationen wie beim Essen, beim Aufgaben machen, in der Öffentlichkeit, in der Schule. Sie erledigt ihre Pflichten nicht, beteiligt sich nicht am Haushalt, beim Spielen will sie immer gewinnen, kann nicht verlieren. Die ganze Familie ist ermüdet. Die Eltern sagen, sie können bald nicht mehr, die Geschwister sind gefrustet, weil sie kaum mehr Ausflüge machen oder in die Ferien fahren können. Maura sagt, sie habe halt Stress. Schon in der ersten Sitzung zählen die Familienmitglieder neben den Dingen, die gut laufen, ihre eigenen Probleme auf, etwa dass es in der Öffentlichkeit peinlich ist, dass sie nicht mehr wagen, Freunde nach Hause einzuladen, es kaum ein ruhiges Essen gibt. Die Eltern haben die Geschwister gehört und wollen etwas unternehmen. Maura wird klar, dass sie jetzt selbst ge-

fordert ist und dass es darum geht, dass sie einen bessern Umgang mit Stress finden muss. Gemeinsam werden die Ziele gesetzt, dass Maura nicht mehr so fest und häufig ausflippen soll, dass während des Essens kein Wutausbruch mehr stattfinden darf, dass Ausflüge, Ferien wieder möglich sein sollen, mit oder ohne Maura. Die Eltern und Geschwister sagen ihre Unterstützung auf dem Weg dorthin zu. Maura verpflichtet sich mitzuarbeiten, an sich zu arbeiten. In der Folge kommt Maura zuerst wöchentlich, dann alle zwei Wochen in die Therapie. Die Eltern berichten immer im Vorfeld sowohl von der Schule als auch von zu Hause, was gut und was nicht so gut gegangen ist. Mit Maura werden schrittweise Ziele angepeilt, zuerst das Essen am Familientisch, dann kleinere Ausflüge, Mithelfen im Haushalt, Aufforderungen Folge leisten, später Ferienreisen. Bei Ausflügen und Ferien wird dann je entschieden, ob Maura mitgeht oder für sie eine andere Lösung gefunden wird, z. B. sie geht zu den Großeltern. Sie findet nach einem Anfall jeweils heraus, was sie gestresst hat. Sie findet den Auslöser, beispielsweise, dass sie die Aufforderung bekommt, sich bereit zu machen für den Ausflug, findet heraus, was dann für ein Gefühl folgt, nämlich Stress, Ungeduld, Verwirrung, Wut. Dann findet sie heraus, was sie stattdessen braucht, nämlich Gelassenheit. Mit der Intervention *Auslöser finden und Ressource einsetzen* (in ihrem Fall einen Kristall als Symbol, mit dem sie das kühle Stirngefühl hervorholen kann) bewältigt sie viele Schritte, immer zuerst mental in der Konsultation, dann in der Realität. Sie merkt später auch, dass sie durch viele Reize, z. B. Lärm, vieler Leute gestresst ist. Diesen Stress kann sie besser bewältigen mit dem *Schutzanzug*. Später baut sie mehr Einfühlungsvermögen auf, zuerst durch Eindenken, dann Einfühlen. So gelingt es ihr, die Reaktionen der Familienmitglieder zu verstehen, gar in der Schule Freunde zu finden. Nach ungefähr einem halben Jahr wurde beschlossen, dass Maura jetzt einmal abschließen kann. Die Familie hat sich später noch ein paar Mal gemeldet auf Initiative von Maura, die wieder Neues lernen und Altes auffrischen wollte.

In diesem Fall hat sicher geholfen, dass Maura durch die Familie unterstützt, aber auch unter Druck gesetzt wurde.

Im beschriebenen Fall und in vielen anderen Situationen geht es darum, sich den herausfordernden Situationen zu stellen und nicht auszuweichen, sich nicht zu schonen. So kann meist eine bessere Robustheit erreicht werden. Je früher das jemand lernt, desto besser. Natürlich kann auch im Erwachsenenalter diese Fähigkeit erlernt werden.

Neben dem erwähnten Robusterwerden können praktische Veränderungen besprochen werden, wie den Tag angemessen strukturieren, sich angemessen Zeit einplanen, angemessen Pausen machen (von allem *angemessen*, es soll nicht zwanghaft sein und nicht zu lasch). Außerdem kann Selbsthypnose mit folgenden Interventionen hilfreich sein: *Insel finden, Loslassen und Raum, Freiraum schaffen, Reise durch den Körper.* Natürlich kann auch mittels der Intervention *Auslöser finden und Ressource einsetzen* immer wieder zur Gelassenheit gefunden werden. Wird Stress durch von außen kommende Reize wie Lärm oder wahrgenommene Blicke ausgelöst, kann die Intervention *Schutzanzug* hilfreich sein.

5 Selbstwert und Selbstvertrauen

Obwohl viele Leute denken, es sei ihnen klar, was Selbstvertrauen, Selbstwert sei, versteht wohl jeder in jeder Situation wieder etwas anderes darunter. Sei es die Mutter, die von ihrer 14-jährigen Tochter mit großem Vermeidungsverhalten der Meinung ist, sie habe halt zu wenig Selbstvertrauen, oder der 10-jährige Junge, der sich von seinen Kameraden unverstanden und zeitweise gar gemobbt fühlt, denkt, dieser Umstand sei seinem tiefen Selbstwert zuzuschreiben.

Zimbardo (1995, S. 502) schreibt: »Das Selbstwertgefühl einer Person ist die generalisierte wertende Einstellung dem Selbst gegenüber. Sie beeinflusst sowohl die Stimmung als auch das Verhalten.« Das würde heißen, dass verschiedene Erfahrungen, das Erlebnis in vielen Situationen sich dann zu einem Selbstwert zusammenfügen. Das Selbstwertgefühl kann als das Bewusstwerden des eigenen Selbst als ein positiv erlebter Wert eines bestimmten Stellenwerts definiert werden. Die Verneinung des Selbstgefühls ist das Minderwertigkeitsgefühl (Dorsch 1994).

Das Selbstwertgefühl und das Selbstvertrauen sind viel allgemeinerer Natur (generalisiertes Gefühl) als die Selbstwirksamkeit (Abgrenzungsmöglichkeit). Nach Härter und Stapf (1994) beinhaltet das *Selbstvertrauen* eine auf kräftiges Eigenmachtgefühl gegründete Gewissheit, mit möglichen Schwierigkeiten fertigzuwerden. Dies steht in engem Zusammenhang mit der *Selbstwirksamkeit,* welche schon in den vorherigen Kapiteln behandelt wurde.

5.1 Angemessener Selbstwert

Einen angemessen guten Selbstwert zu entwickeln und immer wieder in unterschiedlichen Lebenssituation zu erreichen, ist ein wichtiges Lebensziel und darum meist auch ein Thema in der Beratung und Psychotherapie.

Der Selbstwert und das Selbstvertrauen können eher als ein *trait,* eine Eigenschaft also eher als etwas Statisches, also eine stabile Komponente angesehen werden, oder aber als *state,* ein Zustand, etwas Dynamisches, Entwickelbares, Bewegliches, eine variable Komponente also. In der Beratung und Psychotherapie gehen wir davon aus, dass auf den Selbstwert Einfluss genommen werden kann, einerseits vom Umfeld und vor allem von der Person selbst. Dieser Prozess erfolgt meist indirekt, indem auf andere Parameter wie die Selbstwirksamkeit, das Selbstbild oder die Leistung Einfluss genommen wird. Selbstwert, Selbstbild, Selbstverantwortung, Selbstwirksamkeit, Leistung hängen eng miteinander zusammen.

Mögliche Gründe	Prävention
Lebenszufriedenheit, Wohlbefinden	Depression
Leistung	Leistungsabfall
Frustrationstoleranz	Burn-out
Umgang mit schwierigen Situationen	Passivität, Opferrolle, Hilflosigkeit, Depression
Ziele erreichen, etwas durchziehen, durchhalten	Verharren, Passivität, Depression
Vision entwickeln, zukunftsgerichtet, Ziele stecken und diese dann erreichen	Verharren, Passivität, Depression

Tab. 13: Warum ist ein guter Selbstwert wichtig?

In der nachfolgenden Abbildung 21 sind einige Zusammenhänge dargestellt.

Da der Selbstwert auf unterschiedliche Weise beeinflusst werden kann, steht er auch auf verschiedenen Pfeilern. Dadurch ist er stabiler und kann auch weniger durch einen einzigen Aspekt, ein Vorkommnis oder einen Umstand ins Wanken gebracht werden.

Brown (2013) schreibt, dass je stärker das Selbstwertgefühl eines Menschen von seinen Leistungen oder Erfolgen abhänge, desto größer sei auch der Rückschlag, wenn solche Leistungen nicht gelingen. Für Selbstwertschwache ist das Scheitern sehr bitter, und Erfolge können sie kaum genießen. In der Psychotherapie lohnt es sich, an verschiedenen Pfeilern zu arbeiten, unter anderem auch am Thema Leistung.

Die Untersuchungen Crockers (nach Brown 2013) zeigen, dass Menschen mit schwachem Selbstwert Situationen vermeiden, in denen sie auch nur einen kleinen Einbruch in ihrer Selbsteinschätzung befürchten müssten. Wenn kein Risiko eingegangen wird, können jedoch kaum neue Fähigkeiten erworben werden. Darum ist es ratsam, in der Psychotherapie Kinder und Jugendliche darin zu unterstützen, sich auch neuen, herausfordernden Situationen zu stellen.

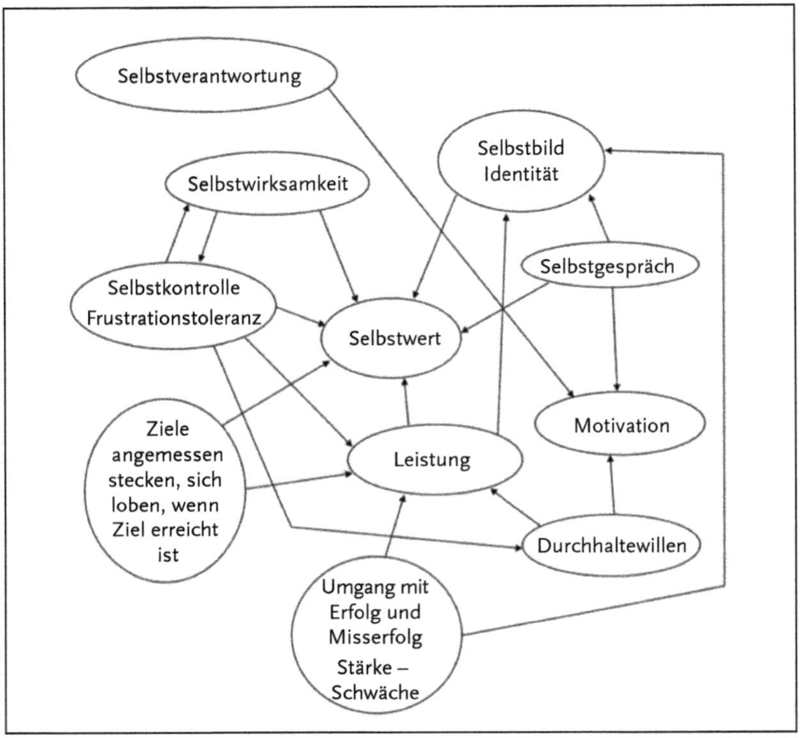

Abb. 21: Zusammenhänge Selbstwert mit anderen Faktoren

Der Weg zu angemessenem Selbstvertrauen und einem guten Selbstbild führt meist über viele Schritte. Das Ziel kann nicht definitiv ein für alle Mal erreicht werden, sondern muss immer wieder entwickelt, erarbeitet und angestrebt werden. Wurde der Weg aber in einem Gebiet einmal gemeistert, ist es in anderen Lebensphasen und Lebensbereichen einfacher, erneut zu angemessenem Selbstwert zu finden.

Bei Kindern bis zum 11. Altersjahr wird vor allem an Selbstvertrauen, Selbstwert und Selbstwirksamkeit gearbeitet. Später kommen Identität, Selbstbild und Ziele setzen und erreichen dazu.

Die Ergebnisse verschiedener Untersuchungen (Heckhausen u. Heckhausen 2006; Baumeister 1993; Stake, Huff a. Zand 1995), in denen Menschen mit *hohem* und solche mit *niedrigem Selbstvertrauen* miteinander verglichen wurden, geben wichtige Hinweise darauf, wie Beratung und Therapie Selbstvertrauen, Selbstwert und Leistung unterstützen können.

Menschen mit *hohem Selbstvertrauen* sind sich ihrer Identität sicher. Sie kennen ihre eigene Persönlichkeit und ihre Fähigkeiten. Sie wissen, dass sie positive und negative Qualitäten aufweisen, und fügen diese ins Selbstkonzept ein. Sie glauben eher ihrer eigenen Wahrnehmung und Einschätzung als derjenigen anderer und schätzen positive Rückmeldungen als glaubwürdiger ein als negative. Sie generalisieren eher Erfolgs- als Misserfolgsrückmeldungen an das Selbstschema. Personen mit hohem Selbstwert setzen die Ziele leicht höher, als sie mit normalem Aufwand zu erreichen sind. Und sie sind auch dann mit sich zufrieden, wenn hochgesteckte Ziele nicht erreicht werden. Sie attribuieren Erfolg meist internal ihren Fähigkeiten zu.

Menschen mit *niedrigem Selbstvertrauen* kennen sich weniger, sind sich ihrer Identität unsicherer, glauben anderen eher als sich selbst, schätzen negative Rückmeldungen als glaubwürdiger und angepasster ein als positive und generalisieren eher Misserfolgsrückmeldungen an das Selbstschema. Sie setzen die Ziele niedriger oder aber viel höher, als mit normalem Aufwand zu erreichen ist, und sind unzufrieden mit sich, wenn sie ein zu niedrig gestecktes Ziel erreichen, und ebenfalls unzufrieden, wenn sie ein zu hoch gestecktes Ziel nicht erreichen. Sie attribuieren Misserfolg internal so, als sei er durch mangelnde persönliche Fähigkeiten verursacht. Erfolg wird hingegen oft external attribuiert (Glück, einfache Aufgaben etc.). Siehe dazu auch die untenstehende Tabelle, welche das Beschriebene übersichtlich zusammenfasst.

5.2 Vergleich von Personen mit hohem und niedrigem Selbstvertrauen

Die folgende Tabelle stellt die oben erwähnten Forschungsresultate zur Thematik zusammen, welche hilfreich für die Psychotherapie sein können, und leitet Folgerungen für die Praxis ab (Heckhausen u. Heckhausen 2006; Baumeister 1993; Stake et al. 1995).

Thema	Menschen mit hohem Selbstvertrauen ...	Menschen mit niedrigem Selbstvertrauen ...	Mögliche Folgerungen für die Praxis
Selbstwahrnehmung	... kennen ihre eigene Persönlichkeit und ihre Fähigkeiten. ... wissen, wer sie sind.	... sind sich weniger klar, welche Persönlichkeitseigenschaften sie haben und wer sie sind. ... glauben eher anderen als sich selbst; unsicher, ob sie positive Qualitäten haben.	kritische Selbstwahrnehmung in Bezug auf positive und negative Qualitäten bewusstmachen Persönlichkeitseigenschaften unterstützen und ins Selbstbild integrieren Vertrauen in eigene Wahrnehmung stärken sich beschreiben, notieren, auf Video aufnehmen einzelne (soziale) Situationen analysieren, Eigenschaften herausarbeiten
Positive und negative Qualitäten	... sind sicher, dass sie über positive und negative Eigenschaften verfügen. ... kennen positive und negative Eigenschaften und integrieren sie ins Selbstkonzept.	... sind nicht sicher, ob und welche positiven und negativen Eigenschaften sie haben. ... möchten keine negativen Qualitäten haben.	Herausarbeiten von positiven und negativen Eigenschaften, z. B. mit Listen, und ins Selbstbild einfügen
Identität	... sind sicher bezüglich eigener Identität.	... sind unsicher bezüglich eigener Identität.	
Attribution von Erfolg	... attribuieren Erfolg meist internal ihren Fähigkeiten zu.	Erfolg wird oft external attribuiert (Glück, einfache Aufgaben etc.)	Erfolgs- und Misserfolgssituationen nach Erlebnis genau analysieren mögliche Gründe für Erfolg Misserfolg herausarbeiten
Attribution von Misserfolg	... attribuieren Misserfolg angemessen je nachdem, was dahinter steht (z. B. »Ich habe zu wenig gelernt, der Inhalt gehörte nicht zum Prüfungsstoff«).	... attribuieren Misserfolg internalen Ursachen zu; Mangel an persönlichen Fähigkeiten.	

Thema	Menschen mit hohem Selbstvertrauen ...	Menschen mit niedrigem Selbstvertrauen ...	Mögliche Folgerungen für die Praxis
Rückmeldungen	... glauben sich selbst am ehesten. ... schätzen positive Rückmeldungen als glaubwürdiger als negative ein. ... generalisieren eher Erfolgsrückmeldungen aufs Selbstschema.	... glauben anderen mehr als sich selbst; schätzen negative Rückmeldungen als glaubwürdiger und angepasster ein als positive. ... generalisieren eher Misserfolgsrückmeldungen aufs Selbstschema.	Beratung der Eltern und Lehrer, lernen, sich selbst einzuschätzen, Rückmeldungen analysieren und einschätzen sich an Erfolgsereignisse erinnern, sie wiedererleben und ins Selbstbild einfügen
Ziele setzen	... setzen die Ziele leicht höher als mit normalem Aufwand zu erreichen.	... setzen die Ziele tiefer oder viel höher als mit normalem Aufwand zu erreichen.	angemessene Ziele setzen
Zufriedenheit mit der Leistung	... sind mit sich zufrieden, auch wenn hochgesteckte Ziele nicht erreicht wurden.	... sind unzufrieden mit sich, wenn sie das zu tief gesteckte Ziel erreichen, und auch unzufrieden, wenn sie das zu hoch gesteckte Ziel nicht erreichen.	Leistungen überhaupt und gemessen an den gesteckten Zielen einschätzen

Tab. 14: Vergleich von verschiedenen Faktoren von Personen mit hohem bzw. niedrigem Selbstvertrauen

6 Identitätsfindung und Selbstbild

Unter *Identität* wird nach Grob und Jaschinski (2003) ein konstantes Erleben des Ichs als ein und derselbe Mensch über die Zeit hinweg verstanden. Sie entsteht durch Selbstbeobachtung sowie durch verschiedene Formen der Beurteilung durch andere (Lob, Tadel, Lohn, Strafe etc.). Zudem besteht sie aus dem Gefühl, dass die eigenen Erinnerungen, Ziele, Werte, Erwartungen und Überzeugungen einem selbst gehören und individuell sind (VandenBos 2007). Die Identität definiert sich auch durch eine Reihe von Zugehörigkeiten (z. B. ethnische Zugehörigkeit) und sozialen Rollen. Sie ist eine einzigartige Kombination von persönlichen, unverwechselbaren Daten einer Person (Name, Alter, Geschlecht).

Im Identitätsbegriff stecken nach Oerter und Montada (2002) zwei Grundbemühungen des Individuums: Einerseits geht es darum, sich selbst zu erkennen, und andererseits um das Bestreben, sich selbst zu gestalten, an sich zu arbeiten und sich zu formen. Selbsterkenntnis und Selbstgestaltung sind demnach die zwei Prozesse, die die Identitätsentwicklung vorantreiben.

Ein mit der Identität in Verbindung stehender Begriff ist das Selbstbild. Identität und Selbstbild werden meist als Synonyme behandelt. Das *Selbstbild* steuert das Denken, Fühlen und Verhalten. Unter Selbstbild versteht man auch das subjektive Bild von der eigenen Person, häufig auch Selbstkonzept genannt. Das Selbstkonzept ist ein zeitlich mittelfristig stabiles komplexes Wissenssystem, in dem das Wissen über die eigene Person geordnet ist. Dieses Wissen enthält universelle Anteile, in denen viele Menschen derselben Kultur übereinstimmen, z. B. das Wissen, ein Mensch oder Staatsbürger desselben Staates zu sein, und es enthält individuell charakteristisches Wissen, z. B. über den eigenen Namen und Ort und Tag der Geburt, aber auch über Persönlichkeitseigenschaften.

Themen, die mit Identität und Selbstbild in Zusammenhang stehen, begleiten den Menschen ab dem frühen Jugendalter während des ganzen Lebens. Besonders wichtig werden die Themen bei Übergängen wie Orts-, Kultur-, Schul- und Arbeitswechsel oder beim Abschied von Bezugspersonen, Lebensplänen (z. B. im Falle eines Jugendlichen, der Sportler werden wollte und den Plan nach einem gravierenden

Unfall aufgeben muss) und Weltanschauungen. Die Identität und das Selbstbild werden immer wieder hinterfragt und je nach Lebensphase und sozialer Umgebung neu definiert. Deshalb eben können sie nicht einfach einmal gebildet werden und dann erhalten bleiben.

In engem Zusammenhang mit dem Selbstbild stehen die Themen Selbstvertrauen, Selbstverantwortung und Kontrolle. Zusätzlich gibt es beim Selbstbild noch das Ideal-Selbst. Das Ideal-Selbst ist das Bild davon, wie man gerne sein möchte, aber nicht unbedingt ist. Wenn sich das Selbstkonzept und das Ideal-Selbst unterscheiden, führt das oft zu Unzufriedenheit. Diese Unzufriedenheit entsteht aufgrund von kritischen Merkmalen (d. h. Merkmale der eigenen Person, die nicht dem eigenen Ideal entsprechen), die man dann möglichst verändern möchte, damit diese Diskrepanz verschwindet (Asendorpf 2019). Darum ist es gut, wenn daran gearbeitet wird, dass das Ideal-Selbst sich nicht zu stark vom Selbstbild unterscheidet.

Nicht nur die Übereinstimmung von *Selbstbild* und *Ideal-Selbst,* sondern auch die von *Selbstbild* und *Fremdbild* sind wesentliche Voraussetzungen für die Leistungsfähigkeit, die psychische Gesundheit und einen angemessenen Umgang mit Dritten. Je klarer das Selbstbild ist und je besser es mit den Fremdbildern übereinstimmt, desto eindeutiger kann der Unterschied zum Ideal-Selbst gesehen werden. Daraus können dann persönliche Entwicklungsschritte abgeleitet werden.

In unterschiedlichen Situationen und Kontexten können unterschiedliche Teile des Wissens über uns selbst aktiviert werden. Unser Selbstbild variiert also von Situation zu Situation. Das in einem spezifischen Moment aktive Selbst wird Arbeitsselbst genannt. Je nachdem, welche Teile unseres Selbst gerade aktiviert sind, erleben und gestalten wir unsere Umwelt anders. Deshalb können wir auch ganz unterschiedliche Rollen einnehmen, je nach Kontext (Gilovich 2019). Die »Rolle« ist also eng mit dem Selbstbild verknüpft. Wenn z. B. der 10-jährige Junge bei den Pfadfindern »Rudelleiter« ist, also die Rolle des »Leitwolfes« hat, kann es sein, dass es ihm bei den Pfadfindern gelingt, selbstbewusst und klar aufzutreten, dank seiner Rolle. Es kann auch sein, dass er sich innerhalb seiner Schulklasse unsicher fühlt, sei es dass er ausgelacht wird, sich seiner schulischen Leistungen unsicher ist oder einfach das Selbstbild hat: »Ich bin nicht so beliebt«.

Wie andere über uns denken oder wie wir glauben, dass sie über uns denken, kann für unser Selbstbild relevant sein. Während unseres Lebens erfahren wir offene, aber auch subtile Reaktionen und Bewertungen von anderen. Daraus leiten wir Wissen über uns selbst ab. Wir sehen uns also teilweise auch durch die Augen der Personen um uns herum. Jedoch stimmen unsere Annahmen darüber, was andere über uns denken, nicht immer damit überein, wie sie uns tatsächlich sehen. Unsere reflektierten Selbsteinschätzungen korrelieren häufig nicht hoch mit der tatsächlichen Bewertung anderer (Gilovich 2019).

Die Intervention *Selbstbild mit Spiegel* berücksichtigt auch diesen Aspekt, neben den Aspekten, dass innere und äußere Eigenschaften, dass Stärken und Schwächen zum Selbstbild gehören.

Die schon im Zusammenhang mit der Selbstwirksamkeit beschriebene 13-jährige Katharina wird durch ihren Vater mit der Frage angemeldet, wie viel von Katharina verlangt werden kann, ohne dass sie überfordert ist. Beide Eltern arbeiten in einem akademischen Beruf. Die zwei älteren Schwestern von Katharina besuchen das Gymnasium und haben keinerlei Schulprobleme. Im Laufe der ersten Familiensitzung wird klar, dass Katharina in ständigem Streit mit den Eltern und den Geschwistern steht. Sie gehorcht nicht, ist unpünktlich und hilft im Haushalt nicht mit. Die Hausaufgaben werden nur mit größter Anstrengung von vielen Beteiligten gemacht, dauern mindestens drei Stunden pro Tag und sind begleitet von Katharinas vielen Wutanfällen. Sie ist der Meinung, dass sie halt sehr dumm ist, dass sie die Schule nicht interessiert und dass allgemein viel zu viel von ihr verlangt wird. Die ganze Familie ist durch diese Situation sehr belastet, und die Eltern überlegen eine Heimeinweisung. Schon an dieser Stelle stehen verschiedene Themen im Zusammenhang mit Identität und Selbstbild im Raum. Die Eltern sind der Meinung, dass Katharina über zu wenig Selbstvertrauen verfügt, denn sie sage immer wieder, sie sei dumm und könne die Hausaufgaben deswegen nicht bewältigen. Sie verhält sich für ihr Alter sehr unselbstständig und übernimmt kaum Selbstverantwortung. Beispielsweise trägt sie keine Uhr und macht ihre Umgebung dafür verantwortlich, ob sie pünktlich ist. Dadurch macht sie sich hilflos sowie zu wenig selbstwirksam. Sie hat das Selbstbild (mindestens sagt sie das), dass sie halt dumm sei, und zudem sei sie die Kleinste und Jüngste der Familie, weshalb von ihr nichts verlangt werden dürfe. Sie weist auch immer wieder darauf hin, dass sie viel weniger als ihre älteren Geschwister dürfe und bekomme (die Eltern kriegen dann ein schlechtes Gewissen und geben immer wieder nach). Sie stellt sich als Opfer dar. Dies sind einige Dimensionen der Identität. Die Eltern und auch die Geschwister sind sich darin unsicher, wie sie Katharina sehen sollen. Ist sie ein Störenfried, Opfer oder einfach jemand, der es versteht, seine Interessen ohne eigenen Einsatz durchzusetzen? Katharinas Fremdbild seitens der Lehrkräfte, des Sporttrainers und der Schulkameraden unterscheidet sich sehr vom Bild der Familienmitglieder. Bei ihnen ist Katharina sehr beliebt. Katharina weist bei der Intelligenzabklärung eine sehr hohe Begabung auf und leidet an keiner Teilleistungsschwäche. Als Erstes lernt sie, ihre Wutanfälle in den Griff zu bekommen *(Auslöser finden und Ressource einsetzen)*. Außerdem muss sie in Zukunft eine Armbanduhr tragen und pünktlich sein. Sie soll mehr Verantwortung für sich übernehmen. In der zweiten Stunde wird klar, dass sie die Uhr nur drei Tage lang getragen hat und nachher wieder unpünktlich war. Als Nächstes machen wir die Intervention *Selbstwirksamkeit*. Sie braucht einige Zeit, bis sie Situationen findet, die sie beeinflussen kann. Sie wählt schließlich eine Sportsituation beim Handball aus. Da erlebt sie Selbstwirksamkeit, weil sie der Meinung ist, dass sie diese Situation so beeinflussen kann, wie sie möchte. Sie nutzt das Selbstwirksamkeitsgefühl in Hausaufgabensituationen, in denen sie sich vorher hilflos fühlte. In der dritten Stunde geht es darum, ihr Selbstbild zu verändern. Sie muss zuerst umdenken, um sich von ihrem ehemaligen Selbstbild zu lösen. Dann muss sie ein neues Bild von sich entwerfen und sich daran gewöhnen, dass sie ein Mädchen ist, das über eine gute Intelligenz verfügt und durchaus fähig ist, Selbstverantwortung zu übernehmen. Dazu wird die Intervention *Selbstbild mit Spiegel* mit ihr durchgeführt.

Selbstbild mit Spiegel

Hier-und-Jetzt-Zustand:

- Vorgehen erklären.
- Nach einer Person fragen, die die Explorandin liebt (auch nur imaginierte oder bereits verstorbene Personen dürfen genannt werden).

Trance:

- Sich einen Spiegel vorstellen, in dem man sich ganz sehen kann.
- Sich anschauen mit seinen äußeren und inneren Merkmalen und Eigenschaften, sich als Ganzes anschauen.
- Sich vorstellen, es trete die geliebte Person von hinten an einen heran und schaue auch in den Spiegel.
- Sich die Augen der Person, die einen liebt, ausleihen.
- Sich mit den Augen dieser Person anschauen.
- Die Augen wieder zurückgeben.

- Sich nochmals als Ganzes anschauen, vielleicht hat sich am Bild etwas verändert.
- Sich vom Spiegel verabschieden.

Hier-und-Jetzt-Zustand:

- Was gibt es noch dazu zu sagen?

KATHARINA fällt es leicht, sich als Ganzes zu sehen. Sie wählt als geliebte Person ihre Mutter. Mit den Augen der Mutter sieht sie mehr eigene Fähigkeiten, aber auch ihre Schattenseiten (z. B. das Manipulieren). Das dritte Bild, bei dem ihr früheres Selbstbild und das, was sie mit den Augen der Mutter sah, verbunden wird, enthält dann die Elemente aus ihrer eigenen Sicht und diejenigen aus der Sicht der Mutter. Nach dieser Übung fällt es Katharina leichter, auch ihre schwierigen Seiten zu erkennen. Anschließend macht sie große Fortschritte. Im Ganzen (inklusive Familienerstgespräch, exklusive Testung) erfolgen vier Konsultationen. Danach zeigt Katharina bessere Schulleistungen und ist pünktlich. Die Hausaufgaben gehen besser vonstatten, die Mutter muss sich ihrerseits schrittweise daran gewöhnen, mehr von Katharina zu verlangen. Auf die Frage, was ihr am meisten geholfen habe, sagt Katharina: zu wissen, dass sie ins Heim müsse, wenn sich ihr Verhalten nicht bessere, sei hilfreich gewesen. Am schwersten sei es ihr gefallen zu akzeptieren, dass sie an keiner Behinderung leide, also weder ein Opfer noch eine Arme sei, und über eine gute Intelligenz verfüge.

Die *Selbstwirksamkeit* ist ein wichtiges Element für die Entwicklung einer Identität. Sie kann z. B. mit der beschriebenen Übung zur *Selbstwirksamkeit* unterstützt werden. Natürlich kann sie auch im Alltag auf andere Weise gestärkt werden.

Im *Schulalter* kann der Werksinn unterstützt werden, je nach Interesse mit textilem oder nichttextilem Werken, Kochen, Erfüllen von kleinen, verpflichtenden, ans Lebensalter angepassten Aufgaben wie Tisch abräumen, putzen etc., die fürs Haushalts- und Familienwohl wichtig sind. So können Kinder und Jugendliche erfahren, dass sie wirksam sind und sichtbare Resultate erzielen. Im *Jugendalter* erfolgt dann eine direkte Auseinandersetzung mit dem Selbst und der eigenen Identität. In vielen Fällen – und vor allem im Jugendalter, beispielsweise bei (drohenden) Störungen des Essverhaltens oder allgemein in dieser Entwicklungsstufe – bildet die Auseinandersetzung mit dem äußeren Selbstbild einen wichtigen Inhalt der Behandlung.

Bei der im Abschnitt *Umgang mit Zwängen* beschriebenen 17-jährigen Thea, die unter anderem wegen ihrer Zwangserkrankung zu wenig isst, zu viel Sport treibt, aber noch nicht an einer eigentlichen Essstörung leidet, wird folgende Übung durchgeführt:

Äußeres Selbstbild

Hier-und-Jetzt-Zustand:

- Ablauf der Trance erklären.

Trance:

- Zu einem Spiegel gehen, in dem man sich ganz sehen kann.
- Das äußere Erscheinungsbild im Spiegel anschauen, mit Kleidern oder nackt.
- Zweiten Spiegel holen. Sich wieder darin ansehen. Sehen, was man gerne idealer hätte, z. B. Bauch kleiner, Hüfte schmaler, …
- Stück für Stück das zweite Bild verändern, sodass ein Idealbild entsteht.
- Das Idealbild als Ganzes wahrnehmen, darauf achten, wie es wirkt, Ausstrahlung.
- Daneben das echte Selbstbild stellen.
- Vergleichen.
- Das eigene Selbstbild beschriften, z. B.: Das bin ich.

Hier-und-Jetzt-Zustand:

- Gibt es noch etwas dazu zu sagen?

Thea fand zuerst ein sehr schlankes Model-Idealbild. Später war sie dann aber der Meinung, dass dieses Bild ihr überhaupt nicht entspreche und dass das nicht mehr Thea sei. Ihr eigenes Selbstbild gefalle ihr viel besser. Nach dieser Stunde bahnte sich eine Änderung des Verhaltens beim Essen und beim Sport an. Nachträglich bezeichnete sie diese Übung als einen wichtigen Meilenstein auf ihrem Weg zu einem normalen Körpergewicht und Essverhalten.

6.1 Dimensionen der Identität und des Selbstbildes

Die Identität enthält verschiedene Dimensionen. In der Therapie werden jeweils die wichtigsten bearbeitet. Im Folgenden werden einige Ideen aufgezählt, wie diese verschiedenen Dimensionen therapeutisch angegangen werden können. Häufig werden sie einfach im Gespräch angegangen, manchmal mit einer Tranceübung oder mit einem Interview, das auf Video aufgenommen wird.

Name

(Bedeutung des Vornamens, Herkunft, Bedeutung des Nachnamens)

Hier-und-Jetzt-Zustand:

- Bedeutung des eigenen Vornamens herausfinden
- Der anderen Person, dem Therapeuten erzählen.

Trance:

- Der Therapeut erzählt dazu eine Geschichte, ausgeschmückt mit eigenen Assoziationen, Berichten über Handlungen.

Zu den nächsten Dimensionen kann ein Interview auf dem Handy des Jugendlichen aufgenommen werden. In der Stunde vor der Aufnahme wird das Interview vorbereitet. Der Jugendliche bestimmt die Fragen, die gestellt werden sollen. Der Therapeut notiert sich alles und fragt bei Unklarheiten nach. In der nächsten Stunde erfolgt die Aufnahme mit den vorbereiteten Fragen. Nach dem Interview kann nachgefragt werden, wie der Jugendliche denkt, dass er gewirkt hat. In der folgenden Stunde kann der Film gemeinsam visioniert [schweizerisch für prüfend angesehen] und diskutiert werden. So ist es dem Jugendlichen möglich, sich von außen, also in Dissoziation, zu betrachten. Wenn ein Jugendlicher über längere Zeit oder in mehreren Abschnitten in der Therapie ist, kann man das Interview wiederholen und dann mit der ersten Aufnahme vergleichen, um Veränderungen und Fortschritte festzustellen. Das Interview kann Fragen zu den einzelnen Dimensionen enthalten. Außerdem kann auf der Basis der Dimensionen entweder ein schon vorhandenes Profil beispielsweise auf Facebook, Instagram kritisch analysiert und verbessert werden oder es kann eine Selbstbeschreibung, ein Profil neu erstellt werden, überlegt werden, in welchem Zusammenhang welche Informationen über sich preisgegeben werden sollten.

Familie, Herkunft

(Abstammung, Sozialisation, Geschwisterposition)

- *Zeit:*
  - Jetzt
  - Geschichte
  - Zukunft: Ziele, Wünsche.

- *Körper:*
  - Aussehen: Körperform, Größe, Gesicht
  - Attraktivität
  - Gesundheit, Krankheit, Beweglichkeit
  - Fähigkeiten, Fertigkeiten
  - Kleider, Frisur.
- *Geschlecht, Rolle, Sexualität:*
  - Mann-/Frausein, wie viel Zeit in welche Rollen investieren, welche Rollen wie ausfüllen?
  - Rolle: zu Hause, in der Schule, bei der Arbeit, bei Sportfreunden, ...
- *Vorlieben, Interessen, innerer Auftrag, Sinn, Ziele und Träume:*
  - Was mag man gerne, was nicht?
  - Was möchte man gerne erleben und erfahren?
  - Lieblingsfarbe, Essen, Musik, ...
  - Kleider, die einem stehen, ...
  - Interessengebiete und Hobbys.
- *Zukunftspläne:*
  - Beruf, Schule
  - Familie: Kinder, Arbeitsaufteilung
  - Paarbeziehung
  - Einstellung zu materiellen Gütern, z. B. Auto, Haus, ...
- *Wonach strebt man, was ist wichtig, wo möchte man sich einsetzen?*
  - Art, wie man lebt, leben möchte.
- *Zeitströmung, wirtschaftliche und politische Gegebenheiten:*
  - In welcher Zeit hat man Kindheit, Jugend, junges Erwachsenenalter erlebt, z. B. in wirtschaftlichem Aufschwung oder in Krise?
  - politische Unruhen, Demonstrationen
  - Krieg.
- *Charakter und Werte:*
  - Grundwerte, Normen: Moral, Ethik, Solidarität, Toleranz, Verantwortung etc.
  - Leistungs- und Anstrengungsbereitschaft
  - Religion, Philosophie
  - Einstellung gegenüber politischen Themen, Umwelt, Sozialem
  - Aussehen, Wirkung auf andere

- aktuelle Tätigkeiten und Interessen, ...
- unterscheiden: Welches ist die Meinung zu einem bestimmten Thema (eventuell beeinflusst durch wen?), welches ist die Meinung des Vaters, der Mutter, der Lehrerin, des Fußballtrainers?

- *Fähigkeiten – Fertigkeiten:*
  - Stärken – Schwächen, Erfolge – Misserfolge
  - kognitive, soziale, motorische etc.
- *Anlage und Begabung:*
  - Umwelt/gelernt vs. vererbt.
- *Ausbildung, Beruf:*
  - Arbeitsstelle, Arbeitslosigkeit
  - Schulen, Weiterbildung.
- *Haben, Besitz:*
  - Geld, Vermögenswerte.
- *Sozialbeziehungen:*
  - Freundeskreis, Vereine, Bekannte
  - Personen, mit denen man sich umgibt.

Auf die *eigene Lebensgeschichte* kann folgendermaßen eingegangen werden:

- Ringbuch anlegen: alles, was ich weiß, dokumentieren, z. B. mittels Fotos, Zeichnungen, schriftlichen Erinnerungen, Kopien von Dokumenten
- Tagebuch, Buch
- auf einer Linie (Zeitstrahl) darstellen, z. B. mit Wollknäuel und Zetteln mit Ereignissen
- Video, Filme
- bildlich darstellen
- Bedeutung des Namens
- Genogramm und/oder Familienzusammenhänge.

Die 14-jährige SANDRA lebte bis zum Alter von 8 Jahren bei einer Pflegefamilie, wurde dann sehr plötzlich in ein Heim gegeben, wo sie seither lebt. Es existieren bis zum Alter von acht Jahren keine Fotos. Sie weiß auch kaum etwas von ihrer Herkunft und kann sich in der ersten Phase an keine Erlebnisse vor ihrem Heimeintritt erinnern. Es verunsichert sie sehr, dass sie so gut wie nichts über ihre Lebensgeschichte und ihre Herkunft weiß. Sie legt ein Lebensbuch (Ringordner) für sich an, schmückt den Umschlag, gestaltet die erste Seite zur Bedeutung ihres Namens. Sie schreibt, diktiert der Therapeutin und zeichnet alle Ereignisse, die ihr in den Sinn kommen, auch wenn es nur Bruchstücke sind. Sie ordnet die Ereignisse, so gut es geht, chronologisch ein. Auch nimmt sie die vorhandenen Fotos und andere Erinnerungsstücke, die sie seit ihrem Heimeintritt gesammelt hat, und ordnet sie ein. Mit einer Bezugsperson aus dem Heim geht sie zur Vormundschaft und versucht, möglichst viel über ihre Geschichte, ihre Eltern und ihre Familie zu erfahren. Sie findet heraus, dass die Mutter psychisch schwer krank ist, der Vater in seinem Heimatland lebt, wieder eine Familie gegründet hat und sie zwei Halbgeschwister hat. Später nimmt sie mithilfe der Vormundschaft Kontakt zum Vater und seiner Familie auf. Sie hat dann in großen Abständen schriftlichen Kontakt mit ihm. In der Therapie wird mit den vorhandenen Informationen ein Genogramm erstellt. Das Genogramm wird mit Bleistift aufgezeichnet, sodass es korrigiert und erweitert werden kann, sobald neue Informationen gewonnen werden. Sie war seit dem 8. Lebensjahr immer wieder über eine gewisse Zeit in Therapie. Ab dem Alter von 14 Jahren werden jeweils Interviews durchgeführt und auf Video aufgenommen. Sandra kann so ihre Entwicklung auch von außen betrachten. Unmittelbar nach der Aufnahme werden die Filme gemeinsam betrachtet und beurteilt.

Auf die *Entwicklung*, das *Meistern der Entwicklungsaufgaben*, kann in Trance oder auch im Gespräch eingegangen werden:

- Wie alt bin ich (genau: Jahre, Monate, Tage)?
- Was kann/Wie ist ein Kind in diesem Alter?
- Was kann ich heute?
- Was konnte/Wie war ich vor einem Jahr noch nicht?
- Was kann ich in einem Jahr?
- Wie werde ich in einem Jahr sein?
- Wie ist das Kind in meiner Klasse, das ich am meisten bewundere? (Als Aufgabe beobachten lassen.)
- Welche Entwicklungsaufgaben sind jetzt an der Reihe? Was werde ich als Nächstes lernen? (Vorausnehmen, üben.)

Oft bereitet es Kindern und Jugendlichen Mühe, sich in den verschiedenen *Lebenswelten* zurechtzufinden. Dies können beispielsweise folgende sein:

- Welt zu Hause – Welt in der Schule
- Welt z. B. der türkischen Kultur – Welt in der schweizerischen, deutschen Kultur
- Welt des Fußballvereins – Welt des klassischen Orchesters
- Welt des Vaters – Welt der Mutter.

Beim Vergleichen können Eigenschaften herauskristallisiert werden:
- Listen schreiben
- Zeichnungen dazu.

Übergänge können mithilfen bewältigt werden:
- mit Seilen darstellen
- in der Vorstellung, in Trance überbrücken, Übergang genau wahrnehmen.

Manchmal sind die Übergänge, die gemeistert werden müssen, sehr dramatisch, wie beispielsweise bei einer Flucht aus dem Heimatland oder der Verabschiedung von der sterbenden Mutter.

Der 8-jährige Bruno muss mit dem Tod seiner Mutter fertigwerden. Er wohnt beim Vater, der tagsüber arbeitet. Da die Familie der Mutter und diejenige des Vaters im Streit liegen, darf Bruno auch die Großeltern mütterlicherseits und all seine Verwandten auf Seiten der Mutter nicht sehen. Die Therapeutin erzählt ihm die Entstehungsgeschichte der unten beschriebenen Übung: Ein 6-jähriger Junge lebte in einem vom Krieg erschütterten Land. Seine Mutter bekam die Möglichkeit, ihr Kind jemandem mitzugeben, der in die Schweiz floh. Sie musste sich also von ihrem Sohn wohl für immer verabschieden. Sie gab ihm einen kleinen Lederbeutel mit, der alles enthielt, was er für seinen weiteren Lebensweg brauchte. Seither trägt er diesen Beutel bei sich. Bruno macht sich in der Vorstellung auch ein derartiges Überlebensgepäck und packt alles ein, was ihm seine Mutter mitgegeben hätte. Dann komprimiert er das Gepäck in der Vorstellung und trägt es fortan bei sich.

Überlebensgepäck

- Je nach Situation Notvorrat, Gepäck, z. B. Tasche, Beutel.
- Identität: Pass, ID, Personalausweis.
- Wärme: Jacke, Decke, Überlebensdecke.

- Nahrung: Trinken, Astronauten-Food.
- Orientierung: Kompass.
- Kommunikation: Mobiltelefon, Papier, Stifte.
- Gesundheit: Pflaster, Bachblüten-Notfalltropfen. Ausrüstung: Gummiboot, Klettergurt, Taucheranzug.
- Überlebenskultur: Lieder, Geschichten, Sprüche.
- Abstraktes: Selbstsicherheit, Humor, Gelassenheit, körperliche Kraft.

Weitere Möglichkeiten, mit dem Selbstbild zu arbeiten, sind eher systemisch:

Ein *Genogramm* kann mit der ganzen Familie oder mit dem Kind oder Jugendlichen erstellt werden. Es empfiehlt sich, Bleistift und Radiergummi bereitzuhalten. Meist wird zuerst einmal der Anfang des Genogramms erstellt. Dann werden entweder die Familienmitglieder (vor allem Eltern) oder das Kind, der/die Jugendliche gebeten, mehr Informationen einzuholen. Mit den Jugendlichen kann vorbesprochen werden, wen sie befragen und wie sie das tun könnten. Dann wird das Genogramm so weit wie möglich vervollständigt.

Mit *Geschichten* kann folgendermaßen gearbeitet werden:

- Die Familienmitglieder werden aufgefordert, ihre (Lebens-)Geschichte zu erzählen.
- Jedes Familienmitglied wird aufgefordert, die Geschichte einer Begebenheit, der Krankheit, des Symptoms etc. darzustellen.
- Die Mehrgenerationsgeschichte wird einbezogen.
- Geschichten von Familienmitgliedern erzählen (Großvater, Urgroßmutter, ...).
- Wie in der Einzelberatung können Geschichten, Begebenheiten, Witze, Fallgeschichten gezielt vom Therapeuten erzählt werden.
- Geschichten können im Familienverband gemeinsam entwickelt werden (Oaklander 1981).
- Es können Geschichten als Vergleich mit der Situation (gegenwärtige, zukünftige) erfragt werden, z. B. von jedem Familienmitglied.
- Die Familienrekonstruktion wird meist bezüglich der Geschichte angewendet und mit der Methode *Familienskulptur* bearbeitet. Oft bezieht sich die Geschichte auf die Ursprungsfamilien der Eltern.

6.2 Das eigene Selbstvertrauen und Selbstbild stärken

Die Identität und das Selbstbild können unter anderem dadurch gestärkt werden, dass die Person sich immer wieder klar wird, wer sie ist, es klar ist, dass die Identität nicht starr ist, je nach Situation und Rolle, Lebensphase unterschiedlich sein kann und somit beeinflussbar ist. Es ist gesund, wenn Ideal-Selbst und das Selbstbild nicht zu stark differieren. Es kann durch Leistung beeinflusst werden, dadurch, dass Rückmeldungen angemessen eingeordnet werden, man sich selbst gegenüber zwar kritisch ist, sich aber auch loben kann. Gesunde Selbstgespräche (z. B. *Ungesunde Gedanken in gesunde verwandeln)*. Es braucht eine gute Selbstwahrnehmung, die körperliche, kognitive, gefühlsmäßige Aspekte beinhaltet. Es ist hilfreich, eigene Vorlieben zu kennen, auch eigene Stärken und Schwächen zu kennen, anzunehmen und bereit zu sein, auch an den Schwächen zu arbeiten. Außerdem ist es gut, wenn sich die Person der Vergangenheit stellen kann, aber nicht darin verharrt.

Also ist es hilfreich:

- wenn das Selbstbild auf mehrere Dimensionen, Lebensgebiete gebaut ist
- zu wissen, dass die Rolle nur eine Dimension ist, nicht identisch mit Identität
- ein dynamisches Selbstbild zu haben, ständig erweiter- und veränderbar
- Feedback von außen kritisch zu analysieren, bewerten und entsprechend darauf zu reagieren
- gutes Gleichgewicht: sich seiner sicher sein (nicht zu sicher, nicht zu unsicher, ich bin ein Niemand)
- zu wissen, dass das Selbstbild nicht einfach statisch, gegeben ist → ständiger Prozess, daran arbeiten → dynamisches Selbstbild
- zu wissen, dass das Selbst wie ein Mosaik ist, aus verschiedenen Anteilen, Facetten besteht. Je nach Lebensgebiet kann man sich der Identität sicherer oder weniger sicher sein.
- sich nicht abhängig zu machen von Beifall (sei es auf Bühne, Social Media).

Eltern und andere Bezugspersonen können Kinder und Jugendliche unterstützen, indem sie positive Rückmeldungen auf Verhalten, Anstrengung geben. Produkt- und prozessbezogenes Lob wirkt sich gut auf die Motivation aus, während personenbezogenes Lob sich vor allem bei Mädchen eher schlecht auf die Motivation auswirkt (Henderlong Corpus u. Lepper 2007).

Um ein gesundes Selbstbild zu entwickeln, braucht man *Selbstwahrnehmung.* Diese entsteht über die eigene Beobachtung und mittels verschiedener Sinne. Der visuelle Aspekt kann mit den Spiegelübungen, der akustische Bereich mit Audio- und Videoaufnahmen (z. B. Interviews) unterstützt werden.

Die körperliche Selbstwahrnehmung hat besonders großen Einfluss auf die *Selbstwahrnehmung.* Es gibt verschiedene Zusammenhänge, in denen die körperliche Selbstwahrnehmung verlorengeht oder kaum entwickelt wurde, zum Beispiel bei Psychotraumatisierung, wenn man sich stark an anderen Menschen orientiert oder sich mit Themen wie Leistung, Trauer etc. beschäftigt hatte. Natürlich bildet die körperliche Bewegung, etwa beim Sport, das wichtigste Element zur Stärkung der Selbstwahrnehmung. Zusätzlich kann den Kindern und Jugendlichen mit einigen Tranceübungen geholfen werden, die Selbstwahrnehmung zu stärken.

Die 11-jährige Nadine wird durch die Eltern angemeldet, weil sie schlecht schlafen kann. Im Familiengespräch, bei dem auch die 17-jährige Schwester anwesend ist, wird klar, dass Nadine alles gut machen möchte. Ihre Schulleistungen sind ihr sehr wichtig. Außerdem legt sie großen Wert auf ihre Beliebtheit in der Klasse. In der ersten Stunde werden Ressourcen aufgebaut, zudem wird die *Reise durch den Körper* durchgeführt, damit ihre Selbstwahrnehmung gestärkt wird.

Reise durch den Körper, verbunden mit einer guten Aufmerksamkeit

- Mithilfe des Atems die Aufmerksamkeit auf den Brustbereich richten. Den ganzen Brustbereich mit der Aufmerksamkeit erfüllen und dabei bemerken, was man noch tun kann, um es sich noch bequemer einzurichten.
- Dann die verschiedenen Körperbereiche durchgehen:
  - Bauch
  - Rücken
  - Gesäß und Oberschenkel
  - Knie, Unterschenkel
  - Füße
  - Schulter, Oberarme
  - Ellbogen, Unterarme
  - Hände
  - Hals und Kopf
- Den Körper als Ganzes in einer guten Trance wahrnehmen.

Ein weiterer wichtiger Aspekt im Zusammenhang mit Selbstvertrauen, Selbstwert und Selbstbild ist die selbstständige Unterstützung des eigenen Selbstwertes. Personen in der Umgebung des Kindes oder des Jugendlichen wie Lehrkräfte, Eltern oder Fußballtrainer, können zwar den Selbstwert stärken oder schwächen. Das Wichtigste ist aber, dass das Kind auch unabhängig von den Rückmeldungen von außen den Selbstwert steigern kann. Es soll sich selbst einschätzen können und sich sein Selbst aufbauende Rückmeldung geben können.

Nadine wählt in einer Sitzung eine Situation aus, in der sie ihrer Meinung nach ungesund mit sich selbst spricht. Sie hatte in der vorherigen Stunde eine Selbsthypnose eintrainiert, die es ihr ermöglicht, nach dem Abendessen mir ungesunden Befürchtungsgedanken umzugehen, wie beispielsweise, dass sie wieder nicht schlafen könne, morgen in der Schule zu müde sei und dadurch schlechte Leistungen erbringe. In der letzten Woche ist es ihr gelungen, diese Gedanken zu vermeiden. Sie hat also ihr Ziel erreicht. Sie berichtet aber, dass sie ihr Ziel, innerhalb von 45 Minuten einzuschlafen, noch nicht geschafft habe, außerdem sich selbst beschimpfe, weil sie nicht einmal im eigenen Bett schlafen konnte, sondern im Bett der Mutter – und weil sie ihren Eltern Kummer bereite. Sie stellt sich eine eineiige Zwillingsschwester vor, die genau in dieser Situation ist. Mit einer Zwillingsschwester würde sie nie so böse reden, findet Nadine. So erkennt sie, dass sie ja das gesteckte Ziel (innerhalb von 45 Minuten einzuschlafen) erreicht hat, und weist die Zwillingsschwester darauf hin. Nadine redet ihr gut zu und tröstet sie. Dann verschmelzen die beiden Zwillingsschwestern wieder, und Nadine spricht in der gleichen Weise zu sich selbst.

Auf gesunde Art mit sich sprechen

Hier-und-Jetzt-Zustand:

- Situation, in der bis jetzt ungesund mit sich gesprochen wurde.
- Bei Kindern sich als Hund oder Zwilling, bei Erwachsenen sich als Zwilling oder Sohn, Tochter in einer solchen Situation vorstellen.
- Wie würdest du mit ihm, ihr sprechen?

Trance:

- In die Situation gehen. Ungesunde Äußerung.
- Zwilling antwortet. Diese Stimme jeweils verstärken.
- Immer wieder jede Äußerung so verändern bis zum Abschluss der Situation.

Hier-und-Jetzt-Zustand:

- In Zukunft in solchen Situationen den Zwilling holen.

Die 17-jährige ANNA hat ihre Anorexie und Bulimie schon zu einem großen Teil überwunden. Jetzt leidet sie noch unter gelegentlichen Fressattacken. Sie stellt sich in Trance eine eineiige Zwillingsschwester in einer »gefährlichen« Situation vor: nach der Schule vor der Erledigung der Hausaufgaben. Anna sieht, wie die Zwillingsschwester zum Kühlschrank steuert, und rät ihrer Schwester, statt zu essen einen Spaziergang mit dem Hund zu machen.

Alle Übungen mit eineiigen Zwillingen basieren auf der Idee aus dem Buch *Anna annA* (Hartmann 1998).

Was braucht die Zwillingsschwester?

- Situation, in der es gut wäre, wenn jemand einem in gesunder Art zuspräche, z. B. wenn man mit sich schimpft, sich heruntermacht.
- In der Vorstellung in diese Situation gehen.
- Sich in der Vorstellung kopieren, sodass ein eineiiger Zwilling entsteht.
- Selbst aus der Situation herausgehen, sodass der einige Zwilling in der Situation drin gesehen werden kann.
- Was braucht er/sie?
- Was kannst du ihm/ihr sagen (z. B.: Du machst das gut) oder geben (z. B. eine Umarmung)? Das dann sagen oder geben.
- Sich wieder zusammenfügen. Wenn man eins ist, spüren, wie es sich anfühlt, wenn man die Zuwendung bekommen hat.

In der nächsten Stunde berichtet ANNA, dass sie der Zwillingsschwester zwar jeweils zum Spaziergang geraten hat, aber in ihr drin noch eine andere starke Seite sei. In einer Trance stellt sich Anna die gleiche Situation wie in der letzten Stunde noch einmal vor. Als sie die Situation anhält, erkennt sie zwei Seiten in sich: eine erste, vernünftige Seite, die ihr zum Spaziergang mit dem Hund rät, und eine zweite Seite, die sie zum übermäßigen Essen bringen möchte. Der zweiten Seite gibt Anna die Gestalt eines grünen Kobolds. In der Folge stellt sie ihn zur Rede, erzieht und zähmt ihn, indem sie ihm laut und deutlich sagt, dass er jetzt warten muss. In diesem Teil geht es darum, dass Anna selbst die Chefin bleibt und ihr der Kobold gehorcht. In einem weiteren Schritt soll Anna herausfinden, was der Kobold braucht, damit er nicht mehr zerstörerisch wirkt. Sie erkennt, dass er etwas Spielerisches braucht; er soll auf diese Weise (also nicht mit konkreten Esswaren) genährt werden. Sie nährt ihn, indem sie am Abend nach den Hausaufgaben malt.

Selbstverantwortung hängt, wie wir schon gehört haben, eng mit dem Selbstwert zusammen und auch mit der Selbstwirksamkeit, Selbstkontrolle und somit auch mit der Motivation. Schon ganz junge Kinder können angemessene Selbstverantwortung übernehmen, etwa das Kindergartenkind, das täglich selbst sein »Znünitäschli« bereit macht. Oft wird die Selbstverantwortung abgelehnt wie im Fallbeispiel von der 13-jährigen Katharina, die zu Beginn weder die Verantwortung für die eigenen Hausaufgaben, noch ihre Pünktlichkeit und Pflichten übernehmen wollte.

Manchmal übernehmen Kinder und Jugendliche jedoch zu viel Verantwortung, z. B. für einen Elternteil, ein Geschwister, einen Freund. Oft ist es nicht anders möglich in der jeweiligen Situation. Eine Intervention zum Thema angemessene Selbstverantwortung ist folgende:

Nur den eigenen Rucksack tragen

Hier-und-Jetzt-Zustand:

- Für sich gegenwärtige Verantwortlichkeiten notieren.

Trance:

- Darauf achten, was für ein Weg auftaucht.
- Was für ein Gepäckstück trage ich mit? (Bspw. Rucksack)
- Anhalten. Gepäckstück öffnen, alles ausräumen:
  - Was ist alles drin?
  - Was fehlt vielleicht?
  - Was ist zu viel?
  - Was wieder einpacken? Was brauche ich, um angemessen Kontrolle, Einfluss auszuüben, sicher zu sein?
  - Was kann dagelassen werden?
  - Was jemand anderem geben?
- Weitergehen und dabei spüren, ob das Gepäckstück angemessen schwer ist. Sonst so verändern, dass es passt.

Hier-und-Jetzt-Zustand:

- Was (evtl. welche Verantwortlichkeiten) wie behalten?

- Was fehlt? Wie evtl. Zugang dazu verschaffen? Welche Verantwortung habe ich evtl. unangemessen abgegeben?
- Was kann, sollte ich wie abgeben? Lassen?
- Wie, woran spüre ich, dass Verantwortung angemessen ist?

Anwendung:

- Energiemangel, Burn-out
- geringe Selbstverantwortung
- angemessener Umgang mit Verantwortung
- zuordnen von eigenen und fremden Verantwortlichkeiten
- Schuldgefühle
- wahrnehmen der eigenen Kräfte, Energien
- wahrnehmen, was wichtig ist und was in den Hintergrund gestellt werden kann

> Angemessenes Selbstvertrauen und ein gesundes Selbstbild sind keine stabilen Werte, die einmalig erreicht werden können oder müssen. Je nach Situation, sozialer Umgebung und Lebensphase muss und kann wieder neu dazu gefunden werden.

7 Leistung

Unter Leistung wird eine zielgerichtete Tätigkeit verstanden, für die Gütemaßstäbe gelten. Als Gütemaßstäbe können die Zeitdauer, die Geschwindigkeit, die Menge, die Weite, die Höhe oder andere Kriterien gelten. Dabei kann die Leistung in verschiedenen Bereichen vollbracht werden, etwa im motorischen (z. B. Sport), geistigen (z. B. Schulleistungen), musischen (z. B. Kunst), sozialen oder psychischen Bereich. Die Definition beinhaltet:

- durch Energieaufwand
- Einsatz menschlicher Fähigkeiten
- Erreichung eines Handlungsziels mit gewissem Niveau
- beabsichtigt
- Erreichung eines Ziels ohne Aufwand ist psychologisch gesehen demnach keine Leistung.

In der Hypnotherapie auch im Kinder- und Jugendbereich begegnen wir meist dem Anliegen, Leistung zu erbringen, im Sport, in der Schule oder (manchmal) in der Kunst. Das Anliegen taucht meist auf bei Leistungsabfall oder wenn die Leistung wiedererlangt (z. B. nach einem Unfall), beibehalten oder gesteigert werden soll. Um eine Leistung vollbringen zu können, braucht es die folgenden psychischen Voraussetzungen:

- eigene Fähigkeiten und Eigenschaften kennen und dazu stehen
- eigene Leistungen analysieren und einschätzen können
- die Motivation (intrinsische-extrinsische; langfristige-kurzfristige) und den Willen, die eigene erreichte Leistung zu halten und zu steigern sowie Ziele erreichen zu wollen
- Zielsetzung = die Vision dessen, was noch erreicht werden soll; angemessene, realistische, konkrete, möglichst messbare Ziele (also nicht einfach allgemein »besser« werden)
- Stolpersteine, Bremsen erkennen und identifizieren können
- Wille, Motivation und Fähigkeit, Stolpersteine zu überwinden und Bremsen zu lösen.

Im Folgenden wird auf einige dieser Aspekte näher eingegangen.

7.1 Sich beurteilen

Um sich selbst zu beurteilen, gibt es zwei Möglichkeiten: Entweder vergleicht man sich mit sich selbst, wobei man als Maßstab eigene frühere Leistungen heranzieht, oder man vergleicht seine Leistung mit derjenigen anderer (beispielsweise aus derselben Klasse oder demselben Fußballclub). Voraussetzung für eine adäquate Selbstbeurteilung ist, dass man seine eigenen Stärken und Schwächen kennt.

Sich einem Misserfolg, einer schlechten Leistung oder einem Verhalten zu stellen, das nicht so gut war, verlangt große psychische Stärke und einen angemessenen Selbstwert.

Sind die Voraussetzungen gegeben, kann eine konkrete vergangene Situation am besten in Dissoziation analysiert werden. Die Dissoziation wird gewählt, um nicht unerwünschtes Verhalten zu verstärken (in Assoziation ist die Gefahr größer) und um die unangenehmen Gefühle wie Angst, Ärger besser kontrollieren zu können. Wenn die Situation analysiert ist, kann eine Alternative entwickelt werden für eine zukünftige Situation. Es geht also nicht darum, sich Vorwürfe zu machen, sondern sich möglichst objektiv zu beurteilen, um Informationen zu bekommen, wie man es in Zukunft besser machen kann.

> Der 14-jährige LOUIS besucht eine Sportsekundarschule. Seine Schulleistungen sind gut. Er ist in einem Skikader. Er möchte seine Leistungen verbessern, denn er weiß, auch sein Trainer ist der Meinung, dass er die Fähigkeiten dazu längst hat. Nach jedem Wettkampf analysiert er jeweils in Trance in Dissoziation Teile seines Laufs, vor allem die, mit denen er nicht zufrieden war, z. B. wenn er zu wenig schnell in ein Tor ging, gar leicht im Tor hängen blieb. Er durchlebt zuerst in Dissoziation, dann mehrere Male in Assoziation die verbesserte Variante mit *Analyse einer Situation und eine verbesserte Variante machen.* Bei guten Resultaten geht er in Trance nochmals zum Ziel und schaut die gute Leistung an, findet heraus, was er gemacht hat, dass er gut war, und verstärkt das in Assoziation, indem er die Teile mehrere Male nochmals durcherlebt mit *Auf eine gute Leistung zurückschauen: Was habe ich dazu beigetragen?*. Vor einem Wettkampf geht er jeweils auch in der Vorstellung zum Ziel und spürt, wie es sich anfühlt, das Ziel zu erreichen, mit *Erreichtes Ziel wahrnehmen.*

Die Analyse einer vergangenen Situation kann in Assoziation oder in Dissoziation geschehen. In Dissoziation kann meist besser analysiert werden, da durch die kontrollierte Dissoziation die kinästhetische

Wahrnehmung und die Gefühle besser als in Assoziation kontrolliert werden.

Analyse einer Situation in Dissoziation

Hier-und-Jetzt-Zustand:

- Welche konkrete Situation interessiert dich?
- Situation erzählen lassen.
- Anfang und Abschluss der Situation begrenzen.

Trance:

- *Assoziation:*
- Anfang Situation, Situation stoppen.

Dissoziation:

- Aus der Situation, wie in einem Film, aussteigen.
- Sich in Zuschauerposition versetzen, z. B. auf einen Kinostuhl.
- Erstes Bild, wo ausgestiegen, von außen sehen, z. B. wie auf einer Filmleinwand, Fernsehschirm. Rand oder Bühnenvorhang erkennen.
- Erst dann Situation weiterlaufen lassen. Immer wieder überprüfen, ob Dissoziation noch anhält und ob es möglich ist, die Situation von außen zu betrachten. Nur visuelle und auditive Reize werden wahrgenommen, kinästhetische Wahrnehmungen und Gefühle sind von außen nicht feststellbar. Was geschieht, was siehst du? Wie geht es weiter? Was denkst du darüber? Situation bis zum Ende durchspielen.

Assoziation:

- Wieder ins Bild einsteigen und wieder ganz werden. Sich vom Ort und der Zeit verabschieden.

Hier-und-Jetzt-Zustand:

- Wie sah das Ereignis von außen aus? Was denkst du darüber? Was hast du bemerkt, was du vorher nicht gewusst hast? Wie könntest du die Situation verbessern, eine bessere Variante machen?
- Mehrere Varianten, Möglichkeiten besprechen. Eine Variante, die beste, auswählen.
- Diese Intervention kann kombiniert werden mit dem Einüben einer verbesserten Variante. Die kann direkt folgendermaßen geschehen, indem die beste Variante in Assoziation in Trance trainiert wird:

Trance:

- Zum Beginn der Situation gehen. In Assoziation die »gute« Variante durcherleben. Dabei spüren, wie es sich anfühlt.

Hier-und-Jetzt-Zustand:

- Gibt es noch etwas dazu zu sagen?

Wenn mehrere gute Varianten im Gespräch herauskristallisiert wurden oder wenn die Person sich nicht entscheiden kann, welche Variante die beste ist, können zuerst in Dissoziation mehrere Varianten ausprobiert werden, indem der »Film« jeweils wieder zurückgedreht und die nächste Variante in Dissoziation auf dem Bildschirm gesehen wird. Dann wird ausgewählt, welche Variante die beste ist, und diese dann in Assoziation durcherlebt.

> Sich selbst betrachten, über sich nachdenken und sich den eigenen Leistungen zu stellen, ist eine große Herausforderung.

Für manche ist es schwieriger, sich den Erfolgen zu stellen und diese auch als solche zu akzeptieren, anderen fällt es schwer, sich Misserfolgen zu stellen. Manchmal liegt der Grund darin, dass das Kind denkt, wenn es etwas noch nicht so gut macht, dann sei es ganz schlecht und das betreffe gerade alle Lebensbereiche (z. B. nach einer schlechten Mathenote denken, es könne überhaupt kein Mathe, sei überhaupt dumm, könne gar nichts). Das kann auch zur Folge haben, dass es dann gar nicht mehr an den eigenen Leistungen arbeitet. Eine andere ungesunde Möglichkeit ist, dass es über lange Zeit hadert mit der vergangenen Situation, ohne sie genau zu analysieren, und die Situation als Übungsfeld für zukünftige Situationen anzusehen.

Die Beurteilung der eigenen Leistung enthält auch die Einordnung, ob sie eher als Erfolg oder als Misserfolg betrachtet wird. Wenn die eigene Leistung und das eigene Verhalten beurteilt werden können, ist es auch einfacher, Rückmeldungen von außen einzuschätzen. So können Beurteilungen und Rückmeldungen von Lehrkräften, Trainern oder Kameraden in solche unterteilt werden, die realistisch und somit verwertbar sowie wertvoll sind, und in solche, die wenig hilfreich und eher unrealistisch sind, weil sie beispielsweise von Neid, Eifersucht, Aggression, Sorge oder Stress beeinflusst werden. Letztere können beispielsweise mithilfe einer Dissoziation herausgefiltert werden, indem eine Situation mit Figuren und anderen Elementen dargestellt und analysiert wird.

Seine eigene Leistung einzuschätzen und dann auch gerade eine Verbesserung vorbereiten, kann man zum Beispiel mit folgender Intervention lernen:

Auf eine gute Leistung zurückschauen: Was habe ich dazu beigetragen?

Hier-und-Jetzt-Zustand:

- Situation berichten, in der eine gute Leistung vollbracht wurde.

Trance:

- Die Situation durchleben bis zum Abschluss.
- Zurückschauen:
  - Was alles hat beigetragen, dass ich eine gute Leistung erbracht habe (Einflüsse von außen wie Wetter, Prüfungsfrage; innere Einflüsse, wie gut trainiert, Konzentration)?
  - Was habe ich selbst beigetragen? Sammeln.
  - Sammlung im Gedächtnis so ablegen, dass sie wiedergefunden wird.

Hier-und-Jetzt-Zustand:

- Aufzählen, was ich selbst beigetragen habe, und diese Erkenntnis in der nächsten ähnlichen Situation umsetzen.

7.2 Ziele setzen und erreichen

Im Laufe des Lebens stecken wir uns auch im Alltag verschiedenste Ziele. Die Voraussetzungen für das Setzen eines Zieles sind, dass man seine gegenwärtige Leistung, die eigenen Fähigkeiten kennt sowie dass das Fernziel bekannt ist (Flammer 1990). Das Erreichen eines bestimmten Ziels setzt nach Flammer (1990) folgende Elemente voraus:

- Das bestimmte Ziel kennen.
- Das Ziel für sich als aktuelles Ziel anerkennen.
- Den Weg kennen, auf dem das Ziel erreichbar ist.
- Den Weg gehen können und dies wissen (Kontrollmeinung).
- Den Weg tatsächlich gehen.

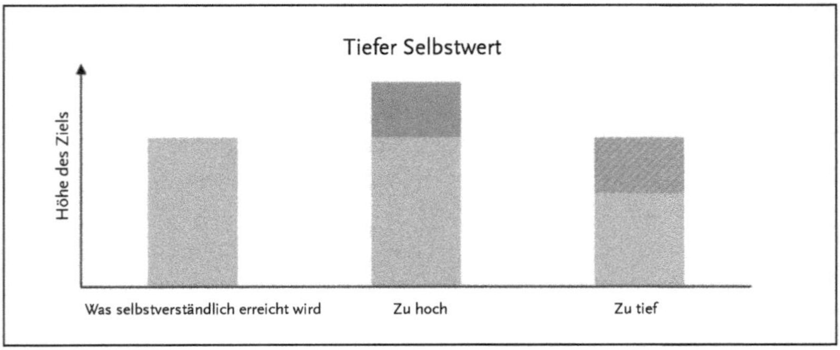

Abb. 22: Personen mit tiefem Selbstwert setzten häufig die Ziele zu hoch oder zu tief. Falls sie zu hoch gesteckte dennoch erreichen, erklären sie sich, es sei Glück; erreichen sie sie nicht, beschimpfen sie sich. Erreichen sie zu tief gesetzte, sehen sie das nicht als Leistung an

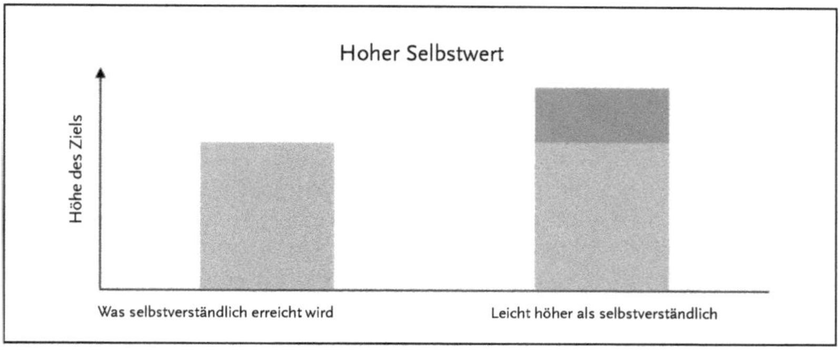

Abb. 23: Personen mit angemessen hohem Selbstwert setzen ihre Ziele leicht höher als selbstverständlich erreichbar. Wird das Ziel erreicht, attribuieren sie den Erfolg sich selbst. Also scheint es gesund zu sein, Ziele leicht höher als selbstverständlich erreichbar zu setzen. Und wenn das Ziel erreicht ist, sollte die Person sich dafür angemessen loben

Um wirksam zu sein, muss ein angemessenes Ziel gesetzt werden. Um das Ziel zu erreichen, braucht es Leistung. In Zusammenhang mit Leistung lohnt es sich, ein konkretes, überprüfbares Ziel zu setzen, z. B. wenn im letzten Diktat 20 Fehler gemacht wurden, sich vorzunehmen auf das Ziel hin zu arbeiten, im nächsten Diktat nicht mehr als 15 Fehler zu machen.

Ziele angemessen hoch stecken

- Fähigkeit bezeichnen, in der ich besser werden will.
- Beschreiben, was schon geht, was noch nicht so gut geht.
- Ziel stecken.
- Ist das ein Ziel, das ich erreichen möchte?
- Ist das Ziel richtig gesteckt (nicht zu hoch, nicht zu tief)?
- Wie kann das Ziel gemessen, überprüft werden? Woran merke ich, dass das Ziel erreicht ist?
- Was brauche ich noch, um den Weg gehen zu können?
- Schritte mit Zeithorizont festlegen.
- In der Vorstellung den Weg gehen.

Schritte zum Ziel

Material: Filzstift, Post-it, Holzklötze

- Ziel festlegen: Genau beschreiben: Was ist es genau? Woran merke ich, dass ich es erreicht habe? Wie kann ich es messen (z. B. eine bestimmte

Strecke in einer gewissen Zeit laufen; bei einem Diktat von 30 Zeilen nicht mehr als fünf Fehler)?
- Einen Holzklotz wählen und ein Post-it mit Ziel beschriften. Daraufkleben.
- Ziel auf den Boden legen, so weit entfernt, wie es wahrgenommen wird.
- Aufzählen, was es alles dazu braucht, um das Ziel erreichen. Jeden Faktor auf Post-it schreiben, Post-it auf Klotz, einfach auf den Boden legen, bis alle Faktoren aufgezählt sind.
- Festlegen, bis wann Ziel erreicht werden soll, und dies auf Ziel-Post-it schreiben.
- Die Klötze mit den Faktoren nach zeitlichen und anderen Kriterien ordnen und auf den Boden legen.
- Wenn zeitliche Elemente vorliegen (z. B. ein Telefonat erledigen), genauen Zeitpunkt auf Post-it schreiben.
- Foto machen.

Dies kann mit der Übung *Erreichtes Ziel wahrnehmen* kombiniert werden.

In der Vorstellung zu der Stelle gehen, an der Ziel erreicht ist

Hier-und-Jetzt-Zustand:

- Situation berichten, in der ein angemessenes Ziel erreicht werden soll.

Trance:

- In der Vorstellung die Zeit vorwärtsdrehen bis zu dem Zeitpunkt, an dem das Ziel erreicht ist.
- Spüren, wie gut es sich hier anfühlt.
- Zurückschauen:
- Was alles hat beigetragen, dass ich eine gute Leistung erbracht, das Ziel erreicht habe (Einflüsse von außen wie Wetter, Prüfungsfrage; innere Einflüsse wie gut trainiert, Konzentration)?
- Was habe ich selbst beigetragen? Sammeln.
- Sammlung im Gedächtnis so ablegen, dass sie wiedergefunden wird.

Hier-und-Jetzt-Zustand:

- Aufzählen, worauf ich achte, dass ich das Ziel erreiche.

Erreichtes Ziel wahrnehmen

Hier-und-Jetzt-Zustand:

- Ziel festlegen: genau beschreiben: Was ist es genau? Woran merke ich, dass ich es erreicht habe? Wie kann ich es messen (z. B. eine bestimmte

Strecke in einer gewissen Zeit laufen; bei einem Diktat von 30 Zeilen nicht mehr als 5 Fehler).

Trance:

- Zeit vorwärts drehen, bis Ziel erreicht ist. Wo bist du jetzt?
- Wo im Körper spürst du vor allem, dass du das Ziel erreicht hast? Wie fühlt es sich an?
- Verstärken, klarer machen.
- Im Gedächtnis ablegen.

Hier-und-Jetzt-Zustand:

- Was gibt es dazu zu sagen?

In manchen Fällen wird erst mit der Zeit klar, dass ein Ziel gar nicht das eigene ist, sondern eine Ich-muss-wohl-Haltung besteht. Diese Haltung enthält oft das Abgeben der Verantwortung und das Weitergeben von Schuld an andere (z. B. an Eltern oder Lehrpersonen). Dann wird ein Teil der Kräfte dafür verbraucht, Widerstand zu leisten. So entsteht eine Kräftesituation vergleichbar mit der eines Skifahrers, der stark stemmt, sich gleichzeitig aber mit den Stöcken mit aller Kraft vorwärtsdrückt. Dies kommt bei Themen wie Sucht oder eben Leistung vor.

Schlussendlich muss der Weg auch gegangen werden. Es nützt nichts, wenn alle Vorbereitungen gut gelaufen sind und der Weg dann doch nicht gegangen wird.

Die 13-jährige Nora, die ein Sportgymnasium besucht, wird angemeldet, weil sich ihre Leistungen im Eiskunstlaufen und in der Schule – vor allem in Mathematik – in letzter Zeit sehr verschlechtert haben. Aufgrund ihrer Begabung würde man aber von ihr herausragend gute Leistungen im Eiskunstlauf und gute Noten in der Schule erwarten. Zu anderen Zeiten hat sie die erwarteten Leistungen auch erbracht. Es zeigt sich, dass in letzter Zeit familiäre Spannungen aufgetreten sind, dass Nora in die körperliche Pubertät eingetreten ist, dass sie aus Zeitmangel kaum mehr Gelegenheit zu sozialen Kontakten hat und dass die wenigen noch aufrechterhaltenen Kontakte durch Konflikte geprägt sind. Neben Eltern- und Erziehungsberatung wird im Einzelsetting die Übung *Auslöser finden und Ressource einsetzen* eingeübt. Nora wendet sie sowohl für die Mathematikprüfung als auch für den Eiskunstlauftest an. Später brechen die Leistungen wieder ein. Weil sie sich gegenüber den Streitereien zu Hause, den Sticheleien unter den Mädchen in der Schule und den negativen Äußerungen des Trainers schlecht abgrenzen kann, schützt sie sich mit der Intervention *Schutzanzug*. Nach einem nicht so gut gelungenen Wettkampf im Eiskunstlauf wird der Auftritt mit der oben beschriebenen Übung *Analyse einer Situation und eine verbesserte Variante machen* analysiert. In der Therapiestunde wird in der Vorstellung an den falsch ausgeübten Sprüngen und Bewegungen gefeilt, und sie werden einige Male wiederholt, bis Nora damit zufrieden ist. Vor dem nächsten Wettkampf übt sie in der Vorstellung nochmals den richtigen Ablauf ihres Programms und hat dann prompt guten Erfolg. Sie freut sich über die guten Rückmeldungen des Trainers und der Zuschauer. Nora lernt auch, Ziele angemessen zu setzen. Es wird ihr erklärt, dass sie die Ziele weder zu hoch noch zu tief setzen darf. Für die nächste Mathematikprüfung (unterdessen bekommt sie Nachhilfestunden) setzt sie sich das Ziel, zwei Drittel der Aufgaben zu lösen und eine genügende Note zu erzielen. Sie überlegt sich nochmals, ob sie das Ziel wirklich erreichen will (oder ob es eventuell nur dasjenige der Eltern ist), und bestätigt ihr Ziel. Die Überprüfung ihres Ziels ist in diesem Falle leicht möglich. Sie möchte noch mit ihrem Nachhilfelehrer den Stoff durchgehen und an zwei zusätzlichen Abenden für die Prüfung lernen. Dann macht sie die ganze Prüfung in Trance durch. Später kann sie sich dann auch in der Realität über die Erreichung ihres Ziels freuen. Dazu soll sie bei Erreichung des Ziels angemessene Selbstgespräche führen, d. h. sich selbst auch für die Leistung loben.

Der Weg bis zum Erreichen eines Ziels ist oft anstrengend, braucht viel Durchhaltewillen, und es müssen viele Widerstände und Stolpersteine überwunden werden. Dass dieser Weg vielen Kindern und Jugendlichen nicht leichtfällt, kann verschiedene Ursachen haben, die sich teilweise überschneiden:

- Konzentrationsschwierigkeiten
- kurze Aufmerksamkeitsspanne
- niedrige Frustrationstoleranz
- mit Vermeiden Erfolg haben (dadurch kann das ungesunde Verhalten verstärkt werden)
- schnell aufgeben
- wenig Erfahrung damit, etwas wirklich erarbeiten zu müssen (z. B. bei Hochbegabung)
- wenig Glaube an sich, wenig Selbstwertgefühl

- wenig Selbstverantwortung, vielmehr Opferhaltung (»Ich kann das halt nicht«)
- bisher wenig oder nicht angemessene Anforderungen
- Geschwister, Kameraden, Eltern geben kein gutes Modell und Vorbild ab.

Stolpersteine für Aufmerksamkeit:
- andere Aufmerksamkeit, z. B. Handy
- Ablenkung z. B. Lärm, Handy
- fehlende Motivation
- Schlafmangel
- Bewegungsmangel
- Medienkonsum
- körperliche Aspekte.

Bremsen und Blockaden für Leistung:
- fehlende Motivation
- geringer Selbstwert, Selbstbild
- mangelhafte Selbstkontrolle
- zu wenig Selbstwirksamkeit
- fehlendes eigenes Ziel
- Ziel ungenau
- fehlende Fähigkeiten
- zu wenig Durchhaltefähigkeit, -willen
- zu wenig Training
- fehlende Fähigkeit im Umgang mit Erfolg – Misserfolg.

Die 17-jährige MARA hat seit ihrem 8. Lebensjahr viele Erfahrungen mit Psychiatrie, Psychotherapie und sozialen Institutionen gemacht. Sie hat mehrere Klinikaufenthalte hinter sich, besuchte über all die Jahre unter anderem wegen Ängsten und Essstörungen intensive (meist mindestens zwei Mal wöchentlich) Psychotherapie bei vielen namhaften Psychotherapeuten. Ihre intellektuelle Begabung liegt über dem Durchschnitt ihrer Altersklasse, und schlussendlich hat sie mit 15 Jahren einen Primarschulabschluss geschafft. Seit zwei Jahren wird daran gearbeitet, sie auf das Absolvieren einer Lehre vorzubereiten. In der Sitzung äußert sie als Ziel, dass sie es schaffen möchte, die geforderten zwei Mal zwei Stunden »Arbeitsversuch« (schon der Ausdruck ist unglücklich gewählt, weil ein möglicher Misserfolg impliziert wird) pro Woche zu absolvieren. Sie ist der Meinung, dass sie die Arbeit gut schaffen wird, wenn sie erst einmal den Arbeitsort erreicht hat: Ihr Thema ist also die Bewältigung des Wegs zur Arbeit, und sie setzt den Beginn der in der Vorstellung zu bearbeitenden Situation am Morgen vor das Frühstück und den Abschluss an die Ankunft am Arbeitsort. In *Trance* geht sie zum Anfangspunkt und richtet sich so ein, dass sie das Ziel, nämlich den Arbeitsort, durch Zoomen erkennen kann. Ihre Situation beinhaltet Frühstück, ein wenig Haushalt, Mittagessen, Tasche packen, Bus- und Zugreise sowie ein kleines Wegstück zu Fuß bis zum Arbeitsort. Arbeitsbeginn ist um 14:00 Uhr. Schon beim Frühstück tauchen in ihrer Vorstellung erste Widerstände in Form von enggeschnürten Gummibändern auf. Indem sie diese Bänder durchschneidet, gelingt es ihr, die Widerstände zu überwinden. Immer wieder findet sie in der Trance weitere Hemmnisse und Stolpersteine und kann nicht weitergehen. Die Hemmnisse sind enge Gummi- oder Lederbänder, Klebstoff (wird mit Lösungsmittel gelöst) usw. Sie wird von der Therapeutin dahin geführt, sich eine bildliche Vorstellung vom Widerstand zu machen, sich ihn vorzustellen als beispielsweise einen Graben, einen im Weg liegenden Stein oder ein die Bewegungsfreiheit einschränkendes Gummiband. Mit der Frage, was sie jetzt mache, wird sie ermutigt, die Stolpersteine zu überwinden. Mara weist während der Trancearbeit immer wieder darauf hin, dass die Überwindung der Widerstände und Stolpersteine lange dauern werde. Auf diese Äußerung wird von der Therapeutin nicht eingegangen. Die Übung dauerte dann wirklich satte 45 Minuten. In der folgenden Stunde und später auch wieder berichtet sie, dass sie das Ziel, zu dieser Arbeitsstelle zu gelangen, erreicht habe.

Im oben erwähnten Fallbeispiel kann der Weg tatsächlich gegangen werden, die Widerstände existieren dabei nur in der Vorstellung. Wenn beispielsweise eine Schularbeit geschrieben werden soll, dann ist es auch möglich, dass sowohl der Ausgangspunkt (z. B. die Straße) als auch das Ziel (z. B. ein Kirchturm) ganz in der Vorstellung gebildet werden. Widerstände können etwa in Form von Gräben auftauchen, die übersprungen, umgangen oder mit Siebenmeilenstiefeln überwunden werden müssen, oder in Form von Wänden, die umgangen, überklettert oder durchbohrt werden können. Der Therapeut kann Ideen geben, wie ein Widerstand (möglicherweise) überwunden werden kann, wobei der Klient schlussendlich die für ihn passende Variante selber bestimmt und anwendet.

7.3 Umgang mit Leistung, Erfolg und Misserfolg

Sich den eigenen Schwächen und Misserfolgen zu stellen, ist sehr anspruchsvoll. Oft ist es nötig, einen Misserfolg zu analysieren, damit eine positive Veränderung erreicht werden kann.

Analysieren eines Misserfolgs mit Klötzen

- Nach einer Situation suchen, die als Misserfolg erlebt wurde.
- Beschreiben der Misserfolgssituation.
- Welche Faktoren haben dazu beigetragen, dass ein Misserfolg erlebt wurde?
- Zu jedem Faktor wird ein Holz- oder Korkklotz gewählt. Der Klotz wird mit einem Post-it mit dem entsprechenden Faktor (z. B. den Prüfungsstoff zu wenig gelernt zu haben) beschriftet.
- Ereignis (z. B. durch die Prüfung gefallen) mit einem Zettel in die Mitte des Bildes legen.
- Die Faktoren gewichten mit der Anzahl der Klötze, wobei ein weniger wichtiger Faktor z. B. nur einen Klotz hoch ist, ein sehr wichtiger aber sechs Klötze hoch.
- Bestimmen, auf welchen Faktor Einfluss genommen werden kann (z. B. Prüfungsstoff lernen) und auf welche Faktoren kein Einfluss genommen werden kann (z. B. den in der Prüfung abgefragten Prüfungsstoff).
- Herausarbeiten, auf welche Weise Ersteres geschehen kann (z. B. mehr Zeit zum Lernen einsetzen).
- Eine Erfolgsvariante erzählen, wie es beim nächsten Mal sein soll (z. B. wie sich für die nächste Prüfung vorbereiten?).

Der 10-jährige Martin hat wieder einmal einen schlechten Französischtest geschrieben. Zuerst ist er der Meinung, dass das kein Wunder sei. Als einzige Ursache sieht er den Lehrer, der einen zu schwierigen Test aufgegeben habe (Kettendenken). Dann findet er andere mögliche Ursachen, die er auf Post-it-Zettel schreibt (er habe sich zu wenig gut vorbereitet; ihm fehle viel Schulstoff, weil er schon lange seine Französischaufgaben kaum mache; der Test sei schwierig gewesen; er habe einen schlechten Tag gehabt). Anschließend gewichtet er mit Knöpfen die Stärke des Einflusses der möglichen Ursachen für den schlechten Französischtest. Er findet dabei heraus, welche Ursachen er beeinflussen kann (sich vorbereiten, ...). Anschließend wird in Trance eine Erfolgsvariante kreiert, die eine optimale Vorbereitung des Tests beinhaltet.

Es fällt oft nicht nur Schulkindern oder Jugendlichen, sondern auch Erwachsenen schwer, sowohl Erfolg als auch Misserfolg in das eigene Selbstbild zu integrieren. Die folgende Übung ist oft hilfreich: (Signer-Fischer 2004b; DVD Signer-Fischer 2003)

Integration von Erfolg und Misserfolg ins Selbstbild

Hier-und-Jetzt-Zustand:

- Fragen, in welcher Situation oder bei welchem Thema man mehr Erfolg haben möchte. Nach Beispielen einer Misserfolgssituation und einer Erfolgssituation fragen. Erklären, dass man sich jetzt einen Spiegel vorstellen soll und dass man sich dann darin ganzheitlich betrachten wird.

Trance:

- Sich einen Spiegel vorstellen, der so groß sein muss, dass man sich ganz sieht. Sich im Spiegel betrachten mit den äußerlichen und innerlichen Merkmalen und Charakteristiken.

Hier-und-Jetzt-Zustand:

- Erklären, dass jetzt in die Erfolgssituation gegangen wird bis zu der Stelle, wo der Erfolg klar ersichtlich und spürbar wird.

Trance:

- Die Erfolgssituation durchleben, Körpergefühl spüren (wo, wie) und ein Symbol dafür finden. Im Gedächtnis das Symbol so ablegen, dass es gut wiedergefunden wird.

Hier-und-Jetzt-Zustand:

- Den nächsten Schritt erklären.

Trance:

- Die Misserfolgssituation durchleben, Körpergefühl spüren und ein Symbol dafür finden und es im Gedächtnis ablegen, sodass es gut wiedergefunden werden kann.

Hier-und-Jetzt-Zustand:

- Erklären, dass jetzt die beiden Symbole ins Spiegelbild, ins Selbstbild eingefügt werden.

Trance:

- Beide Symbole ins Spiegelbild einfügen.

Hier-und-Jetzt-Zustand:

- Gibt es noch etwas dazu zu sagen?

Die 16-jährige Fatima (vgl. DVD Signer-Fischer 2003) hat das Anliegen, mehr Selbstvertrauen zu erlangen. Sie hat in ihrer Therapie schon viel erreicht. Zu Beginn konnte sie es nicht ertragen, wenn sie bei einem Test »nur« eine 5,5 (in der Schweiz ist die 6 die beste, die 4 eine genügende, die 1 die schlechteste Note) erreichte. Fatimas gute Noten sind eine große Leistung, denn sie musste vor drei Jahren zuerst Deutsch lernen. Sie arbeitete stundenlang zu Hause, hatte kaum Kontakt zu Gleichaltrigen und schon gar keine anderen Freizeitbeschäftigungen. Ihre Lehrkräfte waren über diesen Umstand sehr beunruhigt. Auch die Eltern, die vor drei Jahren in die Schweiz geflüchtet waren, konnten in der Folge davon überzeugt werden, dass die Situation für Fatima nicht gesund ist. Sie möchte gerne lernen, den Mut zu haben, zur Lehrerin zu gehen und Fragen zu stellen, wenn sie etwas nicht versteht. Im ersten Schritt baut sie sich in der Vorstellung ihr Spiegelselbstbild. Als Erfolgssituation wählt sie eine Französischstunde, die sie in Trance durchlebt und mit einem König symbolisiert. Eine Misserfolgssituation findet sie in einem Vortrag, den sie in Trance mit einem öden Meeresstrand symbolisiert. Im dritten Teil integriert sie den Strand und die Krone ins Selbstbild, indem sie den Strand in die Hand nimmt und die Krone aufsetzt.

Zusammenfassend kann gesagt werden, dass zuerst dem Leistungsabfall oder der Stagnation *auf den Grund gegangen* werden soll. Dabei geht es darum, gemeinsam mit dem Klienten und seiner Familie sowie anderen möglicherweise involvierten Personen, zum Beispiel Lehrkräften oder Trainern, Hypothesen darüber zu generieren, was hinter der plötzlich gesunkenen Leistung stecken kann.

In einem nächsten Schritt soll auf die möglichen Ursachen eingewirkt werden. Dies kann entweder Ehe-, Eltern-, Erziehungs- und Familienberatung oder Veränderungen an der Situation (z. B. Schul-, Club- oder Trainerwechsel) sowie andere systemische Interventionen beinhalten.

Schließlich geht es um eine *Analyse* der Misserfolgssituation, die mittels *Dem Symptom ins Auge blicken* oder *Analyse der Situation und eine gute Variante einüben* geschehen kann. Der Zugang zu den *Ressourcen* sollte beispielsweise mit der Übung *Auslöser finden und Ressource einsetzen* geebnet werden. Oft gehört es auch dazu, dass sich die Klienten vor unnötigen Reizen, Ablenkungen, aber auch Gemeinheiten *schützen,* was beispielsweise mit der *Schutzanzug*-Intervention erfolgen kann. Zudem ist es wichtig, dass *Selbstgespräche* auf eine gesunde Art geführt werden. Dies kann beispielsweise mit der Übung *Auf gesunde Art mit sich sprechen* trainiert werden.

Alle *Ziele* sollen angemessenen gesteckt und der Weg zum Ziel soll tatsächlich gegangen werden. Manchmal tauchen auf dem Weg zum Ziel *Widerstände* auf, die beispielsweise mit *Widerstände überwinden und das Ziel erreichen überwunden* werden können. Sowohl *Erfolgs-* als auch *Misserfolgserlebnisse* sollen ins Selbstbild integriert und sich selbst zugeschrieben werden können.

7.4 Umgang mit Hochbegabung

Oft werden bei uns Kinder und Jugendliche angemeldet mit dem Thema Hochbegabung. Die einen zur Abklärung, um die Hochbegabung festzustellen, die anderen, weil sie verschiedene Schwierigkeiten haben, sei es Wutausbrüche, Leistungen nicht erbringen können oder wollen, Ängste, Zwänge, Mühe mit anderen Leuten.

Beim Begriff Hochbegabung handelt es sich um ein Konstrukt, um dessen Erfassung sich zahlreiche Wissenschaftler bis heute uneinig sind. Aus zahlreichen Modellen, welche die Entstehung einer Hochbegabung erklären, geht hervor, dass Hochbegabung nicht einfach zu definieren und zu erfassen ist. Der Hochbegabung begegnen wir meistens im kognitiven, musischen oder sportlichen Bereich.

»Erst bei einem guten Zusammenspiel dieser sechs Faktoren kann sich eine Hochbegabung entwickeln und zum Ausdruck kommen in besonderen Leistungen« (Mönks in Schütz 2004, S. 12). Die sechs Faktoren sind: Motivation, Kreativität, Schule, Freunde, Familie und hervorragende Fähigkeiten. Es braucht also eine Anlage einer besonderen Fähigkeit und die Umwelt sowie Persönlichkeitsfaktoren, die eine sichtbare Leistung hervorbringen.

Gardener (1984) unterscheidet verschiedene Bereiche der Intelligenz, nämlich sprachlich-linguistisch, bildlich-räumlich, logisch-mathematisch, musikalisch-rhythmisch, körperlich-kinästhetisch, interpersonal, intrapersonal, naturalistisch, existenziell.

Eine besondere Begabung ist etwas Schönes, beinhaltet aber auch Verantwortung im Umgang damit und ist oft eine Herausforderung. Unter anderem kann die Herausforderung aus den Diskrepanzen zwischen der hochbegabten Person und den anderen im sozialen Umfeld wie Gleichaltrigen, Verwandten wahrgenommen werden. So im Sinne von »Ich bin anders«, also interpsychologisch relevant, oder der Hochbegabung zwischen den eigenen Fähigkeiten, Persönlichkeitsaspekten, was zu einer Verunsicherung führen kann, also intrapsychologisch relevant ist. Themen in der Psychotherapie sind demnach: Gleichgewicht finden zwischen den einzelnen Fähigkeiten, Umgang mit den Unterschieden, sei es inter- oder intrapsychisch, und soziale Fertigkeiten trainieren (Kopf – Herz – Hand nach Pestalozzi 1805/06). Meist lohnt es sich, in der Erziehungsberatung schon von kleinen Kindern darauf hinzuweisen, dass darauf geschaut werden sollte, dass die Kinder sich kognitiv, sozial, musisch, körperlich fordern und fördern sollen, sodass es möglichst eine gute Balance zwischen den verschiedenen Bereichen gibt. Außerdem ist es oft so, dass die Kinder, Jugendlichen in einem Bereich nicht so stark sind. Das bietet die Gelegenheit, das »Lernen zu lernen« und das Durchhalten, Aushalten, Sich-Anstrengen aufzubauen, auch wenn es nicht immer einfach ist. Wird diese Fähigkeit nicht aufgebaut, können zu einem späteren Zeitpunkt Probleme entstehen, manchmal schon im Gymnasium, bei anderen im Laufe des Studiums. Es kann sein, dass dann, wenn die Person merkt, dass eine Leistung nicht ohne Weiteres erbracht werden kann, nicht weiß, wie sie lernen und aufbauen kann, dann Ängste entwickelt, die Leistung nicht zu erbringen. Dass sie vermeidet, zu Hause bleibt, die Ängste wachsen und ein sozialer Rückzug mit Passivität, z. B. noch Suchtverhalten (Mediensucht) entwickelt und der Betroffene gar depressiv wird.

Der 22-jährige Ruan kommt eigentlich durch seine Eltern in die Psychotherapie. Die Eltern machen sich begründete Sorgen um ihren Sohn, der nur noch in seinem Zimmer ist, nicht einmal mehr am Familientisch isst, ihm alles egal ist, er sein Studium unterbrochen hat, Tag-Nacht-Umkehr macht, depressiv, aggressiv wirkt. Er hatte in der Schulzeit zwei Mal eine Klasse übersprungen und war noch dann unterfordert, schaffte die Matura, ohne je dafür zu arbeiten. Auch zu Beginn des Physikstudiums lief alles ohne Anstrengung. Dann ging er an eine nächste Prüfung und realisierte erst dann, dass er dadurch, dass er sich überhaupt nicht vorbereitet hatte, die Prüfung wohl nicht schaffe. Er entwickelte im Prüfungsraum seine erste Panikattacke, musste aus dem Raum, ging nach Hause, und später wurde sein Prüfungsversuch annulliert, sodass er zum gegenwärtigen Zeitpunkt immer noch zwei Prüfungsversuche hat. Seither geht er nicht mehr an die Uni, zieht sich zurück seit mindestens einem Jahr. Er hatte vorher einige Freunde, mit einigen hat er noch online Kontakt. In der Therapie arbeitete er daran, schrittweise seine Ängste zu überwinden (siehe auch Kapitel *Angst und Sicherheit)*, seine Langeweile zu verwandeln in »sich interessieren« (siehe ADHS, ADS, ASS). Das kann beispielsweise mit der Intervention *Ungesunde Gedanken* (es ist langweilig) *in gesunde* (ich mache, dass es mich interessiert) *verwandeln* geschehen. Mit einem Lerncoach lernte er »lernen lernen«. Wir arbeiten daran, angemessene Ziele zu setzen (nicht zu überhöht, angemessen) und durchzuhalten mit: *Ziele stecken, Erreichtes Ziel wahrnehmen, Schritte zum Ziel, Analysieren eines Misserfolgs, Integration von Erfolg und Misserfolg ins Selbstbild, Widerstände überwinden und das Ziel erreichen* sowie daran, weniger schnell in Stress zu kommen, und wenn doch, einen gesunden Umgang damit zu finden. Natürlich arbeitete er auch an Selbstbild, Identität, lernte seine Identität zu erweitern von »Ich bin hochbegabt« zu mehr Facetten. Als die Themen Erweitern der sozialen Fertigkeiten und Selbstständig werden anstehen mit dem Ziel, neben der Uni einen Job anzunehmen und dann vom Elternhaus in eine WG zu ziehen, beendet er die Psychotherapie.

Ein anderes Beispiel ist die Familie mit drei Kindern, zwei Söhnen im Alter von 10 und 6 Jahren und einer Tochter von 2 Jahren. Der Vater ist vollzeit außer Haus berufstätig, die Mutter Teilzeit. Die Familie meldet sich an, da es zu Hause unerträglich sei und die Eltern, vor allem die Mutter, mit dem Chaos nicht mehr zu Rande kommen. Die erste Familiensitzung zeigt schon einiges: Die Kinder gehorchen nicht, weigern sich, nach draußen zu gehen und auch selbstständig im Praxisraum zu sein, irgend eine Auskunft über sich zu geben. Die Eltern berichten, dass der jüngere Sohn zwei, der ältere eine Klasse übersprungen hätten, dass beide disziplinarische Probleme machen, den Anweisungen der Lehrkräfte nicht folgen, je über die meiste Zeit Förderlehrkräfte im Einzelsetting hätten, da beide hochbegabt sind, nicht nur kognitiv, sondern auch in Musik und Sport. Der ältere Junge leidet zusätzlich an großen Ängsten, kann sich nicht allein beschäftigen, weigert sich, in irgendeiner Form sich anzustrengen, etwas zu erarbeiten. Die Eltern »heben sich ständig in der Erziehung auf«. Wenn die Mutter etwas verlangt, sagt der Vater, das sei nicht nötig, und umgekehrt. Sie berichten auch von Paarproblemen. In der Folge wird mit den Eltern an der Paarbeziehung gearbeitet, ausgehend von der Erziehung, außerdem mit dem älteren Jungen zuerst am Thema Angst. Nach wenigen Sitzungen, obwohl Erfolgsschritte sichtbar sind, bricht die Familie ab, weil es den Kindern und dem Vater »stinkt«, weiter daran zu arbeiten.

Natürlich können auch Hochbegabte noch andere Schwierigkeiten haben. Oft zeigen sich zusätzlich ADS-, ASS-Symptome, Depression,

Ängste. Die meisten finden selbstständig einen Umgang mit ihrer Hochbegabung.

Oft zeigen Hochbegabte tiefe Schulleistungen, sind sogenannte Minderleister (Underachiever). Rost (2002) sowie Rost und Hanses (1994) weisen darauf hin, dass »Hochbegabung allein … keine Garantie für hohe Performanz [ist], worunter man eine erfolgreiche Umsetzung von kognitiver Leistungsfähigkeit (Kompetenz) in erfolgreich gezeigte Leistung versteht«. Minderleister werden definiert als: Diskrepanz zwischen Potenzial und Leistung über einen längeren Zeitraum (Reis u. McCoach 2002; Vock, Gauck u. Vogel 2010). Nach Rost (2009) sind etwa 15 Prozent Underachiever. Meist liegen viele Gründe für das Underachievement vor, die auf Seiten des Kindes, der Umwelt oder der Passung zwischen Kind und Umwelt liegen können.

Die Studien zu Interventionen sind widersprüchlich. Die besten schulbezogenen Programme nutzten spezielle Klassen für Underachiever, aber auch hier sind die Langzeiteffekte unklar (Reis u. McCoach 2002).

Manchmal macht es Sinn, dass Hochbegabte eine Klasse überspringen oder vorzeitig eingeschult werden. Sowohl für vorzeitige Einschulung als auch für Überspringen gilt, dass der Maßnahme eine sorgfältige Diagnostik vorangehen muss. Für beide Maßnahmen sollten verschiedene Faktoren wie Intelligenz, Schulleistungen und soziale Reife betrachtet werden (Neihart 2007). Auch das Unterlassen einer Akzeleration kann negative Folgen haben!

Die Voraussetzungen fürs Überspringen sind:

- hohe intellektuelle Fähigkeiten
- weit überdurchschnittliche Schulleistungen
- Kind sollte gerne lernen, Durchhaltevermögen haben und selbst springen wollen
- positive Haltung der aufnehmenden Lehrkraft
- keine Anpassungsstörung.

Eine gesunde Entwicklung kann unterstützt werden mit folgenden Elementen:

- Gleichgewicht finden zwischen den verschiedenen Lebensgebieten: Intellekt – Emotion – Bewegung – Sport – Handwerk (Werken, reparieren, konstruieren) – soziale Fertigkeiten

- etwas finden, bei dem Anstrengung nötig ist → erarbeiten lernen
- angemessene Verantwortung
- sich interessieren lernen
- Risikofaktoren minimieren, z. B.: nicht adäquate Beschulung, keine Kontakte zu Gleichbefähigten, übertriebener Perfektionismus, Asynchronien
- protektive Faktoren (weiter)entwickeln: Problemlösefähigkeiten, intellektuelle Neugier, Humor, Selbstwirksamkeitserwartung, akzeptierendes und unterstützendes Netzwerk.

Eine breite Förderung, Entwicklung in verschiedenen Lebensgebieten ist meist hilfreich:

- geistig
- Bewegung, Sport, Motorik
- musisch, kreativ, Musik, gestalten, malen, Theaterkunst, Handwerk
- sozial: Umgang mit anderen, Erwachsenen, Gleichaltrigen, Rücksicht, sich durchsetzen, Konfliktfähigkeit, genug robust sein
- auf körperliche Gesundheit achtgeben.

Wenn die Begabungen unausgeglichen sind oder auch Schwierigkeiten in Konzentration, Gedächtnis bestehen:

- Kompensation
- Förderung der Gebiete, die weniger weit entwickelt sind
- Weiterentwickeln der Stärken
- Selbstbild: kennen der eigenen Schwächen und Stärken.

Allgemein kann gesagt werden, dass je nachdem, in welchem Bereich die Schwierigkeiten liegen, an diesen Themen gearbeitet werden kann. Bei Geräusch- und Reizüberempfindlichkeit z. B. mit dem *Schutzanzug*, bei mangelnder Empathiefähigkeit mit *Sich in andere einfühlen*, bei Stimmungsschwankungen, Wutausbrüchen, Ängsten je mit den passenden Methoden. Auch bezüglich Leistungen sollte zuerst darauf geachtet werden, woran es liegt, dass nicht angemessene Leistungen erbracht werden, und dann entsprechend interveniert werden.

Don'ts:

- sich selbst, das Kind, den Klienten nur über die besondere Begabung definieren
- die Begabung ignorieren, verleugnen, herabsetzen
- Wunderkind-Effekt
- zu viel Förderung
- zu viele Schul-, Ort-, Jobwechsel.

Dos:

- die Person als Ganzes erfassen
- breit fördern, sich fordern: Kopf – Herz – Hand, kognitiv, sportlich, musisch, sozial
- Person sich selbst auch fordern und fördern lassen
- Person darin unterstützen, auf das eigene Wohlbefinden zu schauen
- die Begabung wertschätzen (nicht das Wunderkind herausstreichen)
- auf Konstanz achten
- unterstützen und selbst daran arbeiten in Gebieten, die evtl. Schwierigkeiten machen, z. B. im sozialen Bereich, Stimmung, emotional, ...
- genug »Nahrung« geben und sich verschaffen in verschiedenen Bereichen.

8 Grenzen und Raum

Grenzen sind auch im Kindes- und Jugendalter in Bezug auf unterschiedliche Themen relevant. Sei es, dass ihnen gegenüber Grenzen nicht eingehalten werden, sei es, dass sie Grenzen nicht einhalten. Auch betreffen Grenzen ganz unterschiedliche Bereiche, seien es materielle, verbale, bezüglich Verhalten, Energie, Tätigkeit, Zeit, Raum, Gefühle, Gedanken, andere Leute.

Zu jeder Situation, zu jedem Betrieb, zu jeder Familie, zu jeder Schulklasse und zu jeder Altersstufe gehören Grenzen. Für die Erziehenden stellt das richtige Maß an Grenzsetzung eine große Herausforderung dar. Zu enge Grenzen schränken die freie Entfaltung ein, zu weite Grenzen überfordern, sodass das Kind oder der Jugendliche zu viel Energie für das Ausloten der Grenzen oder das Übernehmen von unangemessener Verantwortung verbraucht. In beiden Fällen wird die Entwicklung eingeschränkt. Das Kind oder der Jugendliche kann mit Verhaltensauffälligkeit reagieren. Heute befürchten Eltern häufig, ihre Kinder durch Grenzensetzen zu traumatisieren. Kann von einem 11-jährigen Jungen verlangt werden, dass er im eigenen und nicht im mütterlichen Bett schläft, wenn er doch Angstträume hat? Kinder mit Schlafstörungen haben oft keinen festen Schlafplatz; in diesen Familien herrscht meist auch Unklarheit über die Schlafenszeit. Das Zubettgeh-Ritual kann sehr ausgedehnt sein und mit dem siebenmaligen Wiederaufstehen und Schlafplatzwechseln des Kindes über eine Stunde dauern, oder es ist gar kein festes Ritual vorhanden.

> Manchmal müssen Grenzen gesetzt oder gezogen werden, um Raum für neue oder eigene Inhalte zu schaffen.

Man kann sich gegenüber anderen Leuten (z. B. anderen Kindern, Erwachsenen, Lehrkräften, Eltern, Arbeitgebern oder eigenen Kindern), Themen (z. B. Ernährung, Drogen, Arbeit, Sport) oder Gefühlen (z. B. Angst, Ärger, Wut) abgrenzen. Um Grenzen zu setzen, ist es wichtig, Raum für gesunde Inhalte (z. B. Sicherheit, gesunde Arbeit, gesundes Maß an Bewegung) zu schaffen, welche an der Stelle der ungesunden Inhalte stehen sollen. Im Folgenden werden einige Lebensbereiche aufgezählt, in denen Grenzen eine Rolle spielen, und Vorschläge gemacht, wie mit diesen Themen gearbeitet werden kann.

8.1 Verschiedene Bereiche mit Grenzen

Das Thema Grenzen zeichnet sich in verschiedenen Bereichen ab.

Räumlicher Raum

Bezüglich Wohn- und Lebensraum und dessen Begrenzung können unter anderem folgende Fragen gestellt werden: Wie viel Wohnraum braucht die Familie, wie wird er genutzt? Gibt es auch im Freien genug Spielraum? Ist es angemessen und wirkt es sich für die Entwicklung gesund aus, wenn ein 7-jähriges Kind allein im obersten Stock eine Mansarde bewohnt, der 12-jährige Junge im Schlafzimmer und Bett der Eltern schläft? Wie können die einzelnen Familienmitglieder auch in beengten Wohnverhältnissen sich so einrichten, dass sie genug gemeinsamen und privaten Raum haben? Wie viel Privat- und Intimraum braucht jedes Familienmitglied? In welchem Alter sollten welche körperlichen Grenzen eingehalten werden? Ist es angemessen, wenn die Mutter ihrem 14-jährigen Sohn nach der Toilette beim Säubern hilft; der Vater, seine 11-jährige Tochter mit einem Zungenkuss begrüßt; keine Toiletten- und Badezimmertüren in einer Familie mit Teenagern existieren?

Zeitraum und Zeitgrenzen

Was ist in welchem Alter angemessen? Wie viel Zeit setzt jeder wofür ein? Wie werden Zeiten eingehalten? Wie lange darf das Kind daumenlutschen, am Abend aufbleiben? Wie lange darf das Kind, dürfen die Eltern wofür Zeit haben? Wie viele Stunden darf die Mutter außer Haus arbeiten, wie viel Zeit darf der Ehemann im Verein sein, wie lange darf das Kind spielen, bevor es sich an die Aufgaben macht? Wie viel Medien-, Game-Zeit wird jedem Kind, Jugendlichen zugestanden? Wird das überwacht und wenn ja wie? Zu welchem Zeitpunkt muss das 8-jährige Mädchen, der 14-jährige Junge nach der Schule zu Hause sein, nach dem Spielen ins Haus kommen, nach dem Ausgehen zu Hause sein?

Manchmal klagen Kinder oder Jugendlich darüber, dass sie keine Zeit hätten. Es kann sein, dass sie damit meinen, keine Zeit für sich, Zeit mit anderen, Zeit für Freizeitbeschäftigungen, Zeit zum Lernen zu haben. In diesem Fall geht es zuerst darum, einmal zu klären, wofür sie gern mehr Zeit hätten, ob sie die Zeit gut nutzen oder ob sie evtl. unnötigerweise Zeit verlieren mit Herumdiskutieren, sich ärgern, trödeln, gamen. Welche Möglichkeiten es gibt, evtl. etwas auszulassen. Manchmal ist es wirklich so, dass neben der Schule, dem Schulweg kaum Zeit für etwas anderes bleibt. Es kann auch darum gehen, effizienter zu arbeiten, vorwärts zu machen.

Finanzielle Räume und Grenzen

Wofür braucht die Familie wie viel Geld, wie ist der finanzielle Spielraum? Was ist für diese Familie das Existenzminimum? Wie kann der spielsüchtige Vater seine Sucht und somit das Verbrauchen von Mitteln eingrenzen? Wie viele Schulden kann man machen? Ist es angemessen, dass der 17-jährige Jugendliche zehn Franken Taschengeld pro Monat erhält und das Verbot einhalten muss, nicht selbst zusätzlich etwas zu verdienen? Wie wirkt sich die Finanzknappheit, entstanden durch die Spielsucht des Vaters, auf die Familie aus? Wie, wenn das 10-jährige Mädchen nicht ins Schullager gehen kann, weil die Lager- und Skimietkosten nicht aufgebracht werden können?

Gewaltgrenze

In welcher Form, in welcher Situation wird Gewalt innerhalb oder außerhalb der Familie ausgeübt, von Eltern gegenüber den Kindern, von Jugendlichen gegenüber den Eltern, von Kindern oder Jugendlichen untereinander? Darf sich der 12-jährige Junge, der von Gleichaltrigen geschlagen wird, mit Körpergewalt wehren? Dürfen Eltern ihre Kinder zur Strafe oder weil sie überlastet sind, schlagen. Darf der Jugendliche, der zeitlebens vom Vater geschlagen wurde, mit 13 Jahren zurückschlagen?

Verbale Freiheiten und Grenzen

Welche verbalen Grenzen sollten die Partner eines Paares einander gegenüber einhalten; welche Grenzen die Kinder den Eltern, die Eltern den Kindern gegenüber? Wie wirkt es sich aus, wenn das 11-jährige Mädchen seinen Vater als dreckige Sau bezeichnet, die Mutter ihren Sohn mit fauler Sack tituliert, das Ehepaar dem anderen Partner Vorwürfe macht wie Vergewaltigung (wenn nicht ganz befriedigt) oder Terrorregime des Dritten Reiches (wenn verlangt wird, dass die schmutzige Wäsche weggeräumt wird)?

Leistung

Was soll jedes Familienmitglied leisten? Wie wird Leistung gemessen? Was wird von jedem Kind, Jugendlichen bezüglich schulischer Leistung erwartet, oder ist es egal, welche Schulleistungen erbracht werden? Sind die Erwartungen den einzelnen Fähigkeiten und Möglichkeiten angepasst? Ist es klar, wer welche Leistung, Aufgabe innerhalb der Familie erbringt? Werden die Kinder geschont, haben keine häuslichen Pflichten, und es wird erwartet, dass alles von der Mutter geliefert wird?

Macht

Wer hat was zu bestimmen, zu sagen in der Familie? Mit welchen Mitteln wird das erreicht? Wird es gesagt, indirekt durch Verweigerung, Erpressung, Schuldzuweisung?

8.2 Grenzen und Raum in Erziehung und Entwicklung

In der Erziehung setzen wir uns immer wieder mit den verschiedenen Grenzen und Räumen auseinander. Eltern geben ihren Kindern angemessene Räume und sorgen dafür, dass Grenzen eingehalten werden. Es stellen sich dabei immer wieder die Fragen: Was ist in welcher Situation, in welchem Alter, bei welchem Kind angemessen? Wie setze ich in welcher Situation, in welchem Alter, bei welchem Kind Grenzen? Was darf das Kind in welchem Alter? Welche Konsequenzen werden ergriffen bei Nichteinhalten und Übertretungen? Wie können Regeln durchgesetzt werden?

In der Erziehung bildet die Erziehung zur Selbstständigkeit und zur Autonomie einen Eckpfeiler. Zu großer Spielraum kann eine Überforderung darstellen und die Initiative und Neugierde des Kindes lähmen. Zu enger Spielraum wird als Fremdbestimmung erlebt. Um die Autonomie zu entwickeln, sind definierte Grenzen notwendig, die einen angemessenen Spielraum zum Experimentieren lassen.

Im Folgenden werden einige Beispiele aus unserem beruflichen Alltag beschrieben:

Schlafen und Essen sind wichtige Knotenpunkte im Leben eines Kindes. Das Schlafen ist mehr dem Privatleben, das Essen mehr dem Sozialleben zuzuordnen. Auch wenn ein Kind das Zimmer mit den Geschwistern teilt, schläft es allein, kann sich in sein eigenes Ausruhen und in seine Träume zurückziehen, um wieder genug Kraft für den nächsten Tag mit allen sozialen Kontakten aufzubauen.

Die Mahlzeit wird meist mit der Familie eingenommen. Eine Sitzordnung, Regeln darüber, was gegessen werden muss, über die Essenszeit und -dauer sind meist hilfreich, damit Energie nicht für Streitereien über diese Punkte verlorengeht und genug an Energie bleibt für das Zusammensein und Gespräche.

Jedes Familienmitglied braucht so viel Freiheit wie nötig, sollte aber die anderen Familienmitglieder damit nicht einschränken. So sollte z. B. die Mutter Gelegenheit haben, ein Mal pro Woche in den Turnverein zu gehen, und der Vater Zeit allein mit den Kindern verbringen. Auch die Kinder sollten ihrem Alter entsprechend Verantwortungen übernehmen, etwa das Kaninchen füttern oder Besorgungen machen.

Auch in der Beratung und Psychotherapie können wir an Grenzen stoßen. Wie intensiv und wie lange können wir eine Familie, eine Lehrkraft beraten oder therapieren? Sollen wir lieber mit der willigen Familie intensiver arbeiten, oder braucht uns das angstvolle Mädchen mehr, dessen Eltern anfangs gar nicht so erfreut waren über die Beratung und vorerst den Sinn der Therapie nicht einsahen? Wie sollen wir verfahren mit dem 15-jährigen Jungen und dessen Familie, der ein Mädchen vergewaltigt hat und weder er noch seine Familie darin etwas Unrechtes sehen? Was raten wir der hochverschuldeten Familie, die die Grenzen fürs Geldausgeben nicht einhalten kann und vor allem zu uns in die Beratung kommt, damit ihnen geholfen wird, von den Gläubigern erlöst zu werden? Ihnen geht es weniger darum, einen sinnvollen Umgang mit Geld zu erlernen und auch in der Erziehung zu lernen, Grenzen gegenüber ihren Kindern zu ziehen, als vielmehr die Folgen ihres Tuns schnell hinter sich zu bringen. Wir möchten, wenn möglich, gezielt intervenieren, so lange wie nötig und so kurz wie möglich beraten und therapieren und damit auch zeitlich Grenzen setzen. Bei der Mutter, deren Mann todkrank ist und die sich in finanziellen und erzieherischen Bereichen nicht auskennt, wird sofort interveniert. Sie wird dabei unterstützt, ihre Rechnungen und andere schriftliche Unterlagen zu ordnen, Prioritäten zu setzen und eine Dringlichkeitsliste zu erstellen.

Bei der Familie mit drei kleinen Kindern, deren Eltern befürchten, wegen der ewigen Streitereien unter den Kindern und der Nichtbefolgung der Anweisungen könnten sie die Grenzen überschreiten und schlagen, ist es wichtig, dass sie sofort zu einem Familientermin eingeladen wird. So kann abgeklärt werden, was wohl die Gründe für das Verhalten der Kinder ist, und sowohl Kinder als auch Eltern können Beratung bekommen, was sie für eine bessere Atmosphäre in der Familie tun können. Da diese Familie sehr schnell einen Termin erhalten hat, hat die Beratung kürzer gedauert und schlimmere Konsequenzen konnten verhindert werden.

Arbeitslosigkeit als äußerer Einfluss kann sich beispielsweise auf die Familie, die damit verbundenen finanziellen Einschränkungen begrenzend auf materielle Freiräume auswirken. Die sich neu ergebenden zeitlichen Freiräume werden meist negativ erlebt. Nicht selten wird ein Umzug in einen neuen Wohn- und Lebensraum notwendig, was auf alle Familienmitglieder einen Einfluss hat.

Auch eine eheliche Trennung oder Scheidung beeinflusst das Leben aller Familienmitglieder: Durch die Aufteilung der finanziellen Mittel werden die finanziellen Freiräume arg beschnitten. Dies hat meist großen Einfluss auf das Erleben von Autonomie vor allem der Frau und auf die Verteilung der Verantwortlichkeiten zwischen den Elternteilen.

Im Kleinkind- und Schulalter spielen erzieherische und psychische Räume eine große Rolle, aber auch der soziale Raum, d. h. wie sich die Familie in der Gemeinschaft abgrenzt und einfügt. Das Jugendalter ist die Entwicklungsphase, in der das Thema Grenzen und Räume im Zentrum steht.

Energie und Kraft

Manchmal ist ein Kind oder Jugendlicher müde und erschöpft. Das kann unterschiedliche Gründe haben. Manchmal liegt eine körperliche Erkrankung vor. Es geht aber immer auch darum, die vorhandene Energie einzuteilen. Es ist wie beim Geld: Es kann sein, dass zu wenig aufgenommen werden kann (z. B. zu wenig Schlaf, Nahrung, Ruhezeit, Tätigkeiten, die Energie geben), oder zu viel ausgegeben wird, z. B. bei unnötigen Tätigkeiten, Gefühlen (z. B. gamen, ärgern, sich Sorgen machen). Auf das Thema Umgang mit Energie wird näher im Kapitel *Sich selbst beeltern* eingegangen.

Ich und Du

Um sich angemessen abzugrenzen, muss zuerst ein Gefühl von »Ich« entwickelt werden. Darauf wird im Kapitel *Identitätsfindung und Selbstbild* näher eingegangen.

Bevor es sinnvoll ist, sich abzugrenzen, soll zuerst Inhalt geschaffen werden, der Raum, Innenraum gefüllt werden. Manchmal laufen die verschiedenen Prozesse, Raum schaffen, Raum füllen, sich abgrenzen parallel.

Folgende Themen können dazu passen:

- Wahrnehmung schärfen, genaues Wahrnehmen (gegen innen und außen)
- Gefühle wahrnehmen, benennen
- Einfluss auf die Gefühle nehmen, sodass auch positive Gefühle wahrgenommen werden können
- Erinnerungen schaffen, Einfluss darauf nehmen
- Geschichte, Lebensgeschichte schaffen
- Identität schaffen, bewusst werden
- Entscheidungen
- Einfluss auf den Lebenslauf nehmen.

Wenn eine Grenze gezogen werden soll, sollte zuerst ein Inhalt entwickelt werden. Eine Möglichkeit ist die folgende Intervention:

Inhalt und sich abgrenzen

- Die eigene Grenze von außen spüren (Haut, Kleider).
- Die Grenze von innen spüren, evtl. mit Vorstellung abtasten, Taschenlampe.
- Da, wo es zu dick ist, abtragen.
- Da, wo die Grenze zu dünn ist, fester machen.
- Zentrum, Mitte spüren.
- Wahrnehmung ausbreiten lassen, dass ganzer Körper gespürt wird, ganz in sich drin sein, bei sich sein.

Eine weitere Möglichkeit ist folgende Intervention:

Raum, Freiraum gewinnen

- Bei jedem Ausatmen etwas loslassen, was nicht mehr gebraucht wird, und Raum gewinnen.
- Vielleicht sind Geräusche zu hören (die aufzählen), die zwar gehört werden, man aber für sich die Entscheidung trifft, dass man die nicht gerade braucht, und die man daher gut bei einem Ausatmen loslassen kann.
- Innere Bilder.

- Körperempfindungen wie ein Stechen, Kribbeln.
- Spannungen.
- Gedanken.
- Sorgen.
- Gefühle wie z. B. Ärger, Angst.
- Wenn man bei jedem Ausatmen etwas loslässt, dass man nicht mehr braucht, entsteht bei vielen Leuten ein Gefühl von Platz haben, Raum haben, einen Freiraum, der nur für einen allein ist.
- Viele Leute spüren diesen Platz, den Freiraum, an einer Körperstelle besonders gut.
- Wenn es passt, die Aufgabe geben, bei jedem Ausatmen etwas gehen zu lassen, was nicht mehr benötigt wird, einem Teil von sich überlassen.
- »Und ein anderer Teil mag meiner Stimme folgen und einen eigenen Weg gehen.«
- In der Vorstellung in eine Situation gehen, in der man sich frei fühlt.
- Vielleicht ist das eine Situation, die erlebt wurde oder die immer wieder erlebt oder ganz in der Vorstellung erlebt wird.
- Wenn dort angelangt, spüren, wie sich das Freifühlen anfühlt.
- Dann das zu einem guten Abschluss bringen.
- Und wieder zurückkommen: in diesen Raum hier, diese Zeit jetzt, die Augen öffnen und sich ganz zurückorientieren.

Das Thema Grenzen und Raum, sich angemessen abzugrenzen, kann bei Zwillingen besonders relevant sein. Manchmal bauen Zwillinge, meist eineiige Zwillinge, eine eigene Welt auf mit eigener Sprache. Sie grenzen sich untereinander nicht ab, aber gegenüber anderen sehr stark. Dies kann nicht nur bezüglich der allgemeinen, der sprachlichen und der sozialen Entwicklung ein Nachteil sein, sondern es kann gar gefährlich werden, wenn das Zwillingspaar nur als Paar gut zurechtkommt und jede Person für sich sich verloren fühlt, wenn z. B. im schulischen Bereich die Prüfungen nur gemeinsam bewältigt werden. Auf den Selbstwert und das Selbstbild kann dieser Umstand sich auch schädlich auswirken. Manchmal ist es auch so, dass sich Zwillinge gegenseitig so stark spüren, dass sie sich nicht nur von ferne helfen und unterstützen, sondern auch gleichzeitig an verschiedenen Orten die gleichen Unfälle haben, z. B. in einem Skilager beide 10-jährigen Zwillingsbrüder, die in unterschiedlichen Gruppen eingeteilt an unterschiedlichen Orten Ski fuhren, zuerst der eine Junge mit einem Unterschenkelbruch beim Arzt landete und der Junge nur auf den Bruder wartete, der kurz darauf mit der gleichen Verletzung eingeliefert wurde. In diesem Fall haben die Brüder dann erkannt, dass es wichtig ist, dass jeder eine eigene Persönlichkeit entwickelt, und haben das aus eigener Kraft getan. In anderen Fällen lohnt es sich, mit beiden Zwillingen getrennt zu arbeiten. Es kann gut beim gleichen Therapeuten sein. Ein Teil der Arbeit erfolgt mit jedem einzeln, ein Teil gemeinsam. Themen sind unter anderem (je nach Situation): Identität, sich spüren, ganz in sich drin sein, assoziiert sein, sich angemessen abgrenzen. Meist lohnt es sich, die Kinder unterschiedlich anzuziehen, zu frisieren und ihnen unterschiedliche Erlebnisse zu ermöglichen. Auch eineiige Zwillinge sind unterschiedlich. Zu Beginn bemerken das vor allem die Eltern, später auch die Kinder selbst.

8.3 Umgang mit zeitlichem Raum

Der Umgang mit dem zeitlichen Raum kann auch eine Herausforderung darstellen. Dazu gehört Pünktlichkeit, Geschwindigkeit z. B. beim Schulaufgabenmachen, bei Einteilung der Zeit, wie viel Zeit für Schule, Freunde, Sport, Schlaf, Zeit für sich und gamen gebraucht wird.

Um aus dem Gefühl »Ich habe keine Zeit« herauszufinden, kann folgende Intervention hilfreich sein:

Von »Ich habe keine Zeit« zu »Sich Zeit und Raum einrichten«: Zeitausdehnung

Hier-und-Jetzt-Zustand:

- Situation finden, in der du dir ein wenig Zeit nehmen kannst (z. B. Schlangestehen im Supermarkt, Tramfahrt).
- Vorstellung von Zeit ausdehnen, z. B. Strudel- oder Pizzateig ausdehnen.
- Vorstellung von sich Raum nehmen, z. B. Seifenblase.

Trance:

- Sich in die Situation begeben.
- Sich den Raum gestalten, nehmen, z. B. mit Seifenblase.
- Die Zeit für sich ausdehnen.
- Gut spüren, wie es sich anfühlt, Zeit und Raum zu haben.
- Das Gefühl bewahren.

Hier-und-Jetzt-Zustand:

- Gibt es noch etwas dazu zu sagen?

Weitere Methoden zur subjektiv wahrgenommenen Zeitausdehnung:

- auf Details achten und Kleinigkeiten wahrnehmen (z. B. Farben, Töne, Gerüche etc.)
- langsame und leise Sprechweise sowie mit tiefer Stimme
- die Situation wie einen »inneren Film« langsam abspielen lassen
- Gegenstände bildlich ausdehnen (z. B. etwas auswallen, eine Decke ausbreiten).

Zweck dieser subjektiven Zeitausdehnung ist die Schaffung einer guten Grundlage zum genauen Analysieren von Situationen, Gefühlen, Verhalten etc. Kontraindikationen für die Zeitausdehnung sind eine ADHS-Erkrankung (in diesem Fall sollte zuerst Zeitmanagement angegangen werden), bei Straftaten oder bei Trauma-Erlebnissen (in solchen Fällen sollte man dissoziativ arbeiten).

Aktiv Grenzen ziehen kann erfolgen durch:

- Stopp sagen
- durch Handlung
- passives Grenzenziehen kann mit dem *Schutzanzug* erreicht werden.

Mögliche psychotherapeutische Zugänge:

- analysieren einer Situation in Dissoziation, verbesserte Variante in Dissoziation erstellen und die beste in Assoziation erleben
- Rollenspiele
- Rollenspiele mit Figuren.

8.4 Umgang mit Geld

Grenzen und Räume in jedem Lebensbereich sind verknüpft, lassen sich mit anderen Lebensbereichen verknüpfen. Darum kann auch mit einem Thema gearbeitet werden, in diesem Fall Umgang mit Geld, um auf andere Lebensbereiche einzuwirken.

8.4.1 Die Bedeutung von Geld in der zwischenmenschlichen Beziehung

In der zwischenmenschlichen Beziehung kann Geld verschiedene Bedeutungen haben. Geld kann also auch ein Kommunikationsmittel sein.

Häufig hat das Geld etwas mit der Identität zu tun. Manche definieren ihr Selbst eher über das Haben, andere eher über das Sein. Im ersten Fall hängt der Selbstwert und somit auch das Selbstvertrauen auch mit materiellen Dingen zusammen, wie ein schönes Zuhause, ein besonderes Auto, alles Dinge, die mit Geld zu erwerben sind. Hier wird etwas über sich selbst mit Geld ausgedrückt.

Wertschätzung und Abwertung

Die Wertschätzung gegenüber anderen Menschen kann auch mit Geld gezeigt werden. Ob man so verstanden wird, wie man es gemeint hat, ist nicht ganz sicher. Der Mann, der seiner Ehefrau ein teures Schmuckstück schenkt, will ihr damit sagen, wie sehr er sie wertschätzt. Seine Frau ist darüber hocherfreut und weiß um die tiefere Bedeutung dieses Geschenkes. Es kann aber auch sein, dass sie ihren Mann missversteht und zum Beispiel glaubt, er möchte sie kaufen oder er hätte ein schlechtes Gewissen.

Vertrauen und Kontrolle

Geld kann ein wirksames Kontroll- und Disziplinierungsmittel sein. Natürlich kann auch der Grad des Vertrauens ausgedrückt werden. Eine Frau besitzt als einziges Familienmitglied im Gegensatz zum Ehemann und den erwachsenen Kindern keine Kreditkarte. Sie kann diesen Umstand so interpretieren, dass ihr Mann ihr im Umgang mit Geld helfen will, oder sie kann es als Misstrauensvotum verstehen. Er traut ihr in Geldsachen nichts zu und übt Kontrolle über sie aus, indem sie ihn einerseits um Haushaltsgeld bitten und andererseits bei größeren Anschaffungen jeweils eine Rechnung verlangen muss.

Grenzen

Egal wie hoch das Familienbudget ist, aber besonders, wenn es nicht sehr hoch ist, müssen dessen Grenzen den Erwachsenen bekannt sein, und sie müssen diese anerkennen, einhalten und durchsetzen. Dies ist manchmal schwierig, vor allem wenn Identitätsfragen damit im Zusammenhang stehen, wenn etwas über sich und die Familienmitglieder ausgesagt werden soll. In Reklamen, in Angeboten wird vorgespiegelt, dass es leicht und vertretbar ist, einen Kredit aufzunehmen, einen Gegenstand auf Raten zu kaufen, ein Auto zu leasen, auch wenn dabei die Grenzen des Budgets überschritten werden. Die Kinder einer Familie mit wenig Geld verlangen von ihren Eltern teure Markenkleider mit der Begründung, dass alle in der Klasse solche trügen. Oft erhalten sie sie auch, obwohl sie das Familienbudget übersteigen. Ihnen werden von den Eltern zu wenig klare Grenzen gesetzt.

Oft denken Eltern, dass ihre Kinder es einmal besser haben sollen und sie ihnen viel ermöglichen wollen. Vielleicht wagen sie es nicht (oder sind nicht darüber informiert), dass Kindern auch beim Thema Geld Grenzen gesetzt werden müssen. In vielen Fällen ist es besser, wenn die Kinder sich teure Besonderheiten selbst verdienen, weil sie dadurch den Wert des Geldes besser kennenlernen, den selbstverdienten Gegenstand mehr wertschätzen und ihr Selbstvertrauen erhöhen.

Macht

Geld und Macht stehen sich sehr nahe. Macht und Kontrolle hängen oft eng zusammen. Es ist wohl auch kein Zufall, dass Mächtige nicht immer die Grenzen des ethisch Vertretbaren in Geldangelegenheiten einhalten. Vieles kann mit Geld ermöglicht werden. So ist Geld in der großen und in der kleinen Gemeinschaft ein wirksames Mittel, Macht auszuüben. Ein gewalttätiger Mann droht seiner Frau, ihr bei einer allfälligen Trennung kein Geld zu geben Er will sie damit an sich binden und übt Macht aus. Möglicherweise hat der Mann Angst, dass seine Frau sich wirklich von ihm trennen will. Er wendet ein zerstörerisches, zwar vorerst wirksames Mittel an, um sie an sich zu binden. Er tut in seinen Augen alles, damit sie bei ihm bleibt, und würde ihr bei einer Trennung wahrscheinlich auch Geld geben. Da dies aber kein aufbauendes Vorgehen ist, belastet ein solches Vorgehen die Beziehung natürlich noch zusätzlich. Es kann sein, dass er befürchtet, ein Überdenken oder gar ein Verändern seines Verhaltens bedrohe seine Macht.

Rache

Rache ist eine weitere Form von zerstörerischem zwischenmenschlichen Verhalten. Es schadet zuerst dem Menschen, dem die Rache gilt, und fällt im psychischen Sinn schädlich auf den Rächer zurück. Der Rächer tut sich schwer, sich von dieser Person zu lösen. Er verharrt in der zerstörerischen Haltung und bleibt an der Person, der die

Rache gilt, kleben. So bereitet es ihm Mühe, zu einer aufbauenden Lebenshaltung zu finden.

Eine Frau glaubt, dass ihr Mann fremdgeht. Sie hat jedoch keine konkreten Angaben darüber. Sie nimmt es an und rächt sich, indem sie für große Geldbeträge Kleider und Schmuck kauft.

Plagen, Ärgern

Eine weitere zerstörerische Form menschlichen Verhaltens ist ärgern und plagen mittels Geld. Schon indem eine Unterhaltszahlung immer wieder verspätet bezahlt wird, kann der Empfänger empfindlich geplagt werden. Ein Vater, der selbst ein ewiger Student war, was auch seinem Sohn bekannt ist, lässt diesem immer wieder die Zahlungen für sein Studium ausfallen, fordert von ihm irgendwelche Bescheinigungen oder schwer zu erhaltende Bestätigungen. Dies ist eine nicht offen gezeigte Aggression und zerstörerische Machtausübung.

Geiz und Großzügigkeit

Geiz drückt sich meist auch in Geldsachen aus. Großzügigkeit beinhaltet eine Lebens- und Werthaltung. Großzügige Menschen haben genug Platz in ihrem Herzen. Sie müssen nicht alles berechnen und rechnen, nicht berechnend sein. Sie sind aber trotzdem fähig, Grenzen einzuhalten und nicht über ihre Verhältnisse zu leben.

Werthaltung

Ein angemessener und sinnvoller Umgang mit Geld beinhaltet und bedingt eine klare Werthaltung, die Identität mehr aus dem Sein definiert, andere Werte höher einschätzt als materielle. Solch eine Werthaltung kann Menschen darin unterstützen, Grenzen einzuhalten, Versuchungen zu widerstehen und sich für andere als materielle Werte einzusetzen.

Der Umgang mit Geld beinhaltet auch eine ethisch-moralische Seite.

> Ein 29-jähriger Mann ist in einer Familie aufgewachsen, in der materielle Werte und Erfolge sehr hoch bewertet wurden. Als er noch bei seinen Eltern wohnte, fuhr die Familie beispielsweise im Winter an Sonntagen mehrere Stunden Auto, um in mondänen Wintersportorten in ihren teuren Pelzmänteln zu spazieren und sich und ihren Wohlstand zu zeigen. Er hatte zwei Schwestern. Der Sohn wurde von

seiner Mutter als Versager betrachtet. Seine Erfolge wurden ignoriert, seine Misserfolge wurden ihm immer wieder vorgehalten. Seinem Vater fühlte er sich näher als der Mutter. Körperliche Zuwendung hatte er von den Eltern so gut wie keine. Als er 20 Jahre alt war, starb sein Vater. Als er das Elternhaus verließ, war es sein Bestreben, durch materielle Erfolge endlich die Anerkennung der Mutter zu erhalten. Er versuchte sich als selbstständiger Geschäftsmann, hatte eine teure Villa als Geschäftssitz gemietet und mehrere Fahrzeuge geleast. Seiner Freundin war es wichtig, einen finanziell erfolgreichen Partner zu haben. Entsprechend hoch waren auch ihre materiellen Ansprüche. In der Beziehung kam es zu größeren Spannungen, sie drohte auseinanderzubrechen. Nachdem die Geschäfte nicht wie erwartet liefen und sich immer mehr Schulden angehäuft hatten, fing der Mann an, die finanziellen Löcher mit Betrügereien zu stopfen, zum Beispiel verkaufte er die von ihm geleasten Fahrzeuge. Er wurde angezeigt, und als er wiederholt delinquiert hatte, zu einer Gefängnisstrafe von 20 Monaten verurteilt. In der Psychotherapie erkannte er, dass er sich von seinen Erwartungen an die Mutter lösen musste, um seinen eigenen Lebensweg gehen zu können. In den nächsten Monaten trennte er sich von seiner Freundin, gab die geleasten Fahrzeuge zurück und kündigte den Mietvertrag für das teure Haus. Später lernte er eine Frau kennen, die fähig war, mit dem Geld zu haushalten. Sie suchten sich für die Zeit nach dem Strafvollzug eine einfache Wohnung und heirateten. Er suchte sich eine Stelle. Ein Jahr später wurde eine Tochter geboren. Seither hat er keine weiteren Delikte begangen. Insgesamt haben 14 Therapiesitzungen stattgefunden im Zeitraum von einem Jahr.

Wir treffen immer wieder auf Familien, die trotz kleiner finanzieller Ressourcen einen sehr angemessenen und lockeren Umgang mit Geld haben. Ich denke z. B. an eine fünfköpfige Familie, deren Vater zum Glück eine feste Stelle als Arbeiter hat, und die Mutter verdient noch etwas mit Putzen dazu. Zusätzlich wird das Budget durch eine körperliche Schwierigkeit des einen Sohnes belastet. Die Eltern ermöglichen den Kindern vieles, sie halten sie an, in der Bibliothek Bücher auszuleihen. Zwei der Kinder spielen ein Musikinstrument und ein Kind spielt Fußball. Natürlich äußern die Kinder immer wieder materielle Wünsche. Die Eltern begegnen aber Wünschen der Kinder, die eindeutig nicht mehr im Budget liegen, mit einer klaren Haltung und zeigen ihnen die Grenzen auf. Sie zeigen ihren Kindern, wie sie trotz fehlendem Lacoste-T-Shirt Anerkennung bei Kameraden finden und wie sie Sinn finden können. Natürlich regen sie auch an, dass die Kinder sich gelegentlich einen Wunsch auch selbst finanzieren. Das Wichtigste ist wohl, dass in der Familie andere Werte als Geld im Vordergrund stehen. Dies beinhaltet auch, dass die Ansprüche den Möglichkeiten angepasst werden müssen. Den Eltern ist es auch wichtig, ihre Werte ihren Kindern zu vermitteln.

Es gibt Werte, die mit Geld zu kaufen sind, wie eine Versicherung, ein Haus oder eine Arbeitsleistung. Andere Werte sind mit allem Geld der Welt nicht zu erwerben wie Liebe, Vertrauen, Glück, Wohlbefinden und Gesundheit. Für viele Werte ist Geld ein wichtiges Hilfsmittel oder Teil des Erwerbs: Ausbildung, eine medizinische Behandlung, eine Wohnung. Dem Geld sollte der angemessene Stellenwert und die passende Bedeutung zugeordnet werden, sodass vorhandenes Geld das Wohlbefinden unterstützt und fehlendes Geld nicht zu sehr schmerzt, nicht empfindlich einschränkt oder stört.

8.4.2 Geld und Beziehung

- *Geld und Beziehung sind ähnlich:* Die Liste von Ähnlichkeiten zwischen Geld und Beziehung ist lang. Beides kann man: erwerben, verdienen, erhalten, schenken, verlieren, verweigern. opfern, verscherzen, tauschen, täuschen, geben, neiden, vertrauen, misstrauen, gönnen, missgönnen etc. In Beziehung oder Geld kann man investieren oder etwas schuldig sein. In ihrer Ähnlichkeit verschmelzen Geld und Beziehung gelegentlich zu einer Einheit: Glück, Prestige, Macht, Geltung. Ist Geltung ein Beziehungs- oder ein Geldbegriff? »Haste was, biste was«, »Wer zahlt, schafft an!«
- *Geld und Beziehung sind verschieden:* Neuerdings wird TV-mäßig inszeniert: Millionär(in) heiratet schöne, charmante Person. Beide Personen bringen offensichtlich jeweils nur eine Eigenschaft in die vorgesehene Ehe: Eine Person besitzt eine Million Dollar, sie ist aber beziehungslos, die andere Person ist schön und charmant, aber besitzlos. Beide sind grundverschieden und begehren den fremden, fehlenden Teil für ihr Glück. Viel Glück!
- *Beziehung und Geld passen zusammen:* Sie sind in einem Restaurant und Sie essen gut, der Kellner bringt Ihnen die Rechnung. Sie zahlen und legen noch ein Trinkgeld drauf. Alle sind

zufrieden. Hier ist Geld eine wohlverdiente Anerkennung für angenehmen Service und gute Küche. Geld und Beziehung ergänzen und bedingen sich im Geschäftsleben. Ein Lohnbezieher erhält für seine Leistung und seine Zeit einen Lohn. Dies ist eine Anerkennung für Leistung und dient der Erhaltung einer Beziehung.

- *Geld und Beziehung sind doppeldeutig vermischt:* Sie können Freundschaft oder Feindschaft bedeuten. Ein Geschenk kann eine Gabe oder ein Gift sein. Zwei Händler gingen wegen eines Streits zu einem Richter, der als streng und unbestechlich galt. Da sandte der eine dem Richter ein wertvolles Geschenk – mit dem Absender seines Widersachers. Es gibt Gebiete, in denen Geld und Beziehung sauber getrennt sein sollten.
- *Geld und Beziehung schließen einander aus:* So kann ein Angebot »Geld gegen Beziehung« sogar beleidigend sein. Wie kämen Sie sich vor, wenn Sie bei sich zu Hause einen Gast zum Essen eingeladen haben und dieser Ihnen am Schluss die Mahlzeit wie in einem Restaurant bezahlen will? Dies könnte ein Grund sein, eine Beziehung aufzulösen.

> Der Wert und die Bedeutung von Geld und Beziehung kann unbeständig sein. Manchmal ergänzen sich Geld und Beziehung, manchmal führen sie zu Konflikten.

Geld und Erziehung

Geld kann erziehen und verziehen. Der Umgang mit Geld muss erlernt werden. Dabei ist die Hauptsache die klare Unterscheidung: Wann geht es ums Geld (und um Besitz), und wann ist die Beziehung im Vordergrund? Die Werbung, der wir vielfältig ausgeliefert sind, programmiert uns nämlich auf Verwechslung von Beziehung und Geld oder Besitz: »Kaufe, besitze, dann bist du gut, dann gehörst du zu uns!«. Die Erziehenden müssen hierzu überzeugende Gegenbotschaften bieten, um das Kind zu schützen.

- *Taschengeld:* Allgemein ist es günstig, einem Kind ab Schuleintritt einen regelmäßigen fixen Betrag als Taschengeld zu geben, damit es frei darüber verfügen kann. Dies kann beginnen mit kleinen Beträgen und sich dann altersentsprechend steigern. Richtlinien, wie hoch dieser Betrag sein soll, sind schwierig festzulegen. Oft hört man hier in der Schweiz die Regel pro Schulklasse einen Franken. Wichtig dabei ist, dass man sich in einem vernünftigen Rahmen bewegt und das Kind den Umgang mit Geld lernt. Durch spezielle Arbeiten oder Fähigkeiten kann es sich auch noch etwas dazuverdienen, um sich besondere Wünsche zu finanzieren. Das Kind merkt, dass sich Wünsche auch selber verwirklichen lassen oder dass es zumindest teilweise zu deren Verwirklichung beitragen kann. Wünsche können auch aufgeschoben und das Geld für eine größere Anschaffung gespart werden. So entwickelt sich beim Kind ein Sinn für Realitäten, Selbstverantwortung und die Freude an der eigenen Leistung. Etwas konsumieren bedeutet Schätzen, Vergleichen, Abwägen: gelegentlich sich etwas gönnen und vielleicht auch einmal verzichten. Ein Kind (oder ein Erwachsener) kann sich im Prozess des Abwägens entscheiden, schließlich doch nichts zu konsumieren, dafür selber etwas zu basteln oder sich zufriedenstellend zu beschäftigen, mit sich selbst oder mit anderen. Hier setzt Kreativität anstatt Konsum ein.

- *Leistungsgeld:* Das Kind kann verzogen werden, wenn jede seiner Tätigkeiten versilbert wird und es nur noch gegen Bezahlung funktioniert. Wenn einem Schulkind die guten Schulnoten oder auch andere kleine Mithilfen wie Tischdecken etc. monetär belohnt werden, dann kann diese gutgemeinte Motivationshilfe gerade das Gegenteil bewirken: Reguläre Hilfsbereitschaft oder sogar Wissensdurst wird abgetötet, weil das Kind bald nur noch dem Gelde zuliebe funktioniert. Kinder brauchen Anerkennung und Interesse durch die Eltern und Erwachsenen. Geld ist hierfür kein Ersatz. Als Erziehender kann man sich gegenüber dem Kinde nicht mit Geld loskaufen. Es ist aber durchaus möglich, dass man nach einer persönlichen Anerkennung und Wertschätzung dieser noch durch ein Geschenk oder durch eine Überraschung Nachdruck verleiht.
- *Bestechungsgeld:* Leider erleben wir den Missbrauch mit Geld immer wieder bei getrennten oder geschiedenen Eltern. Manchmal ist der Vater gegenüber der Mutter finanziell besser gestellt, während die Mutter den Kindern emotional näher steht. Wenn

nun ein Vater über materielle Vorteile die Kinder an sich binden will, dann wird die Charakterbildung des Kindes gefährdet: Geld und Beziehung sind nun gefährlich vermischt: Das Kind kann seine Zuneigung zum Vater nicht mehr beweisen, und allmählich wissen weder Vater noch Kind, ob die Kontakte wegen der Beziehung oder wegen der Belohnungen wichtig sind. Natürlich darf ein Vater seinen Kindern etwas geben oder ermöglichen, sei dies in Form von Sport- oder Musikunterricht oder auch materiell wie z. B. ein Rollbrett; am besten in Absprache mit der Mutter, Geld soll nicht die Funktion von Machtausübung übernehmen.

8.4.3 Geld und Familie

Immer wieder suchen Eltern unsere Beratungsstelle auf, weil sie unsicher sind, wie viel sie ihren Kindern oder Jugendlichen »schuldig« sind. Sie tun oft alles für ihren Nachwuchs, obwohl es ihre Kräfte finanziell übersteigt. Ihr Wunsch ist, dass es ihren Kindern besser gehe, da sie selber eine karge und strenge Kindheit durchlebt haben. Dass sie dabei die Kargheit und Überforderung nun als Erwachsene an sich selbst weiterführen, das übersehen sie oft. Gleichzeitig können sie ihre Kinder so in die Rolle der unglücklichen, einsamen Prinzessin oder des verwöhnten Prinzen drängen.

In einem gemeinsamen Haushalt gibt es viele tägliche Verrichtungen. Ein Kind dabei einzubeziehen bedeutet letztlich, das Kind ernst zu nehmen. Wenn einfache, altersgemäße Hilfen der Kinder im Haushalt nicht oder nur noch gegen Bezahlung und Sonderprämien geschehen, dann ist ein gesundes Geben und Nehmen, Schenken und Empfangen, Bitten und Danken gestört. Wichtige familiäre Beziehungsbrücken fehlen. Es ist in gewissen Phasen schwierig, Beziehungen zu gestalten und Konflikte auszuhalten, besonders in der Trotzphase und in der Pubertät. Wer diese Konflikte mit Geld umgehen will, entzieht sich dem Kinde und Jugendlichen als Person oder Beziehungspartner. Wahrscheinlich fürchten Eltern, von ihren Kindern nicht mehr anerkannt und geliebt zu werden, wenn sie etwas von ihnen fordern. Wenn ein Kind für Haushaltshilfen in vernünftigem Rahmen wie Putzen, Einkaufen oder Babysitten eines jüngeren Geschwisters entlohnt wird, dann signalisieren die Eltern, dass sie das Vertrauen und die Beziehung zu den Kindern verloren haben. Zu

Recht wird es soweit kommen, dass Eltern sich nur noch ausgenützt fühlen, wenn sie als Eltern geben, aber von ihren Kindern nichts fordern. Eine altersgemäße Ablösung wird zudem erschwert, weil persönliche Bindungen zwischen Eltern und Kind mit Materiellem überlagert wurden. Jugendliche und Eltern können sich gegenseitig nur gesund lösen, wenn sie ihre gegenseitigen persönlichen Bindungen kennen.

Dass materiell verwöhnte Kinder in außerfamiliären Kontakten Probleme haben werden, liegt auf der Hand. In einer sozialen Gemeinschaft zählt nämlich das gegenseitige Geben und Nehmen, sowohl materiell wie beziehungsmäßig. Wer diese Gegenseitigkeit auf materieller und beziehungsmäßiger Ebene nicht erlernt hat, ist anfällig für Geiz, Einsamkeit, Bestechung, Ausbeutung, Hochstapelei, Konsumwut und Verschuldung.

Während bei Familien, Freundschaftsbeziehungen und ideellen Gemeinschaften persönliche Beziehungen im Vordergrund stehen, gilt in der Arbeits- und Geschäftswelt der materielle Austausch. Nun gibt es aber immer wieder Menschen, ideelle Gemeinschaften oder Sekten, die unter dem Deckmantel von persönlichen Beziehungen materielle Ausbeutung betreiben. Schutz vor Ausbeutung durch falsche Freundschaften oder Sekten erhält das Kind, wenn es innerhalb der Familie persönliche Wertschätzung und Beziehungen ohne schädigende materielle Überlagerungen erleben konnte.

Leider gibt es jedoch auch Familien, die ihre Kinder ausnutzen, indem sie zum Beispiel den ganzen Haushalt führen oder stundenlang putzen müssen mit der Erklärung, dass sie dies für die Familie tun müssen. Es ist nicht immer einfach, den richtigen Weg zwischen verwöhntem Prinz/Prinzessin oder ausgenutztem und missbrauchtem Kind zu finden. Das Geld sollte in der Familie einen vernünftigen Stellenwert erhalten. Glücklicherweise erleben wir auf unserer Beratungsstelle, dass dies auch in sehr vielen Fällen von den Erziehenden so gehandhabt wird.

8.5 Privat und öffentlich

Eng mit dem Thema Grenzen und Räume verwandt ist das Thema Privat und öffentlich.

Wenn ein Kind öffentlich, z. B. während des Schulunterrichts onaniert oder masturbiert, wird schnell klar, dass die Grenze zwischen öffentlich und privat für das Kind unklar ist. Im ersten Schritt geht es natürlich darum zu versuchen herauszufinden, was wohl dahintersteht. Es kann sein, dass sich das Kind einsam fühlt, vernachlässigt wird, überfordert ist. Es kann auch sein, dass das Kind sich damit von seinem Schmerz ablenkt und übertreibt mit Onanieren. Meist ist das Kind in Not, und in erster Linie sollten Maßnahmen getroffen werden, um die Not zu lindern. Dann geht es auch darum, dem Kind zu erklären, dass onanieren etwas Privates ist, ok ist, z. B. für sich im eigenen Zimmer oder WC zu tun, dass damit auch nicht übertrieben werden soll, also auch bezüglich der Häufigkeit die Grenze eingehalten wird.

Auch bezüglich räumlichem Raum gibt es Privates und eher für andere Zugängliches. Die folgende Intervention kann sowohl mit dem Kind oder Jugendlichen im Einzelsetting als auch mit der Familie (jedes Familienmitglied oder das Familienmitglied, das am wenigsten im Schussfeld steht, z. B. Geschwister) durchgeführt werden.

Privat und öffentlich

Hier-und-Jetzt-Zustand:

- Nach dem Zuhause von Klienten fragen, wo liegt es und wie sieht es aus?

Trance:

- Vor die Türe gehen, danach eintreten.
- Rundgang durch die Wohnung, durch das Haus.
- Rundgang, 1. Stufe: Sehr privat, nur für mich (kann Raum, Teil eines Raumes, ein Schrank oder Gestell sein), zeitweise sehr privat (bspw. Bad), abschließbar oder nicht, bestimmte Farbe zuordnen.
- 2. Stufe: Zugänglich für nahestehende Leute wie Partner, Eltern, Kinder, Farbe zuordnen.
- 3. Stufe: Zugänglich für Freunde und gute Bekannte, Farbe zuordnen.
- 4. Stufe: Öffentlich, wo Briefträger, nicht nahe Bekannte oder Nachbarn Zugang haben, Farbe zuordnen.
- Rundgang, alle vier Farben beachten.

Hier-und-Jetzt-Zustand:

- Die eigene Wohnung aufzeichnen.
- Die vier Privatheitsstufen definieren und den Farben zuordnen.
- Die Stufen mit Farben einzeichnen.
- Die Zeichnung mit Privatheitsstufen erklären.
- Was fällt auf? Ist das so in Ordnung? Sollte etwas anders sein? Ideen, wie das umgesetzt werden kann?

Setting: Einzelsetting, Paarsetting, Familie:

- Paar: Die Intervention wird mit jedem Partner einzeln durchgeführt. Dann werden die Zeichnungen besprochen und eine gemeinsame Wunschvariante erarbeitet.
- Familie: Die Wohnung wird von einem Familienmitglied dargestellt, anschließend mit einer Farbe seine höchste Stufe der Privatsphäre bezeichnet. Dies wird besprochen und für jedes Familienmitglied eine Wunschvariante erarbeitet. Zum Schluss werden Wege zur Umsetzung gemeinsam diskutiert.

Diskussionsfragen:

- Wie kann die Zeichnung verstanden werden?
  Entspricht die Zeichnung den eigenen Wünschen?
  Falls nein, welche Veränderungsmöglichkeiten sind vorhanden?
  Wie werden Grenzen gesetzt?
  Wie wird mit Grenzüberschreitungen umgegangen?

Anwendung:

- Abgrenzung
- räumliche Grenzen
- Hierarchien erkennen/erarbeiten
- Grenzen kommunizieren und durchsetzen

Hinweis:

- Da heute ein großer Bereich des Lebens in der Öffentlichkeit stattfindet, werden oft nur drei Privatstufen angewendet (Stufe 1 bis 3). Aufgrund dessen fällt die letzte Stufe, welche teilweise öffentlich ist, weg.

Der 13-jährige Benedikt wurde wegen Ängsten und aggressiven Ausbrüchen gegenüber dem Vater angemeldet. Während der ersten Familiensitzung mit der vierköpfigen Familie stellt die 11-jährige Schwester das Zuhause dar. Sie wählt dazu Klötze und bezeichnet die einzelnen Zimmer mit Papier. Die verschiedenen Privatheitsstufen stellt sie mit verschiedenen Farben mit Papier dar. Dann fügt jedes Familienmitglied nach eigener Einschätzung die eigene privateste Stufe ein. Schon bei der Darstellung des Zuhauses wird klar, dass Privatheit der einzelnen Familienmitglieder sehr unterschiedlich gehandhabt wird. Der Vater beansprucht fünf Räume ganz privat für sich, Benedikt hat im großen Haus ein ganz kleines Durchgangszimmer. In seinem Zimmer steht ein Schrank, in dem vielen Sachen dem Vater gehören. Er selbst hat seine Sachen in einem Schrank auf wenigen Gestellen im Gang. Die Schwester hat auch ein kleines Zimmer, aber kein Durchgangszimmer. In ihrem Zimmer hat die Mutter noch Sachen in ihrem

Schrank. Die Eltern sind im Elternschlafzimmer. Die Mutter hat ihre Sachen z. T. im Schlafzimmer, z. T. bei der Tochter. Der Vater hat zu allen Bereichen von allen Familienmitgliedern Zugang und bedient sich bei allen und kontrolliert alle. Schon in der ersten Sitzung wird vereinbart, dass jedes sein eigenes Zimmer bekommt (die Mutter organisiert sich eine der beheizbaren Mansarden), dass jeder seine Sachen im eigenen Zimmer hat, dass wenn jemand ein Zimmer von jemand anderem betritt, geklopft und das Ja abgewartet wird. In der nächsten Sitzung wird klar, dass sich außer dem Vater alle daran halten. In der Folge wird dann auch klar, dass noch andere Grenzen nicht eingehalten werden: Benedikt zerstört Sachen des Vaters, die ihm wert sind. Auf die Frage, seit wann er das mache, antwortet Benedikt, seit er genug stark sei zurückzuschlagen. Der Vater schleppte Benedikt schon als Kleinkind und erst recht im Schulalter von Arzt zu Arzt, um eine Diagnose und Medikamente zu erhalten. Die Familie bleibt noch kurz in der Behandlung. Benedikt lernt, seinen Ärger unter Kontrolle zu halten. Der Vater schlägt den Sohn nicht mehr (er hätte allerdings körperlich gegen ihn auch keine Chance mehr). Die Mutter setzt sich ein wenig gegen ihren Mann durch, kann sich auch etwas für ihren Sohn einsetzen. Allerdings bricht die Familie auf Druck des Vaters dann die Behandlung ab. Mit Benedikt wurde schon in der ersten Konsultation besprochen, dass er sich auch an den Klassenlehrer wenden kann, auch mit einem Arzt selbstständig reden kann.

Es ist wichtig, möglichst schon in der ersten Konsultation Kindern und Jugendlichen, die möglicherweise in Gefahr sind, Informationen darüber zu geben, was sie im Falle eines Abbruchs der Behandlung tun können. Vor allem, wenn Grenzen von irgend jemand überschritten wurden.

Manchmal ist es sinnvoll, Kinder oder Jugendlich, die Räumlichkeiten von ihrem Zuhause darstellen zu lassen, sei es mit Klötzen oder auch mit einer Zeichnung. So wird klar, wo es Türen gibt, wo sich wessen Räume befinden.

Seit schon Kinder und Jugendliche sich in den sozialen Netzwerken und allgemein in den Medien bewegen, müssen sie oft schmerzhaft erfahren, wie wichtig es ist, klar zu unterscheiden, was veröffentlich werden kann und was privat bleiben soll.

Die 14-jährige Luana, bei der früher ein ADS diagnostiziert wurde, gesteht in der Therapie, dass sie einem guten Freund auf dessen Bitte hin

Nacktfotos geschickt habe und er diese entgegen seinem Versprechen unter allen Kameraden verbreitet habe. In der Folge wird besprochen, dass sie unter keinen Umständen mehr Nacktfotos machen und sie sowieso nicht an irgendjemanden verschicken soll. Allgemein: Was ist privat, was veröffentlicht sie? Was erzählt sie auch Freundinnen, was besser nicht? Wie soll ihr Profil auf Instagram aussehen? In der Folge haben die Eltern Anzeige erstattet und sich um die Angelegenheit gekümmert.

Folgende Themen werden meist in der Beratung besprochen:

- Ausdrucksweise mündlich, schriftlich immer kontrollieren, sei es per E-Mail, WhatsApp oder auch sonst, keine Schimpfwörter, Beschimpfungen
- Identität
- unterscheiden: privat – öffentlich, Grad der Privatheit
- Profil: gut überlegen; gerade in Zusammenhang mit Thema Identität bearbeiten
- Welche Fotos poste ich?
- Könnte Inhalt gegen mich verwendet werden?
- Wie möchte ich von wem wahrgenommen werden?
- Welche Bedeutung kommt der Anzahl »Likes«, »Followern« zu? (Unterschied zwischen quantitativer und qualitativer Wahrnehmung)
- Wem, wozu gebe ich Kommentare?

Zusammenfassung Schutz:

- sich in andere eindenken, einfühlen können
- Überblick verschaffen über gegenwärtige Situation
- verschiedene Szenarien überblicken
- kritisches, differenziertes Denken, Argumentieren entwickeln
- reale Freunde, Kameraden haben und sich mit denen auch real treffen
- soziale Fertigkeiten, wie Konflikte angehen, lösen, Mädchen/Jungs kennenlernen, ... unterstützen
- zu unterschiedlichen Menschen mit unterschiedlichem Hintergrund Kontakt haben
- genug reale Interessen und Tätigkeiten haben (Sport, Musik, Pfadfinder, ...)

- genug Fertigkeiten, Wissen, Information über verschiedene Medien haben, z. B. Facebook, Snapchat, WhatsApp, Games
- Impulse kontrollieren, Gelassenheit bewahren → darüber nachdenken, entscheiden
- Frustrationstoleranz erhöhen, warten können, robuster werden
- Grenzen aufzeigen
- bei Verboten → immer auch klar machen, was getan werden darf, nicht nur, was nicht.

8.6 Risikoverhalten

Unerlaubt Snowboarden gehen, Trinkgelage – sogenannte Dummheiten begehen Jugendliche, weil sie sich und ihr Bild für die Gruppe entwerfen wollen. Manchmal ist risikoreiches Verhalten aber auch Ausdruck erlittener Traumata.

Risikoverhalten bei Jugendlichen ist ein klassisches Thema und wird sowohl in der Jugendliteratur wie beispielsweise *Mein Name ist Eugen* von Klaus Schädelin (1955) als auch in Filmen dargestellt.

Risikoverhalten kann als »all jene Verhaltensweisen (...), die ein Schädigungspotenzial gegenüber dem eigenen Leben oder der Umwelt bzw. den Lebensbedingungen besitzen« (Raithel 2001, S. 12) beschrieben werden.

Risikoreiches Verhalten ist typisch für diese Entwicklungsphase, den Übergang vom Kind zum Erwachsenen. Es kann auch als Teil des Ablösungsprozesses vom Elternhaus verstanden werden, indem Normen und Regeln aus der Erwachsenenwelt negiert werden. Es ist die Zeit der Identitätsfindung. Verhaltensweisen, Handlungen und Haltungen werden ausprobiert, Grenzen im körperlichen, psychischen und sozialen Bereich ausgelotet.

> Der 14-jährige Fabian nahm an einem kalten Sonntagmorgen um 6:30 Uhr ohne Frühstück und ohne Wissen der Eltern mit seinem Snowboard den Zug. Er trug verlöcherte Jeans, einen Pullover und war viel zu leicht gekleidet. Seine Handschuhe hatte er zu Hause vergessen. Mit der ersten Bergbahn fuhr er bis zuoberst auf den Gipfel. Von dort raste er außerhalb der Piste den Berg hinunter, bis er über einen kleinen Felsvorsprung stürzte. Er hatte zu wenig Kraft, sich selbst zu befreien. Zum Glück wurde er beobachtet und – halb erfroren und ausgehungert, aber ohne Verletzungen – gerettet. Seinen Kameraden

gegenüber erwähnte er das Ereignis als ein Missgeschick, ohne sich einer Gefahr oder eines Selbstverschuldens bewusst zu sein.

Der heute 29-jährige Fabian führt ein Leben, das nicht besonders auffällig ist, und geht im Sport wenig Risiken ein. Also handelte es sich um ein Verhalten, das im Zusammenhang mit der Entwicklungsphase zu verstehen ist.

Suche nach dem Risiko ...

Es stellt sich die Frage, ob Risikoverhalten als ein Persönlichkeitsaspekt betrachtet werden kann. Das von Marvin Zuckerman 1974 entwickelte Konzept, das *sensation seeking* als Persönlichkeitseigenschaft identifiziert, stellt wohl den bekanntesten Ansatz zu dieser Fragestellung dar. *Sensation seeking* wird als eine Verhaltensdisposition definiert, die durch ein individuell variierendes Bedürfnis und Streben nach neuartigen, intensiven und abwechslungsreichen Sinneseindrücken und Erfahrungen gekennzeichnet ist. Die aktive Suche nach solchen Eindrücken und Erfahrungen geht nach Zuckerman mit der prinzipiellen Bereitschaft einher, dafür gesundheitliche, soziale, juristische und finanzielle Risiken in Kauf zu nehmen, und hat die Funktion, einen als unangenehm empfundenen Zustand der Langeweile in einen als positiv erlebten Zustand der Anspannung und Wachheit zu überführen.

... und das Glück der Aufregung

Ein Mitte der 1990er-Jahre von Burghard Andresen entwickeltes Modell der Risikopersönlichkeit ermöglicht es, sowohl die Situation als auch den jeweiligen Risikotyp zu erfassen. Er nannte die Verhaltensdimension *Readiness to Risk and Fight*. Risikobereitschaft sei die Neigung, Chancen zu suchen, Wagnisse einzugehen und Verluste in Betracht zu ziehen. Diese Neigung setze sich aus zwei gegenpoligen Faktoren zusammen, nämlich der Suche nach Chancen auf der einen und der kontrollierten Vorsicht auf der anderen Seite. Extremsportler wie der Bergsteiger Reinhold Messner zeichnen sich durch sehr hohe Werte sowohl für Risikobereitschaft als auch für Kontrollverhalten aus. Der leichtsinnige Snowboarder aus obigem Beispiel würde zwar ebenfalls enorme Risiko-, aber nur sehr geringe Kontrollwerte aufweisen.

Gerade im Zusammenhang mit Extremsportlern zeigt sich auch ein Suchtpotenzial von Risikosituationen. Ellen MacArthur begab sich bewusst immer wieder in lebensbedrohliche Situationen, eben Risikosituationen. In so einer Situation sind alle Sinne geschärft, die Sinneswahrnehmung ist bezüglich der Informationen, die zum Überleben helfen, besonders intensiv. Die müden Füße oder die Kälte werden kaum mehr verspürt. Die Angst muss überwunden werden, und wenn die Risikosituation gemeistert ist, tritt häufig ein großes Glücksgefühl über den Erfolg ein. Die Freisetzung von körpereigenen Glückshormonen bewirkt, dass körperliche Anstrengungen nicht mehr so stark empfunden werden und Hochgefühle sowie eine übermäßige Zuversicht entstehen. Dies ist jedoch ein sehr kurzlebiger Zustand, und die Lustzentren verlangen nach erneuter Stimulation. Interessanterweise tritt dieser Mechanismus bei körperlichen wie auch anderen Risikosituationen wie Glücksspiel ein. Folglich tragen körperliche und psychische Aspekte zum Suchtpotenzial bei.

Turbulente Selbstfindung

Zu den oben genannten zwei Aspekten, nämlich dem Persönlichkeitsaspekt und dem Suchtpotenzial, die über die ganze Lebensspanne auf das Risikoverhalten Einfluss haben, kommen in der Jugend altersspezifische Aspekte hinzu. Im Jugendalter, einem Lebensübergang, geht es auch darum, zu einer Identität und einem Selbstbild zu finden. Nach Flammer (2002) enthält das Selbstbild viele Facetten. Dazu gehören:

- das, was man von sich selber weiß, wie man sich darstellt
- wie man sein oder nicht sein möchte
- wie man glaubt, von anderen wahrgenommen zu werden in verschiedenen Lebensbereichen wie Schule, Sport, Aussehen und sozialen Beziehungen
- Um zur eigenen Identität zu finden, müssen sich Jugendliche von den Erwachsenen abgrenzen und von den Erziehenden und Eltern ablösen. Darum werden oft auch Warnungen und Verbote ignoriert.

Außerdem müssen junge Menschen selbst ihre Erfahrungen sammeln, um zu mehr Wissen, wie sie sich beispielsweise sicher verhalten können, zu kommen. Nicht jedes Risiko kann vom Hörensagen her eingeschätzt werden. Durch Erfahrung können Jugendliche abschätzen, was drin liegt. Dazu müssen sie oft eine ganze Palette an Verhaltensweisen ausprobieren. Erst dann gewinnen sie mehr Einsicht, können sich selbst begrenzen und sind fähig, dem Lebenssinn auf die Spur zu kommen. Kurz: Um mehr über sich zu erfahren, werden Grenzen ausgelotet und darum Risiken eingegangen.

Tests an der Grenze zur Omnipotenz

Ein 15-jähriges Mädchen durfte mit einer Gruppe Gleichaltriger auf dem Campingplatz des Wohnortes übernachten. Auf Anregung der Kameraden konsumierte sie zum ersten Mal ein wenig Hasch. In der Folge fühlte sie sich sehr schlecht. Da es zwei ihrer Kameraden ebenso erging, wollten sie zu dritt um zwei Uhr nachts zu Fuß nach Hause gehen. Wegen des Drogeneinflusses hatten sie größte Mühe, den Heimweg zu finden, und waren erst um sechs Uhr morgens zu Hause. Die Jugendliche konnte das Risiko, sich in diesem Zustand auf den Heimweg zu machen, nicht abschätzen. Sie musste den Haschkonsum und dessen Auswirkungen selbst erfahren. Aufgrund dieses Erlebnisses konsumierte sie in der Folge kein Hasch mehr und war auch beim Alkoholkonsum zurückhaltend, sie konnte also das Wissen generalisieren.

Weil in diesem Lebensalter erst wenige Erfahrungen gemacht worden sind und oft das Bedürfnis nach aufregenden Erlebnissen besteht, wird häufig nicht genau über mögliche Folgen und Risiken nachgedacht, beziehungsweise können die Jugendlichen diese noch gar nicht ausreichend abschätzen. Dies ist ein Grund, weshalb viele Jugendliche in dieser Lebenszeit starke Empfindungen und Gefühle brauchen. Ferner hängt auch dieser Umstand mit dem Erfahrungenmachen, der Identität und dem Grenzenfinden zusammen.

Nach Erdheim (2002) ist die Omnipotenz ein wesentlicher Grundzug der Adoleszenz, die dem Jugendlichen dazu dient, fähig zu sein, »seine Größen- und Allmachtsfantasien mit seinen Ich-Fähigkeiten zu verknüpfen«. Diese Omnipotenz kann Jugendliche ebenfalls zu Risikoverhalten führen.

Das Erleben von starken Emotionen in Grenzsituationen kann auch die Funktion haben, für eine gewisse Zeit Gefühle der Nichtigkeit oder der inneren Leere zu überwinden. Insofern kann die Angst, die beim Wagnis auftritt, paradoxerweise zu einer erstrebenswerten Emotion werden.

Sich (wieder) spüren wollen

Als eine Form von Risikoverhalten kann auch suizidales Verhalten betrachtet werden. In der Schweiz ist Suizid nach Verkehrsunfällen die zweithäufigste Todesursache im Kindes- und Jugendalter. Selbsttötungsversuche können als inadäquate Strategie der Bewältigung von Problemen beziehungsweise Entwicklungsaufgaben angesehen werden.

Als Risikofaktoren für Suizidverhalten im Jugendalter sind von der Forschung die Folgenden als ausschlaggebend identifiziert worden:

- verschiedene psychische Störungen und Persönlichkeitsstörungen
- traumatische bzw. negative Lebensereignisse, insbesondere sexueller Missbrauch und Vergewaltigung bei Mädchen und jungen Frauen
- ungünstige familiäre Bedingungen sowie körperliche Erkrankungen.

Traumatische Erlebnisse oder der Aufbau von psychischen Schutzmechanismen gegen Schmerzen oder Verletzungen jeglicher Art können dazu führen, dass die Wahrnehmung positiver oder negativer Aspekte erschwert ist beziehungsweise Gefühle positiver und negativer Ausprägung nicht oder kaum mehr verspürt werden können. Wenn solche Erfahrungen gemacht worden sind, kann risikoreiches Verhalten als Mittel »benutzt« werden, um sich wieder zu spüren.

Möglichkeiten im Umgang mit Risikoverhalten

Für Eltern und die ganze Umgebung ist es oft schwierig, angemessen mit dem Risikoverhalten umzugehen. Einerseits ist Verständnis dafür da, dass Grenzen ausgelotet werden müssen, andererseits tragen die Erwachsenen die Verantwortung, dafür zu sorgen, dass sich die Jugendlichen nicht zu stark in Gefahr bringen. Angemessene Grenzen zu setzen ist wichtig. Es kann aber sein, dass das gerade zu noch mehr Rebellion führt und sich die Jugendlichen noch mehr gefährden. Manchmal ist es gut, den Jugendlichen die Gefahren aufzuzeigen. Sie werden wohl kaum zugeben, dass sie es gehört haben. Es kann aber sein, dass sie dadurch die Sorge der Erwachsenen heraushören. Manchmal ist es besser, die Grenzen enger zu setzen, als dass es gerade lebensgefährlich ist. Wenn dann die Grenzen überschritten werden, kann noch darauf reagiert werden.

Die 12,5-jährige MAXIMA habe ich noch nicht kennengelernt. Die Mutter kommt zu mir und erzählt von ihren Sorgen. Maxima ist sehr begabt, besucht das Gymnasium, arbeitet keinen Strich für die Schule. Jetzt sind die Noten noch einigermaßen in Ordnung, aber die Leistungen sinken. Sie geht mindestens zwei Mal am Wochenende aus und kommt nicht zur vereinbarten Zeit, nämlich Mitternacht, nach Hause. Sie hat Kontakte mit älteren Jugendlichen und geht auch mit diesen aus. Sie übernachtet häufig bei einer Freundin (wobei nicht klar ist, ob das stimmt). Sie hat häufig Wutanfälle, eigentlich immer, wenn ein »nein« erfolgt. Der getrennt lebende Vater versuche, das möglichst zu vermeiden. In der nächsten Sitzung mit beiden Eltern (sie arbeiten gut zusammen, jeder lebt wieder in einer neuen Beziehung) werden einmal vernünftige Regeln aufgestellt und deren Konsequenzen besprochen. Die Tochter sage noch, sie habe wohl ein ASS oder ADS, wolle das abklären lassen. Dann sei ihr Verhalten damit erklärt und sie brauche keine Psychotherapie. Wir besprechen, dass die Eltern der Tochter eine Abklärung erlauben, ihr klar machen, dass damit auch klarer werde, an welchen Themen sie arbeiten müsse. Sie kann Verbesserungen mit eigenen Methoden oder mit Begleitung machen. Im ersten Schritt sagen sie, in welchem Fach welche Note erreicht werden muss, dass ein Ausgehen erlaubt werden kann. Die Zeit zu Hause zu sein wird früher angesetzt (beide Elternteile wohnen in einer Außengemeinde einer Stadt, und sie kommt mit öffentlichen Verkehrsmitteln nach Hause). Sie einigen sich auf den vorletzten Bus des Abends (also ca. 23:00 Uhr).

Ein Mädchen wurde zwischen seinem 6. und 11. Lebensjahr von einem Täter außerhalb der Familie wiederholt sexuell missbraucht, gequält und mit dem Leben bedroht. Sie zeigte im Alter von 14 Jahren – neben anderen Symptomen wie Schule schwänzen, soziale Isolation – risikoreiches Verhalten in verschiedenen Lebensgebieten. Gründe für diese Verhaltensweisen waren im Bereich der Abgrenzung gegenüber den Eltern, die in dieser Zeit versagt hatten, sowie der Suche nach Grenzen und Identität anzusiedeln. Es manifestierte sich noch ein anderes Phänomen, das sie im Laufe der Psychotherapie beschrieb: Sie konnte nur starke Reize wie extreme Kälte oder Schmerzen spüren. Positive Reize wie Sonnenschein auf der Haut, körperliche Wahrnehmungen wie beispielsweise das Spüren von Blasen an den Füßen oder sprudelndes lauwarmes Wasser sowie andere visuelle, akustische oder olfaktorische Reize konnte das Mädchen zu Beginn der Therapie nicht wahrnehmen.

Während ihrer traumatischen Erlebnisse wandte die Klientin spontan Schmerzkontrolle im seelischen und körperlichen Bereich an, indem sie diese Reize ausblendete, beispielsweise durch Dissoziation.[1] Diese in einer bestimmten Lebensphase schützende Strategie hat das Mädchen in der Folge unkontrolliert auf alle Lebens- und Wahrnehmungsgebiete generalisiert, sodass es eine »Es ist mir doch egal«-Lebenshaltung entwickelte und sehr starke Reize brauchte, um überhaupt noch etwas spüren zu können.

Gemeinsam sind wir waghalsig

Findet Risikoverhalten innerhalb einer Gruppe statt, wird es durch diese zusätzlich beeinflusst. Im negativen Fall kann die Gruppe so wirken, dass sich die Jugendlichen in einer falschen Sicherheit wähnen und das Risiko nicht real einschätzen. Man nimmt an, dass ein anderes Gruppenmitglied für die Sicherheit sorgt. Außerdem besteht die Gefahr, dass davon ausgegangen wird, es könne nicht riskant sein, wenn so viele andere sich ebenso verhalten.

Beim Entscheidungsverhalten von Gruppen ist ein Phänomen zu beobachten, das mit *Groupthink* (Janis 1972) bezeichnet wird. Dabei handelt es sich um einen Denkvorgang, bei dem eine Gruppe von Personen schlechte oder realitätsferne Entscheidungen trifft. Jede Person passt ihre eigene Meinung an die angenommene Gruppenmeinung an. Daraus können Situationen entstehen, bei der die Gruppe Handlungen oder Kompromissen zustimmt, die jedes Gruppenmitglied unter normalen Umständen ablehnen würde. Bei dem tragischen Canyoning-Unfall im Berner Oberland, der vor einigen Jahren zum Tod von 21 überwiegend jungen Menschen führte, hat wahrscheinlich das Groupthink-Phänomen eine wesentliche Rolle gespielt: Obwohl mindestens ein Teil der Abenteuersportler vor dem Anschwellen des Bergbaches gewarnt wurde, ist das Unterfangen nicht abgebrochen worden. Zeichen und Warnungen wurden nicht wahrgenommen beziehungsweise so umgedeutet, dass sie der angenommenen Gruppenmeinung entsprachen, die den Einstieg in die Saxetenschlucht befürwortete.

Druck zum Heldentum

Im Zusammenhang mit der Identitätsbildung im Jugendalter ist es wichtig, wie man von anderen wahrgenommen wird, welche Stellung

---

1 In diesem Zusammenhang kann Dissoziation als ein inneres Auf-Distanz-Halten, eine emotionale Abspaltung vom schlimmen Geschehen verstanden werden. Dieser Abwehrmechanismus wirkt als Überlebensstrategie, die hilft, mit dem Erlebten fertigzuwerden.

man in einer Gruppe einnimmt, was beispielsweise im Buch *Das fliegende Klassenzimmer* von Erich Kästner beschrieben wird. Hier springt der kleine, schmächtige Uli mit einem Regenschirm von einem Sport-Klettergerüst und verletzt sich dabei.

Oft werden Risiken eingegangen, um vor anderen oder vor sich selbst mutig und stark zu wirken. In gewissen Gruppen sind Mutproben wie im Film *Rebel Without a Cause* (1955) mit James Dean Teil der Gruppenidentität. So kann auch ein starker Gruppendruck entstehen.

> Ein 16-jähriges Mädchen, das aufgrund von Konflikten mit ihrem Vater zur Beratung kommt, hatte sich einer Punk-Gruppe angeschlossen. Als Eintrittsritual musste sie eine bestimmte Menge Bier trinken, und auch sonst gehörte es »zum guten Ton« in dieser Gruppe, die Wochenenden im Bierrausch zu verbringen. Sie berichtet von der Sogwirkung, die dieses zerstörerische Verhalten auf die Gruppenmitglieder ausübe. Ihr gelang es später im Laufe der Psychotherapie, weniger zu trinken und in der Gruppe eine für sie passende und gesündere Rolle – nämlich die der »Trost spendenden Mutter« – einzunehmen.

Im gerade erwähnten Beispiel spielten somit Groupthink, der Gruppendruck, die Entwicklungsphase und die Identitätsbildung mit. Zusammenfassend kann man festhalten, dass beim Risikoverhalten meist mehrere Faktoren eine Rolle spielen:

- eine bereits vorhandene Neigung zu riskantem Verhalten, der Wunsch, sich gegenüber Erwachsenen oder Eltern abzugrenzen
- das Bedürfnis nach eigenen Erfahrungen, die Suche nach Grenzen und starken Emotionen, der Einfluss von Gleichaltrigen und Gruppendruck
- manchmal spielen auch traumatische Erfahrungen eine wesentliche Rolle bei Risikoverhalten.

Abschließend ein Zitat aus Klaus Schädelins Jugendroman *Mein Name ist Eugen,* das den Sachverhalt aus jugendlicher Sicht prägnant veranschaulicht:

> »Der Eduard überbrüllte mich mit der Behauptung, ohne zu bremsen sei noch nie ein Sterblicher die Gotthardnordseite hinuntergefahren, am wenigsten der Ferdi Kübler. Da fühlte sich der Wrigley persönlich

beleidigt: Ob das möglich sei, wolle er ihm nun gleich beweisen, und fort war er, Kopf zwischen dem Lenker, in großem Stil, wie er das nannte.«

(Auch der Wrigley musste erfahren, dass dieses Unterfangen nicht gelingen konnte. Er kam mit einer Schramme am Kopf noch glimpflich davon.)

8.7 Sich selbst beeltern

Oft ist es so, dass Kinder im Vorschul-, im Schul- und im Jugendalter früher als es gesund ist, auf sich selbst schauen, sich selbst beeltern müssen. Es kann sein, dass die Eltern abwesend sind, weil sie arbeiten müssen, oder ein Elternteil nicht da ist. Es kann sein, dass die Eltern krank sind oder aus einem anderen Grund sich nicht angemessen um die Kinder kümmern können. Oft ist es auch so, dass diese Kinder sich noch um den Elternteil und die Geschwister kümmern müssen. In diesem Fall ist es besonders wichtig, dass sie sich auch um sich selbst kümmern und nicht alle Energie in die Sorge um andere stecken.

In anderen Fällen ist es so, dass die Eltern sich sehr um das Kind kümmern, ihm viel Aufmerksamkeit geben und das Kind den Eindruck hat, es genüge nicht. Sei es, dass es meint, dass die Geschwister mehr bekämen und/oder die Eltern ruhig noch mehr geben könnten. Egal wie viel Zuwendung von welchen Seiten das Kind bekommt, es ist nie genug. Diese Kinder wirken wie Nimmersatte. In diesem Fall geht es vor allem darum, dass das Kind angemessen Selbstverantwortung übernimmt.

Im Folgenden wird vor allem auf den ersten Fall eingegangen, wie Kinder sich um sich kümmern, sich selbst beeltern können, wenn sie von anderen wenig Zuwendung bekommen.

Sich angemessen abzugrenzen bedeutet auch, auf sich zu schauen.

Aus der Resilienzforschung ergeben sich einige Erkenntnisse, die auch in der Erziehungsberatung umsetzbar sind. Arlie Bock startete 1937 mit der Harvard Studie (Vaillant 2001), später wurde die Boston (Glueck) Studie hinzugefügt. In diesen Studien begann Bock in Harvard mit 268 privilegierten Collegestudenten und arbeitete ganz eng zusammen mit Glueck, der in Bosten 332 unterprivilegierte Jungen untersuchte, die nicht kriminell waren. Alle, die nicht vorher verstarben, wurden bis in die 1980er-Jahre begleitet, immer wieder getestet, interviewt und gesundheitlich untersucht.

Diese Studie ergab, dass die stärksten Prädiktoren für mentale Gesundheit der Jungen sind: Innehaben eines Teilzeitjobs, Mitglied eines Chores zu sein, Sport zu treiben, Zusammenhalt der Familie, warme Beziehung zur Mutter. Obwohl sie in der Jugend schlechte Ausgangsbedingungen hatten, unterprivilegiert waren, wiesen die Hälfte der Männer ein erhöhtes mentales und physisches Wohlbefinden und bessere Gesundheit auf als der Durchschnitt der Bevölkerung. Ähnliche Resultate ergab die Längsschnittstudie, Kauai-Studie, von Emmy Werner (Nuber 2005), die 700 auf der Insel Kauai geborene Kinder untersuchte. Ein Drittel davon lebte in schwierigsten Verhältnissen, ein Drittel davon entwickelten sich trotzdem gut. Werner erfasste die Entwicklung im Alter von 1, 2, 10, 18, 32, 40 Jahren. Sie fand folgende Schutzfaktoren:

- stabile emotionale Beziehung zu Vertrauensperson außerhalb der Familie
- wenn in Familie Gewalt, Vernachlässigung erlebt → Leistungsanforderungen, Verantwortung übernommen, z. B. Sorge um Geschwister, Amt in Schule
- ruhiges Temperament, weniger leicht erregbar
- fähig, offen auf andere zu zugehen
- fähig, die Quellen seiner Unterstützung selbst zu erschließen.

Schäfer (2009) zufolge sind die wichtigsten Faktoren für Wohlbefinden, Erfolg, Resilienz:

- zielgerichtete Hoffnung
- Entscheidung, das Ziel zu erreichen
- Glaube, das Ziel erreichen zu können
- zukunftsorientiert auf eine Zeit, wenn alles besser sein wird
- Fähigkeit, Probleme realistisch zu beurteilen
- Fähigkeit, Probleme als Herausforderung anzusehen.

Darum kann es hilfreich sein, bei Kindern, Jugendlichen, die sich selbst beeltern, daran zu arbeiten, dass sie realistische Hoffnung und Zuversicht entwickeln, Verantwortung übernehmen, gute Schulleistungen erbringen, wenn möglich eine gute Bezugsperson außerhalb der Familie haben (z. B. Paten, Nachbarn, Lehrpersonen bitten, mit in die Beratung zu kommen), lernen, ihr Temperament zu kontrollieren, auf andere Leute offen zuzugehen, sich für andere Leute zu interessieren.

Themen für die Psychotherapie und Beratung:

Themen für das Einzelsetting:

- Ruhe bewahren, Impulsivität im Griff
- Sozialverhalten, Beziehungen zu Personen außerhalb der Familie
- Selbstvertrauen
- sich mit sich auseinandersetzen
- offen, beweglich sein
- genug Schlaf
- gute Schulleistungen
- Verantwortung für andere übernehmen.

Themen für Erziehungsberatung:

- unterstützendes Erziehungsverhalten
- Stärken des Kindes sehen
- autoritativer Erziehungsstil
- gute Atmosphäre innerhalb der Familie
- eigene und partnerschaftliche Zufriedenheit.

Die 10-jährige Barbara wird von ihrer alleinerziehenden Mutter angemeldet, da sie zu forsch sei und nicht gehorche. Beim Familiengespräch mit Barbara und ihren drei jüngeren Geschwistern zeigte sich, dass Barbara die ganze Familie managt, dass jedes Kind einen anderen afrikanischen Vater hat, dass sich die Mutter vor kurzem vom Vater des jüngsten, 3 Monate alten Kindes getrennt und im Sinn hat, einen 20-jährigen Mann in die Familie zu holen, ihren gegenwärtigen Liebhaber. Barbara ist vehement dagegen, da es einfach zu viel sei. Sie könne nicht noch nach einem weiteren Kind schauen, sie hätten zu wenig Geld. Im Einzelsetting sagt sie, dass dieser Liebhaber ihr zu nahe komme und sie sich fast nicht mehr wehren könne. Barbara macht ihr Möglichstes: Sie droht der Mutter, dass wenn dieser Mann in die Familie komme, sie dafür sorgen werde, dass sie und die Geschwister in ein Heim könnten. In der Folge kann die Mutter überzeugt werden, dass sie diesen 20 Jahre jüngeren Mann nicht zu sich in die Wohnung nimmt (mindestens nicht während der Dauer der Beratung). Sonst ist wenig Arbeit mit der Mutter möglich. Mit Barbara wird daran gearbeitet, wie sie besser auf sich schauen kann. Einerseits mit Interventionen wie *Das eigene Selbst behüten, Garten: Il faut cultiver son jardin* und *Überlebensgepäck*. Andererseits schützt sie sich gegen die Schimpftiraden und Abwertungen der Mutter mit dem *Schutzanzug*. Zuerst findet sie heraus, warum sie bei der Mutter heraushören sollte, was evtl. angemessene Kritikpunkte sind, was nicht. Sie macht Vermutungen, warum die Mutter sie wohl so abwertet, und meint, die Mutter sei halt im Stress. Dann erarbeiten wir, was Barbaras »Job«, Entwicklungsaufgaben, Verantwortungen sind, was davon angemessen, »normal« ist, was sie halt übernehmen muss wegen der speziellen Situation. Dabei helfen Interventionen wie *Nur den eigenen Rucksack tragen*. Mit *Was ist meine Verantwortung, mein Job?* wird herausgearbeitet, was »normal« wäre, wie sie sich besser um sich selbst kümmern kann. Gleichzeitig wird die Sozialhilfe involviert, die hilft, Familienhilfe, Tagesschule, Finanzberatung etc. zu installieren. Die Lehrperson von Barbara hilft ihr, bessere Schulleistungen zu erreichen, die ihrer Begabung entsprechen. Mit der Mutter wird so weit wie möglich gearbeitet, auch sie wird unterstützt.

Das eigene Selbst behüten

- Vorstellung vom eigenen Selbst: wie goldene Kugel, Perle, Kristall, Edelstein, Küken, Samen, Kern einer Frucht, abstrakt wie Schein, Schimmer, Nebel, Blüte, Licht, Farbe, ...
- Wo stelle ich es mir vor, dass es in mir ist? Im Bauch, in der Brust, im Kopf, sonst irgendwo, ...
- Das Selbst, dessen Vorstellung (z. B. die Blume) gut betten und schützen: Federn, Mohair, Moos, Fell, Samt, ...
- Das Selbst nähren, füttern, je nachdem, was es braucht: Körnchen, Vitamine, gute Worte, Sonne, streicheln, ...
- Sich mit Selbst wieder verabreden, wann man sich wieder darum kümmert.

Garten: »Il faut cultiver son jardin« (Voltaire, Candide)

- Sich einen Garten vorstellen.
- Wo befindet er sich wohl? In unserer Gegend oder in warmem Klima, in den Bergen, im Landesinnern, am Meer, ...
- Wie ist er gestaltet? Flach, steil, hängender Garten, angelegt wie Versailles, wie japanischer Garten, mit Labyrinthen, ...

- Wie groß ist er? Ist er überblickbar, zu groß, zu klein? Je nachdem passend machen.
- Den Garten angemessen begrenzen: mit Zaun, durch Landschaft, durch einen Bach, ...
- Durch den Garten gehen. Dabei sehen, was passt und was noch nicht. Je nachdem verändern.
- Durch den Garten gehen, pflegen: gießen, düngen, Unkraut jäten, zurechtschneiden, ...

In der Arbeit mit Kindern und Jugendlichen, die die Fähigkeit aufbauen sollen, sich selbst zu beeltern, können Interventionen wie *Überlebensgepäck* und *Nur den eignen Rucksack tragen* geeignet sein. Auch die folgende Intervention kann auch hilfreich sein:

Was ist meine Verantwortung, mein Job?

Material: Haftnotizen, Schreiber, Klötze, Figur

- Gemeinsam herausfinden, welche Aufgaben, Verantwortlichkeiten im Moment wichtig sind
- Jede Verantwortung auf ein Post-it schreiben und auf einen Klotz kleben. Die Klötze mit Haftnotiz einfach auf den Boden legen.
- Besprechen, was ist in diesem Alter »normal«, was anders bei dem Klienten. Z. B. Schulaufgaben machen, Kontakt mit Freunden, kleine Aufgaben, Pflichten im Haushalt sind normal. Was ist bei dir noch zusätzlich? Z. B. darauf schauen, dass die Mutter am Morgen aufsteht, darauf achten, dafür sorgen, dass es etwas zu essen gibt, einkaufen, kochen, putzen, sich um Geschwister kümmern, deren Schulaufgaben. Darauf achten, dass genug Geld da ist, zum Essen zu kaufen, dass die Geschwister nicht vom Freund der Mutter geplagt werden.
- Eine Aufstellung machen rund um das »Ich« (Figur), wie nahe mir die Aufgaben im Moment sind, wie stark sie mich belasten (mit der Höhe des Klötze-Turms, 1–3 Klötze).
- Dann ein zweites Bild von der realistischen Wunschvariante machen, z. B. sich mehr um die eigenen Aufgaben kümmern, Schulleistungen, Sport, einige der Aufgaben abgeben können, z. B. Finanzen, Geschwister, Mutter. Einige Aufgaben als weniger zeitfressend und eher weiter weg stellen, z. B. Geschwister (z. B. am Morgen aufstehen, Hygiene).
- Evtl. mit dem eigenen Handy ein Foto von der realistischen Wunschvariante machen lassen.
- Besprechen, wie das umgesetzt werden kann.

- Wie können die eigene Verantwortlichkeiten in den Vordergrund treten?
- Natürlich ist es wichtig, wenn das Kind, der Jugendliche zu viel Verantwortung hat, die betroffene Person möglichst gut zu unterstützen, z. B. Tagesschule für alle, Aufgabenhilfe, Familienhilfe, die in die Familie kommt, Sozialhilfe, ...

Anwendung:

- Verantwortung, Entwicklungsaufgaben
- sich selbst beeltern
- diagnostisch erfassen, was alles vorliegt
- zu wenig Selbstverantwortung
- wenn zu wenig Selbstverantwortung übernommen wird, z. B. die Eltern und Lehrpersonen für alles verantwortlich gemacht werden, an allem schuld sind, kann diese Intervention ebenfalls hilfreich sein

Die obengenannte Intervention wurde mit einem 13-jährigen Jungen durchgeführt. Er wählte die Aufgaben »Hausaufgaben mit kleiner Schwester machen«, »Hausaufgaben«, »Tisch decken«, »Freunde treffen« und »Tennis spielen«. Der Aufgabe »Hausaufgaben mit kleiner Schwester machen« hat er zwei Klötze gegeben, da ihn diese Aufgabe belastet. Das Bild für seine aktuelle Situation hat er wie in Abbildung 24 zu sehen ausgerichtet.

Für die realistische Wunschvariante wurden ein Klotz von der Aufgabe »Hausaufgaben mit Schwester machen« entfernt, da diese Aufgabe nicht so belastend sein sollte. Zudem wurde der Abstand zwischen dieser Aufgabe und dem »Ich« vergrößert. Der Abstand bei Aktivitäten, die er sehr gerne macht, wie »Tennis spielen« und »Freunde treffen«, wurde dafür verringert (siehe Abb. 25).

Besonderes Augenmerk richten auf:

- Erziehungsstil, auffällige Werthaltungen und Erklärungen
- herunterspielen der Vorkommnisse und der Symptome
- delegierte Aggression
- Aggression am falschen Ort/zur falschen Zeit/gegen falsche Personen oder Objekte.

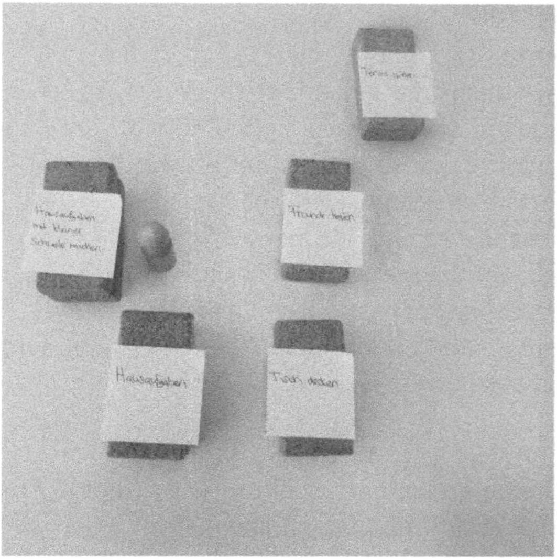

Abb. 24: Darstellung des Ist-Zustandes; wie hoch wird die Verantwortung, Entwicklungsaufgabe (Anzahl Klötze) eingeschätzt, und wie nahe ist sie bei ihm (Nähe der Klötze zur Figur)

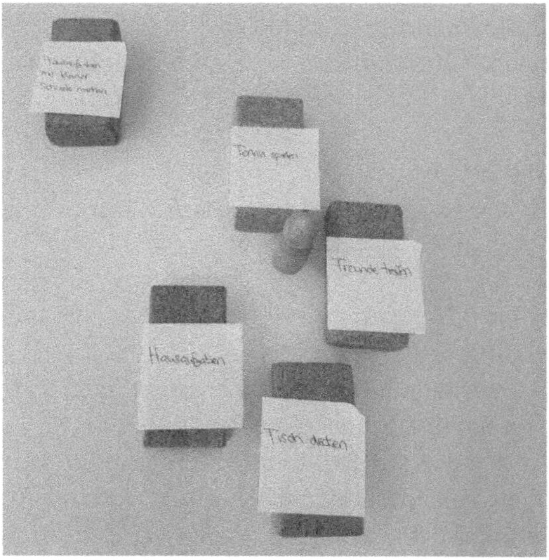

Abb. 25: Realistischer Wunschzustand: wie hoch er die Verantwortungen und Entwicklungsaufgaben haben möchte und wie nahe sie ihm stehen sollen

Interventionen:

Individuum:

- Entwicklungs- und speziell Intelligenzdiagnostik: entsprechend wenn nötig Maßnahmen treffen (Gehör, Auseinanderklaffen von Intelligenz und psychischer Entwicklung etc.)
- Körperwahrnehmung fördern
- Selbstwahrnehmung fördern
- Einsicht in Abläufe fördern, Auslösereize erkennen
- ethisch moralische Entwicklung fördern
- Eindenken und Einfühlen in andere Personen fördern
- Sozialverhalten verbessern.

System:

- Erziehende zu klarem Erziehungsstil führen
- Grenzen einführen und einhalten.

Zusammenfassend kann gesagt werden, dass es manchmal sinnvoll ist, sich von Mustern, alten Themen zu verabschieden, um genug Raum für Neues zu schaffen. Es kann sein, dass bevor an den Grenzen gearbeitet werden kann, zuerst am »Inhalt« gearbeitet werden sollte. Denn abgrenzen, wenn man sich leer fühlt, ist nicht sehr sinnvoll. Inhalt kann sein: Sinn im Leben, sich spüren, Gefühl haben, jemand zu sein, Selbstbild.

Geben und Nehmen

Adam Grant (2006) beschreibt in seinem Konzept drei Arten von Menschen, nämlich:

- *Die Nehmer:* Nehmen so viel wie möglich von anderen, geben nichts zurück.
- *Die Macher:* Wie du mir – so ich dir. Merken sich, wer ihnen geholfen hat und umgekehrt.
- *Die Geber:* Geben mehr, als sie bekommen
  - Reiben sich auf, lassen alles liegen, um anderen zu helfen. Kommen nicht voran.
  - Geber mit bewusster Strategie. Überlegen, wem sie wann am meisten nutzen. Sind produktiv. Geringer Aufwand, möglichst großen Nutzen.

Am gesündesten scheinen die Geber mit produktiver Strategie und die Macher zu sein.

Mit dem Thema Geben und Nehmen kann auch mit der Intervention *Gleichgewicht: Zwei Hände* gearbeitet werden, dabei »Geben« und »Nehmen« je in einer Hand. Im Vorfeld wird besprochen, was die Person in letzter Zeit von anderen Leuten bekommen hat, etwa Geschenke, Lächeln, und was und wem die Person heute, in letzter Zeit, etwas gegeben hat.

Dem Symptom und Thema einen Platz geben

Hier-und-Jetzt-Zustand:

- Thema, Inhalt, Symptom bezeichnen.
- Vor- und Nachteile des Themas aufzeichnen.

Trance:

- Zum Thema gehen.
- Thema aus sich herausnehmen.
- Dem Thema eine Gestalt, einen Namen geben.
- Die Wertschätzung für das Thema (Gestalt) ausdrücken.
- Ort und Platz für das Thema (Gestalt) finden.
- Überprüfen, ob der Ort für die Gestalt richtig ist.
- Verabschieden.

Hier-und-Jetzt-Zustand:

- Anmerkungen?

Ich und jemand ganz anderes

(Jemand ganz anderes kann auch ein Familienmitglied sein.)

Hier-und-Jetzt-Zustand:

- Kurz zusammenfassen: Wer bin ich?
- Sich gut spüren, in sich drin.

Trance:

- Sich eine Person vorstellen, von der man sich absolut unterscheidet: Kann auch vom anderen Geschlecht sein. Aussehen beschreiben, z. B. Haare, Augen, Gestalt, Größe, andere Vorlieben, Tätigkeiten, Beruf, Fähigkeiten.
- Diese andere Person von außen betrachten, zuhören, erleben.
- Passt es, sich in die Rolle der ganz anderen Person zu versetzen? Falls ja, sich in die Rolle anderen Person versetzen.

- Wie ist das? Wie erlebe ich das?
- Aus dieser Rolle herausschlüpfen. In die eigene Person schlüpfen. Wieder ganz man selbst sein.
- Evtl. fraktionieren (aus der Trance heraus- und wieder hineintreten, um diese beispielsweise zu vertiefen).
- Die andere Person nochmals von außen erleben. Hat sich etwas verändert?
- Verabschieden.

Hier-und-Jetzt-Zustand:

- Gibt es noch etwas zu sagen?

8.8 Mobbing und Bullying

In Psychotherapie und Beratung kommen meist vor allem Opfer. Die »Bullys« kommen in den seltensten Fällen, höchstens wenn es sich um Bully-Victims handelt, aggressive Opfer.

Manchmal ist es so, dass eine klare schwerwiegende Mobbing-Situation in der Schule vorliegt. Es kann auch sein, dass die Kinder oder Jugendlichen sich klar ausgeschlossen vorkommen. Bullys kommen kaum in die Beratung, weil sie selbst nicht leiden, meist den Eindruck haben, oder dies zumindest gegen außen so sagen, dass sie nichts Unrechtes tun.

Mobbing läuft oft sehr diskret ab. Die Bullys können sagen, dass sie nichts gemacht haben, denn entweder läuft es auf dem Schulweg oder in Situationen, in denen andere nichts sehen und hören und/oder mit Augenrollen, Seufzen, Blicken. Meist werden andere involviert, Mitläufer, die sich oft nicht getrauen, sich dagegenzustellen.

Manchmal trifft es sozial sehr kompetente, differenzierte Kinder, die den anderen in der sozialen Entwicklung voraus sind, manchmal solche, die irgendeine Schwäche haben, sei es eine Brille, motorisch oder im Sozialverhalten ein wenig ungeschickt sind oder leistungsmäßig nicht sehr stark sind. Alsaker sagt im Interview (Nolan 2020b), dass es ihrer Meinung nach nur sehr wenige prädisponierende Faktoren für die Rolle als Opfer oder Täter in Mobbingvorfällen gibt. Grundsätzlich kann jedes Kind je nach Konstellation zum Opfer oder zum Täter werden. Die elterliche Erziehung scheint bei Mobbingvorfällen eine Rolle zu spielen. Auch sind mehr Jungs als Mädchen in Mobbing involviert. Mädchen bevorzugen eher indirekte Mobbingformen. Der soziale Status scheint nicht so eine große Bedeutung zu haben, Opfer und Täter kommen aus allen Schichten.

Risikofaktoren, dass Kinder und Jugendliche mobben, können folgende sein:

- sind in hohem Maße mit aggressiven Modellen in der Familie konfrontiert
- scheinen weniger familiäre Ressourcen zu haben als andere Kinder
- Jungen sind öfter als Mädchen beim Plagen beteiligt, sowohl in der Opfer- als auch in der Täterrolle
- Täter suchen sich meist jüngere Opfer
- Opfer, Täter und Täter-Opfer sind alle weniger zufrieden mit ihrem Körper als nicht direkt involvierte Kinder.

Der 15-jährige Rico wurde schon seit vielen Jahren gemobbt in der Klasse. Unglücklicherweise geht er auch schon viele Jahr gemeinsam mit den gleichen Kameraden zur Schule. Obwohl er nur noch sechs Monate in der gleichen Klasse bleiben muss, hält er es nicht mehr aus, zeigt in verschiedenen Lebensgebieten Unsicherheiten, und die Situation wirkt sich nun auf die Leistungen aus. Die Eltern haben schon alles mögliche probiert, die Schule hat den Schulsozialarbeiter mobilisiert, der verschiedenes unternommen hat, was alles die Situation jedes Mal noch verschlimmert hat (z. B. mit der ganzen Klasse gesprochen, die Mobber zu sich bestellt, ihnen ins Gewissen geredet, ...). Bei Gruppenarbeiten oder Gruppeneinteilung im Turnen wird Rico immer als letzter gewählt, obwohl er ein guter Turner und schulisch gut ist. Viel Plagen läuft über Seufzen, Augenrollen, Schweigen, wenn er dazustößt, alles Handlungen, die schwer als Mobbing zu beweisen sind.

Die 10-jährige Magda wird in ihrer Klasse auf ähnliche Weise gemobbt. Sie hat die Vermutung, dass vor allem ein Mädchen dahintersteckt und dass sie die anderen mitreißt und gar unter Druck setzt mitzumachen.

Beim 12-jährigen Oskar sieht die Situation anders aus. Beim Analysieren von Situationen und Gesprächen mit der Lehrkraft zeigt es sich, dass Oskar sich immer wieder ekelhaft gegenüber den Klassenkameraden verhalten hat, er wollte alles allein bestimmen, Privilegien bekommen, schloss andere aus und lachte sie aus, sodass er in der Folge nicht aktiv zum Mitspielen aufgefordert wird. Er erwartet, dass er dazu eingeladen wird, ist der Meinung, dass er das Recht habe, jeweils eingeladen und aufgefordert zu werden, und fragt nicht selbst aktiv nach.

Nach Alsaker (2011) wird *Mobbing im schulischen Umfeld* »von der aktuellen Forschung als ein aggressives Verhalten definiert, das von einem oder mehreren Schulkindern ausgeht und über längere Perioden (von Wochen bis zu Jahren), systematisch gegen ein bestimmtes Kind gerichtet wird. Da zumeist einzelne Schüler und Schülerinnen die ursprünglich mobbenden Kinder direkt unterstützen, entwickelt sich das Mobbing rasch zu einem komplexen Gruppengeschehen.«

Nach Leymann (2011) wird Mobbing am Arbeitsplatz beschrieben als Psychoterror am Arbeitsplatz. Er beinhaltet feindliche, unethische Kommunikation, die direkt auf systematische Weise durch ein oder mehrere Individuen gegen ein Individuum gerichtet ist, das in eine hilflose, verteidigende Haltung gedrängt wird.

Die wohl griffigste Definition von Mobbing stammt von Heinz Leymann (1993):

> »Negative kommunikative Handlungen (von einer oder mehreren Personen) die gegen eine oder mehrere Personen gerichtet sind und die sehr oft und über einen längeren Zeitraum hinaus vorkommen und damit die Beziehung zwischen Täter und Opfer bestimmen«.

Mobbing existiert als Gruppenphänomen latent in den verschiedensten Kontexten:

- Arbeitsplatz
- Schule
- Verein
- Politik
- Nachbarschaft
- Internet.

Mobbing ist ein immer wieder auftretendes Verhaltensmuster, keine Einzeltat. Sachbezogene Konflikte stellen noch kein Mobbing dar. Mobbing wird (zumindest vom Opfer) als negativ und belastend empfunden. Mobbing hat viele Formen, z. B. verbal (Beleidigungen aussprechen), körpersprachlich (mit Zeigefinger an den eigenen Kopf tippen, wenn das Opfer etwas sagt, Augenrollen, laut seufzen oder einatmen), nonverbal (ignorieren), organisatorisch (in zunehmend schlechtere Plätze versetzen) oder sozial. Bei der direkte Form ist die Täterschaft offensichtlich, wie bei Magda. Bei der indirekten Form ist die Täterschaft oft unklar (z. B. bei Gerüchten). Mobbing ist (oftmals) charakterisiert durch ungleiche Machtverhältnisse, sei es durch offizielle Hierarchieunterschiede oder Machtunterschiede inoffizieller Art wie Beliebtheit, Ansehen und Respekt. Die hierdurch überlegene Person wird meist als *Mobber* oder *Täter* bezeichnet, die unterlegene Person als *Gemobbter* oder *Opfer*. Es gibt (mindestens) ein Opfer und (mindestens) einen Täter. Oftmals wehrt sich der Gemobbte zu Beginn – insbesondere bei verbalen Mobbingattacken –, und für Außenstehende ist deswegen nicht gleich klar, wer über- und wer unterlegen ist. Im Mobbingverlauf wird aber (mindestens) eine Person zunehmend als Opfer erkennbar. Der Täter ist sich möglicherweise nicht bewusst, dass er mobbt. Mobbing existiert als Gruppenphänomen latent in den verschiedensten Kontexten. Im Kindes- und Jugendalter ist vor allem der Schulkontext relevant. Meist kann in anderen Kontexten besser ausgewichen werden (z. B. Fussballclub). Natürlich ist es besonders belastend, wenn auch in den sozialen Medien gemobbt wird, sei es dass eine Mobbingsituation in der Schule aufs Netz gebracht wird oder unabhängig davon.

In einer Metaanalyse (18 Studien) von Reijntes, Kamphuis, Prinzie und Telch (2010) mit dem Ziel, einen quantitativer Überblick über Studien zu erstellen, in denen der prospektive Effekt zwischen Peer-Viktimisierung und psychologischer Fehlanpassung untersucht wurde, wurden zwei Arten von Opfer unterschieden: a) *aggressive Opfer*, provokative Opfer oder viktimisierende Opfer, die hoch in Viktimisierung und Tyrannei sind, schnell verärgert und gereizt reagieren, die häufig einen hostilen Aggressionsstil zeigen. Und b) *passive Opfer*, die die Mehrheit der Opfer bilden, mit sozialem Rückzug reagieren, häufig internalisierende Probleme (Angst, Depression, Einsamkeit, geringes Selbstwertgefühl) zeigen.

Die Ergebnisse liefern Evidenz für einen bidirektionalen Zusammenhang zwischen Peer-Viktimisierung und internalisierenden Problemen (Angst, Depression, Rückzug, Einsamkeit und somatischen Symptomen wie Kopfschmerzen, Appetitlosigkeit) im Primarschulalter.

Alsaker (2011) führt folgende zentralen Punkte in Bezug auf den Umgang mit Mobbing in der Schule an:

- Die Lehrperson muss eine zentrale Stellung im Umgang mit Mobbing einnehmen, und ihre Handlungsfähigkeit gegen Mobbing muss gestärkt werden.
- Alle Kinder müssen in die Arbeit gegen Mobbing einbezogen werden.
- Opfer brauchen die Hilfe ihrer Mitschüler und der Erwachsenen.
- Das Verstärkungssystem um die Mobbenden muss aufgelöst werden.
- Intervention und Prävention gegen Mobbing sollen auch von nicht involvierten Schülern mitgemacht werden – diese haben nämlich von allen Beteiligten das größte Problembewusstsein entwickelt.

Es lohnt sich, dass Kindern und Jugendliche unterstützt werden, wenn sie unter Mobbing leiden. Nach meiner Erfahrung kann es sinnvoll sein, in mehreren Phasen psychotherapeutisch zu arbeiten.

In der ersten Phase geht es meist einmal um eine Stabilisierung der betroffenen Person sowie soweit wie möglich Zusammenarbeit mit der Schule. Wenn die betroffene Person sich wieder stabiler fühlt, und erst dann, kann sie entscheiden, ob sie in der Klasse bleiben möchte oder ob an einem Wechsel, sei es Klassen- und/oder Schulwechsel, gearbeitet werden sollte. Anschließend geht es eher darum, am Selbstwertgefühl, am Selbstbild, an der Selbstwirksamkeit zu arbeiten. Manchmal in dieser Phase oder später werden dann die schlimmen Erlebnisse verarbeitet (siehe Kapitel *Umgang mit traumatischen Ereignissen*). Manchmal ist es immer wieder nötig, bei Lebensübergängen oder kritischen Situationen gar im Erwachsenenalter am Arbeitsplatz, an den Themen zu arbeiten.

Bei der *Behandlung* des Opfers sind meist folgende Themen relevant: Kränkung, Würde, Selbstwert, Selbstbild, Identität, Wahrnehmung und Beurteilung von sozialen Situationen, sich angemessen schützen, Verarbeiten von vergangenen Mobbing-Situationen, um nicht immer wieder in die gleiche Rolle zu fallen. In der Therapie sollte folgendes beachtet werden:

Beim Individuum:

- Sensibilisierung: eigene Auseinandersetzung mit dem Thema, Wissen vertiefen, Beobachtung, Ressourcen erfassen, Motivation erheben und aufbauen
- Verhaltensregeln: positive und negative Sanktionen, Zivilcourage, Eingreifen, Einzelgespräche
- soziale Fertigkeiten: soziale Wahrnehmung, Konfliktlösung, Empathie, Durchsetzungsvermögen
- Körperbewusstsein
- Kommunikation
- Aktivitäten: positive, spannende
- Umgang mit Kränkung
- Selbstwert.

Beim System:

- Thematisierung mit Schülern: Erlebnisse und Reaktionen, Stellung beziehen, Informationsvermittlung (Aufklärungsarbeit)
- guter Kontakt mit den Eltern
- ein wichtiges Thema für die Therapie beim Täter kann der Einfluss oder die Selbstwirksamkeit sein: Sündenbock-Denken, Wenn-dann-Denken vs. Netzdenken
- sowohl bei zu viel als auch bei zu wenig Empathie kommt die Sündenbock-Denkart vor
- wenn diese Denkart vorherrscht, kann zu wenig Selbstverantwortung wahrgenommen werden
- die meisten Täter fühlen sich als Opfer (oder stellen sich so dar):
  - mittels Sündenbock-Begründung: Opfer hat provoziert, eigene Lebensgeschichte, Ungerechtigkeit dieser Welt
  - auf den Sündenbock hat man keinen Einfluss, kann daher selbst nichts verändern
  - Fazit: Man kann leider gar nichts dafür.

Bei den Tätern, die in die Beratung kommen, sind weitere Themen: Empathie, prosoziales Verhalten, Rache, angemessene Kontrolle, Verantwortung, sich entschuldigen, evtl. Wiedergutmachung. Täter kommen selten aus eigener Motivation.

Beratung und Psychotherapie mit Auftrag:

- einen klaren Auftrag erreichen (schon 1. Intervention): Wer hat was zu sagen, ist wofür verantwortlich? Was geschieht, wenn Abmachungen nicht eingehalten werden?
- vor der Intervention Abklärungen machen: Informationen von verschiedenen beteiligten und unbeteiligten Personen auf jeder Ebene (evtl. auch Polizei, Schule) einholen
- Interventionen sind auf verschiedenen Ebenen möglich:
  - institutionelle Ebene: Vorgespräche mit Schule, evtl. Schulkommissionen, Arbeitsplatz, Vorgesetzten
  - Elternebene (Elternabend). Bei Erwachsenen ist meist Netzarbeit kaum möglich
  - Schulhaus- oder Klassenebene
  - Familienebene (Täter, Opfer)
  - Ebene der Individuen
- Reihenfolge der Interventionen gut planen
- Nachkontrollen einplanen und schon im Voraus abmachen
- Interventionen dem Alter anpassen
- für Gruppeninterventionen zuerst Gruppengesetze beobachten: Erziehende einbeziehen.

Themen in der Psychotherapie bei Mobbing für Opfer und Täter:

- Selbstverantwortung
- Selbstwirksamkeit
- Selbstvertrauen, Selbstwert
- Identität
- Auslösereize, Kontrolle darüber
- Frustrationstoleranz erhöhen, robuster werden
- Freizeit
- soziales Verhalten, prosoziales Verhalten
- soziales Netzwerk, Peers
- ethisch-moralische Entwicklung
- Einfühlungsvermögen in angemessenem Ausmaß, für prosoziales Verhalten, eindenken in andere
- Konfrontation mit den Folgen (evtl. auch geschädigten Personen)
- Rache
- Wiedergutmachung

- Verzeihen, gut sein lassen, loslassen
- Strafe, Schuld, angemessene Verantwortung
- Dankbarkeit
- Konfliktfähigkeit
- unterscheiden von Änderbarem und Nichtänderbarem
- angemessen Einfluss ausüben
- Grenzen setzen, einhalten
- Einfühlungsvermögen, Eindenken in andere fördern.

Mit dem 15-jährigen Rico wurde zu Beginn der *Schutzanzug* (magische Methoden, unten ausführliche Variante) installiert, in seinem Fall ein Imkeranzug. Außerdem stärkte er seine Kontakte zu den anderen in seinem Handballclub im Nachbardorf. Er verabredete sich häufiger. Mehrere Male für verschiedene Situationen wurde *Herausfinden und Einüben von angemessenem Einflussnehmen*, eine verwandte Intervention von *Analyse einer Situation und eine verbesserte Variante machen* (Leistung) durchgeführt. Da er bald aus der Klasse austrat und seine berufliche Ausbildung beginnt, da er schon gut verwurzelt und gute Kontakte aus anderen Zusammenhängen wie Sport etc. hat, gelingt es ihm gut, die Schulzeit durchzustehen und die Lehre zu beginnen.

Auch bei der 10-jährigen Magda wurde zuerst der *Schutzanzug* aufgebaut und die soziale Reaktion auf verschiedene Situationen verbessert, und mit der Intervention *Herausfinden und Einüben von angemessenem Einflussnehmen* gewann sie den Überblick über das Verhalten der Gruppe. Sie lernte, wie sie reagieren kann, mit wem sie sich zusammenschließen kann, sodass das Mobbing leichter zu ertragen ist, wie sie sich angemessen zur Wehr setzt. Sobald es ihr besser geht, wird ein möglicher Schulwechsel angesprochen, vor allem von den Eltern initiiert. Sie entschied sich dagegen. Die Klassenkonstellation veränderte sich, da die »Mobberin« aus der Schule austrat. Sie kommt in der Folge noch gelegentlich zu einigen wenigen Konsultationen, wenn sie spürt, dass ihr Selbstwertgefühl wieder schwächer wird.

Mit Oskar wurde vor allem an seinem Sozialverhalten gearbeitet und seine Empathiefähigkeit verstärkt, beispielsweise mit der Intervention *Sich in andere einfühlen.*

Schutzanzug: Ausführliche Variante

Hier-und-Jetzt-Zustand:

- Diese Woche lernst du, dich vor äußeren Einflüssen zu schützen, die dich stören. Solche Sachen, bei denen es besser ist, nichts zu unternehmen. Zum Beispiel, wenn es laut ist. Es gibt aber auch andere Situationen, in welchen man sich sicher besser wehrt. Kennst du verschiedene Situationen, wo es besser ist, sich gegen etwas zu wehren? Zum Beispiel wenn dich jemand schlägt.
- Für Situationen, wo du dich nicht wehren kannst, machen wir heute den Schutzanzug in deiner Vorstellung. Der Schutzanzug schützt gegen feindliche Einflüsse. Gute Einflüsse und wichtige Informationen, z. B. wenn die Lehrerin eine Aufgabe erklärt, lässt er durch. Das Material ist fast ein wenig zu vergleichen mit Goretex, das Regen abhält und Luft durchlässt.
- Was meinst du, welche Art Schutzanzug passt zu dir? Manche haben einen wattierten Mantel und Jacke, manchmal mit Kapuze, andere einen Anzug aus Neopren, wie einen Taucheranzug oder einen Astronautenanzug, oder vielleicht ist deiner wie zweite Haut: Wie stellst du ihn dir vor?
- Beschreibe mir deinen Schutzanzug.

Trance:

- Entkreuze deine Beine und Arme. Stelle deine Beine auf dem Boden ab. Nun kannst du deine Augen schließen oder an einen neutralen Punkt schauen.
- Ziehe einmal in der Vorstellung den Anzug an. Sage mir, wenn du ihn angezogen hast. Wie fühlt er sich an? Ist er bequem genug, kannst du dich gut bewegen, ist er leicht genug? Wenn nicht, wie kannst du es verbessern? Schützt er genug? *(Arme, Beine, Kopf, Füße sollten geschützt sein, jedoch nicht darauf bestehen.)*
- Jetzt kannst du den Schutzanzug wieder ausziehen und versorgen und deine Augen öffnen.

Hier-und-Jetzt-Zustand:

- In welcher konkreten Situation brauchst du den Schutz?
- An welcher Stelle fängt die Situation an, an welcher Stelle hört sie auf? Wähle Anfang und Abschluss der Situation so, dass an dieser Stelle Schutz nicht nötig ist. *(Hilfe bei klarer Begrenzung geben. z. B. Pausenglocke, vor der Türe.)*
- Ich werde dich nachher dann zum Beginn deiner Situation führen *(klar bezeichnet, z. B. die Pausenglocke klingelt)*. Dann werde ich dich bitten, die Situation weitergehen zu lassen, und du kannst mir dann sagen,

wann die feindlichen Einflüsse *(entsprechenden Begriff einfügen)* beginnen. Dann kannst du die Situation stoppen.

- Dann werde ich dich bitten, dir eine Vorstellung von den feindlichen Einflüssen *(entsprechenden Begriff einfügen)* zu machen. Sie also z. B. in Pfeile, Pferdemist oder Kieselsteine zu verwandeln. In was möchtest du die feindlichen Einflüsse *(entsprechenden Begriff einfügen)* verwandeln?
- Dann werde ich dich bitten, die Situation weiterlaufen zu lassen, sodass die verwandelten Einflüsse *(entsprechenden Begriff einfügen)* einfach am Schutzanzug abprallen und zu Boden fallen, bis die feindlichen Einflüsse *(entsprechenden Begriff einfügen)* aufhören und du keinen Schutz mehr brauchst.
- Am Schluss werde ich dich bitten, das Symbol *(entsprechenden Begriff einfügen)*, das am Boden liegt, zu verräumen und ihm einen Platz zu geben. Zum Beispiel kannst du Pferdemist auf ein Rosenbeet legen oder den Slimey in einen Kindergarten bringen, die Pfeile einschmelzen und daraus Werkzeug machen. Was möchtest du mit dem Symbol *(entsprechenden Begriff einfügen)* machen?

Trance:

- Entkreuze deine Arme und Beine. Jetzt kannst du deine Augen wieder schließen oder an einen neutralen Punkt schauen.
- Gehe in der Vorstellung zum Beginn der Situation *(konkret bezeichnet)*. Dann stoppe die Situation.
- Jetzt ziehst du deinen Schutzanzug an.
- Lasse die Situation weiterlaufen. Sage mir, wenn die feindlichen Einflüsse *(entsprechenden Begriff einfügen)* beginnen.
- Welche Vorstellung taucht dir von den feindlichen Einflüssen *(entsprechenden Begriff einfügen)* auf?
- Womit sind sie zu vergleichen? Wie Giftpfeile oder eine grüne klebrige Masse? Wie ...
- Verwandle die feindlichen Einflüsse *(entsprechenden Begriff einfügen)* entsprechend.
- Werden die feindlichen Einflüsse *(entsprechenden Begriff einfügen)* gut abgehalten? Sonst kannst du deinen Schutz verbessern, indem du z. B. ein Schutzspray verwendest oder den Schutzanzug lackierst, bis er alles wirklich gut abhält. Die verwandelten feindlichen Einflüsse *(entsprechenden Begriff einfügen)* fallen zu Boden.
- Jetzt kannst du durch die ganze Situation gehen bis zu einer sicheren Stelle, dem Abschluss der Situation, wo du keinen Schutz mehr brauchst.
- Was machst du jetzt mit den verwandelten feindlichen Einflüssen *(entsprechenden Begriff einfügen)?*
- Das kannst du jetzt machen und mir sagen, wenn du fertig bist.

- Jetzt kannst du den Schutzanzug ausziehen und im Gedächtnis so versorgen, dass du ihn jederzeit wieder findest.
- Jetzt kannst du deine Augen wieder öffnen.

Hier-und-Jetzt-Zustand:

- In welchen Situationen kannst du das Gelernte anwenden? Situationen aufzählen lassen. Mindestens zwei, wenn dem Kind diese nicht einfallen, ergänzen mit: Lärm, Hänseleien, faule Sprüche.
- Also immer wenn du merkst, dass du Schutz brauchst, kannst du in Gedanken die Situation anhalten und den Schutzanzug anziehen. Denke daran, dass es ein ganz besonderes Material ist: Alle guten und wichtigen Informationen lässt er durch, und alle feindlichen Einflüsse hält er ab.

Anwendung:

- Soziale als feindlich erlebte Einflüsse
- Einflüsse, auf die nicht in anderer Weise regiert werden muss
- Einflüsse von außen
- Konfliktfähigkeit sollte parallel aufgebaut werden

Herausfinden und Einüben von angemessenem Einflussnehmen

Hier-und-Jetzt-Zustand:

- Eine Situation auswählen, in der der Klient sich gemobbt fühlte.
- Der Klient erzählt die Situation.

Trance:

- Zum Beginn der Situation gehen.
- Dissoziation.
- Die Situation Stück für Stück durchgehen, immer wieder beurteilen, was in der Situation abläuft, wie die anderen Personen sich verhalten, und auch das eigene Verhalten beurteilen.
- Dabei wird das eigene Verhalten bezüglich der zwei Kategorien »in Ordnung« oder »Ich könnte noch etwas verbessern« geordnet. Falls es für die Person nicht möglich ist, dies in der Vorstellung zu tun, können auch zwei reale oder gezeichnete Schachteln als Hilfsmittel dienen (wenn es noch zu schwierig ist, differenziert wahrzunehmen, und nur zwei Kategorien möglich sind).
- Das eigene Verhalten und die Situation von außen betrachten, einschätzen, beurteilen (Was denkst du darüber?).
- Assoziation.

Hier-und-Jetzt-Zustand:

- Nochmals zusammenfassen, welche Elemente in Ordnung sind, also beibehalten und welche Elemente verbessert werden sollen.

Trance:

- Zum Beginn der Situation gehen.
- Dissoziation.
- Bei jedem Element, das verbessert werden soll, eine bessere Variante des eigenen Verhaltens konstruieren. Manchmal müssen dazu mehrere Anläufe unternommen werden. »Falsche« Varianten werden in der Vorstellung wie durchgewischt oder ausgeputzt.
- Assoziation.
- Die gefundenen »guten« Varianten verstärken, indem sie so viele Male durchgegangen werden, bis der Klient sagt, dass sie jetzt gut gespeichert sind.

Hier-und-Jetzt-Zustand:

- Dem Klienten auftragen, in der Vorstellung weiterhin für sich die guten Varianten durchzugehen und in der Realität die guten Varianten anzuwenden.

9 Zusammenleben und Umgang mit anderen Menschen

Schon zu Beginn des Lebens hat der Mensch Kontakt zu anderen Menschen, zuerst vor allem, weil er abhängig ist, mit Erwachsenen, bald schon mit Gleichaltrigen. Schon ganz kleine Kinder nehmen normalerweise Kontakt mit anderen Menschen auf, meist besonders mit Kindern. Beispielsweise im Bus oder in der Tram; manchmal schaut das Kind zuerst die andere Person an, bis sie reagiert, manchmal reagiert das Kind auf Blickkontakt oder Ansprechen von anderen.

Sobald das Kind beispielsweise in der Kita oder auf dem Spielplatz in Kontakt mit Gleichaltrigen kommt, gibt es meist einen Austausch, Kommunikation, ein Zusammenspiel und auch Konflikte. So erlebt das Kind, wie es auf andere wirkt, entwickelt auch eine Vorstellung, wie es gerne von anderen gesehen werden möchte.

In der Beratung oder Psychotherapie werden Kinder und Jugendliche aus unterschiedlichen Gründen wegen fehlender Fähigkeiten im Sozialverhalten oder Schwierigkeiten im Umgang mit anderen angemeldet.

Es kann sein, dass von anderen, Lehrkräften, Eltern, Gleichaltrigen, das Verhalten (z. B. Aggression, Überheblichkeit, dominantes Verhalten, ungebührliches Verhalten) nicht akzeptiert wird. Es kann auch sein, dass das Kind oder der Jugendliche sich nicht angenommen, ungerecht behandelt, nicht wertgeschätzt, gemobbt, geplagt fühlt. Manchmal ist der Umgang mit anderen ungeschickt.

9.1 Hilfreiche Elemente im Umgang mit anderen

Für einen guten Umgang mit anderen sind verschiedene Voraussetzungen hilfreich. Zuerst natürlich, dass ein guter Umgang mit sich selbst gefunden wird, die Fähigkeit, auf sich selbst zu schauen, entwickelt wurde. Diese Themen werden an anderer Stelle beleuchtet. Dazu passen Interventionen wie die *Reise durch den Körper mithilfe von zehn Treppenstufen* (Trance kontrollieren), einige im Kapitel *Selbsthypnose* aufgeführte Interventionen wie: *Insel finden, Loslassen und Raum, Freiraum schaffen, Baumtrance, Reise durch den Körper.* Im Kapitel *Grenzen und Raum* werden weitere Interventionen aufgeführt, etwa *Inhalt und sich abgrenzen* und *Raum, Freiraum gewinnen.*

Eine weitere nützliche Fähigkeit ist es, Distanz, Abstand von sich und der Situation zu nehmen, um besser einen Überblick zu gewinnen. Dazu kann *Analyse einer Situation und eine verbesserte Variante machen* (Aggression) hilfreich sein. Eine Situation kann auch mithilfe von Figuren analysiert werden, wie auf dem untenstehenden Foto dargestellt:

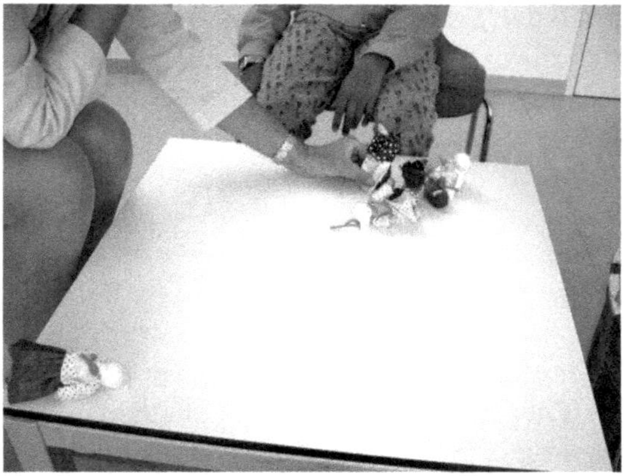

Abb. 26: Analysieren einer Situation mit Figuren

Empathie ist eine wichtige Fähigkeit im Zusammenleben.

- Als *Empathie* wird die Fähigkeit eines Menschen bezeichnet, sich kognitiv und gefühlsmäßig in einen anderen Menschen hineinzuversetzen und sich damit über sein Verstehen und Handeln klar zu werden *(Einfühlungsvermögen)*.
- Die *Perspektivenübernahme* ist eine Technik bzw. Fähigkeit aus der Sozialpsychologie, bei der man sich in die Rolle und Position eines anderen hineinversetzt und versucht, die Welt aus dessen Sicht zu sehen. Sie ist eine Voraussetzung und eine Hilfe, um empathisch zu sein.
- *Prosoziales Verhalten* bedeutet, etwas für andere zu tun. Dies kann einerseits altruistisches Verhalten, sich um andere kümmern, beinhalten. Es kann andererseits auch auf Motiven beruhen wie: positive soziale oder konkrete Vorteile erwarten, Vermeiden von Bestrafung.

- *Altruistisches Verhalten* ist eine Unterform von prosozialem Verhalten. Uneigennützig etwas für andere zu tun, wird als moralisch gut betrachtet. Intrinsisch motiviertes, willentliches Verhalten, um anderen Gutes zu tun und zu nützen.
- Kinder mit höherem *prosozialem Verhalten* haben höhere Werte im Selbstwert als andere. Sie werden von anderen als sozial kompetent angesehen und haben tiefe Aggressionswerte. Es kann sein, dass ein höherer Selbstwert prosoziales Verhalten unterstützt, oder umgekehrt, dass prosoziales Verhalten sich positiv auf den Selbstwert auswirkt. Die Kombination von elterlicher Wärme und elterlichem Vorbild in prosozialem Verhalten (aber nicht nur Wärme) scheint bei Kindern prosoziales Verhalten zu begünstigen.

Empathie ist Voraussetzung für prosoziales Verhalten, wird aber nicht immer in diesem Sinne genutzt. Denken Sie zum Beispiel an die Brutalität von *Mister Ripley* in Patricia Highsmiths Roman (Highsmith, 1993), der über ein hohes Maß an Empathie verfügt. Bei kalter Aggression wird häufig Empathie ohne prosoziale Absicht angewendet, z. B. weiß ein Täter dank seiner Empathiefähigkeit, was sein Opfer am meisten verletzt, und kann das Opfer dank der Empathiefähigkeit täuschen.

Die Fähigkeit zur Empathie hat auf folgende Themen Einfluss:

- Umgang mit anderen Personen
- Sozialverhalten
- andere Personen verstehen können und sich entsprechend verhalten
- Handlungen anderer interpretieren, voraussehen
- sich schützen gegenüber schädlichen Einflüssen, Angriffen
- sich verteidigen
- sich abgrenzen
- andere schützen, respektieren
- eigene Verantwortung wahrnehmen
- sich mit anderen vergleichen
- Identitätsbildung
- Bindungsfähigkeit entwickeln
- für Therapeuten: Umgang mit Übertragung – Gegenübertragung.

Oft ist es hilfreich, in einem ersten Schritt das »Eindenken« zu üben, um später dann einzufühlen.

Der 13-jährige OLIVER wird angemeldet, da er immer wieder »Anfälle« hat und die letzten zwei Jahre zu Hause unterrichtet wurde, da es vorher in der Klasse nicht ging und er sich gemobbt fühlte. Er soll auf das neue Schuljahr vorbereitet werden im Hinblick auf den Umgang mit den Erwachsenen und den Mitschülern. Er lebt mit den Eltern und einem jüngeren Bruder zusammen. Sein Anliegen deckt sich mit demjenigen der Eltern. Einerseits bereitet es ihm Mühe, sich selbst wahrzunehmen, und er kann schlecht andere Leute einschätzen, sich einfühlen, und versteht darum meist die anderen Leute nicht. Oft denkt er, sie wollen ihm böse. In der ersten Phase geht es um Selbstwahrnehmung, Wahrnehmung allgemein und Gedächtnis. Er beobachtet sich, wie er sich etwas merken kann. Dazu muss er zuerst wahrnehmen, z. B.: Wie kann er sich den Stundenplan merken? (Indem er ihn anschaut, also visuell.) Wie ist es mit den »Anfällen«? Auch hier genauer wahrnehmen, was Auslöser sind (z. B. ein »Nein«). Dann wird langsam die Perspektivenübernahme eingeübt. Zuerst wird mit *Die andere Perspektive übernehmen*, dann immer wieder anhand von sozialen Situationen *Sich in andere einfühlen* (Aggression, Stimmung) geübt. Dann wird erweitert und mit verschieden Methoden in Dissoziation gearbeitet. So werden soziale Situationen aus dem Alltag analysiert und für die Zukunft verbessert, beispielsweise mit *Analyse einer Situation und eine verbesserte Variante machen* (Stimmung, Aggression). Der Schuleinstieg in die Klasse gelingt Oliver recht gut.

Die andere Perspektive übernehmen

Ausgehend von Drei-Berge-Versuch von Piaget u. Inhelder (1977)

Material: quadratischer, rechteckiger Tisch, am besten ein niedriger eher kleiner Tisch, Figuren, anderes Material.

- Therapeut sitzt dem Kind, Jugendlichen genau gegenüber.
- Auf dem Tisch verschiedene Materialien aufstellen. Beschreiben lassen, was zu sehen ist, was aus Perspektive des Kindes zuvorderst, links, rechts, ... Wie sieht es aus der Perspektive des Therapeuten aus? Das Kind beschreiben lassen.
- Soziale Situation darstellen lassen, gleiches Vorgehen.
- Später erweitern bei der sozialen Situation. Vermutungen aufstellen, was wohl die andere Person denkt.

Sich in andere einfühlen (Vier Stühle)

Material: vier Stühle (zwei normale, zwei Klappstühle)

Hier-und-Jetzt-Zustand:

- Situation erzählen, in der mehrere Personen involviert sind.
- Die wichtigste Stelle der Situation auswählen.
- Andere Hauptperson in der Situation bestimmen.
- Situation mit zwei Stühlen darstellen, wobei die eine Person »das Ich von damals« und die andere »die andere Hauptperson« ist.

Trance:

- Sich auf den Stuhl »Ich von damals« setzen und sich dabei in diese Rolle versetzen.

Hier-und-Jetzt-Zustand:

- Aufstehen.

Trance:

- Sich in die Rolle der »anderen Hauptperson« versetzen. Die Situation von dieser Position aus erleben.
- Zum »Ich von damals« schauen: Wie sieht es aus? Was denke ich über diese Person?

Hier-und-Jetzt-Zustand:

- Aufstehen und von außen auf die Szene schauen.
- Stühle evtl. nochmals in die neue Position stellen.
- Auf die ersten Stühle setzen.
- Gibt es noch etwas dazu zu sagen?

Anwendung:

- Sozialverhalten verbessern
- sich andere Menschen versetzen, Perspektive einer anderen Person einnehmen
- autistische Symptome
- unverständliche soziale Situation verstehen
- eigenes Verhalten analysieren, verbessern
- vergangene komplizierte soziale Situationen vereinfachen
- Strategien entwickeln, planen von nächsten Schritten

Verschiedene Themen, die für Psychotherapie in Zusammenhang mit Empathie relevant sind:

Voraussetzungen, um Empathie zu entwickeln:

- unterscheiden können zwischen Ich und Du
- unterscheiden zwischen Realität und Vorstellung
- sich selbst wahrnehmen, genau wahrnehmen, visuell, akustisch, kinästhetisch
- Umgebung, andere Personen wahrnehmen
- Rollen spielen
- sich selbst von außen betrachten können, vorstellen, wie einen andere wahrnehmen
- Dissoziation, Überblick über eigenes Handeln
- in andere Perspektive, z. B. wie bei »Drei-Berge-Versuch« (Piaget u. Inhelder 1977) hineinversetzen
- sich in andere Person hineindenken, einfühlen können.

Themen in der Psychotherapie in Zusammenhang mit Empathie:

- Selbstwahrnehmung schärfen
- Außen – Innen, Ich – Du
- Wahrnehmung der Umgebung, anderer Personen
- wahrnehmen und interpretieren von Verhalten, Gestik, Mimik von anderen Personen
- soziales Verhalten
- soziales Netzwerk, Peers
- Frustrationstoleranz erhöhen
- Selbstwirksamkeit
- Selbstverantwortung (Sündenbock, Opferhaltung)
- Freizeit
- ethisch-moralische Entwicklung
- Einfühlungsvermögen, Eindenken fördern
- Identität, Selbstvertrauen.

Zu viel Empathie:

- in andere hineinschlüpfen, Gedanken lesen (anderen böse Absichten unterstellen)
- alles auf sich beziehen: Äußerungen, Handlungen werden als Angriff auf das Ich interpretiert. Am Schluss selbsterfüllende Prophezeiung, schafft sich Feinde

- Deuten von neutralem Verhalten als manipulativ und bösartig: Er ist nur freundlich, weil er etwas will. Eigene Anteile oft ausgeblendet.
- mürrisch aus Prinzip, ärgert sich über alles und jedes; Ärgerlichkeit kann sich zu Charakterzug entwickeln
- mögliche Folgen:
  - sich nicht abgrenzen können (z. B. nach Traumatisierung)
  - sich beeinflussen lassen
  - sich missbrauchen lassen
  - Unsicherheit in Identität, Unterscheidung Ich – Du.

Zu wenig Empathie:

- Absichten, Gedanken lesen und interpretieren ist ein wichtiger Anpassungsmechanismus. Man sollte Motive von anderen verstehen, um eigene Handlungen planen zu können, darauf angemessen reagieren.
- Egozentrische Denkmuster sind oft Quelle des Zorns.
- Hass auf sich und auf Gesellschaft wird auf bestimmte Zielgruppen oder auf zufällig sich in der Nähe befindende Personen übertragen.
- Abwehrmechanismus Rationalisierung, sich schützen vor Scham und Schuldgefühlen, z. B. erlittene Benachteiligungen (Opfer), Ausgrenzungen, Kränkungen (z. B. auch in Kindheit). Täter abstrakt: Staat, Gesellschaft, System, Regierung
- Es gibt (schwere) Schläger, welche kaum Aufregung zeigen, gar Verlangsamung der Pulsfrequenz, die kaum Gefühle empfinden (auch keine Wut), sich gut kontrollieren können.
- mögliche Folgen:
  - keine nahen Freunde, Beziehung
  - andere gefährden, schlagen, quälen
  - soziale Zusammenhänge nicht sehen
  - sich als Opfer fühlen
  - Opfer werden, gemobbt werden.

Verschiedene mögliche Gründe für mehr Gewichtung egozentrischen Denkens:

- Erziehung mehr auf Selbstentfaltung
- weniger soziales Verhalten, Rücksichtnahme, sich zurücknehmen zu Gunsten der Gemeinschaft

- Familien heute eher kleiner
- wenig Spielraum, unbeaufsichtigt soziales Verhalten einzuüben.

Hostile Attributionstendenz:

- Reaktive Aggression ist universell und muss kontrolliert werden.
- hostile (feindselige) versus benigne (positive, gutartige) Attributionstendenz
- Einer reaktiven Aggression geht eine hostile Attribution voraus (also die Wahrnehmung, dass das Selbst bedroht wird).
- Interindividuelle Unterschiede im Attributionsstil erklären Unterschiede im aggressiven Verhalten.
- Reaktive Aggression ist universell und wird im ersten Lebensjahr als Antwort auf Widerstände, Konflikte und Restriktionen gezeigt → Lernen, nicht-aggressiv zu reagieren, stellt eine zentrale Lebensaufgabe dar.
- Eine weitere zentrale Aufgabe besteht darin, dass man lernt, Hinweise zu identifizieren, welche signalisieren, dass das Gegenüber nicht in böser Absicht handelt. Sozialisation führt dazu, dass die meisten Kinder positive Attributionen entwickeln.
- Ein hostiler Attributionsstil ist auf Misserfolg darin zurückzuführen, einen positiven Attributionsstil zu etablieren.
- Der Einfluss der Schemata auf das Verhalten wird durch den Attributions-Stil mediiert.
- Obschon ein stabiler Attributionsstil die generelle Verhaltenstendenz vorhersagt, spielen weitere Faktoren eine Rolle: soziale Informationsverarbeitung (Wahrnehmungs- und Entscheidungsprozesse), intra- und interpersonale Faktoren (Stimmung).
- Nicht alle Kinder mit einem hostilen Attributionsstil werden chronisch aggressiv. Ein hostiler Attributionsstil kann auch zu Depression, Angst oder zu somatischen Problemen führen.
- Einem hostilen Attributionsstil kann entgegengewirkt werden.
- Der Mechanismus wird durch *self-fulfilling prophecy* verstärkt.

Ein positiver Attributionsstil wird gefördert durch:

- sichere Bindung mit Bezugsperson
- positiver Attributionsstil nahestehender Personen

- Erfolg bei wichtigen Aufgaben
- aufwachsen in einer Kultur, in der Prinzipien wie Kooperation und die Gemeinschaft als Ganzes gelten.

Ein hostiler Attributionsstil wird gefördert durch:
- physische Misshandlung
- hostiler Attributionsstil nahestehender Personen.
- Misserfolg bei wichtigen Aufgaben
- aufwachsen in einer Kultur, in der Prinzipien wie Vergeltung und Selbstverteidigung gelten.

Interventionen:

Individuum:
- Sensibilisierung: eigene Auseinandersetzung mit dem Thema, Wissen vertiefen, Beobachtung, Ressourcen erfassen, Motivation erheben, aufbauen
- Verhaltensregeln: positive und negative Sanktionen, Zivilcourage, Eingreifen, Einzelgespräche
- soziale Fertigkeiten: Soziale Wahrnehmung, Konfliktlösung, Empathie, Durchsetzungsvermögen
- Körperbewusstsein
- Kommunikation
- Aktivitäten: positive, spannende.

System:
- Thematisierung mit Schülern, Erlebnisse und Reaktionen, Stellung beziehen, Informationsvermittlung
- guter Kontakt mit den Eltern.

Für ein gutes Zusammenleben von Kindern, Jugendlichen sind hilfreich:
- sich in sich drin wohl fühlen
- angemessenes Selbstbild und Selbstvertrauen
- Empathiefähigkeit
- Interesse an anderen
- Wille und Motivation, mit anderen zusammen zu sein
- sich angemessen abgrenzen können
- manchmal auch großzügig sein und nicht zu hohe Ansprüche an andere haben

- fähig sein zu geben und zu nehmen
  - Von den äußeren Bedingungen her hilft meist, wenn schon die Familie Kontakt mit anderen hat, das Kind evtl. schon früh in die Kita geht und so früh mit anderen in Kontakt ist, neben der Schule noch andere Kontakte wie im Wohnviertel, Clubkontakte hat. Auch eine wohlwollende Schule ist hilfreich.

9.2 Einsamkeit

Schon ganz junge Kinder können sich einsam fühlen. Zudem haben die meisten Kinder das Bedürfnis, auch mit Gleichaltrigen in Kontakt zu treten, und schon Kinder im Kinderwagen nehmen beispielsweise mit anderen im Kinderwagen, im Bus Kontakt auf. Bei vielen Kindern bessert sich der Zustand, wenn sie in Kindergarten und Schule eintreten. Manchmal ist die Einsamkeit in der Gemeinschaft allerdings noch schmerzlicher als vorher.

In der Jugendzeit kommen viele Aspekte zusammen, die die Entwicklung und somit auch die Einsamkeit beeinflussen, seien es Klassenwechsel, andere Interessen und Entwicklungsstufe als Kameraden, Identitätsfindung.

Als ich in China arbeitete, erzählten mir viele Erwachsene, wie sie sich als Einzelkinder die ganze Kindheit lang einsam fühlten. Auch bemerkte ich dort, welche Auswirkungen das aufs Erwachsenenleben haben kann. Bei Einzelkindern in Europa lohnt es sich, auf diesen Aspekt zu achten. Einzelkinder bemühen sich oft noch mehr als Kinder aus Mehr-Kinder-Familien, manchmal krampfhaft, Freunde und Kameraden zu haben. Sie fühlen sich schnell verunsichert, verlassen, wenn ein Konflikt mit Gleichaltrigen oder auf andere Weise entsteht, z. B. Wegzug, andere Klasse, soziale Distanz. Diese Haltung kann das ganze Erwachsenenleben anhalten. Auch in der Schweiz begegnen mir in letzter Zeit vermehrt Kinder und Jugendliche, die sich einsam fühlen, besonders ausgeprägt natürlich während des Lockdowns und der Covid-19-Maßnahmen. Jugendliche hatten kaum mehr Präsenzunterricht, die meisten Freizeitaktivitäten waren nicht erlaubt, Treffen unter Kameraden und Freunden sehr eingeschränkt; dadurch litten viele schon aus ganz realen Gründen.

Nach Machac (2019) wird ein Drittel der Schweizer Bevölkerung vom Gefühl der Einsamkeit geplagt. Einsamkeit kann in jedem Alter vorkommen. Manchmal fühlen sich Menschen über eine gewisse Zeitspanne einsam, manchmal über lange Zeit. Nicht immer fühlt man sich einsam, wenn man allein ist. Es kann auch sein, dass sich Menschen mitten in einer Gruppe einsam fühlen.

> Einsamkeit wird oft als Risikofaktor für verschiedene Erkrankungen und Probleme genannt.

Einsamkeit kann ein Phänomen bestimmter Lebensphasen (permanent oder zeitlich befristet), aber auch bestimmter Lebenslagen sein und äußert sich in Einschränkungen des gesellschaftlichen Miteinanders, in einer Beeinträchtigung der Teilhabe an der Gesellschaft. Es kann auch sein, dass Einsamkeit nur in einem bestimmten sozialen Zusammenhang verspürt wird, z. B. nur in der Schulklasse, auf Partys mit Freunden der Freundin, in anderen Zusammenhängen fühlt sich die Person gut eingebettet. Auch kann das Gefühl schnell »kippen«, es kann die Person plötzlich »überkommen« und ebenso plötzlich wieder verschwinden.

In der wissenschaftlichen Literatur wurde erstmals von Weiss (1973) auf die Unterscheidung von sozialer und emotionaler Einsamkeit als zweier unterschiedlicher Dimensionen des Erlebens von Einsamkeit verwiesen (vgl. Weiss 1973, zit. n. Schwab 1997, S. 32 f.). Diese getroffene Unterscheidung der Art und Weise des Erlebens von Einsamkeit konnte in vielen empirischen Untersuchungen bestätigt werden. Die Unterschiede ergeben sich aus dem Fehlen ganz bestimmter Nutzensfunktionen sozialer Beziehungen. Emotionale Einsamkeit liegt beim Fehlen einer engen Bindung (Intimpartner, Freund) vor und ist vor allem mit Angst verbunden. Soziale Einsamkeit entsteht beim Fehlen eines sozialen Netzwerkes (Freunde, Bekannte, Nachbarn) und beinhaltet gemäß Weiss vor allem Gefühle der Langeweile und Depression (vgl. Schwab 1997, S. 34).

Einsamkeit kann eher als Gefühl wahrgenommen und definiert werden: Schwab definiert Einsamkeit als »... das quälende Bewusstsein eines inneren Abstandes zu den anderen Menschen und damit die einhergehende Sehnsucht nach Verbundenheit in befriedigenden, Sinn gebenden Beziehungen« (Schwab 1997, S. 22).

Natürlich kann das Thema auch von verschiedenen Perspektiven her gesehen werden: Peplau und Perlmann resümieren, dass die meisten Definitionen der Einsamkeit trotz gewisser Unterschiede drei Aspekte gemeinsam haben:

> »1) Einsamkeit bezieht sich auf ein wahrgenommenes Defizit an sozialen Kontakten.
>
> 2) Einsamkeit wird als subjektives Phänomen verstanden, darf also nicht mit Alleinsein oder objektiver Isolation verwechselt werden.
>
> 3) Einsamkeit wird als etwas Negatives, Belastendes – und auch Motivierendes – erlebt« (Peplau und Perlman 1982, zit. n. Schwab 1997, S. 19).

Natürlich sind in der Einsamkeit sowohl individuelle als auch soziale Aspekte enthalten: Einsamkeit ist Ausdruck und Warnzeichen einer Beziehungsgestörtheit, es ist ein Leiden des Individuums an der sozialen Umwelt (vgl. Schwab 1997, S. 13). Damit wird deutlich, dass Einsamkeit sowohl einen emotionalen (psychologischen) als auch einen sozialen Aspekt beinhaltet.

Damit soll verdeutlicht werden, dass sich Einsamkeit im Bewusstsein des Menschen durch die Erkenntnis des Fehlens bzw. des Mangels bedeutungsvoller Beziehungen ausdrückt. Und dieses Bewusstsein ist quälend und schmerzlich. Damit ist eine ganze Reihe von negativen belastenden Gefühlen des Einsamkeitserlebens angesprochen. Das Belastende ist der wahrgenommene Abstand, die empfundene (also nicht die objektive) Getrenntheit (innerer Abstand) oder fehlende Verbundenheit zu anderen Menschen. Dieser Schmerz über den inneren Abstand impliziert die Sehnsucht nach einer inneren Verbundenheit, also nicht nur nach einer räumlichen Nähe zu anderen Menschen, sondern nach einer Verbundenheit in dem Gefühl gleicher oder wenigstens ähnlicher Wertvorstellungen, Überzeugungen und Erlebnisweisen. Erst aus einer solchen Verbundenheit heraus werden Beziehungen als befriedigend und sinnvoll erlebt.

Aus soziologischer Sicht wird Einsamkeit beschrieben als

> »... soziale Situation eines Menschen, die durch eine permanente oder zeitlich befristete oder aus bestimmten sozialen Lagen sich ergebende Reduktion der Aktivitäten und der sozialen Interaktion gekennzeichnet ist« (Hillmann 1994, S. 173). Damit wird die soziale Dimension der Ein-

samkeit beleuchtet. Einsamkeit ist nicht nur ein individuelles, sondern vor allem auch ein gesellschaftliches Problem.

Einsamkeit wird abgegrenzt gegen:

a) Alleinsein:

Dies bezeichnet einen objektiven Zustand des Getrenntseins von anderen Menschen. Gemeint ist die Zeit (in Minuten und Stunden), die ein Mensch tatsächlich ohne andere Menschen, auch ohne jede Kommunikation mit anderen Menschen verbringt (vgl. Tesch-Römer 2000, S. 163). Es ist zu betonen, dass »Alleinsein« auch positiv besetzt sein kann, als »Fähigkeit zum Alleinsein«, die Winnicott (1958) als »... eines der wichtigsten Zeichen der Reife in der emotionalen Entwicklung sieht« (Winnicott 1958, zit. n. Schwab u. Barkmann 1998, S. 142).

Mit dem Begriff des *Alleinlebens* ist die Art der Wohnsituation angesprochen, die Tatsache des Einpersonenhaushaltes. Auch das Alleinleben kann bei alten Menschen eine positive Qualität besitzen, weil es mit Unabhängigkeit und Autonomie assoziiert wird.

b) soziale Isolation:

Diese beschreibt einen objektiven Mangel an sozialen Kontakten. Im Gegensatz zu Alleinsein und Alleinleben bezieht sich soziale Isolation auf einen normativen Vergleichsmaßstab. Von *Isolation* wird gesprochen, wenn die Anzahl von Kontakten mit anderen unter einem für notwendig erachteten Minimum liegt. Häufiger Indikator für soziale Isolation ist eine sehr geringe Zahl und Dauer sozialer Kontakte, bspw. weniger als ein Mal pro Woche Besuche bei oder von Personen außerhalb des eigenen Haushaltes (vgl. Tesch-Römer 2000, S. 163). Soziale Isolation benennt eher eine dauerhafte Struktur einer Distanz und eines objektiv gegebenen Mangels an Kontakten, während Alleinsein als meist vorübergehende objektiv gegebene Abgeschiedenheit bezeichnet wird, die auch wieder aufgehoben werden kann. In der sozialen Isolation ist der Zustand des Alleinseins ein häufiger oder der häufigste Zustand.

In der Literatur sind Risikofaktoren schwer zu finden. Vor allem ist es sehr schwierig, Untersuchungen zu Risikofaktoren zu finden. Dies kann unter anderem darauf zurückzuführen sein, dass zur Erfassung der Einsamkeit wenig Messinstrumente zur Verfügung stehen.

Nach Kedves (2019) werden zur Erklärung des Anstiegs von Einsamkeit Geburtenrückgang, Kinderlosigkeit, Scheidung, Hochaltrigkeit, soziale und geographische Mobilität, Verschiebung der Kommunikation auf das Netz, Singlehaushalte erwähnt.

Nach Petrich (2011) wird meistens das Messinstrument zur eindimensionalen Erfassung von Einsamkeit, das 1978 von Russel, Peplau und Ferguson entwickelte UCLA Loneliness Scale (UCLA = University of California at Los Angeles) verwendet.

Aus der praktischen Arbeit können folgende Faktoren beobachtet werden:

- Lebensübergänge
- viele Umzüge, Wohnortswechsel
- viele Arbeits- und Schulwechsel
- Wechsel von Lebenssituationen: Trennung, Scheidung (eigene oder der Eltern), Jobverlust, Herausfallen aus einer Schule
- Zeitmangel, sich keine Zeit für Freundschaften, soziale Kontakte einräumen
- Einzelkind
- sehr abgelegener Wohnort, objektiv schwierig, andere Leute, Gleichaltrige zu treffen
- Persönlichkeit, z. B. eher scheu, zurückhaltend
- Schwierigkeiten, Emotionen, Verhalten zu lesen, z. B. ASS-Symptome
- Mühe, unnötige Reize auszuschalten
- Mangel an sozialen Fertigkeiten
- Ängste, soziale Ängste
- wenig Selbstvertrauen, Selbstwert, Selbstwirksamkeit
- Suchtverhalten, übermäßiger Medienkonsum
- Mobbingerfahrungen
- aus anderer Kultur, anderem Sprachraum kommend, Kultur, Sprache nicht beherrschen
- zu hohe Ansprüche an Freunde, Kameraden
- Krankheit, Unfall
- durch andere abgekapselt, isoliert werden, z. B. Familie, Religionsgemeinschaft.

Probleme, soziale Kontakte zu knüpfen, könnten einerseits daran liegen, dass die Person aus Scham nicht zugeben will, dass sie einsam ist. Andererseits könnte auch das Selbstbild eine Rolle spielen, und die Person ist der Meinung, dass sie es nicht wert ist und nicht der »Ladenhüter« sein will, der es nötig hat, um Freundschaften zu bitten. Denn Einsamkeit gilt als unattraktiv. Hämmig (2016) weist darauf hin, dass es wohl schwierig sei, Jugendliche aus der Einsamkeit herauszuholen.

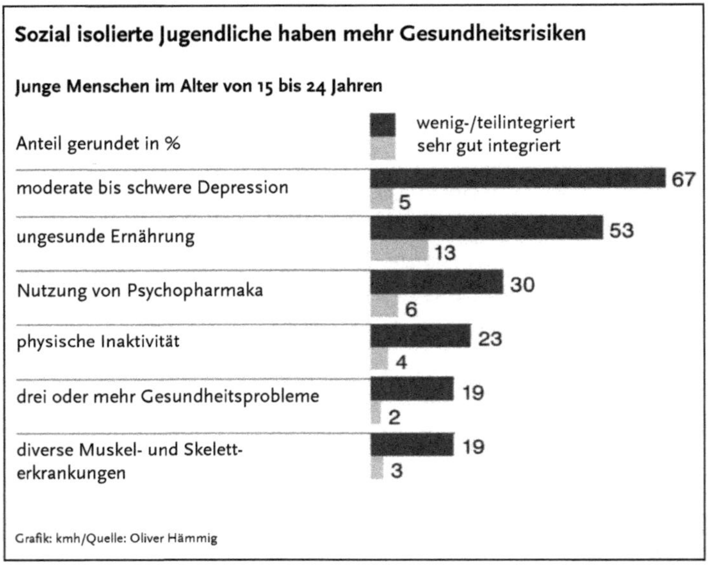

Abb. 27: Soziale Beziehungen und Gesundheit im Kanton Zürich

In der Beratung und Psychotherapie lohnt es sich, zuerst gemeinsam herauszufinden, welche Faktoren im vorliegenden Fall eine Rolle spielen. Zuerst einmal die realen Gründe, sei es dass die Familie abgelegen wohnt, kein Präsenzunterricht, Einzelkind, Krankheit, keine geeigneten Schulkameraden. Dann sollten andere Faktoren beachten werden, um so auch herauszufinden, an welchen Themen in der Therapie gearbeitet werden kann.

Folgende Themen können eine Rolle spielen:

Umgang mit sich:

- mit sich und anderen etwas anfangen können, sich mit sich wohl fühlen
- es als Qualität anschauen, Zeit für sich zu haben
- Selbstbild, sich kennen
- eigene Stärken, Schwächen wahrnehmen, auch Gaben

- Umgang mit sich, sich gern haben (nur dann kann man auch andere gern haben)
- sich angemessen abgrenzen.

soziale Fertigkeiten:

- angemessen empathisch sein und gleichzeitig sich genug spüren
- andere einschätzen können
- Fähigkeit zu kommunizieren, sich auszutauschen
- Handlungen anderer einschätzen können
- fähig sein, Initiative zu ergreifen, und offen sein, wenn andere Initiative ergreifen.

Ich und andere:

- Umgang mit anderen, sich kümmern
- geben – nehmen
- angemessene Erwartungen an andere
- Umgang mit geben – nehmen. Etwas geben können, etwas annehmen können
- andere interessant finden, Interesse für andere.

Freundschaften, Bekanntschaften schließen und aufrechterhalten:

- wissen, was ein Freund ist, wer ein Freund ist
- verschiedene Kategorien haben und sie kennen, z. B. Intimfreundschaft, Freundschaft, Kollegschaft, Bekanntschaft, ...
- wissen darum, dass es sich im Laufe des Lebens verändern kann
- Umgang mit Neid, Eifersucht von anderen; eigener Neid, Eifersucht und Umgang damit.

Folgende Fähigkeiten sind hilfreich, um sich in der Gemeinschaft eingebunden zu fühlen:

- Freunde, Bezugspersonen
- Wille, Fähigkeit, Kontakte zu knüpfen und aufrechtzuerhalten
- Offenheit, eine gewisse Großzügigkeit, Frustrationstoleranz
- Möglichkeit, andere Leute zu treffen, z. B. Schule, Arbeitsplatz, Verein
- soziale Fertigkeiten

- Fähigkeit, nach Gleichgesinnten zu suchen, etwa zum gemeinsamen Joggen, Stricken, gemeinsam auf den Spielplatz gehen mit den Kindern.

Dadurch ist klar, dass folgendes hilft, um aus der Einsamkeit herauszufinden:

- Freunde, Kollegen, Bekannte haben (einem Verein, einer Gruppe beitreten oder auf einer Plattform Kontakte knüpfen und dann in die Realität herüberziehen) oder über Interesse, Tätigkeit Kontakte knüpfen
- Zufriedenheit
- wissen, was ich gerne mache
- Tätigkeiten, die ich auch für mich genieße und allein machen kann
- Fähigkeit zu genießen, für sich zu sein
- etwas für andere tun (z. B. Freiwilligenarbeit, anderen helfen), eine sinnhafte Tätigkeit ausüben
- wertschätzen, was ich habe (Dankbarkeit)
- Umgang mit täglichen Ärgernissen, sich nicht zu stark über Unveränderbares, z. B. Regeln aufregen
- nicht zu hohe Ansprüche haben.

In der Beratung, *im Coaching oder in der Psychotherapie* begegnen uns oft Leute, die sich dauernd oder gegenwärtig einsam fühlen. Manche bringen das Thema geradeheraus zur Sprache, andere präsentieren andere Anliegen oder Probleme, und in der Folge wird klar, dass Einsamkeit vorliegt. Natürlich sollte dann zuerst herausgefunden werden, was wohl dazu beigetragen hat, dass die Person sich einsam fühlt.

Ob direkt zuerst auf die dahinterliegenden Themen und Gründe eingegangen, zuerst die Einsamkeit an sich behandelt wird oder beide Vorgehensweisen gleichzeitig gewählt werden, hängt von der Situation, der Dringlichkeit, der Motivation und vor allem dem Willen des Klienten ab. Je nachdem, welche Themen wohl hinter der Einsamkeit stehen, wird dort angesetzt und angefangen, wo die Person steht:

- den Lebensübergang bewältigen
- Möglichkeiten schaffen, mit anderen Menschen in Kontakt zu kommen

- Umgang mit Ressourcen, z. B. Zeitmanagement
- erarbeiten der Fähigkeit, andere besser zu verstehen
- mehr Sicherheit und Mut im Umgang mit anderen (versus Schüchternheit)
- Fähigkeit aufbauen, unnötige Reize auszuschalten
- Umgang mit Medien
- Umgang mit Sucht
- Umgang mit traumatischen Erfahrungen
- Umgang mit Mobbingerfahrungen
- Umgang mit den eigenen Ansprüchen an Freunde.

Die 17-jährige Anja wird von den Eltern angemeldet auf Initiative von Anja selbst. Die Eltern sind dann auch in der Folge kaum bereit, sich in irgendeiner Form an der Psychotherapie zu beteiligen. Anja hat in den letzten Jahren ihren Eltern (jedes Elternteil hatte immer wieder Krisen, jedes Elternteil separat sowie als Paar, weil sie immer wieder Paarkonflikte hatten) und ihrer drei Jahre jüngeren Schwester immer wieder beigestanden. Sie hat etliche vergebliche Versuche gemacht, die anderen Familienmitglieder zu professioneller Hilfe zu bringen. Sie ist daran, die Matura zu machen (sie ist nicht nur sehr reif, sondern auch begabt, hat zwei Mal eine Klasse übersprungen), und hat hinbekommen, dass sie aus dem Elternhaus ausziehen und in eine WG ziehen kann. Bei Beginn der Beratung und Therapie ist sie gerade noch zu Hause, später in der WG mit ihrem Freund und einem guten Kameraden des Freundes. Sie fühlt sich immer wieder einsam, ganz allein. Dies hat einerseits reale Gründe: Sie wurde in der Kindheit und Jugend von den Eltern kaum unterstützt, sieht in der gegenwärtigen Phase (Covid-19) ihre Schulkameraden und Freunde nicht, kann auch nicht zu den Pfadfindern, macht jetzt dann die Matura und muss sich von den Klassenkameraden verabschieden. Andererseits ist es mehr ein Gefühl der Verlassenheit, ein »Anders-sein«, Allein-sein, verbunden mit Ängsten, das trotz den guten Freundinnen und Freunden, ihren Tätigkeiten nicht auf die realen Gegebenheiten zurückzuführen ist. Im ersten Teil der Behandlung arbeiten wir daran, dass Anja lernt, auf sich selbst zu schauen, sich selbst zu beeltern, sich zu spüren, assoziiert zu bleiben, beispielsweise mit der *Reise durch den Körper mithilfe von zehn Treppenstufen* oder auch der *Reise durch den Körper, verbunden mit einer guten Aufmerksamkeit*. Dann arbeiten wir in einem nächsten Schritt daran, wie sie sich angemessen abgrenzen kann, beispielsweise mit *Inhalt und sich abgrenzen* und *Analyse einer Situation und eine verbesserte Variante machen*. Sie stellt sich ihren Ängste und lernt, sie besser zu kontrollieren, z. B. mit *Ungesunde Gedanken in gesunde verwandeln* (Umgang mit Zwängen). Wir arbeiten am Selbst und an der Identität, z. B. mit *Selbstbild mit Spiegel* und *Integration von Erfolg und Misserfolg ins Selbstbild*. Sie lernt auch, besser auf sich zu schauen, unter anderem mit *Bedürftige Teile nähren*. Sie gibt sehr viel, ist immer für ihre Familienmitglieder, Freunde, Kameraden da und erreichbar und findet mit der Zeit ein gutes Gleichgewicht zwischen Geben und Nehmen, wie in der Intervention *Gleichgewicht. Zwei Hände* (wobei in die eine Hand das »Geben« und in die andere das »Nehmen« kommt). Ihr fällt ja eher das »Nehmen« schwer). Eine andere Möglichkeit, die in diesem Fall nicht zur Anwendung kam, wäre die Intervention *Der Laden des Lebens*. Innerhalb recht kurzer Zeit taucht das Einsamkeitsgefühl viel seltener auf.

Der 10-jährige ROMAN wird von seiner Mutter angemeldet, welche ihn auch zur Psychotherapie begleitet. Es gehe ihm sehr schlecht, er werde gemobbt, schließe sich im Zimmer ein, leide an einer Stoffwechselerkrankung, die eine komplizierte Diät verlangt. Sie und ihr Mann sind geschieden. Die Kinder, Roman und sein um fünf Jahre älterer Bruder leben beim Vater. Vor ihrer psychischen Erkrankung vor zwei Jahren in Zusammenhang mit der Trennung habe sie sich ausschließlich um die Kinder gekümmert. Ihr Exmann arbeite sehr viel und kümmere sich auch jetzt nicht um die Kinder. Vor allem für Roman sei das schwierig, denn er habe Schulprobleme, wobei sein älterer Bruder in der Schule und im Sport sehr erfolgreich sei. Roman sagt als erstes, dass er einsam sei, dass er nicht schlafen könne, dass er niemandem trauen könne, dass er wissen wolle, was mit ihm falsch sei. Es wird schnell klar, dass die Mutter zwar versucht hat, die Schule dazu zu bringen, etwas gegen das Mobbing zu unternehmen, aber diese scheinbar nicht willens oder fähig ist, etwas an der Situation zu ändern. Der Vater ist auch nicht dazu zu bewegen, zur Beratung zu kommen, und meint, sein Sohn »spinne« halt einfach, und es sei die Aufgabe der Psychotherapie, ihn zu »reparieren«, am besten mit Medikamenten. Roman ist sehr motiviert zu arbeiten. In der ersten Phase analysieren wir Mobbingsituationen, damit er sie besser einordnen kann. Er findet heraus, dass die drei Mobber wohl einerseits Freude am Quälen haben, sich ihre Macht in der Gruppe aufrechterhalten, vor allem einer davon, die anderen sind wohl Mitläufer. Dass die anderen der Klasse nicht wagen, etwas dagegen zu unternehmen. Er findet heraus, wann er besser mental seinen *Schutzanzug* anzieht und wann er sich wehren sollte. Um die Zuversicht und eine reale Zukunftsperspektive zu stärken, wird die Intervention *Einen Tag, an dem es besser geht, in der Zukunft erleben* durchgeführt. Er spürt in der Folge immer wieder, wie es sich dann einmal anfühlen wird. Er wird darin begleitet, wie er besser auf sich schauen, sich selbst beeltern kann, beispielsweise mit der Intervention *Bedürftige Teile nähren*. Mit der Intervention *Imaginärer Freund* stärkt er sich. Zusätzlich wird an seinen sozialen Fertigkeiten, an angemessener Empathie gearbeitet. Auch das Thema Was ist ein Freund? ist immer wieder aktuell. Langsam gelingt es ihm, sich in kleinen Schritten zu öffnen, sich auf dem Pausenhof zu seinen Kameraden dazuzustellen, wenn er gefragt wird, zu antworten, oder gar bei einem Spiel mitzumachen.

Einen Tag, an dem es besser geht, in der Zukunft erleben

Hier-und-Jetzt-Zustand:

- Besprechen, wie ein Tag sein kann, an dem es besser geht, evtl. gar wann der sein wird. Möglichst einen »Alltag« wählen.

Trance:

- In der Vorstellung zum Beginn des Tages in der Zukunft gehen. An welcher Stelle beginnt der Tag? Wie ist es beim Aufwachen? Was wird gemacht?
- Den ganzen Tag in der Vorstellung durcherleben, immer wieder innehalten und spüren, wie es sich anfühlt, dass es besser geht.
- Bis zum Abschluss des Tages gehen und dabei bemerken, wie der Tag abgeschlossen wird, an dem es besser geht.

Hier-und-Jetzt-Zustand:

- Im Gespräch herausfinden, was alles dazu beigetragen hat, dass der Tag besser ist.
- Herausfinden, welche Elemente die Person selbst beeinflusst.

Hinweis:

- Vielleicht ist es nicht realistisch anzunehmen, dass es in der Zukunft besser ist, dass die Person sich gut fühlt; besser fühlen aber schon.

Anwendung:

- Einsamkeit
- Sinnsuche
- herausfinden, was Glück ist
- Ansprüche angemessen machen
- Dankbarkeit
- Vision entwickeln
- Selbstwirksamkeit
- schwere Zeiten

- Unzufriedenheit
- Schmerzen
- andere Symptome wie Angst, Zwänge, Schlaflosigkeit
- Depression

Imaginärer Freund

Viele Kinder machen sich in einer bestimmten Entwicklungsphase einen imaginären Freund. Auch im weiteren Leben ist es manchmal sinnvoll, so einen Freund bei sich zu haben.

Hier-und-Jetzt-Zustand:

- Aktuelle Situation, in der die Begleitung eines Freundes wichtig ist, in der man sich vielleicht allein und verlassen fühlt. Besprechen, wie ein imaginärer Freund sein kann. Es sollte aber nicht eine reale lebende Person sein. Manchmal ist es eine verstorbene Person, eine Figur, ein Tier, ...
- Besprechen, dass der imaginäre Freund reale Freunde nicht ersetzt, aber der inneren Stärkung dient, denn der imaginäre Freund ist ja ein Teil von dieser Person.

Trance:

- In der Vorstellung in diese Situation gehen.
- Sich eine Vorstellung von einem imaginären Freund machen, z. B. Tier, weise Gestalt, Märchenfigur, Geist, ... Der imaginäre Freund soll keine Ähnlichkeit mit realen Menschen haben.
- In der Vorstellung den imaginären Freund rufen, ihn spüren.
- Eine aktuelle Frage stellen, um Rat fragen, etwas Wichtiges erzählen.
- Hören, was der Freund sagt. Er spricht vielleicht in Worten oder in anderer Weise, z. B. Gestik, Blick.
- Wenn sinnvoll, weiter mit dem imaginären Freund sprechen, Zwiesprache halten.
- Sich bedanken und den Freund verabschieden.

Hier-und-Jetzt-Zustand:

- Gibt es noch etwas dazu zu sagen? Anwendung in der Zukunft.

Ab dem Punkt »Eine aktuelle Frage stellen...« kann auch folgendermaßen vorgegangen werden:

- Die Gegenwart des Freundes spüren und spüren, wie es sich anfühlt, dass er Kraft gibt.
- Sich durch den imaginären Freund durch die Situation begleiten lassen.

Checkliste machen

Eine Checkliste machen, wie ein Freund, eine Freundin sein soll. Dabei Ansprüche überlegen, z. B. ganz vertrauen, immer auf sie zählen können, ...

- Unterschied von bester Freund, Freund, bester Kamerad, Kamerad, Kollege besprechen.
- In welchen Situationen soll die Person wie da sein?
- Dasselbe kann für Intimpartner gemacht werden.
- Ansprüche immer abwägen. Was ist zu viel, was zu wenig?

10 Lebenslauf

10.1 Lebenslaufberatung und Lebensübergänge

Nach Baltes, Staudinger und Lindenberger (1999) ist die Entwicklungspsychologie eine Lebenslaufpsychologie und befasst sich mit der Entwicklung des Individuums, des Einzelnen von der Empfängnis (Geburt) bis hin zum hohen Alter. In der Arbeit mit Kindern und Jugendlichen ist es darum wichtig, den ganzen Lebenslauf im Auge zu haben. In der Arbeit mit Erwachsenen sind oft Erlebnisse und Situationen der Kindheit und Jugend relevant.

In jedem Alter machen wir auf eine gewisse Art Lebenslaufberatung. Es geht ja immer darum, wie das gegenwärtige und das zukünftige Leben gestaltet werden kann. Da wird jeweils auch das Vergangene angeschaut, Lebensübergänge spielen eine zentrale Rolle. Darum ist das Meistern des Übergangs sehr wichtig.

In der Lebenslaufberatung wird meist folgendermaßen vorgegangen:

Diagnostik:

- Welche Faktoren könnten mitspielen, weshalb der Lebensübergang bis jetzt noch nicht gemeistert wurde?
- Was erschwert den Übergang: vom Individuum, von der Familie, von der Gemeinschaft, von anderen Faktoren her?
- Zu möglichen Ressourcen führt auch die Frage, wie frühere Übergänge und schwierige Situationen gemeistert wurden.

Basierend darauf werden die *Interventionen* geplant, je nach Themen, die beim Übergang relevant sind. Beispielsweise:

- persönlicher Einfluss
- Angst
- keine Perspektive
- Entwicklung bremsen wollen
- evtl. wird das, was folgt, eher schlechter (Verlust)
- das, was kommt, kann besser sein, aber es gibt keine Garantie
- es wird versucht, das Beste daraus zu machen.

Für den Übergang braucht es Folgendes:
- Zurückblicken: Was war gut? Was war nicht gut?
- Wertschätzen des Guten
- nach vorne schauen, eine Ahnung/Vision der Zukunft haben
- den Übergang anpacken
- ankommen und sich einrichten.

Vorbereitung für die Interventionen:
- Was beeinflusst das Meistern des Übergangs?
- Was kann die Person selbst beeinflussen?
- Wie kann die Person mit den anderen Einflüssen umgehen?

Unter *Lebensübergang* wird eine Bewegung, eine Entwicklung von einem zum nächsten Stadium; ein Schnittpunkt im Leben verstanden. Dabei gibt es (normative) *Transitionen*, also normale Übergänge. Ein Übergang eröffnet neue Möglichkeiten und führt zum Verlust von alten Möglichkeiten. Ein Beispiel: Kann das Kind laufen, gewinnt es mehr Selbstständigkeit, verliert aber irgendwann einmal das Privileg, getragen oder gefahren zu werden. Das Transitionsmodell nimmt an, dass das gesamte Leben mit biographischen Übergängen durchsetzt ist.

> Vor und nach jedem Lebensabschnitt geschieht ein Wandlungsprozess, eine sogenannte Transition, welche dem Menschen neue Möglichkeiten eröffnet und ihn zugleich bestehender Möglichkeiten beraubt.

Biografische Übergänge erstrecken sich im Gegensatz zu Lebensverläufen über kürzere Zeiträume. Sie werden differenziert nach ihrem Auslöser (biologisch, psychologisch, sozial), dem Zeitpunkt des Übergangs sowie ihrer Normativität. Transitionen, die von den meisten Menschen erlebt und dadurch als »normal« empfunden werden, nennt man »normativ«. Sie können in vielen Fällen von vergangenen Erfahrungen her für den Lebensweg eines Individuums vorhergesagt werden: So etwa der Schuleintritt und -austritt, der Berufseinstieg oder die Pensionierung. Nach Perrig-Chiello (2008) kann ein Lebensübergang als eine instabile Phase, eine »Brücke zwischen zwei stabileren Stadien« betrachtet werden. Diese kann zu Veränderungen der Persönlichkeit, der Werte, des Verhaltens, der Beziehungen sowie Rollenmodellen führen. So steht bei jeder biographischen Transition eine existenzielle Neudefinition von Selbstkonzept, Sichtweisen sowie Erwartungen an.

Eine *Krise* bedeutet einen Verlust von psychischer Balance, ausgelöst durch bestimmte Lebensereignisse *(life events)* oder Umstände, mit denen nicht umgegangen werden kann (Sonneck 2000). *Wendepunkte* sind außerordentliche Übergänge, die langfristige Änderungen zur Folge haben:

- anhaltende Veränderung der Richtung des Lebensweges
- Ziel/Prioritätensetzung kann sich ändern
- können zu Veränderung in Lebensart, Selbstkonzept und Rolle führen
- werden oft nachträglich definiert; Einsicht/Weisheit erst im Nachhinein
- schwierig zu definieren: Muss das Ereignis sowohl zum Zeitpunkt des Auftretens als auch im Nachhinein als Wendepunkt betrachtet werden?
- Was bewirkte den Wendepunkt?
- Warum bewirkte ein bestimmtes Ereignis den Wendepunkt?
- Was wären Alternativen gewesen? Was wäre da herausgekommen?

Wirkungsmechanismen von Wendepunkt-Erfahrungen sind Erfahrungen, die jemandem neue Möglichkeiten eröffnen und/oder ihn bestehender Möglichkeiten berauben bzw. diese beschneiden. Sie können anhaltende Veränderung in der Umwelt (sei es räumliche oder soziale Umgebung) bedeuten und wirken auf das Selbstkonzept, die Sichtweisen und Erwartungen. Übergänge können eher räumlich, zeitlich, psychisch oder sozial sein. Sie sind plötzlich oder fortlaufend, unerwartet oder erwartet.

> Übergang bedeutet, dass etwas Neues kommt, dass das Alte verabschiedet werden muss, und damit Risiko, Unsicherheit und Chance.

10.2 Übergänge in verschiedenen Altersphasen

Biografische Übergänge können ganz unterschiedlich erlebt werden: Manche betreffen ausschließlich das Individuum, andere die ganze Familie, Gemeinschaft oder sogar das gesamte Volk. Dabei ist der

Zeitpunkt von Lebensübergängen individuell verschieden. Zwischen Transitionen existieren jedoch gewisse Zusammenhänge, wie eine finnische Studie erst kürzlich aufzeigen konnte: Die Forscher untersuchten den Zeitpunkt der ersten Elternschaft in Abhängigkeit zu anderen biographischen Übergängen (Kokko et al. 2009). Dazu wurden 369 finnländische Einwohner in einer Langzeitstudie befragt. Es konnte festgestellt werden, dass bei Frauen eine frühe Mutterschaft auch mit früher stattfindenden anderen Transitionen assoziiert ist: Sie verlassen z. B. früher ihr Elternhaus und sind früher intime Beziehungen eingegangen als Gleichaltrige. Ein weiteres Ergebnis zur Individualität von Übergängen liefert Perrig-Chiello (2008): Sie fand in einer ihrer Studien heraus, dass Frauen allgemein die meisten Transitionen zu einem früheren Zeitpunkt erleben als Männer.

Während Transitionen in der Vergangenheit bestimmten Mustern folgten und mit speziellen Riten erleichtert werden sollten (z. B. Konfirmation, Polterabend, Pensionsfeier), können sie heute jederzeit passieren, da die menschlichen Lebensläufe zunehmend individuellen Entscheidungen folgen (Perrig-Chiello 2008). Lebensübergänge können eher plötzlich (z. B. Unfall) oder langsam (z. B. Krankheit) geschehen. Dabei ist ein diskreter Auslöser (z. B. in Rente gehen) ebenso möglich wie ein phasenhafter Verlauf (z. B. Großelternschaft). Manche Transitionen stellen ein eher erwünschtes und erwartetes Ereignis dar (z. B. Schwangerschaft), andere sind wiederum ungewollt und befürchtet (z. B. Tod naher Angehöriger).

Die in der Folge vorgestellten Methoden können, wenn sie der Situation, der Persönlichkeit und dem Entwicklungsstand der Person angepasst werden, für jede Altersstufe angewendet werden.

10.2.1 Kindesalter

Das Kindesalter enthält besonders viele Übergänge, die gemeistert werden wollen. Beim Eintritt in die Spielgruppe und dann vor allem in den Kindergarten und in die Schule müssen sich die Kinder und deren Eltern voneinander lösen, die Kinder müssen lernen, sich ohne einen Elternteil in einer geführten Gleichaltrigengruppe zurechtzufinden. Wenn in der Beratung um Unterstützung zur Meisterung dieses Übergangs nachgesucht wird, kann dies meist mittels Erziehungsberatung der Eltern und Unterstützung der Selbstständigkeit des Kindes geschehen.

Die 6-jährige Seline, die den Kindergarten besucht, wird durch die Mutter wegen Schlafproblemen angemeldet. Schon im ersten Familiengespräch, an dem die Eltern, Seline und ihr 3-jähriger Bruder Roman teilnehmen, wird klar, dass die Mutter sehr viel Aufwand für die Erziehung und Fürsorge ihrer Kinder aufwendet, sodass sie am Rande ihrer Kräfte angelangt ist. Sie nimmt ihren Kindern alles ab, verlangt kaum etwas von ihnen und setzt ihnen keine Grenzen. Der Vater ist ganztags berufstätig, unterstützt seine Frau sehr und ermutigt sie auch, mehr Selbstständigkeit von den Kindern zu verlangen und zuzulassen. Seline bewältigt den Übergang vom Tag zur Nacht und denjenigen vom Kind zum Kindergartenkind schlecht. In diesem Fall spielen wohl folgende Faktoren mit, dass die Übergänge nicht gut gemeistert werden können: Es gibt keine klare Haltung und Struktur im Tagesablauf und in der Erziehung, d. h. auch kein gleichbleibendes Gutenacht-Ritual und keine Konsequenzen bei Nichteinhalten von Abmachungen. Die Mutter zeigt auch Schwierigkeiten, sich von ihren Kindern zu lösen und ihre Selbstständigkeitsentwicklung zu unterstützen. Zudem erwartet sie Unrealistisches und Unnötiges von sich selbst. Seline hat nicht gelernt, selbstständig und selbstverantwortlich zu sein, und bekommt mit ihrem Verhalten Aufmerksamkeit und andere Vorteile. In der Erziehungs- und Familienberatung werden Erziehungsaspekte und systemische Fragen thematisiert, sodass die Mutter ihren Alltag besser bewältigen kann, sich nach einer kleinen Teilzeitarbeit umsieht, der Vater mehr mit den Kindern unternimmt und in der Erziehung allgemein mehr Klarheit und Struktur entsteht. Mit Seline wird ihr Anliegen, nämlich gut schlafen zu können, bearbeitet. Seline kann von dieser Stunde an selbst ein- und durchschlafen (obwohl sie das nicht immer tut), und die Eltern bewältigen ihren Alltag. Sie berichten in der dritten Stunde, dass sowohl Roman als auch Seline im Ganzen selbstständiger und zufriedener sind und die Mutter eine Teilzeitarbeit gefunden hat, die ihr gefällt. Der Vater genieße es, mehr zum Familienalltag beitragen zu können. Hier wurde die Erziehungs- und Familienberatung mit der Einzelintervention des Kindes kombiniert. Seline fand zu mehr Selbstverantwortung und Sicherheit, indem sie selbst schlafen lernte und damit den Übergang vom Tag zur Nacht bewältigte.

Ein weiterer wichtiger Übergang ist der Übertritt in eine höhere Schule, in der meist mehr Selbstständigkeit und Selbstverantwortung gefordert wird, und häufig fällt er zeitlich mit dem Ende der Kindheit zusammen. Die Zeit der Kindheit beinhaltet das freie Spielen, genug Freiräume und begrenzte Verantwortung.

Der 11-jährige NIKLAUS wird auch wegen Schlafproblemen angemeldet. Er kann nur im Bett der Eltern schlafen, und ein Elternteil muss beim Einschlafen danebenliegen. Beim Familienerstgespräch, an dem neben Niklaus die Eltern und die 16-jährige Schwester teilnehmen, wird klar, dass in diesem Fall die restliche Familie bereit ist für den nächsten Familienübergang. Niklaus ist seit drei Monaten in einer höheren Schule, die Mutter arbeitet wieder in Teilzeit, die Eltern unterstützen die Selbstständigkeit von Niklaus in angemessener Form. Niklaus selbst möchte nicht »groß«, d. h. jugendlich werden und ist ganz traurig über das nahende Ende der Kindheit. Seine Kameraden spielen nicht mehr und haben im Gespräch ihm ganz fremde Themen. Bei ihm sind innere Bremsen vorhanden, den nächsten Lebensübergang zu bewältigen, was sich vor allem auch in seinen Einschlafstörungen zeigt. In einer Stunde trauert er intensiv um das Ende der Kindheit, dass er kaum mehr Zeit hat, um mit den Autos und Playmobiles zu spielen, und gar keine Lust dazu, dass er sowohl zu Hause als auch in der Schule immer mehr Verantwortung zeigen muss. Das Schwergewicht bei der Arbeit mit Niklaus liegt in der Einzelarbeit. Unter anderem wird in einer Stunde der Lebensübergang metaphorisch in der Vorstellung, in einer leichten Trance bewältigt. Er wählt eine Brücke als Metapher. Er schaut sich zuerst am bekannten Ufer um und zurück, beachtet, was es hier zu sehen und zu schätzen gilt. Dann dreht er sich zur Brücke. Er organisiert sich in der Vorstellung die Ausrüstung, die er für den Übergang nötig hat, nämlich eine Windjacke, Wanderschuhe und Proviant. Dann macht er sich auf den Weg. Als er auf der Brücke angekommen ist, weht ihm ein enormer Gegenwind entgegen. Er braucht alle Kraft, um vorwärts zu kommen. In der Mitte der Brücke angekommen, schaut er vorwärts zum anderen Ufer, atmet ein paar Mal durch, sammelt Kräfte für den weiteren Weg. Auch auf der zweiten Hälfte der Brücke herrscht ein starker Wind. Es ist aber für den Jungen einfacher, sich ihm entgegenzustellen, sodass er dann am anderen Ufer anlangt, sich dort umschaut und für den Moment einen Ort sucht, um sich hinzusetzen, bevor er den Weg dann später fortsetzen wird. Die Vorstellungsübung dauert ungefähr 30 Minuten, also ziemlich lange, da immer wieder mit Gegenwind gekämpft werden muss. Nach dieser Stunde berichten die Eltern, dass das Einschlafen viel besser geht, er auch sonst selbstständiger geworden ist und sich auch häufiger mit Kameraden trifft.

Übergang in der Vorstellung anhand eines Bildes bewältigen

Hier-und-Jetzt-Zustand:

- Besprechen, welcher Lebensübergang jetzt ansteht.

Trance:

- Sich eine bildliche Vorstellung des Übergangs machen, z. B. eine Brücke, ein Pass, ...
- Sich zur gegenwärtigen Seite des Übergangs begeben.
- Zurückschauen zu dieser Seite und Vor- und Nachteile dieser Seite aufzählen; die guten Seiten wertschätzen (z. B. schön grünes Gras).
- Sich dem Übergang zuwenden.
- Sich ausrüsten z. B. Wegzehrung, Kleidung, Schuhe, Schwimmweste, ...
- Sich auf den Weg machen und dabei mit den Widrigkeiten umgehen, z. B. Gegenwind, Löcher im Weg, ...
- Auf der anderen Seite vorausschauen, was es zu sehen gibt.
- Einen Platz für ein vorläufiges Ausruhen finden.

Hier-und-Jetzt-Zustand:

- Besprechen, was es noch zu sagen gibt.

10.2.2 Jugendalter und junges Erwachsenenalter

Im Jugendalter stellen sich besonders Fragen der Identität als zentral dar: Die eigene Geschlechtsrolle und das soziale Bindungsverhalten wird entwickelt und ein Bewusstsein für Werte, Normen, Politik und Ethik ausgebildet. Handlungsspielräume erweitern sich, und es gilt, neue Rollen zu übernehmen. Besonders wichtig sind in diesem Lebensabschnitt Statusübergänge. Die Heranwachsenden müssen ein bestimmtes Verhalten zeigen, um den Status des Jugendlichen auch von der Umwelt zugeschrieben zu bekommen. Dabei ist zu erwähnen, dass sich die Anforderungen an Jugendliche im Laufe der gesellschaftlichen Entwicklung verändert haben (Grob u. Jaschinski 2003). Aspekte wie lebenslanges Lernen, Selbstgestaltung des Lebens und veränderte Familienstrukturen erfordern auch in diesem Alter neue Transitionen.

Im jungen Erwachsenenalter muss dann der Übergang von der Schule zu einer Berufsausbildung und von dieser ins Erwerbsleben gemeistert werden. Außerdem erfolgen meist der Auszug aus dem Elternhaus und die verantwortungsvolle Gestaltung der Freizeit und des sozialen Lebens. Arnett (2000) beschreibt die Phase des Übergangs von Jugendalter zum Erwachsenenalter als *emerging adulthood*. Seinen Ausführungen zufolge meint dieser Begriff eine Phase zwischen der unbeschwerten Leichtigkeit der Jugend und dem verantwortungsvollem Dasein als Erwachsener, welche sich über das Alter von 18 bis 25 Jahren erstreckt. *Emerging adults* explorieren während dieses

Lebensabschnitts mögliche Lebensrichtungen – in der Liebe, im Beruf sowie bezüglich der eigenen Weltanschauung – und sind dabei relativ unabhängig von sozialen Rollen und normativen Erwartungen.

Die Zeit zwischen Jugend und Erwachsenenalter ist eine Periode voller Veränderungen und Entwicklungen, welche jedoch eine stark subjektive Komponente aufweist – entsprechend der Individualisierung der Lebensläufe.

Nach meiner Beobachtung in der Beratung und Psychotherapie fällt es vielen Jugendlichen und jungen Erwachsenen gegenwärtig (seit ca. fünf bis sieben Jahren) schwer, diesen Übergang in Angriff zu nehmen.

Die 18-jährige LARISSA wird durch ein Integrations-Arbeitsprogramm angemeldet. Sie ist nicht mehr fähig, die Schule zu besuchen, und arbeitet deshalb im Moment zwei Mal zwei Stunden pro Woche in diesem Programm; sonst ist sie zu Hause. Sie lebt bei ihrer Mutter, die eine IV-Rente bezieht und ihre Tochter weiterhin als Haushaltsunterstützung und Partybegleitung zur Verfügung haben möchte. In der Beratung geht es darum, dass Larissa fähig ist, täglich zu arbeiten, später eine Ausbildung zu absolvieren, bei ihrer Mutter aus- und in eine begleitete Wohngruppe zu ziehen, ihre Freizeit sinnvoll zu gestalten, gute Bekannte und Kollegen zu finden und das Körpergewicht zu reduzieren; also den Lebensübergang zum Erwachsenenleben und mehr Selbstständigkeit zu meistern. Immer wieder realisiert Larissa, dass es sehr anstrengend ist, diese Ziele zu erreichen, und fällt daher jeweils wieder in ihrer Entwicklung zurück. Daher muss vor allem am Durchhaltevermögen, an der Frustrationstoleranz und am Überwinden von Widerständen gearbeitet werden. In einer Stunde geht es darum, dass sie viele Fehlzeiten hat und der Arbeitsplatz somit bedroht ist; dass Larissa pünktlich zur Arbeit geht, auch wenn sie sich müde fühlt, keine Lust auf die Arbeit und ein wenig Kopfschmerzen hat. Mit der unten beschriebenen Intervention trainiert sie, die Widerstände zu überwinden. Sie nimmt den gestrigen Morgen als Beispiel, als sie nicht zur Arbeit ging. In ihrer Vorstellung setzt sie sich den Arbeitsplatz als Ziel in der Zukunft für den folgenden Tag (die Vergangenheit kann ja nicht verändert werden. Es kann nur für die Zukunft trainiert werden). Sie geht gedanklich zum gestrigen Morgen, als die Geschichte begonnen hat, nämlich im Bett, als der Wecker klingelt. Da taucht der erste Stolperstein auf, da sie sich zu müde fühlt. Sie stellt sich den Widerstand als Blei an den Füßen vor. Was kann sie tun? Sie hebt das Blei von den Füßen und steht auf. Dann macht sie sich zurecht, geht in die Küche, um sich einen Kaffee zu machen.

Jetzt wird ihr schlecht und schwindlig. Was für eine Vorstellung taucht dazu auf? Ein Boxsack schlägt ständig gegen ihren Körper. Was kann sie tun? Sie entfernt den Boxsack von der Diele, indem sie das dazugehörende Seil löst. Als sie sich endlich auf den Arbeitsweg machen will, fühlt sie sich wieder müde. Was taucht für eine Vorstellung auf? Gummibänder engen die Bewegungsfreiheit ein. Was kann sie tun? Sie zerschneidet die Bänder. So tauchen immer wieder Widerstände auf, die sie auf ähnliche Weise überwindet, bis sie den Arbeitsplatz pünktlich erreicht. In der Folge geht sie außer bei Erkrankung zur Arbeit. Diese Intervention wurde auch in ähnlichen Situationen wie zum Sport, auf Wohnungssuche gehen, angewendet.

Widerstände überwinden und das Ziel erreichen, metaphorisch in der Vorstellung

Hier-und-Jetzt-Zustand:

- Reale gegenwärtige Situation beschreiben, in der die Person sich befindet, z. B. Sekundarschule im Dorf, wo die Person alle Mitschüler kennt.
- Realistische Vision, realistisches Ziel entwickeln, z. B. ins Gymnasium in der Stadt gehen.
- Kurz zusammentragen, welche realen Stolpersteine im Weg liegen könnten, z. B. guten Notendurchschnitt erreichen, Schulweg in die Stadt bewältigen, unbekannte Mitschüler, Leistungsanforderungen, Ängste.
- Sich symbolisch einen Standort vorstellen, evtl. auf einem Weg, z. B. Wiese am Bach.
- Sich ein metaphorisches Bild machen vom Ziel (z. B. Bergspitze, Wiese, Haus, ...).

Trance:

- Sich bildhaft in die Situation hineinversetzen, da, wo die Person gerade ist (z. B. Wiese am Bach).
- Von hier aus das Ziel, z. B. den Berggipfel, ins Auge fassen.
- Den Weg gehen.
- Immer wenn ein Widerstand, ein Stolperstein auftaucht, diesen überwinden, (z. B. ein Graben taucht auf, Therapeut fragt: Was machst du jetzt? Wie überwindest du den Graben? Evtl. gibt er Ideen, z. B. manche nehmen das Kletterseil, andere gehen um den Graben herum, ... Nicht zulassen, dass nur zum Ausgangspunkt zurückgegangen wird, höchstens um einen Widerstand zu umgehen.
- Widerstände überwinden (Kletterseil, Sprung, Loch bohren). Wenn Klient sagt, er bleibe da, bevor das Ziel erreicht ist, kann Therapeut beispielsweise sagen: Gut, ruhe dich aus, sage mir, wenn du weitergehst.

- Gehen, bis das Ziel erreicht ist. Therapeut begleitet so, dass dies möglich ist.
- Wenn das Ziel erreicht ist, spüren, wie es sich anfühlt, das Ziel erreicht zu haben, und den gemeisterten Weg überblicken.

Hier-und-Jetzt-Zustand:

- Sich nochmals an das gute Gefühl am erreichten Ziel erinnern.

Anwendung:

- Leistung
- Ziele setzen, erreichen
- durchhalten, Widerstände überwinden
- ADS, ADHS
- Vorankommen, anpacken
- In der Handlung, im Fluss bleiben

Hinweise:

- Oft kann direkt zur Trance gegangen werden.
- Das Ziel kann entweder konkret (z. B. Arbeitsort, Schule) oder metaphorisch sein, z. B. ein Turm.
- Die Widerstände sind meist metaphorisch, z. B. ein Graben, eine Felswand, ein Gummiband, ...

Eine weitere Möglichkeit, den Prozess in Fluss zu bringen, ist folgende Intervention:

Es läuft und geht vorwärts

Bei Bremsen und Stocken während einer Arbeit oder allgemein im Leben geht das Gefühl bzw. das Körpergefühl von »es läuft« verloren. Meist ist es in einem ersten Schritt zuerst nötig herauszufinden, was einen hindert. Auf Metaphernebene kann das leichter sein als auf der realistischen Ebene. Im Folgenden wird mithilfe der Vorstellung eines Autos zuerst herausgefunden, was los ist, dann wird es repariert, und das Köpergefühl »es läuft« wird aktiviert.

Hier-und-Jetzt-Zustand:

- Erklärung: Es geht darum, die Körperempfindung zu finden und zu spüren, dass es läuft, vorwärtsgeht, in einem guten Tempo; nicht rasen, aber schnell genug.
- Welches Fahrzeug kommt dir dazu in den Sinn? Möglichst eines, das auf dem Boden fährt, z. B. ein Pkw, ein Rennauto, ein Formel-1-Renn-

wagen, Spider, ... Es kann aber auch sein, dass es etwas ganz anderes ist, etwa Skifahren, ...

Trance:

- Sich das Fahrzeug vorstellen. Einsteigen.
- Starten.
- Berichten, wie es weitergeht.
- Wenn gebremst, Bremsen lösen, Widerstände beheben, auf eine Strecke gehen, wo es gut läuft, z. B. Rennstrecke.
- Wenn die Empfindung »es läuft« genug stark ist, diese gut spüren, ins Körpergedächtnis ablegen.
- Fahrzeug anhalten, abstellen, aussteigen.
- Sich für den Moment verabschieden im Wissen, jederzeit mindestens in der Vorstellung dorthin zurückgehen zu können.

Hier-und-Jetzt-Zustand:

- Die Trance für sich machen, evtl. am Abend vor dem Einschlafen.
- Im Alltag auf Momente achten, diese verstärken, in denen das Gefühl »es läuft« auftaucht, kann beim Sport sein, bei der Arbeit, bei Ideen, beim Kochen, ...

Anwendung:

- Lebensübergang
- Langsamkeit
- langsames Arbeiten
- Entwicklungsaufgaben nicht anpacken
- allgemein: nicht anpacken
- Prüfungsvorbereitungen
- Schreibblockade, Arbeitsstau

10.2.3 Erwachsenenalter

Im Erwachsenenleben müssen Übergänge im Zusammenhang mit der Arbeit, mit der Partnerschaft und der Familie sowie durch andere Ereignisse hervorgerufene Übergänge bewältigt werden. Nach meiner Beobachtung ist es für junge Männer und Frauen schwierig, die Entscheidung für eine Familiengründung zu fällen und sie dann auch umzusetzen. Häufig kommt es vor, dass zu lange gewartet wird, sodass dann die Entscheidung gegen eine Familie durch äußere Umstände geschieht. Das kann weitere Schwierigkeiten im Bewältigen dieses Übergangs zur Folge haben.

Carrol und Kollegen (2009) haben Kriterien für die Heiratsbereitschaft junger Erwachsener untersucht. Es konnte festgestellt werden, dass die Bereitschaft zu heiraten für junge Erwachsen unmittelbar mit der Entwicklung interpersoneller Kompetenzen verbunden ist. Die Forscher erkennen einen deutlichen Unterschied zwischen »erwachsen werden« und »heiratsbereit sein«: Während das erste einen Übergang von »umsorgt werden« zu »für sich selbst sorgen« darstellt, bedeutet das andere eine Transition von »für sich selbst sorgen« hin zu »für einen anderen sorgen«.

Neben dem Eingehen einer festen Bindung stellt auch das Beenden einer Partnerschaft eine große Herausforderung im Erwachsenenalter dar.

Die 32-jährige Marie-Hélène Müller muss sich mit der Trennung von ihrem Freund abfinden, mit dem sie sieben Jahre zusammen war. Sie wollte sich eigentlich schon seit vier Jahren von ihm trennen, weil sie die Partnerschaft nicht als erfüllend erlebte. Dies schaffte sie aber nicht, weil die Partnerschaft auch Vorteile, Sicherheit und Bequemlichkeit brachte. Nun beendete ihr Freund die Beziehung, weil er eine neue eingegangen war. Außerdem verletzte sie sehr, dass ihre Mutter hinter ihrem Rücken dem ehemaligen Freund schrieb, dass sie weiter mit ihm in Kontakt bleiben möchte und der Meinung sei, ihre Tochter benehme sich kindisch. Es war Marie-Hélène Müller nie ganz gelungen, sich von der Mutter zu lösen und abzugrenzen. Nun musste sie auch diesen Übergang gleichzeitig bewältigen. Mit der unten beschriebenen Intervention geht Marie-Hélène Müller in der Vorstellung mit einem Zeitrad in Form eines Schiffssteuerrads 20 Jahre in die Zukunft und kommt in einem Garten in einem Liegestuhl unter einem Apfelbaum an. Sie bemerkt, wie sie sich hier wohl und zufrieden fühlt. Sie liegt im Garten des eigenen Familienhauses. Die spürt, dass sie jugendliche Kinder hat, denen es gut geht, und dass sie sich bei ihrem Mann aufgehoben fühlt. Sie weiß auch, dass ihre Berufstätigkeit befriedigend ist. Sie schaut zur jungen Frau von damals zurück. Diese sieht sehr traurig, mutlos und verspannt aus. Sie sagt ihr, dass alles gut wird, und rät ihr, einen Schritt nach dem anderen zu tun, auf sich und ihre Fähigkeiten zu vertrauen. Nach der Übung nimmt sie sich vor, den Rat vom Zukunfts-Ich zu beherzigen. Sie berichtet später, dass sich seit dieser Stunde zwar noch nichts verändert hat, dass sie aber alles ruhiger nehmen kann.

Altersprogression: Das Zukunfts-Ich unterstützt das gegenwärtige Ich

Hier-und-Jetzt-Zustand:

- Sich ein Instrument auswählen, z. B. ein Zeitrad, einen Film, eine Zukunftsmaschine, um die Zeit vorwärtszudrehen.

Trance:

- In der Vorstellung die Zeit so weit vorwärtsdrehen wie gewünscht, z. B. 1, 5, 10, 30, 50 Jahre.
- In der Zukunft angekommen darauf achten, wo und in welcher Situation (z. B. in einem Büroraum, auf einem Berg, im Ohrenlehnstuhl am Feuer) man sich befindet.
- Sich so einrichten, dass die Möglichkeit zu sinnen und nachzudenken besteht.
- Darauf achten, wie es einem in den verschiedenen Lebensbereichen geht, z. B. Gesundheit, Partnerschaft, Familie, Kinder, Freunde, Beruf, Freizeitinteressen.
- Von dieser Stelle und diesem Zeitpunkt aus zurückblicken zur damaligen Person (von der Gegenwart. Hier das aktuelle Datum erwähnen).
- Wie sieht die Person von damals aus (z. B. verspannt), was denkt sie über die Person (z. B. regt sich zu stark auf)? Was kann sie ihr sagen, raten (z. B. Nimm es ruhiger, vertraue auf dein Urteil)?
- Nochmals in der Zukunft spüren, wie sich das anfühlt.
- Die Zeit zur Gegenwart zurückdrehen.

Hier-und-Jetzt-Zustand:

- Besprechen.

10.2.4 Exkurs: Alter

Im Alter muss der Übergang vom Arbeitsleben zum Ruhestand bewältigt und damit meist auch eine neue Form von Partnerschaft gefunden werden, da sich dann meist beide Partner im Haus befinden. Hinzu kommen der Verlust durch Tod von Freunden und des Partners, eigene Krankheiten und Themen wie der Verlust von Kräften und Fähigkeiten sowie die Auseinandersetzung mit dem eigenen Tod. Bei der Bewältigung von Übergängen ist mit zunehmendem Alter der soziale Partner immer wichtiger. In einer Studie zur Verrentung untersuchte Smith (1997), in wie weit die Familie diesen Übergang beeinflusst. Sie fand heraus, dass die familiäre Unterstützung und Bestätigung während der Pensionierung als wichtigste Ressource dient, um sich an die veränderte Situation anzupassen.

Der 72-jährige Herr Wanner kommt in die Beratung mit dem Anliegen, wieder glücklich zu werden. Er ist seit zehn Jahren geschieden, mit seiner Exfrau, mit seinen Söhnen und Töchtern und mit seinen ehemaligen Freunden zerstritten. Er wurde im Alter von 65 Jahren, wie er sagt, zwangspensioniert. Körperlich ist er gesund und fit. Er hat kaum Sozialkontakte. Wir arbeiten natürlich an verschiedenen Themen wie Sozialkompetenz aufbauen, Auffinden von Gesprächspartnern und Tätigkeitsfeldern. Auch er geht in einer Stunde einmal in die Zukunft zu dem Zeitpunkt, wenn er erwacht und spürt, dass er glücklich ist (Abwandlung der *Wunderfrage* von DeShazer 1990). Er spürt hier in der Zukunft, wie es sich anfühlt, glücklich zu sein. Außerdem erlebt er in der Vorstellung einen ganzen Tag und bemerkt so, was alles zu einem glücklichen Tag gehört und was er selbst dazu beitragen kann. Des Weiteren geht es darum, den Übergang zum beruflichen Ruhestand nachzuvollziehen, da er ihn immer noch nicht vollzogen hat und damit hadert. Dazu wird genau analysiert und von außen betrachten, wie das damals war. Er sieht sich von außen, bemerkt, dass der Zeitpunkt angemessen und dass es nicht nur für die Firma, sondern auch für ihn selbst sinnvoll war. Bei Herrn Wanner wird deutlich, wie viel schwieriger es ist, solche Übergänge ohne Partner zu meistern als mit einem solchen.

10.3 Übergänge und Wendepunkte

Die Entwicklung kann in jedem Alter ins Stocken geraten. Es kann sein, dass der Übergang erschwert wird durch Erschwernisse im Familienalltag wie Anforderungen, Medien, verschiedene Reize, Einflüsse, verschiedene Formen von Familien (Fortsetzungsfamilien etc., Unsicherheit über eigene Werte, wirtschaftliche Unsicherheit, Lebensgeschwindigkeit, wenig Konstanz, Stress, Arbeit). Oft ist es so, dass ein oder beide Elternteile noch nicht bereit sind, Sohn oder Tochter selbstständig werden zu lassen, sei es dass sie sich den Paarkonflikten oder Paarveränderungen nicht stellen möchten, dass sich ein Elternteil abhängig macht vom Kind, Sohn oder Tochter »missbraucht«, abhängig macht und nicht möchte, dass er oder sie selbstständig wird.

Vom Kind oder Jugendlichen her kann es sein, dass das Bewältigen des Übergangs gebremst wird, weil er nicht bereit ist, zu wenig anpassungsfähig ist, verleugnet und tut, als ob alles gleich bleibt, am Alten klebt, große Angst hat und meint, den Veränderungen nicht gewachsen zu sein. Es kann auch sein, dass der gegenwärtige Zustand zu viele Vorteile bringt (z. B. bequemer ist, »Hotel Mama«, ...). Oft bremsen relevante Lebensereignisse oder traumatische Ereignisse. Je nachdem sollte an den jeweiligen Themen gearbeitet werden.

Allgemein gibt es verschiedene Interventionen, die Übergänge vorbereiten und erleichtern können. Im Folgenden werden einige dargestellt:

Übergänge und Wendepunkte reflektieren (mit Darstellung am Boden)

Material: Knäuel Schnur oder Wolle, Post-it evtl. in verschiedenen Farben, Tacker, Filzschreiber.

Hier-und-Jetzt-Zustand:

- Welcher Art sind die Lebensübergänge? Gibt es Wendepunkte?
- Wie häufig sind die Übergänge? Zeitpunkt?
- Was hat geholfen, Übergang gut zu bewältigen?
- Wendepunkte: Was hat den Wendepunkt bewirkt? Warum?
- Wurde dieser Wendepunkt im Moment, als er geschah, oder später bemerkt?
- Steht ein weiterer Übergang an?
- Gibt es eine Erkenntnis aus der Vergangenheit, die für zukünftige Übergänge hilfreich sein kann?
- Schnurknäuel nehmen und die Schnur so auf den Boden legen, wie man sich den eigenen Lebenslauf vorstellt (gerade, gewunden...). Knäuel liegt dabei in der Gegenwart.

Trance:

- Altersregression im Stehen.
- Immer wenn in der Vorstellung etwas auftaucht, innehalten, Situation beschreiben. Berater klebt beschrifteten Zettel (Ereignis) an diese Stelle im Lebenslauf.
- Dabei mit geschlossenen Augen der Schnur nachgehen, immer wieder innehalten.
- So weit in die Vergangenheit zurückgehen, wie man will.

Hier-und-Jetzt-Zustand:

- Augen öffnen. Den ganzen Verlauf nochmals überblicken.
- Gibt es etwas dazu zu sagen?
- Knäuel einpacken.

Diese Arbeit kann auch in leichten Trance rein in der Vorstellung gemacht werden:

Wendepunkte und Knotenpunkte (in der Vorstellung)

Hier-und-Jetzt-Zustand:

- Sich eine Vorstellung des eigenen Lebenslaufes machen, z. B. Weg, Bach/Fluss.

Trance:

- Den Lebenslauf als Ganzes überblicken.
- Auf Wendepunkte, verdichtete Stellen, Knotenpunkte, Besonderheiten achten: welche Verteilung, Häufigkeit?
- Eine Stelle auswählen, zoomen, genauer anschauen.
- Dabei darauf achten, welche Einflüsse mitgespielt haben.
- Auf welche Aspekte habe ich selbst Einfluss genommen, dass es eine gute Wendung genommen hat?
- Dann wieder Überblick – zum Jetzt gehen.
- Einen Blick auf die Zukunft werfen

Hier-und-Jetzt-Zustand:

- Wie sieht der Lebenslauf aus?
- Besprechen, was hilfreich war an eigenen Einflüssen.
- Worauf in der Zukunft achten.
- Verabschieden.

Abschied nehmen

Hier-und-Jetzt-Zustand:

- Thema, Inhalt, Symptom bezeichnen, von dem es Zeit ist, sich zu verabschieden.
- Vor- und Nachteile, gute und schwierige Seiten davon herausfinden.

Trance:

- Sich eine Landschaft vorstellen.
- Gute Seiten wertschätzen, bedanken.
- Schwierige, hässliche Aspekte aufzählen, feststellen.
- Sich davon verabschieden, sich umdrehen, sodass die alte Landschaft im Rücken ist und der Weg vor dem Klienten ist.
- Auf dem Weg weitergehen.

Hier-und-Jetzt-Zustand:

- Gibt es noch etwas dazu zu sagen?

Wichtige Lebensereignisse feststellen mit der Darstellung Time-Line

Hier werden die wichtigsten Lebensereignisse *(life events)* hinsichtlich Ressourcen, schwieriger und neutraler Ereignisse etc. und deren Auswirkungen auf das Leben sichtbar gemacht.

Material: Schnurknäuel, drei Farben Post-its (eine Farbe ist für eher positive, eine für eher negative, eine für Lebensereignisse, die eher neutral sind), Tacker, Stifte.

Hier-und-Jetzt-Zustand:

- Schnurknäuel nehmen und so auf den Boden legen, wie man sich Lebenslauf vorstellt (gerade, gewunden..) Knäuel muss in Gegenwart liegen.

Trance:

- Im Stehen Altersregression.
- Immer wenn etwas auftaucht, stehen bleiben, Situation beschreiben, Therapeut klebt, takert Zettel mit der entsprechenden Farbe beschriftet (Ereignis) an diese Stelle.
- Dabei mit geschlossenen Augen der Schnur nachgehen, immer wieder anhalten.
- So weit zurückgehen wie man will.

Hier-und-Jetzt-Zustand:

- Augen öffnen. Den ganzen Verlauf nochmals überblicken.
- Wie ist die Verteilung der Farben?
- Was gibt es dazu zu sagen?
- Knäuel für sich einpacken.

Zukünftige Lebensaufgabe bewältigen

Hier-und-Jetzt-Zustand:

- Zukünftige Lebensaufgabe beschreiben.
- Die Elemente herausschälen, die als Herausforderung in der zukünftigen Situation relevant sind (z. B. Abschied nehmen, loslassen etc.).
- Gemeisterte vergangene Lebensaufgabe finden, die ähnliche Elemente enthielt.
- Zeitspanne definieren.

Trance:

- Zum Beginn der vergangen Lebenssituation gehen. Die Situation in großen Zeitschritten durchgehen und dabei die Ressourcen finden.
- Therapeutin schreibt die konkreten Strategien auf einen Zettel, die sie nachher dem Klienten geben kann.

- Am Schluss der Situation → sich einen Überblick verschaffen anhand eines Bildes. Die Ressourcen wahrnehmen (z. B. Kalenderbild, Ressourcen blinken; Landschaft, Ressourcen sind Erhebungen, ...).
- Ein Körpergefühl finden, das beim Betrachten des Überblicks entsteht.

Hier-und-Jetzt-Zustand:

- Zurückkommen. Nächsten Schritt erklären.

Trance:

- Zum Beginn der zukünftigen Situation gehen.
- Überblick über die ganze Zeitspanne machen mit demselben Bild, z. B. Kalender mit Blinken, mit Ressourcen. Körpergefühl dazu. Spüren.

Hier-und-Jetzt-Zustand:

- Gibt es noch etwas dazu zu sagen?

Bewältigte Lebensübergänge in der Vergangenheit betrachten

- Herausfinden, wie sie bewältigt wurden.
- Den eigenen Lebenslauf mithilfe einer Schnur am Boden darstellen.
- Die Zeitabschnitte mit Post-its bezeichnen (z. B. Alter 10, 20,..).
- Lebensübergänge mit Holzklötzen bezeichnen.
- Einige Lebensübergänge auswählen, die genauer analysiert werden sollen.
- Analysieren der Übergänge: Wie war die Situation, was hat bei der Meisterung geholfen? Was habe ich dazu beigetragen?
- Diese Ressourcen zusammentragen.
- Überlegen, welche eigenen Ressourcen beim gegenwärtigen anstehenden Übergang hilfreich sein können.
- Sich vorstellen, wie diese Ressourcen eingesetzt werden.

Lebensübergänge meistern

Hier-und-Jetzt-Zustand:

- Klient wählt einen eigenen gemeisterten Lebensübergang oder eine Entscheidung.
- Situation genau anschauen und beschreiben.
- Wie wurde der Lebensübergang gemeistert? Wie wurde die Entscheidung gefällt?
- Was alles hat zum Erfolg beigetragen?
- Was hat die betroffene Person selbst beigetragen?
- Alle Elemente aufzählen.
- Auf Post-its schreiben.

- Reihenfolge nach Wichtigkeit machen.
- Für welche Art Übergang, Situationen kann ich das brauchen?

Trance:

- Sich Thema vorstellen, evtl. Gestalt geben.
- Wenn das Thema oder die Gestalt da ist, die guten Seiten wertschätzen, bedanken.
- Verabschieden, Zeit und Ort geben.
- Auf dem Weg weitergehen.

Hier-und-Jetzt-Zustand:

- Gibt es noch etwas dazu zu sagen?

10.4 Entscheidungen

Entscheidungen müssen ein Leben lang immer wieder getroffen werden. Auch die Entscheidung, sich nicht zu entscheiden, ist eine Entscheidung. Man kann somit nicht nicht entscheiden. Manchmal ist es besser, eine nicht ganz richtige Entscheidung zu treffen als gar keine. Im Folgenden werden einige Aspekte näher beleuchtet, die nicht nur im Kindes- und Jugendalter relevant sind.

> Schon junge Kinder müssen Entscheidungen treffen. Mit zunehmendem Lebensalter sind sie immer mehr angehalten, selbstständig Entscheidungen zu treffen.

Schon junge Kinder treffen manchmal sehr weitreichende Entscheidungen. Beispielsweise ein Kind, dass sich entscheidet, mit dem Dreirad eine Treppe hinunterzufahren. Ich finde es wichtig, Kinder jeweils im Nachhinein anzusprechen und gemeinsam herauszufinden, wie der Entscheid gefällt wurde. Im erwähnten Beispiel konnte das 3-jährige Mädchen sagen, dass es vom Rad aus die kurze Treppe hinunterschaute (ca. zehn Stufen), abwog, dass die Treppe so kurz sei, dass es Spaß machen müsse hinunterzufahren, es neugierig war, wie sich das wohl anfühlte. In diesem Beispiel passierte nichts Schlimmes, außer dass das Kind eine Ohrfeige vom Nachbarn kassierte und zu Hause nichts davon erzählte. Im Nachhinein wurde besprochen, was alles hätte passieren können, wie es sich dann wirklich anfühlte (nicht so toll), wie sie spürte, dass es gefährlich war, und froh war, dass nichts passierte.

Öfter muss das junge Kind entscheiden, ob es Naturjoghurt oder Erdbeerjoghurt essen möchte. Später wird dann erwartet, dass es entscheidet, was es anzieht, welche Freizeitbeschäftigung es wählt, dann welchen Schultypus, welche Freunde, welchen Beruf.

10.4.1 Relevanz und Entwicklung von Entscheidungen

Viele Menschen haben Angst vor Entscheidungen. Werden Entscheidungen weitergereicht, passiert es oft, dass keine Entscheidungen getroffen werden.

Entscheidungen zu treffen sollte gelehrt werden. Es lohnt sich, Kinder schon in jungen Jahren darin zu unterstützen, dem Entwicklungsstand angemessene Entscheidungen zu treffen. Viele Kinder machen das natürlich selbstständig.

Manche Kinder und Jugendliche (und natürlich auch Erwachsene) weichen Entscheidungen aus. Das kann verschiedene Gründe haben, z. B. dass es sich nicht lohnt, selbst zu überlegen, was die Person möchte, weil von außen die Entscheidungen getroffen werden, die Person keine Freiheit hat. Es kann auch sein, dass Entscheidungen anderen, meist den Eltern zu überlassen, dem Kind als der einfachere Weg erscheint. So muss es sich nicht anstrengen, muss keine Selbstverantwortung übernehmen und kann andere dafür verantwortlich machen, kann so sich in eine Opferhaltung begeben. Es kann auch sein, dass das Kind sich nicht spürt, nicht weiß, was es möchte.

Die Fähigkeit zum Entscheidungentreffen kann schrittweise aufgebaut werden, natürlich je nachdem, welche Gründe hinter der Entscheidungsunfähigkeit stehen. Zunächst kann zwischen zwei vorgegebenen möglichst konkreten Varianten entschieden werden (z. B. Karotten oder Gurken essen, Farbstifte oder Wachsfarben), dabei möglichst die Alternativen sichtbar machen. Wenn das zu schwierig ist, spüren lassen, wo die Vorliebe näher ist. Dann schrittweise die Alternativen erweitern.

Auch Kleiderwahl kann in der Therapiestunde vorbereitet werden. Darf der Jugendliche ein paar Hosen einkaufen und ist darüber orientiert, in welchem preislichen Rahmen die Hosen sind, kann auch schon in der Vorstellung in das Geschäft gegangen werden, ein paar Hosen nach dem anderen vor dem imaginären Spiegel angezogen werden, jedes Mal kommentiert, wie der Jugendliche darin aussieht. Später kann dann der gleiche Vorgang in der Wirklichkeit im Geschäft gemacht werden.

10.4.2 Relevanz in der Arbeit

Sind meine Wege bis hier richtig gewesen, möchte ich etwas an meinem Weg ändern, beruflich oder privat? Wie würde sich mein Leben dann verändern? Ist dieser Schritt zu riskant? Was möchte ich wirklich? Welche Optionen habe ich eigentlich, und wie kann ich meine Zukunft aktiv gestalten? Soll ich überhaupt etwas verändern? All diese Fragen beschäftigen die heutige Generation.

Junge Menschen stehen heutzutage vor sehr vielen Möglichkeiten, Herausforderungen und Entscheidungen. Diese breite Auswahl kann in ihrer Masse als blockierend, beunruhigend und auch als beängstigend wahrgenommen werden. In einer Zeit, in der einem alles offen steht, steht man unter einem besonderen Druck, die »richtigen« Entscheidungen zu treffen, um auch ja den bestmöglichen Output zu erzielen. Auf der Suche nach der eigenen Zufriedenheit und nach dem »perfekten Lebensweg« kommen unzählige Möglichkeiten und Chancen ins Spiel, welche im Entscheidungsfindungsprozess zu beachten sind. Eine Begleitung im Prozess der Entscheidungsfindung kann hier von großer Hilfe sein.

Was kann hinter Entscheidungsschwierigkeiten stecken?

- Angst vor Erfolg/ Misserfolg
- Angst vor Reue nach getroffener Entscheidung
- Mythos der richtigen Entscheidung
- falsche Perspektive: nach außen anstatt nach innen
- streben nach Glück und Zufriedenheit – fehlende Vorstellung davon
- systemische Komponente – Entscheidungsschwierigkeiten und Zurechtkommen im System
- fehlende Fähigkeiten: dranbleiben
- Bequemlichkeit: Entscheiden ist anstrengend, und nach einer Entscheidung sollten meist Handlungen, Taten folgen
- depressive und/oder zwanghafte Symptome
- den nächsten Lebensübergang nicht in Angriff nehmen wollen Angst vor der Entscheidung, falsch zu entscheiden, vor dem nächsten Lebensübergang
- Schwierigkeiten, Verantwortung zu übernehmen, für sich und für andere, für eine Aufgabe, eine Sache
- nicht geübt sein, Entscheidungen zu treffen

- bis jetzt war es sinnlos, sich zu entscheiden, da immer andere entschieden
- überfordert sein von den Auswahlmöglichkeiten.

Mögliche Folgen des Nicht-Entscheidens

- Bremsen des Lebensübergangs
- noch mehr Schwierigkeiten, wieder in den Lebensprozess hineinzukommen
- Hilflosigkeit → Opferhaltung → Depression
- Unzufriedenheit
- das Gefühl haben, fremdbestimmt zu sein
- Glaube, es gäbe *die*, nur *eine* richtige Entscheidung
- jedes Mal, wenn Entscheidung gefällt ist, denken, das Andere wäre doch besser
- Angst haben, dass nachdem Entscheid gefällt wurde, Zweifel auftreten, es einem doch nicht gefällt
- Gefühl, andere haben es besser.

An welchen Themen sollte in Zusammenhang mit der Fähigkeit, sich zu entscheiden, gearbeitet werden?

- Selbstwertgefühl, sich selber akzeptieren lernen
- eigene Stärken, Ressourcen und Potenziale entdecken
- Aufbau von Leistungsfähigkeit, Motivation und Abbau von Leistungs-, Kreativitäts- und Motivationsblockaden
- Wünsche aufspüren, definieren und zum Ziel machen
- Zielfindung und Zielstrategien
- gesunder Umgang mit Ambivalenz, Zweifeln
- Unterstützung bei akuten Konflikten, z. B. bei Beziehungskonflikten mit anderen Personen/Mediation
- Work-Life-Balance
- Selbstwirksamkeit
- herausfinden, in welchen Aspekten eigene Entscheide getroffen werden können und in welchen nicht, um dann möglichst die Kräfte auf die Aspekte zu konzentrieren, die beeinflussbar sind
- Achtsamkeit, genaues Wahrnehmen.

Behandlung

Verschiedene Ausgangslagen

In der Beratung, dem Coaching oder in der Psychotherapie sind Entscheidungen in verschiedenen Zusammenhängen und in verschiedenen Phasen wichtig.

- In vielen Fällen sollten die Klienten sich einmal schon im Voraus entscheiden, ob sie ihr Thema, ihr Problem (z. B. zu Hause sein, keiner Arbeit nachgehen, eine Suchtproblematik) angehen wollen oder noch warten möchten. In diesem Fall ist der beratenden Person und meist auch dem sozialen Umfeld klar, welcher Entscheid getroffen werden sollte, nämlich das Problem anzugehen. Die Klienten wissen meist, dass sie sich eigentlich dafür entscheiden sollten, das Problem anzugehen. Sie sehen das allerdings oft als Zwang, Druck, haben den Eindruck, sie könnten keine freie Entscheidung treffen, was den Entwicklungsprozess bremsen kann.
- Natürlich kommt auch vor, dass im Laufe der Beratung klar wird, dass eine Entscheidung getroffen werden sollte, z. B. wie es weitergehen sollte mit einer Intimbeziehung oder im beruflichen Bereich.
- Es kann sein, dass sich die Klienten schon mit einer Entscheidungsfrage anmelden, z. B. soll ich die eine oder besser die andere Arbeitsstelle annehmen, soll ich bei der Familie bleiben oder mich trennen, ...

Je nach Ausgangslage, Situation und Person muss anders vorgegangen werden. Im ersten Fall muss meist zuerst an der Motivation, am Wohlbefinden und an den Ressourcen gearbeitet werden, bevor evtl. Zukunftsperspektiven und Visionen entwickelt werden können, die die Grundlage für einen Entscheidungsprozess darstellen. Im zweiten und dritten Fall kann klassisch vorgegangen werden. Dazu können auch die unten stehenden Interventionen eine Hilfe sein.

Im Jugendalter müssen Jugendliche oft weitreichende Entscheidungen treffen, sei es welche Schule sie besuchen oder welchen Beruf sie ergreifen.

> Die 15-jährige Claudine besucht das Gymnasium. Sie möchte aus dem Gymnasium austreten, obwohl sie leistungsmäßig gut mitkommt. Sie ist die ältere von zwei Kindern, lebt mit ihrem Geschwister bei der Mutter. Der getrennt lebende Vater hat vorher die ganze Familie

dominiert, und niemand außer ihm durfte Entscheidungen treffen. Claudine weiß zwar noch nicht, was sie sonst machen möchte, welche Ausbildung sie wählen will, aber sie will nicht mehr zur Schule gehen. Zuerst führen wir das *Gewichten von Vor- und Nachteilen* durch, dann das *Gewichten mithilfe der Hände*. Am hilfreichsten fand sie die *Weggabelung:* Sie wählt in der Vorstellung bei der Weggabelung mit zwei Wegen zuerst den einfacheren Weg, der flach verläuft durch eine Wiese. Dieser Weg verliert sich dann in der Wiese. Sie geht weiter an einem Bach entlang, bis sie wieder einen Weg antrifft, der steil hinaufführt auf einen Berg. Auf dem Gipfel schaut sie dann herunter. Sie geht dann wieder zurück zur Weggabelung. Dann nimmt sie den anderen steilen Weg, der gerade auf den Berg führt. Auf dem Gipfel bemerkt sie, dass es der gleiche Berg ist. Nur war der Weg kürzer und steiler, anstrengender. Sie sagt, es komme also nicht darauf an, welchen Weg sie wähle, sie komme mit beiden Wegen beim Ziel an. Später macht sie dann eine Lehre, muss dann, weil die Lehrmeisterin sehr schwierig ist, den Lehrplatz wechseln, beendet die Lehre. Sie holt später die Berufsmatura nach und studiert dann an der Universität.

Weggabelung

Hier-und-Jetzt-Zustand:

- Der Klient soll die Entscheidungssituation beschreiben.

Trance:

- Einen Weg auftauchen lassen.
- Den Weg gehen bis zur Weggabelung.
- Alle Wege kurz beschreiben lassen.
- Den ersten Weg gehen bis zu einem Ziel.
- Zurück zur Weggabelung gehen.
- Den nächsten Weg gehen.
- Wieder zurückkommen.
- Nach ca. drei Wegrichtungen abschließen.

Hier-und-Jetzt-Zustand:

- Gibt es noch etwas dazu zu sagen?

Anwendung:

- Entscheidungsschwierigkeiten
- verschiedene Möglichkeiten erkennen

Hinweis:

- Diese Intervention ist Metaphernarbeit.

Manchmal ist auch folgende Intervention für die Entscheidungsfindung hilfreich:

Entscheidung (Ideomotorik, Wissen – Nicht-Wissen)

Hier-und-Jetzt-Zustand:

- Erklären: Manchmal gibt es Situationen, in denen man unsicher ist, ob man es weiß oder nicht weiß. Manchmal taucht plötzlich die Erinnerung, das Wissen auf.
- Den Klienten nach Beispielsituationen fragen, in denen plötzlich Erinnerungen und das Wissen aufgetaucht sind.
- Diesen Teil benennen, z. B. als »tiefe Seite«, als »Unbewusstes«.
- Manchmal weiß das Unbewusste mehr als man selbst.
- Der Therapeut erklärt nun, wie das Unbewusste eine innere Antwort geben kann. Es gibt Ja-, Nein- und Ich-weiß-nicht-Antworten.

Trance (wenn bereit, Kopf nicken):

- Sich eine Frage stellen, auf die die Antwort ja ist, z. B.: Heute scheint die Sonne (wenn die Sonne scheint). Hände, Finger beobachten. Fingerzeichen. z. B. Zeigefinger links = Ja-Finger.

Hier-und-Jetzt-Zustand:

- Fraktionieren.

Trance:

- Sich eine Frage stellen, auf die die Antwort nein ist, z. B.: Du hast einen Bruder (die Person hat keinen Bruder). Finger antworten lassen, z. B. Zeigefinger rechts = Nein-Finger.

Hier-und-Jetzt-Zustand:

- Fraktionieren.

Trance:

- Sich eine Frage stellen, auf die die Antwort ist: Ich weiß nicht.

Hier-und-Jetzt-Zustand:

- Fraktionieren.

Trance:

- Fragen stellen: ja, nein, ich weiß nicht antworten.
- Kontakt mit Thema. Wenn bereit, Kopf nicken.
- Ist dein Inneres, Unbewusstes bereit zu antworten?
- Fragen stellen bezüglich Thema.
- Antwort abwarten.

Hier-und-Jetzt-Zustand:

- Ist die Antwort stimmig?

Anwendung:

- Zwang

- Essstörung
- Haare ausreißen
- Entscheidungsschwierigkeiten
- Ablösung

Hinweis:

- Zwischen den Fragen kann fraktioniert werden, um klar zu strukturieren. Fraktionieren heißt, die Trance zu unterbrechen und in den Hier-und-Jetzt-Zustand zurückzukommen.

Der 21-jährige FRANZ hat seine Ausbildung abgebrochen. Er lebt wieder bei den Eltern und jobbt im Moment. Er findet es lästig, bei den Eltern zu wohnen, und nervt sich vor allem über seinen Vater. Er verdient aber zu wenig, als dass er selbstständig wohnen kann. In der ersten Phase findet er auch, eigentlich müsste er gar keine Ausbildung abschließen, ihm reiche das Geld, das er beim Jobben verdiene, er habe keine großen Ansprüche. In dieser Phase wird dann neben anderen Themen auch die Intervention *Der Laden des Lebens* durchgeführt. Er lädt zuerst sehr viel ein in seinen Einkaufskorb, bemerkt dann, dass bei gewissen Gegenständen ihm der Preis zu hoch ist, er aber für anderes bereit ist, den Preis zu bezahlen. In den nachfolgenden Stunden kommen wir immer wieder darauf zurück, was ihm wichtig ist und was er bereit ist dafür zu zahlen. Beispielsweise will er wieder selbstständig sein. Dazu braucht er eine Anstellung, bei der er genug verdient. Um zu so einer Anstellung zu kommen und doch nicht zu viel arbeiten zu müssen, braucht er eine abgeschlossene Ausbildung. Später wird dann daran gearbeitet, welche Ausbildung er abschließen möchte, die schon angefangene, die ihm aber nicht so gefällt, oder eine neue im Sozialbereich, bei der er aber eine längere Ausbildungszeit hat.

Gewichten von Vor- und Nachteilen

Hier-und-Jetzt-Zustand:

- Den Klienten nach einer Entscheidung fragen, die ansteht.
- Wie viele Möglichkeiten gibt es?
- Die zwei wichtigsten Möglichkeiten auswählen oder reduzieren auf zwei Möglichkeiten.
- Eine Tabelle mit Vor- und Nachteilen für beide Möglichkeiten erstellen.
- Die Tabelle füllen.

- Die einzelnen Faktoren können gewichtet werden von 1–3, Vorteile +, Nachteile.
- Ausrechnen, für welche Möglichkeit die Berechnung stimmt.

Trance:

- Spüren, ob der Entscheid sich gut und richtig anfühlt.
- *Optionen auf zwei Möglichkeiten reduzieren:*
- Zuerst alle Möglichkeiten aufzählen.
- Aus allen Möglichkeiten zwei Gruppen machen.
- Dann sich für eine Gruppe entscheiden (mit welcher Methode auch immer).
- Wieder reduzieren auf zwei Gruppen usw.

Anwendung:

- Entscheid fällen, entscheiden
- Vor- und Nachteile abwägen
- Tabelle der gewichteten (1–3) Argumente, Vor- und Nachteile erstellen, anhand des Beispiels der Entscheidung, entweder eine Berufsausbildung zu machen und abzuschließen oder einfach weiter zu jobben. In diesem Beispiel fällt die Entscheidung dafür, die Ausbildung abzuschließen (+2) im Vergleich zum Weiterjobben (-3).

Gewichten mithilfe der Hände

Hier-und-Jetzt-Zustand:

- Den Klienten nach einer Entscheidung fragen, die ansteht.
- Wie viele Möglichkeiten gibt es?
- Die zwei wichtigsten Möglichkeiten auswählen.

Trance:

- Sich in die erste Variante versetzen.
- Gestalt dazu finden.
- Erste Hand öffnen.
- Die Gestalt in diese Hand legen.
- Sich in die zweite Variante versetzen.
- Gestalt dazu finden.
- Zweite Hand öffnen.
- Die Gestalt in die zweite Hand legen.
- Beide Hände von den Oberschenkeln lösen. Darauf achten, welche Hand schwerer wiegt.
- Diese Variante wählen.

	Vorteile		Nachteile		Total
		Gewichtung 1–3		Gewichtung 1–3	
Möglichkeit 1 weiterhin jobben	Er verdient kurzfristig mehr Geld. Er kann zu Hause ausziehen. Der Vater nervt ihn nicht mehr. Er muss sich nicht anstrengen. Es gibt keine Notwendigkeit, aufzuhören zu kiffen.	1 3 2 1 2	Er muss immer wieder neuen Job finden. Muss sich immer wieder umstellen. Die Arbeit ist meist langweilig. Er wird wenig gefordert, kann sich darum schwer konzentrieren.	-3 -3 -2 -2 -2	
Total Möglichkeit 1		+9		-12	-3
Möglichkeit 2 Ausbildung abschließen	Langfristig verdient er mehr. Er findet eher auch in der Zukunft eine Stelle. Die begonnene Ausbildung dauert nur noch ein Jahr, und so bekommt er relativ »billig« einen qualifizierten Abschluss. Die Arbeit und die Ausbildung interessieren ihn. Die Eltern zahlen, wenn er in Ausbildung ist, und er kann selbstständig wohnen. Es ist gut für sein Selbstvertrauen, einen Abschluss zu haben.	+1 +3 +2 +3 +3	Er muss seine Ängste überwinden. Er muss die Ausbildung noch ein Jahr durchhalten. Es ist anstrengend. Er muss sein Kiffen im Griff haben. Er muss täglich pünktlich aufstehen und zur Arbeit gehen.	-1 -3 -1 -2 -3	
Total Möglichkeit 2		+12		-10	+2

Tab. 15: Gewichtete (1–3) Argumente für Vor- und Nachteile von zwei Möglichkeiten

Hier-und-Jetzt-Zustand:

- Ist die Entscheidung stimmig?

Anwendung:

- Entscheidungsschwierigkeiten
- Zukunft
- Blockade

Hinweise:

- Die Intervention ist Metaphernarbeit, die nicht eine direkte »Lösung« liefert.
- Die Arbeit mit den Händen erlaubt, eine gute Balance zu erreichen.
- Erlaubt, mit zwei Teilen zu arbeiten.

Hinter der Unfähigkeit oder dem Unwillen, eine Entscheidung zu treffen, kann auch stehen, dass die Person sich alle Optionen offenhalten möchte, ihr nicht klar ist, dass alles seinen Preis hat. Hier kann die folgende Intervention klärend sein:

Der Laden des Lebens

Hier-und-Jetzt-Zustand:

- Besprechen, was die Person möchte im Leben.
- Besprechen, dass alles seinen Preis hat.
- Vorbesprechen der Trance.

Trance:

- Zum Laden gehen. Was ist es für einer? Ein Supermarkt, ein kleiner altmodischer Tante-Emma-Laden? Was gibt es da zu kaufen? Bspw. Lebensmittel, Bastel- und Werkmaterial, Möbel, Kleider, oder eher etwas Abstraktes wie Humor, Gelassenheit, ...
- Den Laden betreten. Einen Rundgang machen und dabei herausfinden, was es hier alles gibt.
- Einen weiteren Rundgang machen und herausfinden, was man sich wünscht.
- Sich entscheiden, was man kaufen möchte, und dabei auch auf den Preis achten. Es kann auf unterschiedliche Art bezahlt werden, bspw. mit Geld, Zeit, Energie, Gesundheit, etwas anderes dalassen, eintauschen.

- An der Kasse bezahlen.
- Den Laden verlassen und spüren, wie es sich anfühlt, das Erworbene zu haben.

Hier-und-Jetzt-Zustand:

- Gibt es noch etwas zu sagen?

Anwendung:

- wahrnehmen, dass alles seinen Preis hat
- wahrnehmen, erkennen, dass es meist nicht möglich ist, »den Fünfer *und* das Weggli« zu haben
- Dankbarkeit
- wahrnehmen, herausfinden, was ich will
- entscheiden, was ich wirklich will
- Entscheidungsschwierigkeiten
- zu wenig Zeit, Energie
- Stress
- Burn-out
- Karriereschritt
- Familienplanung
- Unzufriedenheit mit dem, was ich habe

Zusammenfassend kann gesagt werden, dass auch beim Thema Entscheidungen treffen zuerst darauf geachtet werden sollte, was wohl hinter der Entscheidungsunfähigkeit steht. Je nachdem sollte an dieser Stelle angesetzt werden.

10.5 Umgang mit traumatischen Ereignissen

Das Wort Trauma kommt aus dem Griechischen und bedeutet Verletzung. In der Psychologie wird der Begriff Trauma für eine seelische Verletzung verwendet, die durch eine Vielzahl von überwältigenden Ereignissen entstehen kann. Dazu gehören menschenverursachte Ereignisse (z. B. Überfälle, Vergewaltigung, Krieg, Folter, sexuelle Ausbeutung, Gewalt), Naturkatastrophen (z. B. Erdbeben, Dürre, Flutkatastrophen) oder auch akzidentielle Traumata (z. B. Unfälle). Dabei wird die körperliche oder psychische Integrität des Individuums oder einer anderen Person ernsthaft bedroht und führt beim Individuum zu einem Gefühl von Hilflosigkeit und Angst.

Beim Trauma kann man zwischen zwei Typen unterscheiden. Unter Typ-I-Traumata werden einmalige, unvorhersehbare Ereignisse, sogenannt Monotrauma, subsummiert, wie ein Verkehrsunfall oder ein Überfall. Typ-II-Traumata hingegen treten wiederholt auf und werden als multiple Traumata bezeichnet, z. B. sexuelle Traumatisierungen, Aufenthalt in Kriegsgebieten.
Das Posttraumatische Stresssyndrom, PTSD beschreibt Perren-Klingler (2015) sehr klar und zählte folgende spezifischen Symptome auf:

- Ereignis außerhalb der Norm (Kriterium A1)
- Betroffene fühlen sich hilflos und/oder von Todesangst erfüllt (A2)
- fokussierte Aufmerksamkeit: bleibt präsent durch verschiedene Arten von wiederkehrendem Wiedererleben (B, mind. 1 Symptom) wie Flashbacks, zwanghafte Rumination, Albträume, traumatisches Wiederagieren, traumatisches Spiel
- dissoziative Phänomene (C, mind. 3 Symptome), wie Emotionsstupor, Gefühlslosigkeit, Konzentrationsstörungen, Unwirklichkeits-, Distanz- und Depersonalisationsgefühlen; Vermeidungsreaktionen intensivieren die phobischen Haltungen
- Übererregung (D, mind. 2 Symptome) geht weiter, innere und äußere Unruhe, Schlafstörungen, Ungeduld, Aggressivität.

Meist fallen Hilflosigkeit, Schlaflosigkeit, Flashbacks, Vigilanz auf.

Die Gefahr ist größer, ein Posttraumatische Stresssyndrom, PTSD, zu entwickeln, wenn:

- großes emotionales Leid während Traumatisierung
- häufig erlebte Angriffe (Typ-II-Traumata) → unangenehmere Langzeitwirkungen
- sensibles limbisches System (überflutet Körper mit Stresshormonen, wenn Erinnerungen hochkommen)
- genetische Veranlagung
- Vulnerabilität vs. Resilienz.

Wenn sich diese Symptome nicht spontan zurückbilden, können Sekundärreaktionen resultieren, etwa depressive Erkrankung, Suizidalität, Zwangsstörungen, soziale Invalidisierung durch Vermeidungsreaktionen nach innen und nach außen, Missbrauch von illegalen oder legalen Medikamenten, Drogen (um z. B. Übererregung zu dämpfen).

In vielen Fällen ist es dem Individuum möglich, selbst einen neutralen Umgang mit dem Trauma zu finden. Eine Behandlung sollte stattfinden, wenn die traumatischen Erinnerungen schädliche Auswirkungen auf das gegenwärtige Leben haben und unkontrolliert auftreten.

Willhelm-Gössling (2018) weist auf die Diskussion »Stabilisieren vs. Konfrontieren« hin und verweist im Weiteren auf die Studie von Cliotre (2010), die 104 Klientinnen mit sexuellem Missbrauch in der Anamnese und in der Behandlung wissenschaftlich begleitete. Die Kombinationsbehandlung wies den größten Erfolg (61 Prozent ohne PTSD-Symptome) auf, gefolgt von der Stabilisierungsgruppe (47 Prozent); in der reinen Expositionsgruppe waren nur 33 Prozent frei von Symptomen. Hypnotherapie reduziert die posttraumatische Symptomatik. Willhelm-Gössling (2018) verweist auch auf die Metaanalyse von O'Toole et al. (2016) hin. Hypnotherapie wird zu den »Big Five« gezählt, nach EMDR (Eye Movement Desensitization and Reprocessing), TfPT (Tiefenpsychologisch fundierten Psychotherapie), PITT (Psychodynamisch Imaginative Traumatherapie, Louise Reddemann) und VT (Verhaltenstherapie).

Indikation für Hypnotherapie für Traumatisierte

Wird das Leben und die Entwicklung einer Person durch Symptome beeinträchtigt, die durch die Traumatisierung verursacht worden sein können, ist die Indikation für eine Psychotherapie gegeben.

Hypnose kann in verschiedenen Phasen und mit unterschiedlichen Zielen in der Psychotherapie mit Traumatisierten angewendet werden. Vor allem trifft das für die folgenden Themen zu:

- Wahrnehmen und Kontrollieren des Bewusstseinszustandes
- Kontrollieren von dissoziativen Zuständen
- Information über das Symptom gewinnen
- Altersregression zur Bearbeitung der traumatischen Erinnerungen
- Bewertung und Beurteilung des traumatischen Ereignisses
- Einordnen des traumatischen Ereignisses in die bestehenden Erfahrungen, Werthaltungen und ins Gedächtnis

- Einüben und Festigen von neuen Fähigkeiten zum eigenen Schutz (Nein sagen, Grenzen ziehen und einhalten)
- Selbststärkung
- Körperempfindungen (auch gute) spüren, Entspannung, Körperselbstbild aufbauen
- Psychotherapie auf metaphorischer Ebene (Geschichten, Tranceübungen etc.)
- Finden eigener Lösungswege, eigener Meinungen; Entscheidungen treffen.

> Hypnose kann helfen, den therapeutischen Prozess zu vertiefen und zu festigen sowie Therapieziele schneller zu erreichen.

Die Anmeldung für eine Psychotherapie von Kindern und Jugendlichen geht meistens von den Eltern, den Ärzten, der Opferhilfe, den Schulen oder von anderen Institutionen aus. Kinder und Jugendliche sehen deshalb häufig den Sinn einer Psychotherapie nicht ein. Die Kinder haben Angst davor und sind nur extrinsisch, mittels Belohnung, Überreden oder Strafandrohung, für eine Mitarbeit motiviert. Darum ist es bei traumatisierten Kindern und Jugendlichen besonders wichtig, sorgfältig zu informieren, sie in die Behandlung einzubinden und sie so weit als möglich mitbestimmen zu lassen. Dazu gehört auch, dass die jungen Klienten zu Beginn der Psychotherapie nach ihren persönlichen Anliegen befragt werden. Die eigenen Themen werden von Anfang an behandelt. Durch die erfolgreiche Arbeit an einem persönlichen Anliegen erhöht sich meistens auch die Bereitschaft zur Mitarbeit in anderen Gebieten. Bei Traumatisierten, die zu Beginn eine große Abneigung gegenüber der Psychotherapie haben, gilt es abzuwägen und zu beobachten, ob die Kinder und Jugendlichen mit der Zeit »intrinsisch« zu motivieren sind. Wenn nicht, sollte nochmals grundsätzlich überdacht werden, ob Psychotherapie überhaupt und wenn ja, in diesem Moment notwendig ist. Möglicherweise steht etwas anderes zwischen der Psychotherapie und dem Kind, z. B. jemand im Umfeld, der kein Interesse hat, dass sich das Wohlbefinden des Kindes bessert, oder Angst hat, dass etwas bekannt wird (vgl. Signer-Fischer 2012).

Kinder unterscheiden sich zu Erwachsene in folgenden Aspekten:

- Das Kind hat weniger körperliche Kraft.
- Die Einschätzung einer Situation/anderer Menschen ist schwierig.

- Das Kind, der Jugendliche verhält sich risikoreicher, kann Gefahren schlechter einschätzen.
- Nachträglich kann das Kind komplexe Zusammenhänge häufig nicht verstehen.
- Wenn das Kind kindgemäß befragt wird, kann es offen und klar berichten, oft mit weniger Widerstand als Erwachsene.
- Das Kind ist abhängig von Erwachsenen.
- Das Kind ist verletzbarer durch die soziale Umwelt.
- Das Kind entwickelt Schuldgefühle (Abhängigkeit, Einschätzungsfähigkeit).
- gesunde Reaktionen, oft Möglichkeiten zur Selbsthilfe offen.

Einfluss des traumatischen Ereignisses auf die Entwicklung und die Persönlichkeit

Auch bei Kindern, die sich vorher normal entwickelten, können Traumata negative Auswirkungen auf die Entwicklung haben. Dies ist für Eltern und Umfeld oft schwer zu verstehen.

- Oft sagen die Kinder nichts, zeigen aber dysfunktionales Verhalten; Latenzzeit.
- Trauma verändert Umfeld des Kindes:
  - Reaktion auf Schädigung des Kindes
  - Person im Umfeld geschädigt, verloren
  - Bezugspersonen vom Trauma absorbiert
  - Lebensumgebung wechselt, andere soziale Umwelt
  - Schuldgefühle der Bezugspersonen.

Zentral für die Hypnotherapie mit traumatisierten Kindern und Jugendlichen ist die bewusste Unterscheidung und Kontrolle von:

- Trancezustand und Hier-und-Jetzt-Zustand
- Qualität des Trancezustandes (Dissoziation)
- Vorstellung und Realität
- Tiefe der Trance
- Assoziation und Dissoziation.

Das Gedächtnis ist grundsätzlich für falsche Erinnerungen anfällig, und gerade bei traumatischen Erinnerungen können diese noch häufiger auftreten. Bereits Sigmund Freud (1901) wies darauf hin, dass

Vergessen zum Alltagsleben gehört (Markowitsch 2017). Oft seien uns aber Fehlerinnerungen nicht bewusst meint Markowitsch (2017, S. 56). Es gebe Mechanismen, die Fehlerinnerungen begünstigen, etwa Zustandsabhängigkeit der Erinnerungen *(state dependent memory)* und das sozialpsychologische Phänomen der »Tendenz zur Reduktion der kognitiven Dissonanz«.

Nach Loftus (2000, 2003, 2014), die mehrere Experimente zu falschen Erinnerungen gemacht hat, werden Erinnerungen oft implantiert. Sie meint, wenn eine wahre Information zu den Erinnerungen einer Person ergänzt werden kann, könnte auf die gleiche Weise eine falsche Information ergänzt werden (Loftus 2005).

Fehlerinnerungen, falsche Rekognition (Neues wird als bekannt und gelernt wahrgenommen, obwohl es unbekannt ist) und Intrusionen (Kreieren imaginärer Bruchstücke eines erlebten Geschehens) finden oft nach traumatischen Ereignissen statt. Diese Gedächtnisstörungen können durch Reize (bspw. Sirenen, Zigarettengeruch etc.) ausgelöst werden (Markowitsch 2017). Die Reize stehen meist in einem Zusammenhang mit dem traumatischen Ereignis oder den traumatischen Ereignissen.

Loftus (1975, 2005) wies in ihren Studien anhand von Zeugenaussagen in Filmen auch darauf hin, dass Fehlerinnerungen vermehrt stattfinden, wenn Fragen mit falschen oder suggestiven Inhalten gestellt werden. Sie nimmt an, dass die Erinnerungen jeweils konstruiert werden. Ihre Untersuchungen bezogen sich auf nicht-traumatische Inhalte. Oft können bei traumatischen Ereignissen vor allem Details erinnert werden. Manche Wissenschaftler sagen, dass Erinnerungen mit hoher emotionaler Beteiligung besser als andere erinnert werden können. Es kann auch sein, dass unerwünschte Erinnerungen »verdrängt« werden, z. B. wenn die Traumatisierung durch Bezugspersonen geschieht oder wenn es sich um wiederholende traumatische Erlebnisse handelt.

Revenstorf (2019) weist darauf hin, dass aus mehreren Gründen vergessen wird. Es kann sein, dass ein Gedächtnisinhalt nicht ins Selbstbild passt, oder vergessen kann als Schutzfunktion dienen. Weiter, dass Gerüche und Geräusche als Trigger für Erinnerungen wirken und dass Erinnerungen unter Hypnose verzerrt und unzuverlässig sein können.

Modell: Drei Formen des Umgangs mit einem traumatischen Erlebnis

1) Erlebnis wird vergessen, unterdrückt oder verdrängt.
2) Erinnerung erscheint unkontrolliert bezüglich:
   - Zeitpunkt
   - Häufigkeit
   - Stärke
   - emotionaler Beteiligung
3) Erlebnis wird verarbeitet und so im Gedächtnis abgelegt, dass es, wenn nötig, wieder kontrolliert abrufbar ist.

Kinder und Jugendliche sollten lernen, die Tiefe der Trance zu beeinflussen und somit zu kontrollieren. Traumabearbeitung wird in jeder Bearbeitungsmethode entweder in Assoziation oder in Dissoziation durchgeführt. Eine eigentliche Traumabearbeitung wird dann durchgeführt, wenn der jugendliche Klient unter wiederkehrenden, unkontrollierbaren Erinnerungen, Intrusionen, Flashbacks oder Albträumen leidet.

Obwohl manche Traumatisierte sagen, dass sie das Geschehene am liebsten vergessen würden, kann ein Vergessen oder ein Ändern im Sinne von Verfärben schädlich für die Weiterentwicklung sein. Erfahrungen und Erinnerungen gehören zur Lebensgeschichte und zur eigenen Identität, seien die Erfahrungen auch noch so schlimm gewesen. Bei der Traumabearbeitung sollen also keine Verfälschungen und kein Vergessen erreicht werden, sondern die Erinnerungen sollen neu eingeschätzt, interpretiert und eingeordnet werden, um bessere Kontrolle darüber zu erhalten.

Bei der weiter unten beschriebenen Traumabearbeitung wird unter Dissoziation Folgendes verstanden: Ist jemand in Dissoziation, so ist ein Teil der Person – das jetzige Ich – aus der Situation hinausgeschlüpft und betrachtet den anderen Teil von außen aus der Zuschauerperspektive. Die meisten Leute kennen beide Zustände aus ihrem Alltag und seit ihrer frühen Kindheit. Den größten Teil der Zeit befinden wir uns im assoziierten Zustand. Er erlaubt uns Selbstwahrnehmung sowie visuelle, akustische, kinästhetische, haptische und olfaktorische Wahrnehmung und ermöglicht uns dadurch Genuss, aber auch Leiden. Für das sich Eindenken und sich Einfühlen in andere Personen oder um sich selbst von außen zu betrachten, brauchen wir den dissoziativen Zustand. Dissoziation hilft auch, physische und psychische Schmerzen zu ertragen (vgl. Signer-Fischer 2001a, 2001b, 2008a).

Es gibt ganz unterschiedliche Formen der Traumabearbeitung, es ist möglich, dass hypnotische Elemente enthalten sind. Im Einzelfall muss der Therapeut entscheiden, welche Form am ehesten zum Klienten, dessen Alters- und Entwicklungsstufe, zur Situation, dem Zustand und zum Therapeuten passt. Die Traumabearbeitung ist noch nicht die eigentliche Psychotherapie, kann aber ein wichtiges Element davon sein.

Die meisten hypnotherapeutischen Traumabearbeitungsformen enthalten folgende Elemente:

- Gefühle und kinästhetische Empfindungen werden möglichst kontrolliert oder gar ausgeschaltet.
- Die genaue Wahrnehmung im visuellen und akustischen Bereich wird unterstützt.
- Das (Meta-)Denken wird unterstützt.
- Elemente der Verfremdung.

Die im Folgenden näher beschriebenen Methoden beziehen die oben genannten theoretischen Aspekte folgendermaßen mit ein:

- Sie strukturieren und ordnen die Erinnerung.
- Sie ordnen sie thematisch und gefühlsmäßig ins Gedächtnis ein.
- Die Ereigniselemente werden eingeschätzt und beurteilt.

Beim Wiedererinnern kann Einfluss nur auf die Interpretation und das Einordnen, nicht aber auf die Wahrnehmung vergangener Ereignisse genommen werden. Die Interpretation und das Einordnen bestimmen, wie man zu einem Ereignis steht, wie in zukünftigen Situationen reagiert wird, wie und was wahrgenommen wird und wie sich eine Person allgemein verhält. Der Einfluss auf zukünftiges Befinden und Verhalten macht das Erinnern und seine Bearbeitung so wichtig.

Für ein Opfer kann es wichtig sein, ein Trauma zu bearbeiten, um sich für zukünftige Situationen zu schützen. Die Bearbeitung enthält eine Analyse des Wahrgenommenen und eine Interpretation der einzelnen Teilelemente. Damit man sich an ein Ereignis und die dazugehörigen Elemente und Details erinnern kann, müssen die Details während des Ereignisses bewusst oder unbewusst wahrgenommen worden sein. Was wahrgenommen wird, hängt von vielen Faktoren ab. Im Vordergrund der Wahrnehmung steht meist das, was im Moment wichtig bzw. überlebenswichtig ist. So konnte sich z. B. ein 11-jähriges schwer traumatisiertes Mädchen, das von einem Täter außerhalb der Familie über einige Jahre aufs Schlimmste sexuell gequält und mit dem Tod bedroht wurde, nur an die Uhr im Raum erinnern. Für dieses Mädchen war es das Wichtigste, zu wissen, wann die Qual ein Ende hat. Sie kann sich deshalb an keine anderen Details erinnern.

Damit ein Ereignis eingeordnet werden kann, wird es zeitlich oder inhaltlich in einen willkürlichen Zusammenhang gestellt. Ein Erinnerungsabschnitt kann auch gleichzeitig in widersprüchliche Zusammenhänge gestellt werden, z. B. bei einem Verkehrsunfall, der zwar als schrecklich erlebt wurde, bei dem aber auch ein anderer Autofahrer sehr hilfreich war.

Für die unten beschriebenen Traumabearbeitungsmethoden wird der Klient gefragt, welche wiederkehrende Erinnerung ihn immer wieder plagt. Sind es mehrere, soll der Klient eine auswählen. Dann wird die zu bearbeitende Erinnerung begrenzt, d. h. der Anfang und der Abschluss der Erinnerung festgelegt, da die Bearbeitung viel Kraft braucht und die Kraft für die Bearbeitung reichen soll.

Traumabearbeitung in Assoziation

Wenn möglich, soll die Traumabearbeitung in Assoziation durchgeführt werden, da sie so als authentisch erlebt wird und gut kontrolliert werden kann.

Ein besonderer Fall in der Therapie sind Personen, die Zeugen eines traumatischen Ereignisses wurden, da ihr Erleben sowohl dissoziative wie auch assoziative Elemente enthält. Zeugen dissoziieren oft, indem sie in die Rolle des Opfers schlüpfen und dessen Qualen miterleben. Die Dissoziation führt dazu, dass sich diese Personen nicht mehr gegen die nachempfundenen Schmerzen schützen können. So können Kinder sowie Erwachsene nicht nur durch eigene Verletzungen traumatisiert werden, sondern auch dadurch, dass sie zu Zeugen eines traumatischen Ereignisses geworden sind. Häufig fällt beides zusammen, indem beispielsweise ein Kind einen Autounfall überlebt, seine Mutter dabei aber stirbt. In diesen Fällen erfolgt die Traumabearbeitung meist in assoziativer Form. Vorgängig soll mit dem Kind geübt werden, wie kontrolliert dissoziiert und dann wieder assoziiert werden kann.

Im Folgenden wird eine Form der Traumabearbeitung mit hypnotischen Elementen in Assoziation beschrieben. Die Methode enthält die Möglichkeit der Einschätzung, Interpretation und Einordnung der traumatischen Erinnerungen.

Traumabearbeitung in Assoziation

Hier-und-Jetzt-Zustand:

- Den Klienten nach Flashbacks fragen.
- Eine entsprechende Erinnerung auswählen.
- Ereignis erzählen lassen (Erzählung wird vom Therapeuten notiert).
- Den Anfang und den Abschluss des Ereignisses begrenzen.
- Drei bis vier Behälter festlegen.
- Die häufigsten verwendeten Behälter:
  - einer für das Schöne
  - einer für das Wichtige (Aspekte, die erinnert werden sollen)
  - einer für das Schlimme (hinten im Gedächtnis ablegen)
  - einer für das Neutrale.
- Behälter zeichnen und bezeichnen (z. B. eine Sonne, einen Blitz, ein Ausrufezeichen, ...).
- Ablauf resp. das Einfüllen in die verschiedenen Behälter erklären.

Trance:

- Zum Anfang des Ereignisses gehen.
- Das traumatische Ereignis Stück für Stück durchgehen (der Therapeut liest vor). Jeder Abschnitt wird in den entsprechenden Behälter eingefüllt. Je emotionaler ein Teil der Geschichte ist, desto kürzere Abschnitte werden gewählt.
- Es kann auch sein, dass ein Teil eines Abschnittes in einen, ein anderer Teil in einen anderen Behälter gehört (z. B. schreckliches Gefühl in Blitzbehälter, die Handlung in den Achtungbehälter)
- Wenn am Schluss der Situation angekommen, den Klienten fragen, ob alles eingeordnet ist. Evtl. Fehlendes noch einordnen.

Hier-und-Jetzt-Zustand:

- Den Klienten fragen, wie er sich den Aufbau des Gedächtnisses vorstellt, z. B. wie eine Kiste, Kammer oder ein Gestell.

Trance:

- Einen Behälter nach dem anderen im Gedächtnis, in der Vorstellung, z. B. in dem Gestell einordnen lassen.
- Nochmals überprüfen lassen, ob Ordnung so stimmig ist.

Hier-und-Jetzt-Zustand:

- Daraufhinweisen, wenn weitere Elemente auftauchen, können sie in die entsprechenden Behälter im Gedächtnis eingeordnet werden.
- Abschlussfrage: Gibt es noch etwas dazu zu sagen?

Anwendung:

- Trauma
- Flashbacks
- Traumabearbeitung
- Albträume

Hinweise:

- Während der ganzen Bearbeitung soll der Psychotherapeut dem Klienten helfen, in der Assoziation zu bleiben und die Emotionen zu kontrollieren.
- Bei Traumaverarbeitung ist es sehr hilfreich, wenn der Klient in der Lage ist zu differenzieren.

Die 9-jährige Mathilda wird von der Lehrerin wegen Schulproblemen (schwache Leistungen, mangelnde Konzentration, Schwierigkeiten mit Kameraden) und Schlafstörungen angemeldet. Das Mädchen war vor zwei Jahren anwesend, als der drogenabhängige Onkel ihre Mutter tötete, weil diese ihm kein Geld geben wollte. Er schlug und würgte sie, bis sie vor den Augen Mathildas starb. Im Erstgespräch berichtet der Vater, dass Mathilda alles gut überstanden hat und kaum mehr an das Vergangene denkt. In der ersten Sitzung mit Mathilda erzählt sie allerdings von Flashbacks, die zu Schlaf- und Konzentrationsstörungen führen. Die anschließende *Traumabearbeitung in Assoziation* (ca. 30 Minuten) verläuft in Anlehnung an die oben beschriebene Methode: Die traumatischen Erinnerungen tauchen in der Schule auf, wenn sie sich konzentrieren soll, wenn jemand etwas Schlimmes erzählt oder auch wenn sich die Mitschüler schlagen. Mathilda kann allgemein keine Gesetzmäßigkeiten darin erkennen, *wann* die Erinnerungen auftauchen. Zuerst erzählt sie das Ereignis: Die Eltern und Mathilda sitzen beim Abendessen. Dann geht Mathilda ins Wohnzimmer fernsehen. Der Vater geht nochmals ins Geschäft, die Mutter in die Küche. Mathilda hört die Hausglocke. Die Mutter öffnet. Mathilda hört lautes Schreien, geht nachschauen und sieht, wie der Onkel ihre Mutter schlägt und würgt. Die Mutter kann nichts mehr sagen. Mathilda schreit ganz laut: »Hört auf!« Der Onkel hört aber nicht auf. Dann rennt er weg. Mathilda läuft zum Vater ins Geschäft und erzählt ihm, was geschehen ist. Der Vater eilt nach Hause. Mathilda wartet unten vor dem Haus, da sie zu viel Angst hat, ins Haus zu gehen.

Dann kommen Polizei und Ambulanz, und Mathilda wird gefragt, was geschehen ist. Mathilda begrenzt die Situation wie folgt: Als Anfang wird das Abendessen definiert und als Abschluss die Befragung durch die Polizei. Sie befürchtet, sie könne durch die Therapie ihre Mutter vergessen. Die Therapeutin erklärt ihr, dass weder ihre Mutter noch das Ereignis vergessen werden sollten, sondern dass es darum gehe, das negative Ereignis neu ins Gedächtnis einzuordnen, damit sie nicht mehr davon gestört werde. Mathilda zeichnet daraufhin drei Behälter (siehe Abb. 28). Die Büchse mit der Spitze und dem Punkt ist die Knochenbüchse. In ihr soll all das Schlimme verstaut werden, woran sie nicht mehr ständig denken will. Ins Säcklein mit der Sonne soll das Gute. In den Behälter, auf dem »A« (für »Achtung«) steht, sollen jene Dinge, die sie sich merken will.

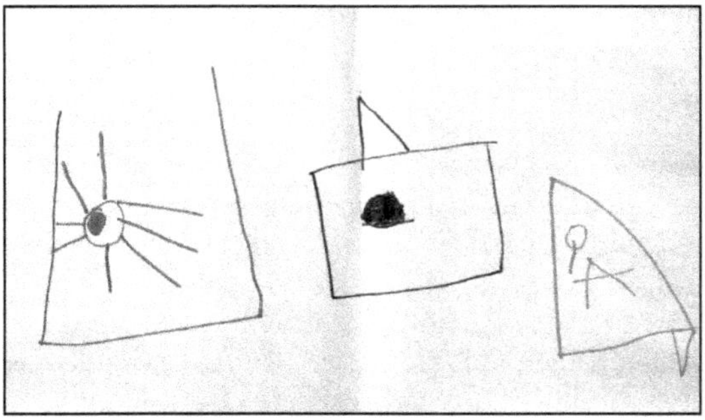

Abb. 28: Drei Behälter für verschiedene Gedächtnisinhalte

Die Situation wird in einer leichten, gut kontrollierten Trance durchgespielt, und die verschiedenen Erinnerungen werden in die erwähnten Behälter eingefüllt: Essen und Fernsehen kommen ins Sonnesäcklein. Das Schreien der Mutter gehört in die Knochenbüchse. Mathildas eigenes Schreien legt sie in den Achtungbehälter. Das Nachschauen füllt sie ins Sonnesäcklein. Der Onkel, der die Mutter würgt und tötet, wird in der Knochenbüchse abgelegt. Der Weg zum Vater und das Erzählen legt Mathilda in den Achtungbehälter. Der Rückweg und die Befragung durch die Polizei kommen ins Sonnesäcklein. Dann wird Mathilda aufgefordert, sich eine Vorstellung ihres Gedächtnisses zu bilden. Sie stellt sich das Gedächtnis als eine Piratenkiste mit Schloss und Metallbeschlägen vor. Sie versorgt zuerst das Sonnesäcklein rechts vorne unten. Den Achtungbehälter versorgt sie als zweites, in der Mitte unten. Zuletzt kommt die Knochenbüchse an die Reihe, die sie links hinten verstaut, damit sie ja das Sonnesäcklein nicht berührt. Von diesem Zeitpunkt der Behandlung an wird Mathilda nicht mehr durch Flashbacks geplagt, und die eigentliche Psychotherapie kann beginnen.

Traumabearbeitung in Dissoziation

In Dissoziation wird gearbeitet, wenn Gefühle nicht kontrolliert werden können, wenn es darum geht, einen Überblick über die Situation zu erhalten oder zu erfahren, wie die eigene Würde trotz schlimmster Qualen bewahrt werden kann.

Bei der Traumabearbeitung in Dissoziation ist es wichtig darauf zu achten, dass die Dissoziation kontrollierbar bleibt. Dazu ist es hilfreich, wenn die Situation in der Vorstellung auf einer Filmleinwand oder einem Videoschirm abgespielt wird. Um es sich in der Zuschauerposition einzurichten, eignen sich Stühle mit Seitenlehnen, die immer wieder gespürt werden können. Aus der Zuschauerposition soll nur das äußerlich Sicht- und Hörbare wahrgenommen werden. Im Folgenden werden die verschiedenen Schritte der Traumabearbeitung in Dissoziation gezeigt.

Traumabearbeitung in Dissoziation

Hier-und-Jetzt-Zustand:

- Den Klienten nach dem Auftreten von Flashbacks fragen.
- Das Ereignis erzählen lassen.
- Den Anfang und das Ende des Erlebten begrenzen.

Trance:

- Assoziation: Die Situation am Anfang stoppen.
- Manchmal ist es nicht möglich, zum Beginn der bezeichneten Situation assoziiert zu gehen, da es zu schmerzhaft ist. Dann zu einer Stelle gehen, wo es möglich ist. Dann dissoziieren und im Schnelllauf bis zum Beginn der Situation vorspulen.
- Dissoziation: Aus der Situation so aussteigen, dass das erste Bild auf einem Bildschirm zu sehen ist. Sich selbst auf dem Bild erkennen.
- Sich auf einem Zuschauerstuhl (normaler Stuhl mit Seitenlehnen) so einrichten, dass man die Person auf den Bildschirm sieht.
- Eine Steuerung/Fernbedienung in die Hand nehmen.
- Erst dann die Situation in der Dissoziation auf dem Bildschirm weiterlaufen lassen. Stück für Stück die Situation in Dissoziation von außen betrachten lassen. Darauf achten, dass möglichst nur visuelle und akustische Reize wahrgenommen wird (z. B. Was siehst du, hörst du?).

- Immer wieder überprüfen, ob Dissoziation noch anhält, d. h. ob es möglich ist, die Situation von außen zu betrachten. Diese Situation bis zum Ende durchspielen lassen.
- Nachfragen, ob es hier möglich ist, wieder ins Bild einzusteigen. Sonst weiterlaufen lassen im Schnelllauf bis zu einer Stelle, wo es möglich ist zu assoziieren.
- Assoziation: Die Situation auf dem Bildschirm anhalten.
- Die Steuerung weglegen.
- Sich aus dem Zuschauerstuhl erheben.
- In die Situation wieder einsteigen, sodass die Person wieder ein Ganzes ist.

Hier-und-Jetzt-Zustand:

- Das in der Dissoziation Erlebte mit dem Klienten besprechen.

Anwendung:

- Traumabearbeitung (bei Beeinträchtigung der Würde durch das Trauma)
- Folter
- Vergewaltigung
- Einstellung gegenüber einem Thema verändern
- Mobbing
- Verlassenheit in der Kindheit
- Einsamkeit

Hinweise:

- Gut zu kombinieren mit der Intervention *Würde und Stolz wiederherstellen*.
- Gut darauf achten, dass die Dissoziation aufrechterhalten werden kann. In der Dissoziation werden nur visuelle und auditive Reize wahrgenommen, kinästhetische Wahrnehmungen und Gefühle sind von außen nicht feststellbar.
- Sonst daran arbeiten, dass Assoziation und Dissoziation kontrolliert werden können.

Im folgenden Fall wurde aus zwei Gründen in Dissoziation gearbeitet:

1) Die Klientin wurde im Laufe ihres Lebens wiederholt und teilweise schwerwiegend traumatisiert. Es fällt ihr schwer, ihre Gefühle bei einem erneuten traumatischen Ereignis zu kontrollieren.
2) Die Klientin soll jetzt einen Überblick über die Situation im engen und weiteren Sinne gewinnen.

Die 14-jährige SAMANTHA lebt nach mehreren Traumatisierungen und Trennungserlebnissen in einem Heim. Vor fünf Jahren wollte eine Familie sie in Pflege nehmen. Die Pflegeeltern machten ihr Hoffnung, welche zerschlagen wurde. Sie berichtet, dass sie vor fünf Jahren versuchte, in eine Pflegefamilie zu kommen. Alles lief gut, die Familie verwöhnte sie, und die Tochter der Familie war ihre Freundin. Dann plötzlich, in den Ferien, gab es einen großen Streit zwischen den Eltern. Samantha und ihre Freundin haben alles mitbekommen. Als Beginn der Situation setzt Samantha den Moment, als sie in den Ferien mit der Freundin auf dem Bett liegt. Sie fängt damit an, dass sie – in der Vorstellung, in einer leichten Trance – auf dem Bett liegt und ein Buch liest. Sie hören die »Eltern« miteinander sprechen. An dieser Stelle hält Samantha die Situation an, schlüpft aus dem Bild heraus, sodass sie auf einem Videoschirm die zwei Mädchen lesend auf dem Bett von außen sieht. Samantha begibt sich auf einem Sessel in die Zuschauerposition. Sie wird von der Therapeutin zwischendurch immer wieder gefragt, ob sie ihren Sessel noch spürt. Außerdem wird die Aussage in die dritte Person Einzahl, also in »das Mädchen« umformuliert. Dies unterstützt darin, die Dissoziation aufrechtzuerhalten. Sie sieht die zwei Mädchen auf dem Bett liegen, und die Stimmen der streitenden Eltern sind zu hören. Sie sieht, wie das eine Mädchen weint und von Samantha getröstet wird. Samantha wird gefragt, was sie über das zu Sehende denkt. Die zuschauende Samantha meint, dass die Freundin verwirrt und verzweifelt ist, weil sie noch nie so etwas erlebt habe. Über die Samantha auf dem Videoschirm denkt sie, dass sie im Schock sei und die Kameradin tröste. Dieses Bild bildet den Abschluss der Situation. Hier steigt Samantha wieder ins Bild des Videoschirms ein. Sie verabschiedet sich von jenem Ort und jener Zeit. In derselben Sitzung wird noch auf den Aspekt des »Aspirins« im übertragenen Sinne eingegangen. Sie schaut als 14-Jährige zur 9-Jährigen Samantha zurück. Sie wird von der Therapeutin gefragt, was die 14-jährige Samantha davon erkennt, was die 9-jährige braucht und nötig hat. Die 14-jährige Samantha nimmt in der Vorstellung die 9-Jährige in die Arme und tröstet sie. Dies geschieht aber in doppelter Assoziation; das Schwergewicht liegt auf den Empfindungen der 9-Jährigen, die die Arme und den Körper der Großen spürt und so getröstet werden kann. Samantha hat herausgefunden, dass für sie in diesem Fall etwas, das sie braucht, »Aspirin« heißt.

Abklären und behandeln

Traumatisierte können auf unterschiedliche Weise in die Psychotherapie kommen. Manchmal wird das Thema schon bei der Anmeldung erwähnt, manche waren schon vorher in Behandlung. Es kann auch sein, dass erst im Rahmen der Behandlung, z. B. mit ursprünglicher Anmeldung mit Thema Konzentration, Schlafen und anderen Themen, im Laufe der Zeit die Traumatisierung klar wird. Auch die Art der Traumatisierung kann unterschiedlich sein, sei es ein einmaliges Erlebnis, mehrmals, in der näheren oder weiteren Vergangenheit, durch äußere Faktoren, Beteiligung anderer Menschen, seien es Familienmitglieder, Bekannte oder fremde Personen, eine oder mehrere Personen.

Je nachdem sollten schon zu Beginn folgende Themen beachtet und angesprochen werden, wenn möglich schon in der ersten Familiensitzung. In die Beratung und Psychotherapie sollten systemische Aspekte einbezogen werden, evtl. auch die Schule, die Familie, den Freundeskreis einbeziehen und beraten, wie sie sich verhalten sollten, wem was mitgeteilt werden soll. Besonders wichtig ist es abzuschätzen, ob das Kind oder der Jugendliche noch in Gefahr ist. Wenn ja, das Möglichste für den Schutz der Person tun. Grenzen müssen eingehalten und die Traumatisierten beschützt werden und es darf keine Übertritte geben.

1) *Gegenwart:*
   a) Was spürst du, ist es jetzt anders als vor dem Erlebnis?
   b) Frage nach Schlafverhalten, Essverhalten, körperlichen Symptomen, Schmerzen
   c) Frage nach unkontrollierten Erinnerungen. Wann? Wo? Wie häufig? Inhaltsangabe?
   d) psychische Symptome
2) *soziales Netz:*
   a) Frage nach Familie, Schulkameraden, Freundeskreis
   b) Wie sind die Kontakte?
   c) Wer reagierte wie auf die traumatisierte Person?
   d) Wer weiß wovon?
   e) Freizeitaktivitäten?
3) *Lebenssituation:*
   a) Wohnsituation?
   b) Schulsituation?
   c) finanzielle Lage, evtl. Versicherungen, evtl. juristische Beratung?
   d) Sind noch polizeiliche Untersuchungen im Gange? Gerichtsverfahren?

4) *das traumatische Erlebnis:*
   a) Wissen/Nicht-Wissen
   b) Wann?
   c) Schon jemandem erzählt? Wenn ja, wem, welche Reaktion?
   d) Erlebnis im Detail erzählen lassen
5) *Einstellung zum Erlebnis:*
   a) Gefühl, Opfer zu sein, Kontrollmeinung, Hilflosigkeit, Opferhaltung?
   b) Schuldzuweisung, Rachegefühle?
   c) Selbstbeschuldigung?
   d) Schuldgefühle?

Die folgenden Themen müssen in der Psychotherapie mit Traumatisierten oft gleichzeitig oder wiederholt behandelt werden:

- genaues Wahrnehmen und Erinnern
- Umgang mit den Erinnerungen
- Wahrnehmen und Kontrollieren des Bewusstseinszustandes
- Kontrollieren von dissoziativen Zuständen
- Umgang mit Symptomen
- Selbstwirksamkeit und Selbstverantwortung
- Identität und Selbstbild
- Sicherheit und Schutz
- Grenzen.

Das Thema Grenzen in der Psychotherapie, das im Kapitel *Grenzen und Raum* näher beschrieben wird, beinhaltet Grenzen setzen und Grenzen einhalten und betrifft sowohl das Kind, den Jugendlichen als auch die Erziehenden und sollte demnach auch in der Erziehungsberatung, Elternberatung und Familientherapie seinen Platz haben. In Trance kann in der Einzeltherapie mit unterschiedlichen Grenzen (körperlichen, verbalen, psychischen, räumlichen, zeitlichen) gearbeitet werden. Weitere wichtige Themen sind: Sozialleben, Umgang mit dem Körper, Ethische und moralische Fragen und Auseinandersetzung mit dem Tod – Sinn im Leben finden.

Im Folgenden wird kurz auf die oben genannten Themen eingegangen. Ausführlicher wird die Vorgehensweise in den entsprechenden Kapiteln beschrieben.

Bei den folgenden in der Psychotherapie mit Traumatisierten relevanten Themen wird zwar eine Reihenfolge aufgeführt. Häufig müssen aber mehrere gleichzeitig oder andere wiederholt behandelt werden.

Themen, die bei Traumatisierten beachtet werden sollten:

- *genaues Wahrnehmen und Erinnern*
- *Umgang mit den Erinnerungen:*
  Einerseits sollen die Erinnerungen, falls indiziert, bearbeitet werden, und andererseits sollen die Betroffenen mehr Kontrolle über die Erinnerungen erhalten. Kontrolle bezüglich:
  - Zeitpunkt (wo und wann)
  - Stärke
  - Ausprägungsgrad
  - Gefühlsmäßige Beteiligung
  - Auftreten an sich.
- *Wahrnehmen und Kontrollieren des Bewusstseinszustandes:*
  - Auch die Qualität des Trancezustandes soll kontrolliert werden.
- *Kontrollieren von dissoziativen Zuständen:*
  - Kontrolle des Trancezustandes
  - Kontrolle von Assoziation und Dissoziation
  - Selbstvertrauen und Selbstverantwortung erhöhen.
- *Umgang mit den Symptomen:*
  - Symptome wie Ängste, Wutausbrüche, Schlafstörungen, Konzentrationsstörungen, Nervosität können schädlich für die Person oder für ihre Umwelt sein.

  Folgende Therapieschritte können relevant sein:
  - Informationen über das Symptom gewinnen: Ablauf, Muster, erstes Auftreten, Ort, Zeitpunkt, andere Zusammenhänge
  - Auslöser des Symptoms finden
  - Bedeutung/Sinn des Symptoms erfassen
  - mehr Kontrolle über das Symptom gewinnen: (Auftretungsgrad und Häufigkeit)
  - Alternativen zum Symptom erarbeiten.
- *Kontrolle, Kontrollmeinung, Selbstwirksamkeit und Selbstverantwortung:*
  - Die Kontrolle betrifft die Erinnerungen, Symptome, den Bewusstseinszustand, die Dissoziation und den Alltag. Diese wirkt sich in der Folge auf die Wahrnehmung der Selbstwirksamkeit aus.

- Für den Weg zu angemessener Selbstverantwortung ist die Auseinandersetzung mit der eigenen *Opferhaltung* ein wichtiger Meilenstein.
- *Identität:*
  - Durch die Traumatisierung, evtl. das traumatische Ereignis, kann eine Verunsicherung entstehen: Wer bin ich? Gerade wenn es nötig war, zu einer Opfer-Hilfsstelle zu gehen, einen gerichtlichen Prozess durchzustehen, kann eine Verunsicherung entstehen. Es besteht die Gefahr, dass in der Opferrolle verharrt wird. Traumatisierte Kinder und Jugendliche fühlen sich »versehrt«, sehen nur noch die Traumatisierung im Vordergrund. Es kann sein, dass die Vorstellung entsteht, dass sie nie mehr »intakt«, »ganz« werden. Darum ist dieses Thema wichtig. Hier werden Stärken, Schwächen, die ganze Persönlichkeit erfasst (siehe auch das Kapitel über Identität).
- *Sicherheit und Schutz:*
  - Wahrnehmen der eigenen Situation (Alarmzeichen) und des eigenen Körpers
  - Genaues Wahrnehmen der Umgebung
  - Situationen analysieren
  - Angemessene Reaktion auf Alarmzeichen
  - Strategien zum Schutz ausarbeiten und in Trance einüben.
- *Grenzen:*
  - In erster Linie soll die Person darin unterstützt werden, wie sie sich selbst schützen kann oder welche Maßnahmen zum Schutz zu treffen sind. Schutz kann in verschiedenen Lebensgebieten nötig sein, sei es im Sport, beim Ausgehen, am Arbeitsplatz.
  - Bei Kindern und Jugendlichen soll auch der Schutz in der Erziehungsberatung, Elternberatung und Familientherapie seinen Platz haben.
  - In der Einzeltherapie können die verschiedenen Methoden mit mentalen Methoden kombiniert werden. Einige Beispiele:

  räumliche Grenzen:
  - Sich die eigene Wohnung vorstellen und dabei die verschiedenen Privatheitsstufen feststellen,
  - Mit Klötzen und Figuren ein Wunschhaus darstellen und dazu Überlegungen anstellen.

  körperliche Grenzen:
  - Kräfte, körperlicher Abstand, Berührungen.

Gewaltgrenze
verbale Grenzen
psychische Grenzen:
- Wie viel halte ich aus (Schutz, Abgrenzung)? Was ist meine, was nicht meine Angelegenheit?
- Grenzen ziehen und einhalten

zeitliche Grenzen:
- Pünktlichkeit, wie viel Zeit brauche ich wofür?

- *Sozialleben:*
  - Soziale Situationen können auch im Rollenspiel mit Figuren oder in der Vorstellung analysiert, ausprobiert und eingeübt werden.
  - Beziehungen zu Verwandten, Bekannten und Freunden, Arbeitskollegen etc. pflegen.
- *Umgang mit dem Körper:*
  - Dazu gehören Themen wie Körperbild, Pflege des Körpers, körperliche Aktivitäten, Gesundheit, Wahrnehmen des Körpers.
  - Es können vorerst neutrale, ungefährliche Empfindungen wie Wärme, Spannung wahrgenommen werden. Später kann spielerisch auch in einer leichten Trance herausgefunden werden, in welchem Körperteil am meisten Frische, z. B. die Farbe Rosa, am intensivsten gespürt wird, welcher Körperteil der wichtigste oder der interessanteste ist.
- *ethische und moralische Fragen:*
  - Schuld, Schuldgefühle
  - Rolle innerhalb des Systems, in der Familie, am Arbeitsplatz, in der Schule; bei Kindern, Jugendlichen, Rolle der Eltern (Verantwortung, Pflichten), Rolle der Kinder
  - Loyalität, Rache
  - Wahrheit vs. Lüge
  - Liebe, Sexualität.
- *Auseinandersetzung mit dem Tod – Sinn im Leben finden*
  In der Psychotherapie mit Traumatisierten wird auch auf folgende Themen eingegangen:
  - Todesangst, Suizidgedanken
  - Freude und Sinn im Leben finden.

Wege aus der Hilflosigkeit und der Rolle des »Opfers«

Die Themen Selbstwirksamkeit und Würde gewinnen sollten bei den meisten Psychotraumatisierten besonders beachtet werden.

Traumatisierte waren mindestens in einer Situation Opfer, fühlten sich hilflos. Dadurch kann sich die Haltung entwickeln, dass es keinen Sinn macht, auf die eigene Lebenssituation Einfluss zu nehmen, da ohnehin »nichts« bewirkt werden könne. Oft wird diese Haltung auf ganz viele Lebensgebiete übertragen und beibehalten, auch wenn die Situation, das Entwicklungsalter sich objektiv gesehen verändert haben. Deshalb geht es in der Psychotherapie oft darum, Wege aus der Opferhaltung zu entwickeln und angemessen wirksam zu werden.

Opferhaltung als Lebenshaltung: Wege aus der Rolle des Opfers finden

- Möglichkeiten, die Selbstverantwortung und die Selbstwirksamkeit zu unterstützen:
  - Selbstwirksamkeitsintervention: Eine Situation, die die Person erfolgreich beeinflussen konnte, an deren Höhepunkt verstärken.
  - Entscheidungen treffen: Anfangen mit Wahl des Stuhles, der Farben
  - Sozialverhalten unterstützen: soziale Situation analysieren, dabei eigene und fremde Anteile herausschälen
  - angemessene Verantwortung im Alltag übernehmen (z. B. Zuständigkeit für wiederkehrende kleinere Aufgaben in der Familie, Schule, Arbeit)
- angemessene Kontrolle gewinnen auf Symptome in Bezug auf:
  - Stärke
  - Ort, Zeit
  - Thema
  - Entwicklungsstufe
  - Rolle
- Grenzen einhalten: darin unterstützen, dass Grenzen eingehalten werden (auf beiden Seiten)
- Sicherheit, Schutz.

Würde und Stolz wiederherstellen

Das Thema Würde steht in engem Zusammenhang mit Selbstwirksamkeit, Selbstbild.

Der 12-jährige Stefano wird durch seine getrennt vom Vater lebende Mutter angemeldet. Stefano lebt größtenteils beim Vater. Die Mutter erwähnt Traumatisierungen, ohne sie zu nennen (Rückzug, Ängste). Stefano erwähnt Suizidgedanken, keine Lust zu haben, aus dem Zimmer und in die Schule zu gehen. Er könne kaum schlafen, weil er immer wieder Gedanken habe. Deswegen könne er sich auch nicht konzentrieren. Im weiteren Verlauf wird klar, dass er sich einer Lehrerin anvertraut hat und die Schule ihn in jeder Beziehung schont. Er wird auch von der Mutter geschont. Er selbst fühlt sich hilf- und wehrlos, als Opfer. Er arbeitet auch kaum für die Schule. Seine Konzentration verbessert sich zwar schon nach der ersten Konsultation schnell, aber er fühlt sich als Opfer, als Armer, deswegen hat er das »Recht«, unfähig zu sein, die Schule kaum zu besuchen, nichts für die Schule zu tun. Mit den Kameraden hat er kaum etwas zu tun. Da beschreibt er eine Mischung von: Er hat keine Lust, sie sind sowieso blöd, und Angst. Er hat unterdessen eine Mediensucht entwickelt, spielt auch nachts, schläft zu wenig, isst nur in seinem Zimmer. Der Vater ist der Meinung, dass sein Sohn nicht wolle, seine Mutter schont ihn, da er traumatisiert sei. Er selbst sagt zwar, dass er nicht schlafen könne, da er immer wieder »dran« denken müsse. Das genaue Erlebnis will er nicht erzählen. Es scheint ein sexueller Übergriff durch einen gleichaltrigen Jungen im WC der Schule gewesen zu sein. Er sei über längere Zeit von mehreren Buben ausgelacht und heruntergemacht worden. Eine Traumabearbeitung kommt darum im Moment noch nicht in Frage. Die Intervention *Würde und Stolz wiederherstellen* wird durchgeführt. Es wird besprochen, dass er daran arbeitet, wieder regelmäßig zur Schule zu gehen, sein Gamen in Griff bekommt, dass er mehr schläft und sich in der Schule konzentrieren kann (bis jetzt war er, wenn er in der Schule war, sehr müde). Um seine Ängste beim Schulbesuch zu überwinden, wurde *Ungesunde Gedanken in gesunde verwandeln* und *Auslöser finden und Ressource einsetzen* eingeführt, was auch für seine Konzentration dienlich ist. Leider will er nicht mehr in Beratung kommen, nachdem er erste kleine Schritte bewältigt hatte. Warum es Stefano schwerfiel, an sich zu arbeiten, kann nur vermutet werden. Er hat bemerkt, dass es harte Arbeit brauchen wird, schrittweise wieder in den Schulalltag zu finden. Außerdem macht ihm das wohl Angst. Und er hat sich wohl ein wenig in seiner Opferrolle eingerichtet, genießt die Schonung. Seine Identität basiert wohl zu stark auf der Opferrolle, und es konnten noch zu wenig andere Elemente aufgebaut werden. Außerdem hat er evtl. eine Gamesucht entwickelt.

Traumabearbeitung kann Angst machen. Traumatisierte sträuben sich oft gegen Psychotherapie aus folgenden möglichen Gründen: Angst, eingerichtet in Opferrolle, Entwicklung weiterer Symptome wie Sucht, Entwöhnung von Gleichaltrigen, Schule, Arbeit für die Schule und Lücken im Schulstoff.

Würde und Stolz wiederherstellen

Hier-und-Jetzt-Zustand:

- Situation erzählen, in der die Würde oder der Stolz verletzt wurden, z. B. etwas Peinliches, Mobbing, ausgelacht.
- Was denkst du, hast du für eine Vorstellung von der Würde? Manche stellen sie sich vor wie einen Schein, eine Hülle oder ein Schild, das in dieser Situation verletzt wurde.

Trance:

- Zu Beginn einer Situation gehen, wo Kränkung stattgefunden hat.
- An die Stelle gehen, wo das Selbst noch intakt ist (wenn das innerhalb oder unmittelbar vor der Situation der Fall ist).
- Direkt in die Situation gehen (auch wenn das Selbst nicht mehr intakt ist; in diesem Fall schnell dissoziieren).
- Aus dem Bild aussteigen. Dissoziation.
- Sich die Situation und das eigene Ich auf einem Bildschirm vorstellen.
- Sich eine Vorstellung von der Würde, dem Stolz machen, z. B. Schein, Hülle rundherum.
- Zum Ende der Situation gehen im Schnelllauf.
- Sehen, auf welche Weise die Würde verletzt ist. z. B. Schild ist matt geworden, Hülle ist zerrissen, Schein ist matt.
- Die Würde wieder reparieren, flicken, intakt machen, z. B. polieren, nähen, beleuchten.
- Wieder sich assoziieren, sich ganz machen, in die Situation einsteigen.
- Die intakte Würde, Hülle, Stolz spüren.

Hier-und-Jetzt-Zustand:

- Gibt es noch etwas dazu zu sagen?

Anwendung:

- Würde, Stolz verletzt
- Selbstbild
- Traumatisierung
- Mobbing
- Vergewaltigung

Oft kommen die Betroffenen selbst zumindest zu Beginn nicht gerne in Therapie, manchmal möchte das Umfeld keine Therapie. So macht es Sinn, so schnell wie möglich in möglichst viele Themen mindestens einzusteigen, da die Therapie jederzeit abgebrochen werden kann (Kinder, Jugendliche sind abhängig). Es lohnt sich, die Therapie möglichst schnell zu beginnen und die Betroffenen nicht warten zu lassen oder weiterzuschicken, die Therapie in die Hand zu nehmen, auch wenn man sich evtl. nicht ganz sicher fühlt. Psychotraumatisierte spüren die Unsicherheit, haben oft das Gefühl, dass sie ein zu schwerer Fall sind, darum weitergewiesen werden. Das kann dazu führen, dass dann die Bereitschaft zur Mitarbeit vergeht.

11 Struktur der Psychotherapie: Einstieg, Mitte, Durchhänger überwinden, Abschluss

11.1 Einstieg in die Psychotherapie

Zu Beginn des Buches wurde bereits auf einige Aspekte des Einstiegs und des Designs einer Behandlung eingegangen.

Natürlich melden sich Klienten auf unterschiedliche Weise. Sei es, dass sie angemeldet werden durch eine andere Stelle wie Schule, Arzt, dass die Eltern sich melden. In seltenen Fällen melden sich die Jugendlichen selbst. Manchmal erfolgt die Anmeldung über eine Homepage, per E-Mail oder Telefon. Es ist hilfreich, wenn die Klienten in der Folge einen Fragebogen ausfüllen, der neben den Personalien (inklusive Angaben über Familienmitglieder) und Anmeldungsgrund auch andere Informationen enthält wie wann, seit wann, wie das Problem zutagetritt, welche Ressourcen vorliegen, was schon alles unternommen wurde.

Zu Beginn des Buches wurde auch darauf hingewiesen, dass alle Familienmitglieder, die zusammen wohnen, am Familienerstgespräch teilnehmen. Familie wird so definiert, dass alle dazugehören, die zusammen wohnen.

Schon vor dem ersten Termin wird ein Fragebogen verschickt, mit Fragen zu Lebensgeschichte, Familiensituation, Schulsituation, allgemein zur gegenwärtigen Situation des Kindes, des Jugendlichen. Dieser liegt bei Behandlungsbeginn vor. Berichte wie Arztberichte, Schulberichte, Abklärungsberichte werden vor dem ersten Termin erfragt und sollten ebenfalls vorliegen.

Am Anfang der Behandlung, oft schon im Fragebogen oder Erstgespräch, können folgen Angaben erhoben werden:

- Symptom erfragen, Hypothesen bilden über Funktion, Sinn, Schutzfunktion des Symptoms für Individuum, Familie
- Anamnese Individuum, Familie
- Kann das Symptom schon verändert oder aufgegeben werden? Ist das sinnvoll, gefahrlos? Wird das Symptom dazu gebraucht, andere zu manipulieren, zu beeinflussen?

- Situation des Individuums, der Familie erkunden
- Kann es sein, dass Kind, Jugendlicher traumatisiert ist, an paranoiden Ideen leidet, suizidal ist?
- Wenn Hypnotherapie gewünscht wird, nach dem Grund fragen. Kann es sein, dass mit der Therapie falsche Hoffnungen, Vorstellungen verbunden sind?
- Sind noch organische, medizinische Abklärungen (z. B. Schmerzkontrolle) nötig? Ist das Symptom mehr körperlich bedingt?
- Warum kommt der Klient genau jetzt in die Beratung oder Therapie?
- Wer schickte den Klienten in Therapie (oder riet ihm eine solche an)? Wer entschied sich für die Therapie? Wer ist dafür motiviert?

11.2 Themen, die im Laufe der Behandlung im Auge behalten werden sollten

- *Motivation:* der Eltern des Kindes, der Geschwister
- *Widerstand* bei allen Beteiligten: Was will er sagen? Worauf muss ich achten?
- *Energie, Kraft, Durchhaltefähigkeit* bei allen Beteiligten: Wie groß dürfen die Schritte, die Fortschritte sein? Was darf ich von wem verlangen?
- *Ressourcen* finden und stärken
- *Unterscheiden* zwischen Trance – Hier-und-Jetzt-Zustand, Realität – Vorstellung.

Eine Vorgehensweise, die für viele Behandlungen passt:

- *Informationen* über Symptom sammeln
- *Wer ist beteiligt?*
- *Wann?* Wann tritt das Symptom auf, wann verschwindet es?
- *Wie groß, wie stark, wie heftig, wie schlimm, wie laut?* Beschreiben lassen. Vergleiche ziehen: Jetzt ist das Symptom so groß wie ein Fingerhut, eine Tasse, eine Suppenschüssel, ...
- *Wie verläuft es, wie fühlt es sich an?* Das Symptom vergleichen: wie ein Tuch, Nebel, Stein, ... Welche Farbe hat es? Wie kommt es? Wie ein Blitz, Dampf, schleicht es, ...? Wie geht es?

- *Wo?* Wo findet Symptom statt? Im Wohnzimmer, auf der Straße. Wo befindet sich das Symptom im Körper? Im Kopf, im Bauch, ...? Wie fühlt es sich im Körper an? Wie Nadeln, wie ein Stein, schmutzigbraun, ...?
- *Was hat dir schon geholfen?* Was hat dir schon alles gegen das Symptom geholfen?
- *Hypothesen* über die Bedeutung bilden
- *Entscheiden,* welche Hypothese im Vordergrund steht. Entscheiden, auf welche Hypothesen es möglich ist einzuwirken.
- *Behandeln:* Interventionen planen und ausführen auf der Ebene der Familie und des Individuums.

Um keine wichtigen Fakten bei der Behandlung zu übersehen, ist es nötig, bei allfälligen Zweifeln medizinische Abklärungen einzuholen, bevor man mit der Symptombehandlung beginnt.

- *Konzentrationsmangel in der Schule*: Diese Beschreibung deutet auf Absenzen während des Unterrichts hin: Neurologischen Abklärung organisieren und auf Epilepsie untersuchen.
- *Nicht hinhören, nicht aufpassen*: Diese Beschreibung lässt eine Schwerhörigkeit vermuten und Kompensation des Kindes durch Lippenablesen. Bevor mit einer Behandlung begonnen wird, sollten zuerst die Situation genau analysiert und alle nötigen Abklärungen durchgeführt werden.

Wenn zu viele Symptome gleichzeitig präsentiert werden oder ein Symptom sehr komplex ist, sollte man mithilfe der Familie und der Hauptperson Prioritäten setzen und gemeinsam bestimmen, womit begonnen werden soll.

Um einer Symptomverschiebung vorzubeugen oder auf diese zu reagieren, kann eine andere Methode als bisher angewendet werden, etwa ein langsames Vorgehen wählen, um so parallel zum Symptom noch andere Themen zu behandeln (z. B. Suchtverhalten, Sport, essen). Wenn eine Symptomverschiebung vorliegt, kann es sein, dass ich etwas übersehen habe, z. B. eine Loyalität zu einem Elternteil, eine Erkrankung eines Elternteils oder Geschwisters, dass das Problem oder Symptom noch zu viele Vorteile bringt oder Veränderung zu viel Angst macht.

Äußere Bedingungen:

- *Setting:* Kombination: Familie, Eltern (Paar), Einzel (Kind, Jugendlicher)
- *Familie:* Familienleben, Integration von neu Gelerntem, nächsten Schritt vorbereiten
- *Eltern:* Erziehungsberatung, Elternberatung, Paarberatung
- *Indexpatient, Kind, Jugendlicher:* Themen des Individuums, z. B. Ressourcen stärken, Selbstvertrauen, Grenzen, Identität, ...
- *Inhalt*
- *Ziele, Zwischenziele, nächster Schritt:* vereinbaren mit Familie, Eltern, Indexpatient
- Aufgabe des Psychotherapeuten:
  - bringt selbst auch Ziele ein
  - kommentiert, erinnert, was schon erreicht wurde
  - ordnet, strukturiert, setzt Reihenfolgen der Themen fest, unterscheidet zwischen wichtig – unwichtig, Vordergrund – Hintergrund.

Gestaltung einer Psychotherapiesitzung mit dem Kind, Jugendlichen:

1) bei Kindern bis ca. Latenzphase: kurz mit Elternteil sprechen (5, maximal 10 Minuten)
2) Kind, Jugendlicher: Wie ist es gegangen? Wie geht es heute? Vorkommnisse, Geschehen letzte Woche? Wirkung von letzter Stunde?
3) alte Themen: Wie geht es damit?
4) Anliegen für heute?
5) wenn nötig, Themen ansprechen, die von Elternteil, Lehrer kommen
6) etwas bearbeiten: bis 8 Jahre: 10-20 Minuten; 8 bis 12 Jahre: 20–30 Minuten; über 12 Jahre: bis maximal 45 Minuten
7) Spiel (fakultativ)
8) Ressourcentrance
9) Was nehme ich mit? Worauf achte ich in nächster Zeit?

Bei den Punkten 2, 3, 4, 5, 9: auf dem Stuhl sitzend arbeiten; bei 6, 7, 8, evtl. auf dem Boden arbeiten (verschiedene Ebenen).

Themen, Symptome, die häufig im Vordergrund stehen:

- Familie:
  - Grenzen setzen, Grenzen einhalten, Grenzen überschreiten
  - Rollen, Hierarchien unklar, Parentifizierung
  - Überforderung
  - Themen aus der Geschichte eines Elternteils
  - materielle Probleme
  - Eheprobleme
  - Gewalt
  - körperliche oder psychische Erkrankung eines Elternteils.

Individuum: Kind, Jugendlicher:

- etwas meistern, Kontrolle, Selbstverantwortung, angemessene Kontrolle
- Prüfungsangst
- Ängste allgemein, Angst auf Schulweg
- Kopfschmerzen
- Grenzen, Kontrolle
- Wutanfälle
- gehorchen
- sich einem Symptom stellen, ihm ins Auge blicken
- Flashbacks (Traumabearbeitung)
- Albträume
- sich nicht konzentrieren, vergessen, verlieren
- unruhig sein, immer in Bewegung sein
- beachtet werden, Selbstvertrauen.

11.3 Mitte der Psychotherapie, Durchhänger überwinden

Mögliche Gründe, nicht einzusteigen, nicht mitzumachen, abzubrechen, für Rückfälle:

- Eltern oder Kind, Jugendlicher fühlt sich mit Berater nicht wohl, nicht verstanden
- es scheint zu aufwendig zu sein: Finanzen, Weg, Zeitaufwand
- das Ausmaß der Mitarbeit war nicht klar; zu groß?
- Angst vor Veränderungen: Individuum, System
- Kind, Jugendlicher will nicht mitarbeiten

- Eltern wollen nicht mitarbeiten
- Gefühl, es nützt nichts, es gibt keine Veränderung.

Oft befinden sich Kind, Jugendlicher, Eltern, Familie in einer Krise, an einem Wendepunkt, Übergang:

- manchmal möchte die Person, die Familie nicht mitmachen
- hat Angst, blockiert, stagniert
- manchmal ist es unklar, wohin der Weg gehen soll
- wie er bewältigt werden kann
- was für Auswirkungen er haben wird.

Übergänge – Psychotherapie:

- Psychotherapie als Hilfe bei einem Übergang, den Übergang zu bewältigen
- Wege finden, Wege sehen
- als Begleitung bei einem Übergang: Trennung der Eltern, Umzug, Abschied, Tod, Krankheit, Unfall, ...

11.4 Abschluss einer Beratung und Psychotherapie

Der Abschluss kann unterschiedlich aussehen. Es kann sein, dass die Behandlung sehr kurz dauert oder länger oder gar über eine lange Zeit. Er kann angekündigt sein oder plötzlich erfolgen. Der Abschluss beinhaltet einen Abschied und ist ein Lebensübergang. Als solchen sollen wir ihn auch gestalten. Eine richtige Abschlussstunde erfolgt meist nur, wenn die Behandlung länger dauerte. Bei kürzeren Behandlungen reicht ein kurzes Zusammentragen, was erreicht wurde, was hilfreich war und worauf die betroffene Person weiter achtet. Diese Themen werden natürlich auch in der Abschlussstunde aufgenommen. Oft passt hier eine Trance, eine Altersregression über die gesamte Behandlungszeit.

Natürlich kann auch ein Ritual durchgeführt werden, das zum Kind und zur Situation passt, beispielsweise Sortieren, was mitgenommen wird und was da bleibt. Manchmal wird der zukünftige Weg gezeichnet. Rituale sollten gut passen, nicht übertrieben oder gesucht wirken.

Zum Schluss noch dies:

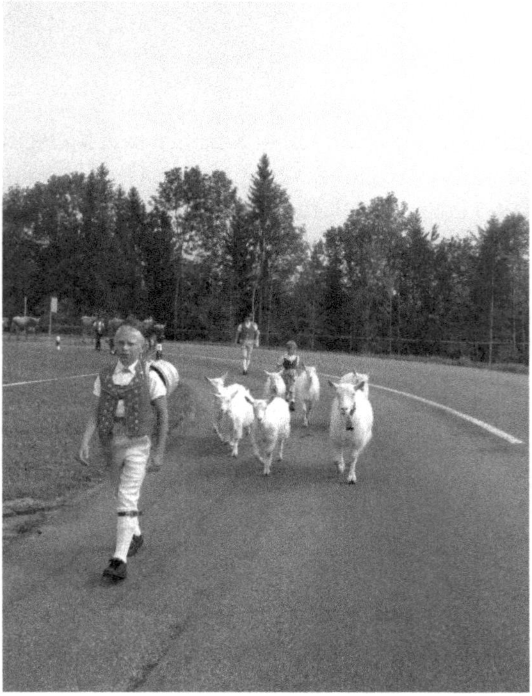

Abb. 29: Alpabzug im Appenzellerland nach einem schönen Sommer

Danksagung

Danken möchte ich gerne den vielen Kollegen und Kolleginnen, besonders der Kinderärztin Dr. med. Camilla Ceppi und meiner Vorgesetzten Dr. rer. nat. Letizia Gauck für die hilfreichen Hinweise und Rückmeldungen. Sehr wichtig ist mir die Unterstützung von M. sc. Lena Bühlmann, die den ganzen Prozess begleitet hat und immer wieder fachlich und redaktionell den Prozess unterstützte. Vielen Dank! Der Carl-Auer Verlag, besonders Dr. Ralf Holtzmann, hat mich ermutigt, das Projekt der Erweiterung des *Kleinen Lederbeutels mit allem drin* in Angriff zu nehmen und durchzuziehen. Dr. Eva Dempewolf danke ich für das beharrliche, kompetente Bearbeiten meines Manuskripts. Durch Alice, Felix und Sophie, meine drei Enkel, darf ich die jetzige Kinder- und Jugendwelt wieder von Nahem erleben und höre vieles, was ich natürlich von meinen jungen Klientinnen und Klienten nicht zu hören bekomme. Ich möchte ihnen dafür danken, dass sie, wenn ich sie zu einem Thema befragte, sich sorgfältig Gedanken machten und mir wichtige Kommentare gaben. Sie haben auch bei der Titelsuche geholfen, und der jetzt ausgewählte Vorschlag stammt von ihnen. Von ihnen stammen auch einige Zeichnungen. Auch allen Kindern, die mir erlaubten, ihre Zeichnungen für das Buch zu verwenden, und all denen, von denen ich so viel lernte, möchte ich danken.

Susy Signer-Fischer

Verzeichnis der Interventionen

Stichwortverzeichnis

I

K

L

M

N

O

P

R

S

Literatur

Alladin, A. a. A. Alibhai (2007): Cognitive-hypnotherapy for depression: An empirical investigation. *International Journal of Clinical and Experimental Hypnosis* 55 (2): 147–166.

Alsaker, F. D. (2011): Mutig gegen Mobbing in Kindergarten und Schule. Bern (Hogrefe).

Andresen, B. (2006): Inventar Klinischer Persönlichkeitsakzentuierungen. Dimensionale Diagnostik nach DSM-IV und ICD-10. Göttingen (Hogrefe).

Arnett, J. J. (2000): Emerging adulthood. A theory of development from the late teens through the twenties. *American Psychologist* 55 (5): 469–480.

Asendorpf, J. B. (2019): Persönlichkeitspsychologie für Bachelor. Berlin/Heidelberg (Springer).

Baltes, P. B., U. M. Staudinger a. U. Lindenberger (1999): Lifespan psychology: Theory and Application to Intellectual Functioning. *Annual Review of Psychology* 50 (1): 471–507.

Bandura, A. (1977): Self-efficacy: Toward a unifying theory of behavioral change. *Psychological Review* 84 (2): 191–215.

Bandura, A., C. Pastorelli, C. Barbaranelli a. G. V. Caprara (1999): Self-efficacy pathways to childhood depression. *Journal of Personality and Social Psychology* 76 (2): 258.

Bauer, J. (2008): Prinzip Menschlichkeit. München (Heyne).

Baumeister, R. F. (1993): Self-esteem. The puzzle of low self-regard. New York/London (Plenum).

Baumeister, R. F. a. K. D. Vohs (2011): Handbook of self-regulation. Research, theory, and applications. New York (Guilford Press), 2nd ed.

Berge, J. M., M. Wall, T.-F. Hsueh, J. A. Fulkerson, N. Larson a. D. Neumark-Sztainer (2014): The Protective Role of Family Meals for Youth Obesity: 10-Year Longitudinal Associations. *The Journal of Pediatrics* 166 (2): 296–301.

Betsch, T., J. Funke u. H. Plessner (2011): Einführung in die Entscheidungsforschung. Denken–Urteilen, Entscheiden, Problemlösen. Berlin/Heidelberg (Springer).

Blaine, B. a. J. Crocker (1993): Self-esteem and self-serving biases in reactions to positive and negative events. An integrative review. In: R. F. Baumeister (ed.): Self-esteem. New York (Plenum), pp. 55–86.

Boesch, E. E. (1991): Symbolic action theory and cultural psychology. Heidelberg (Springer).

Botti, S. a. A. L. McGill (2005): When choosing is not deciding: The effect of perceived responsibility on satisfaction. *Journal of Consumer Research* 33 (2): 211–219.

Bowlby, J. (1975): Bindung. Eine Analyse der Mutter-Kind-Beziehung. München (Kindler).

Breuer, J. u. S. Freud (1895): Studien über Hysterie. Frankfurt a. M. (Fischer).

Breuer, D., K. Rettig u. M. Döpfner (2009): Die Erfassung von Aufmerksamkeits- und Verhaltensproblemen im Unterricht mit dem Fragebogen zur Verhaltensbeurteilung im Unterricht (FVU). *Diagnostica* 55 (1): 11–19.

Brockschmidt, A. (2017): Gemeinschaft: Machen Gruppen dumm? Verfügbar unter: http://www.zeit.de/zeit-wissen/2017/04/gemeinschaft-dumm-einzel-mensch [11.10.2017].

Brown, H. E., N. Pearson, R. R. Braithwaite, W. J. Brown a. S. J. Biddle (2013): Physical activity interventions and depression in children and adolescents. *Sports medicine* 43 (3): 195–206.

Bruchmüller, K. u. S. Schneider (2012): Fehldiagnose Aufmerksamkeitsdefizit- und Hyperaktivitätssyndrom. *Psychotherapeut* 57 (1): 77– 89.

Brunner, R. u. F. Resch (2008): Diätverhalten und Körperbild im gesellschaftlichen Wandel. In: S. Herpertz, M. de Zwaan u. S. Zipfel (Hrsg.): Handbuch Essstörungen und Adipositas. Berlin (Springer), S. 9–13.

Burkhard, P. (2018): Hypnotherapie bei Posttraumatischer Belastungsstörung vom Typ 1. *Hypnose-ZHH* 13 (2): 57–80.

Campell, J. D. (1990): Self-esteem and clarity of the self-concept. *Journal of Personality and Social Psychology* 59 (3): 538–549.

Carrol, J. S., S. Badger, B. J. Willoughby, L. J. Nelson, S. D. Madsen a. C. McNamara Barry (2009): Ready or not? Criteria for marriage readiness among emerging adults. *Journal of adolescent research* 24 (3): 349–375.

Carskadon, M. A. a. C. Acebo (2002): Regulation of sleepiness in adolescents: update, insights, and speculation. *Sleep* 25 (6): 606–616.

Ceppi Cozzio, C. (2020): Medizinische Hypnose. *Pädiatrie* 3: 6–10.

Damasio A. a. K. Meyer (2008): Behind the looking-glass. *Nature* 454 (7201): 167–168.

Delivet, H., S. Dugue, A. Ferrari, S. Postone a. S. Dahmani (2018): Efficacy of self-hypnosis on quality of life for children with chronic pain syndrome. *International Journal of Clinical and Experimental Hypnosis* 66 (1): 43–55.

De Martino, B., D. Kumaran, B. Seymour a. R. J. Dolan (2006): Frames, biases, and rational decision-making in the human brain. *Science* 313 (5787): 684–687.

de Shazer, S. (1990): Wege der erfolgreichen Kurztherapie. Stuttgart (Klett-Cotta), 2. Aufl.

Dijksterhuis, A. (2007): When to sleep on it. *Harvard Business Review* 85: 30–32.

Dilling, H., W. Mombour u. M.-H. Schmidt (1991): Internationale Klassifikation psychischer Störungen ICD-10. Kapitel V (F): Klinisch-diagnostische Leitlinien. Bern (Huber).

Dilling, H., W. Mombour u. M.-H. Schmidt (2008): Internationale Klassifikation psychischer Störungen. ICD-10 Kapitel V (F). 7., Revidierte Fassung. Bern (Huber).

Eco, U. (1972): Einführung in die Semiotik. München (Fink), 9. Aufl. 2002.

Erickson, M. H. u. E. L. Rossi (1981): Hypnotherapie. Aufbau – Beispiele – Forschung. München (Pfeiffer).

Erickson, M. H. u. E. L. Rossi (1991): Der Februarmann. Paderborn (Junfermann).

Erickson, M. H. u. E. L. Rossi (2008): Hypnotherapie (Leben Lernen, Bd. 49). Stuttgart (Klett-Cotta), 9. Aufl. 2016.

Falkai, P u. H. U. Wittchen (2015): Diagnostisches und statistisches Manual psychischer Störungen DSM-5. Göttingen (Hogrefe).

Fessler, D. M. T., E. G. Pillsworth a. T. J. Flamson (2004): Angry men and disgusted women: An evolutionary approach to the influence of emotions on risk taking. *Organizational Behavior and Human Decision Processes* 95 (1): 107–123.

Flammer, A. (1990): Erfahrung der eigenen Wirksamkeit. Einführung in die Psychologie der Kontrollmeinung. Bern (Huber).

Flammer, E. (2006): Die Wirksamkeit von Hypnotherapie bei Angststörungen. *Hypnose-ZHH* 1 (1+2): 173–198.

Flammer, E. a. A. Alladin (2007): The efficacy of hypnotherapy in the treatment of psychosomatic disorders: A meta-analytic evidence. *International Journal of Clinical and Experimental Hypnosis* 55 (3): 251–274.

Flammer, A. u. F. Alsaker (2002): Entwicklungspsychologie der Adoleszenz: die Erschließung innerer und äußerer Welten im Jugendalter. Bern (Huber).

Freud, S. (1904): Psychopathologie des Alltagslebens. (Über Vergessen, Versprechen, Aberglaube und Irrtum). Berlin (Karger).

Freud, S. (1915): Die Verdrängung. In: A. Mitscherlich et al. (Hrsg.): Sigmund Freud. Studienausgabe. Frankfurt a. M. (Fischer), S. 107–118.

Gardner, H. (1984): Frames of mind. The theory of multiple intelligences. New York (BasicBooks).

Garg, N., J. J. Inman a. V. Mittal (2005): Incidental and task-related affect: A reinquiry and extension of the influence of affect on choice. *Journal of Consumer Research* 32 (1): 154–159.

Garner, D. M., M. P. Olmstead a. J. Polivy (1983): Development and validation of a multidimensional eating disorder inventory for anorexia nervosa and bulimia. *International Journal of Eating Disorders* 2 (2): 15–34.

Gevensleben, H., G. H. Moll u. H. Heinrich (2010): Neurofeedback-Training bei Kindern mit Aufmerksamkeitsdefizit-/Hyperaktivitätsstörung (ADHS) – Effekte auf Verhaltens- und neurophysiologischer Ebene. *Zeitschrift für Kinder- und Jugendpsychiatrie und Psychotherapie* 38 (6): 409–420.

Gielas, A. (2017): Entscheiden? Lieber morgens! Verfügbar unter: https://www.psychologie-heute.de/news/emotionkognition/detailansicht/news/da_bleib_ich_kuehl_kein_gefuehl_kopie_1/ [11.10.2017].

Gigerenzer, G. (2004): Dread risk, September 11, and fatal traffic accidents. *Psychological science* 15 (4): 286–287.

Gilbert, P. a. S. Procter (2006) : Compassionate mind training for people with high shame and self-criticism: Overview and pilot study of a group therapy approach. *Clinical Psychology & Psychotherapy* 13 (6): 353–379.

Gilovich, T., D. Keltner, S. Chen a. R. E. Nisbett (2019): Social Psychology. New York (W. W. Norton & Company), 5th ed.

Gopnik, A., A. Meltzoff u. P. Kuhl (2006): Forschergeist in Windeln. Zürich (Piper).

Gordon, J. S., J. K. Staples, A. Blyta, M. Bytyqi a. A. T. Wilson (2008): Treatment of posttraumatic stress disorder in postwar Kosovar adolescents using mind-body skills groups: a randomized controlled trial. *The Journal of clinical psychiatry* 9 (9): 21580.

Grant, A. (2016): Geben und Nehmen: Warum Egoisten nicht immer gewinnen und hilfsbereite Menschen weiter kommen. Droemer.

Grégoire, C., C. Chantrain, M.-E. Faymonville, J. Marini a. I. Bragard (2019): A hypnosisbased group intervention to improve quality of life in children with cancer and their parents. *International Journal of Clinical and Experimental Hypnosis* 67 (2): 117–135.

Grob, A. u. U. Jaschinski (2003): Erwachsen werden. Berlin (Beltz).

Gysin, T., S. Signer-Fischer, C. Ziegler, R. Bubl u. C. Schindler (2000): Selbsthilfe in der Behandlung von chronischen und episodischen unspezifischen Kopfschmerzen bei Kindern und Jugendlichen mit Hypnose und Selbsthypnose. *Pädiatrische Praxis* 57 (3): 393–399.

Hagl, M. (2014): Studien zur Wirksamkeit von klinischer Hypnose und Hypnotherapie im Jahre 2013. *Hypnose-ZHH* 9 (1): 2.

Haley, J. (1993): Jay Haley on Milton H. Erickson. New York (Brunner & Mazel).

Halsband, U. (2004): Mechanismen des Lernens in der Trance: funktionelle Bildgebung und Neuropsychologie. *Hypnose und Kognition* 21 (1&2): 11–38.

Halsband, U. u. A. Herfort (2006): Neurobiologische Grundlagen der medizinischen Hypnose. Suggestionen. *Forum der Deutschen Gesellschaft für Hypnose* 2: 5–40.

Hämmig, O. (2016): Soziale Beziehungen und Gesundheit im Kanton Zürich. Zürich: Institut für Epidemiologie, Biostatistik und Prävention der Universität Zürich.

Härter, H. u. Stapf, K. H. (1994): Dorsch Psychologisches Wörterbuch. Bern (Huber), 15. Aufl. 2009.

Hartman, W. (1995): Ego state therapy with sexually traumatized children. Cape Town (Kagiso).

Heckhausen, J. u. H. Heckhausen (2006): Motivation und Handeln. Berlin (Springer).

Heinrich, C., T. Hürter, S. Kara u. C. Wüstenhagen (2011): Psychologie: Die Kunst der Entscheidung. Verfügbar unter: http://www.zeit.de/zeit-wissen/2011/06/Entscheidungen/komplettansicht [11.10.2017].

Henderlong, J. a. M. R. Lepper (2007): The effects of person versus performance praise on children's motivation: Gender and age as moderating factors. *Educational Psychology* 27 (4): 487–508.

Highsmith, P. (1993): The Talented Mr. Ripley. Stuttgart (Reclam).

Hillmann, K.-H. (1994): Wörterbuch der Soziologie. Stuttgart (Kröner), 4., überarb. und erg. Aufl.

Hiltunen, S. et al. (2014): Better long-term outcome for hypnotherapy than for CBT in adults with ADHD: Results of a six-month follow-up. *Contemporary Hypnosis and Integrative Therapy* 30 (3): 118–134.

Holtz, K. L., S. Mrochen, P. Nemetschek u. B. Trenkle (2000): Neugierig aufs Großwerden. Heidelberg (Carl-Auer), 4. Aufl. 2016.

Huber, A. u. A. Wolf (2014): Gute Entscheidungen treffen: Eine Anleitung. Verfügbar unter: https://www.psychologie-heute.de/das-heft/aktuelle ausgabe/detailansicht/news/gute_entscheidungen_treffen_eine_anleitung/ [11.10.2017].

Hurtz, S. (2017): Mehr Emotionen. Verfügbar unter: https://mobile2.12app.ch/articles/13724648 [11.10.2017].

Islami, A. (2013): Kreatives Sozialmanagement. Wiesbaden (Springer).

Iyengar, S. S. a. M. R. Lepper (2000): When choice is demotivating: Can one desire too much of a good thing? *Journal of personality and social psychology* 79 (6): 995.

Janet, P. (1904): L'amnesie et la dissociation des souverirs par l'emotion. *Journal of Psychology* 4: 417–453.

Kahneman, D. a. A. Tversky (1979): Prospect theory: An analysis of decision under risk. *Journal of the econometric society* 47: 263–291.

Kast, B. (2009): Emotionen: Ich fühle, also bin ich. Verfügbar unter: http://www.spiegel.de/wissenschaft/mensch/emotionen-ich-fuehle-also-bin-ich-a-561852-2.html [11.10.2017].

Kedves, A. (2019): Einsamkeit macht die Jungen krank. Verfügbar unter: https://www.tagesanzeiger.ch/leben/gesellschaft/einsamkeit-macht-schweizer-jugendliche-krank/story/25869905 [22.07.2019].

Kegan, R. (1986): Die Entwicklungsstufen des Selbst. München (Kindt).

Kohlberg, L. (1996): Die Psychologie der Moralentwicklung. Frankfurt a. M. (Suhrkamp).

Kokko, K., L. Pulkkinen a. P. Mesiainen (2009): Timing of parenthood in relation to other life transitions and social functioning. *International Journal of behavioral Development* 33 (4): 356–365.

Landolt, M. A. u. T. Hensel (2008): Traumatherapie bei Kindern und Jugendlichen. Göttingen (Hogrefe).

Laney C. a. E.F. Loftus (2005): Traumatic memories are not necessarily accurate memories. *The Canadian Journal of Psychiatry* 50 (13): 823–828.

Leeb, W. A., B. Trenkle u. M. F. Weckenmann (2011): Der Realitätenkellner. Hypnosystemische Konzepte in Beratung, Coaching und Supervision. Heidelberg (Carl-Auer), 2. Aufl. 2017.

Legenbauer, T. u. S. Vocks (2014): Manual der kognitiven Verhaltenstherapie bei Anorexie und Bulimie. Heidelberg (Springer), 2., vollst. überarb. Aufl.

Lemola, S., N. Perkinson-Gloor, S. Brand u. A. Grob (2013): Schlafhygiene, Schlafqualität und psychische Gesundheit im Jugendalter: Eine schulbasierte Interventionsstudie.

Leymann, H. (1993): Mobbing: Psychoterror am Arbeitsplatz und wie man sich dagegen wehren kann. Rowohlt.

Leymann, C. (2011): Ene mene mu und raus bist du. Books on Demand.

Loftus, E. F. (1975): Leading questions and the eyewitness report. *Cognitive Psychology* 7 (4): 560–572.

Luerweg, F. (2015): Kopf oder Bauch: Wie treffen Sie Entscheidungen? Verfügbar unter: https://www.psychologieheute.de/archiv/detailansicht/news/kopf_oder_bauch_wie_treffen_sie_entscheidungen/ [11.10.2017].

Machac, L. (2019): Dringend gesucht: Freunde. *SonntagsZeitung*, 24.06.2019.

Margraf, J. u. S. Schneider (2019): Lehrbuch der Verhaltenstherapie, Band 3: Psychologische Therapie bei Indikationen im Kindes- und Jugendalter. Berlin, Heidelberg (Springer).

Markus, H. (1977): Self-schemata and processing information about the self. *Journal of Personality and Social Psychology* 35 (2): 63–78.

Mischel, W. (2014): The marshmallow test. Mastering self-control. New York (Little, Brown).

Moene, F. C., P. Spinhoven, K. A. Hoogduin a. R. V. Dyck (2003): A randomized controlled clinical trial of a hypnosisbased treatment for patients with conversion disorder, motor type. *International Journal of Clinical and Experimental Hypnosis* 51 (1): 29–50.

Mönks in Schütz, C. (2004): Leistungsbezogenes Denken hochbegabter Jugendlicher. Waxmann.

Mrochen, S., K. L. Holtz u. B. Trenkle (2009): Die Pupille des Bettnässers. Heidelberg (Carl-Auer), 7. Aufl.

Neihart, M. (2007): The socioaffective impact of acceleration and ability grouping: Recommendations for best practice. *Gifted Child Quarterly* 51 (4): 330–341.

Nickerson, R. S. (2008): Aspects of rationality: Reflections on what it means to be rational and whether we are. New York (Psychology Press).

Nolan, V. (2020a): Die »Mobbingbrille« – eine Hilfe für Lehrpersonen. Das Schweizer ElternMagazin Fritz+Fränzi. Verfügbar unter: https://www.fritzundfraenzi.ch/gesellschaft/schule/die-mobbingbrille-tipps-fur-lehrpersonen [11.10.2020].

Nolan, V. (2020b): Interview mit Alsaker, F. D. Wie werden Kinder zu Mobbingopfern oder -tätern? Das Schweizer ElternMagazin Fritz +Fränzi. Verfügbar unter: https://www.fritzundfraenzi.ch/erziehung/entwicklung/francoise-alsaker-es-kann-jedes-kind-treffen [11.10.2020].

Nuber, U. (2005): Resilienz: Immun gegen das Schicksal? *Psychologie Heute* 9: 21.

Oaklander, V. (1981): Gestalttherapie mit Kindern und Jugendlichen. Stuttgart (Klett).

Oerter, R. u. L. Montada (2002): Entwicklungspsychologie. Lehrbuch der Entwicklungspsychologie. Berlin (Beltz).

O'Hanlon, W. H. u. A. L. Hexum (1994): Milton H. Ericksons gesammelte Fälle. Stuttgart (Klett-Cotta).

O'Toole, S. K., S. L. Solomon a. S. A Bergdahl (2016): A meta-analysis of hypnotherapeutic techniques in the treatment of PTSD symptoms. *Journal of Traumatic Stress* 29 (1): 97–100.

Peplau, L. A. a. D. Perlman (1982): Perspectives on loneliness. In: L. A. Peplau a. D. Perlman (ed.): Loneliness: A sourcebook of current theory, research and therapy. New York (Wiley).

Perren-Klingler, G. (2015): Posttraumatische Belastungsstörung. In: D. Revenstorf u. B. Peter(Hrsg.). Hypnose in Psychotherapie, Psychosomatik und Medizin. Heidelberg (Springer).

Perrig-Chiello, P. (2008): In der Lebensmitte. Die Entdeckung der mittleren Lebensjahre. Neue Zürcher Zeitung.

Petrich, D. (2011): Einsamkeit im Alter Notwendigkeit und (ungenutzte) Möglichkeiten Sozialer Arbeit mit allein lebenden alten Menschen in unserer Gesellschaft.

Phillips, M. u. C. Frederick (2003): Handbuch der Hypnotherapie bei posttraumatischen und dissoziativen Störungen. Heidelberg (Carl-Auer), 3. Aufl. 2015.

Piaget, J. (1988): Das Weltbild des Kindes. München/Stuttgart (Klett).

Piaget, J. a. B. Inhelder (1977): The child's conception of space. In: H. E. Gruber a. J. J. Vonèche (ed.): The essential Piaget. New York (Basic Books).

Pritzel, M. u. H. J. Markowitsch (2017): Warum wir vergessen. Berlin (Springer).

Rainville, P. et al. (1999): Cerebral Mechanisms of Hypnotic Induction and Suggestion. *Journal of Cognitive Neuroscience* 11 (1): 110–125.

Raithel, J. (2011): Risikoverhaltensweisen Jugendlicher: Formen, Erklärungen und Prävention. Springer.

Reijntjes, A., J. H. Kamphuis, P. Prinzie, P. A. Boelen, M. Van der Schoot a. T. J. Telch (2011): Prospective linkages between peer victimization and externalizing problems in children: A meta-analysis. *Aggressive behavior* 37 (3): 215–222.

Reinehr, T., M. Dobe u. M. Kersting (2010): Therapie der Adipositas im Kindes- und Jugendalter: Die Schulungsprogramme OBELDICKS Light und OBELDICKS für übergewichtige und adipöse Kinder und Jugendliche. Göttingen (Hogrefe).

Reis, S. M. a. D. B. McCoach (2002): Underachievement in gifted and talented students with special needs. Exceptionality 10 (2): 113–125.

Resch, F. (1994): Magisches Denken und Selbstentwicklung. *Praxis Kinderpsychologie Kinderpsychiatrie* 43: 152–156.

Retzlaff, R. (2013): Einführung in die systemische Therapie mit Kindern und Jugendlichen. Heidelberg (Carl-Auer).

Revenstorf, D. (2003a): Effekte der Hypnotherapie. *CH-Hypnose* 13 (2): 4–19.

Revenstorf, D. (2003b): Expertise zur Beurteilung der wissenschaftlichen Evidenz des Psychotherapieverfahrens Hypnotherapie. Im Auftrag der Milton Erickson Gesellschaft für klinische Hypnose (MEG) und der Deutschen Gesellschaft für Hypnose (DGH). Verfügbar unter: http://www.meg-tuebingen.de/downloads/Expertise.pdf [17.01.2018].

Revenstorf, D. (2012a): Hypnotherapie. Wirksamkeitsforschung. Website Universität Tübingen. Verfügbar unter: http://www.meg-tuebingen.de/downloads/2012-05%20Hypnose-Wirksamkeit.pdf [18.12.2018].

Revenstorf, D. (2012b): Wissenschaftliche Anerkennung der Hypnotherapie. Verfügbar unter: http://www.meg-tuebingen.de/1-hypnose-wissenschaft.htm [30.03.2015].

Revenstorf, D. (2019): Fördert Hypnose verschüttete Erinnerungen zu Tage? *Spektrum der Wissenschaft.*

Revenstorf, D. u. U. Freund (2015): Indirekte Induktion und Kommunikation. In: D. Revenstorf (Hrsg.): Hypnose in Psychotherapie, Psychosomatik und Medizin. Berlin/Heidelberg (Springer), S. 197–208.

Revenstorf, D. u. B. Peter (2015): Hypnose in Psychotherapie, Psychosomatik und Medizin. Berlin (Springer), 3. Aufl.

Rost, D. H. (2009): Mehr multiple Intelligenzen – mehr multiple Irritationen? Replik auf die Kritik von Kam & Hoppe-Graff. *Zeitschrift für Pädagogische Psychologie* 23 (1): 75–83.

Rost, M. (2013): Teaching and researching listening. New York, London (Routledge), 2nd ed.

Rost, D. H. u. P. Hanses (1994): Besonders begabt: besonders glücklich, besonders zufrieden? Zum Selbstkonzept hoch- und durchschnittlich begabter Kinder. *Zeitschrift für Psychologie* 202 (4): 379–403.

Rubia, K. (2009): The neurobiology of meditation and its clinical effectiveness in psychiatric disorders. Biological Psychology 82 (1): 1–11.

Satir, S., J. Banmen, J. Gerber u. M. Gomori (1995): Das Satir-Modell. Paderborn (Junfermann).

Schädelin, K. (1955): Mein Name ist Eugen. Zürich (Zwingli).

Schäfer, A. (2009): Hoffnung – die Kraft, die Zukunft möglich macht. Psychologie Heute 36 (9): 20.

Schigutt, A. (2009): Spiegeln. In: G. Stumm u. A. Pritz (Hrsg.): Wörterbuch der Psychotherapie. Wien (Springer), S. 658.

Schwab, R. (1997): Einsamkeit. Grundlagen für die klinisch-psychologische Diagnostik und Intervention. Bern (Huber).

Schwartz, B. (2004): The paradox of choice: Why more is less. New York (Ecco).

Shih, M., Y. H. Yang a. M. Koo (2009): A meta-analysis of hypnosis in the treatment of depressive symptoms. A brief communication. *The International Journal of Clinical and Experimental Hypnosis* 57 (4): 431–442.

Signer-Fischer, S. (1992): Schwimmweste und Sicherheitsgurt: Die Behandlung von Ängsten bei Kindern und Jugendlichen mittels hypnotischer Techniken. In: B. Peter u. G. Schmidt (Hrsg.): Erickson in Europa. Heidelberg (Carl-Auer), S. 122–129.

Signer-Fischer, S. (1993a): Hypnotherapeutische Methoden in der Erziehungsberatung. In: K. Hahn u. F. W. Müller (Hrsg.): Systemische Erziehungs- und Familienberatung. Ostfildern (Grünewald), S. 181–201.

Signer-Fischer, S. (1993b): Symbolhandlungen: Ritus oder Zwang? Hypnotische Techniken zur Behandlung von Kindern mit einschränkenden, zwangsartigen Handlungen und Gedanken. In: S. Mrochen, K.-L. Holtz u. B. Trenkle (Hrsg.): Die Pupille des Bettnässers. Heidelberg (Carl-Auer), S. 164–185.

Signer-Fischer, S. (1993c): Der Wachhund und der Schlafhund. Hypnotische Techniken zur Behandlung von Schlafstörungen bei Kindern. In: S. Mrochen, K. L. Holtz u. B. Trenkle (Hrsg.): Die Pupille des Bettnässers. Heidelberg (Carl-Auer), S. 186–198.

Signer-Fischer, S. (1999): Magie und Realismus in der Angstbehandlung. Hypnotherapeutische Methoden mit Kindern und Jugendlichen. In: M. Vogt-Hillmann u. W. Burr (Hrsg.): Kinderleichte Lösungen. Dortmund (Borgmann), S. 143–157.

Signer-Fischer, S. (2000): Die Stärkung des Selbstvertrauens in der Hypnotherapie. In: K. L. Holtz, S. Mrochen et al. (Hrsg.): Neugierig aufs Großwerden. Heidelberg (Carl-Auer), S. 34–54.

Signer-Fischer, S. (2001a): Die Bedeutung der Erinnerung für das Individuum. Umgang mit traumatischen Erlebnissen. *Psychotherapeuten Forum Praxis und Wissenschaft* 6: 12–16.

Signer-Fischer, S. (2001b): Die Bedeutung der Erinnerung für das Individuum – Umgang mit traumatischen Erlebnissen. In: W. Rotthaus (Hrsg.): Systemische Kinder- und Jugendlichenpsychotherapie. Heidelberg (Carl-Auer), S. 436–445.

Signer-Fischer, S. (2001c): Suggestionen. Skriptum Hypnose SMSH. Zu bestellen bei: Schweizerische Ärztegesellschaft für Hypnose (SMSH), Frau Greising, Tel. +41 41 281 17 45; E-Mail: info@smsh.ch.

Signer-Fischer, S. (2004a): Identität und Kontrolle. Der Weg zu mehr Selbstvertrauen. In: H. Schuckall u. H. Ebell (Hrsg.): Warum Hypnose – aus der Praxis von Ärzten und Psychotherapeuten München (Pflaum), S. 467–476.

Signer-Fischer, S. (2004b): Das Symptom als Metapher nutzen. Hypnose und hypnotherapeutische Methoden mit Kindern, Jugendlichen und ihren Erwachsenen. In: B. Metzmacher u. F. Wetzorke (Hrsg.): Entwicklungsprozesse und die Beteiligten. Perspektiven einer schulenübergreifenden Kinder- und Jugendlichenpsychotherapie. Göttingen (Vandenhoeck & Ruprecht), S. 203–217.

Signer-Fischer, S. (2008): Hypnotherapeutische Methoden der Traumatherapie im Kindesalter. In: M. A. Landolt u. T. Hensel (Hrsg.): Traumatherapie bei Kindern und Jugendlichen. Bern (Hogrefe) S. 184–200.

Signer-Fischer, S. (2009): Costruzione dell identità e immagine di sé. In: M. L. Fasciana (A cura di) L'ipnosi con i bambini e gli adolescenti. Milano (Franco Angeli), S. 81–102.

Signer-Fischer, S. (2011): Lebensübergänge in Beratung und Psychotherapie. In: W. A. Leeb, B. Trenkle u. M. F. Weckenmann (Hrsg.): Der Realitätenkellner. Hypnosystemische Konzepte in Beratung, Coaching und Supervision. Heidelberg (Carl-Auer), S. 303–320.

Signer-Fischer, S. (2012): Hypnotherapeutische Methoden der Traumatherapie im Kindesalter. In: M. A. Landolt u. T. Hensel (Hrsg.): Traumatherapie bei Kindern und Jugendlichen. Göttingen (Hogrefe) 2. Aufl., S. 243–260.

Signer-Fischer, S. (2015a): Ein Nachwort von Susy Signer-Fischer. In: U. Streib-Brzic u. S. Gerlach (Hrsg.): Und was sagen die Kinder dazu? Zehn Jahre später! Neue Gespräche mit Töchtern und Söhnen lesbischer, schwuler und trans* Eltern. Berlin (Querverlag), S. 275–278.

Signer-Fischer, S. (2015b): Störungsbilder bei Kindern und Jugendlichen. In: D. Revenstorf (Hrsg.): Hypnose in Psychotherapie, Psychosomatik und Medizin. Berlin (Springer) 3. Aufl., S. 750–760.

Signer-Fischer, S. (2019): Hypnotherapie-effizient und kreativ. Bewährte Rezepte für die tägliche Praxis. Heidelberg (Carl-Auer).

Signer-Fischer, S. u. K. Albermann (2016): Angststörungen. Da ist ein Drache unter meinem Bett… In: K. Albermann (Hrsg.): Wenn Kinder aus der Reihe tanzen. Psychische Entwicklungsstörungen von Kindern und Jugendlichen erkennen und behandeln. Ringier (Beobachter-Edition), S. 40–53.

Signer-Fischer, S., T. Gysin, u. U. Stein (2014): Der kleine Lederbeutel mit allem drin. Hypnose mit Kindern und Jugendlichen. Heidelberg (Carl-Auer). 3. Aufl. 2014.

Signer-Fischer, S. a. M. P. Jensen (2012): An Interview with Susy Signer-Fischer. *Contemporary Hypnosis & Integrative Therapy* 29: 189–199.

Smith, S. D. (1997): The retirement transition and the later life family unit. *Public Health Nursing* 14 (4): 207–216.

Sonneck, G. (2000): Krisenintervention und Suizidverhütung. Stuttgart (UTB).

Stake, J. E., L. Huff a. D. Zand (1995): Trait self-esteem, positive and negative events, and event-specific shifts in self-evaluation and affect. *Journal of Research in Personality* 29 (2): 223–241.

Stefan, H. et al. (2009): Praxisorientierte Pflegediagnostik. Wien (Springer).

Tesch-Römer, C., A. Motel-Klingebiel u. H.-J. v. Kondratowitz (2000): Sicherung der Solidarität der Generationen: Zusammenhalt der Generationen im Zeichen des demographischen Wandels unter besonderer Berücksichtigung der individuellen und familialen Faktoren und deren Spannungsverhältnisse zur gesamtgesellschaftlichen Entwicklung; Expertise zur Vorbereitung des Weltaltenplans 2002. (DZA Diskussionspapiere, 33). Berlin (Deutsches Zentrum für Altersfragen).

Tversky, A. u. A. Kahneman (1974): Judgement under uncertainty: Heuristics and biases. *Science* 185: 1124.

Vaillant, G. E. u. K. Mukamal (2001): Successful aging. *American Journal of Psychiatry* 158 (6): 839–847.

VandenBos, G. R. (2007) : APA dictionary of psychology. *American Psychological Association.*

Virta, M. et al. (2010a): Hypnotherapy for adults with attention deficit hyperactivity disorder: a randomized controlled study. *Contemporary Hypnosis* 27 (1): 5–18.

Virta, M. et al. (2010b): Short cognitive behavioral therapy and cognitive training for adults with ADHD – a randomized controlled pilot study. *Neuropsychiatric Disorder Treatment* 6: 443–453.

Watzlawick, P, H. B. Janet H. u. D. D. Jackson, (1969): Menschliche Kommunikation. Formen, Störungen, Paradoxien. Bern/Stuttgart/Wien (Huber).

Weiss, R. S. (1973): Loneliness: The experience of emotional and social isolation. Cambridge, Mass. (MIT Press).

Wicki, W., J. Dumont u. S. Signer-Fischer (1995): Funktion und Nutzung sozialer, familialer und personaler Ressourcen beim Übergang zur Elternschaft. In: Forschungsbericht Nr.1995-4. Bern (Universität Institut für Psychologie).

Wilhelm-Gössling, C. (2018): Traumafolgen überwinden. Methoden effektiver Traumatherapie. *Hypnose-ZHH* 13 (2): 7–35.

Williams, J. D. a. J. H. Gruzelier (2001): Differentiation of hypnosis and relaxation by analysis of narrow band theta and alpha frequencies. *The International Journal of Clinical and Experimental Hypnosis* 49 (3): 185–206.

Winnicott, D. W. (1958): The capacity to be alone. *International Journal of Psycho-Analysis* 39: 416–420.

Yapko, M. D. (2010): Hypnosis in the treatment of depression: An overdue approach for encouraging skillful mood management. *International Journal of Clinical and Experimental Hypnosis* 58: 137–146.

Yates, T. M., E. A. Carlson a. B. Egeland (2008): A prospective study of child maltreatment and self-injurious behavior in a community sample. *Development and psychopathology* 20 (2): 651–671.

Ystrøm E, S. Niegel a. M. E. Vollrath (2009): The impact of maternal negative affectivity on dietary patterns of 18-month-old children in the Norwegian mother and child cohort study. *Maternal & child nutrition* 5 (3): 234–242.

Zech, N., M. Seemann, S. Signer-Fischer u. E. Hansen (2015): Kommunikation mit Kindern – praktische Strategien und Hilfsmittel für den anästhesiologischen Alltag. *Anaesthesist* 64 (3): 197–207.

Zimbardo, P. G. (1995): Psychologie. Berlin (Springer), 6., neu bearb. u. erw. Aufl.

Zuckerman, M. (1974): The sensation seeking motive. In: B. Maher (ed.): Progress in Experimental Personality Research. New York (Academic Press).

Über die Autorin

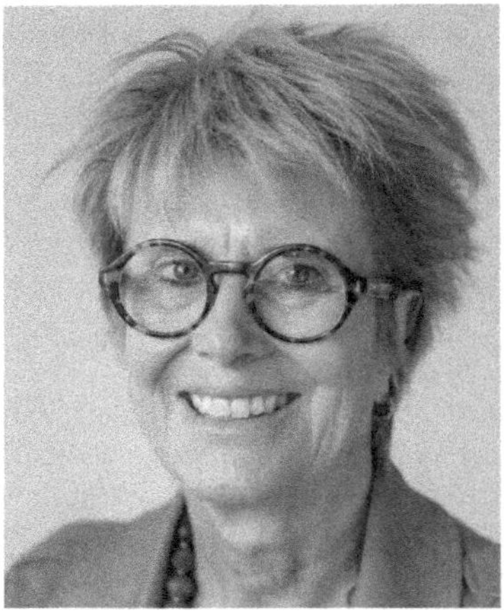

Susy Signer-Fischer, lic. phil., Psychologin und Psychotherapeutin FSP, ist Fachpsychologin für Psychotherapie FSP und für Kinder- und Jugendpsychologie FSP. Sie arbeitet am Zentrum für Entwicklungs- und Persönlichkeitsdiagnostik (ZEPD) der Universität Basel und in freier Praxis am Zentrum für Systemische Therapie und Beratung (ZSB), Bern. Außerdem ist sie tätig in der Aus- und Weiterbildung von PsychotherapeutInnen, vor allem in Hypnosetherapie, Familientherapie und Kinderpsychotherapie. Sie ist zudem Past-Präsidentin und Gründungsmitglied der Gesellschaft für Klinische Hypnose Schweiz (GHYPS). Veröffentlichungen u. a.: *Hypnotherapie – effizient und kreativ. Bewährte Rezepte für die tägliche Praxis* (2019), *Hypnotherapie mit Kindern und Jugendlichen* (www.therapie.tv).